国家病原微生物资源库目录

——第三类病原微生物目录（2023年版）

魏 强 姜孟楠◎主编

清華大學出版社
北 京

图书在版编目（CIP）数据

国家病原微生物资源库目录. 第三类病原微生物目录 : 2023年版 / 魏强, 姜孟楠主编. -- 北京 : 清华大学出版社, 2025. 4.
ISBN 978-7-302-68986-7

Ⅰ. R37

中国国家版本馆CIP数据核字第2025CD0966号

责任编辑：辛瑞瑞　孙　宇
封面设计：吴　晋
责任校对：李建庄
责任印制：杨　艳

出版发行：清华大学出版社
网　　址：https://www.tup.com.cn，https://www.wqxuetang.com
地　　址：北京清华大学学研大厦 A 座　　邮　　编：100084
社 总 机：010-83470000　　邮　　购：010-62786544
投稿与读者服务：010-62776969，c-service@tup.tsinghua.edu.cn
质量反馈：010-62772015，zhiliang@tup.tsinghua.edu.cn
印 装 者：三河市铭诚印务有限公司
经　　销：全国新华书店
开　　本：210mm × 285mm　　印　张：28.75　　字　　数：695 千字
版　　次：2025 年 5 月第 1 版　　印　　次：2025 年 5 月第 1 次印刷
定　　价：188.00 元

产品编号：108498-01

编 委 会

主　编　魏　强　姜孟楠

副主编　张必科　韩　俊　刘维达　侯雪新　黎　薇　江永忠　徐　潇

编　委（按姓氏汉语拼音排序）

曹旭东　中国疾病预防控制中心
陈　驰　中国食品药品检定研究院
董　飏　中国医学科学院医药生物技术研究所
董　婕　中国疾病预防控制中心病毒病预防控制所
高　晨　中国疾病预防控制中心病毒病预防控制所
郭　丽　中国医学科学院病原生物学研究所
胡辛欣　中国医学科学院医药生物技术研究所
黄　洋　中国食品药品检定研究院
黄维娟　中国疾病预防控制中心病毒病预防控制所
霍细香　湖北省疾病预防控制中心
江永忠　湖北省疾病预防控制中心
黎　薇　广东省疾病预防控制中心
李　康　中国食品药品检定研究院
李聪然　中国医学科学院医药生物技术研究所
李丽娜　中国医学科学院病原生物学研究所
李梦童　中国疾病预防控制中心传染病预防控制所
李筱芳　中国医学科学院皮肤病医院（中国医学科学院皮肤病研究所）
李玉环　中国医学科学院医药生物技术研究所

李振军　中国疾病预防控制中心传染病预防控制所
梁　丽　中国食品药品检定研究院
刘　丽　中国疾病预防控制中心
刘　洋　中国疾病预防控制中心
刘立国　中国医学科学院病原生物学研究所
刘梦莹　中国疾病预防控制中心
龙新星　中国食品药品检定研究院
吕子全　深圳市疾病预防控制中心
毛群颖　中国食品药品检定研究院
梅　嫒　中国医学科学院皮肤病医院（中国医学科学院皮肤病研究所）
莫艳玲　广东省疾病预防控制中心
彭　博　深圳市疾病预防控制中心
任丽丽　中国医学科学院病原生物学研究所
佘晓东　中国医学科学院皮肤病医院（中国医学科学院皮肤病研究所）
石继春　中国食品药品检定研究院
石晓路　深圳市疾病预防控制中心
宋　娟　中国疾病预防控制中心病毒病预防控制所
宋　杨　中国疾病预防控制中心
宋芹芹　中国疾病预防控制中心病毒病预防控制所
孙文媛　中国食品药品检定研究院
王　斌　中国食品药品检定研究院
王春娥　中国食品药品检定研究院
王聪慧　中国医学科学院病原生物学研究所
王辉强　中国医学科学院医药生物技术研究所
王慧玲　中国疾病预防控制中心病毒病预防控制所
王衍海　中国疾病预防控制中心病毒病预防控制所
吴林寰　中国科学院微生物研究所
吴思宇　中国疾病预防控制中心
谢梦娇　中国疾病预防控制中心
徐　潇　中国食品药品检定研究院
薛　颖　中国医学科学院病原生物学研究所
杨信怡　中国医学科学院医药生物技术研究所
游雪甫　中国医学科学院医药生物技术研究所
余　波　湖北省疾病预防控制中心
赵　莉　中国疾病预防控制中心病毒病预防控制所
赵元元　中国疾病预防控制中心
曾灵凤　广东省疾病预防控制中心

郑　锐　中国食品药品检定研究院
郑雅匀　中国疾病预防控制中心传染病预防控制所
郑仲华　广东省疾病预防控制中心
仲松超　中科软科技股份有限公司
邹　伟　湖北省疾病预防控制中心
邹　旋　深圳市疾病预防控制中心

前 言

病原微生物作为国家重要战略资源之一，是进行传染病防治、科研、教学、药品和生物制品生产、出入境检验检疫等工作的重要基础支撑材料。按照《病原微生物实验室生物安全管理条例》（国务院第424号令）的相关规定，国家根据病原微生物的传染性和病原微生物感染后对个体或者群体的危害程度将病原微生物分为四类。其中，第三类病原微生物是指能够引起人类或者动物疾病，但一般情况下对人、动物或者环境不构成严重危害，传播风险有限，实验室感染后很少引起严重疾病，并且具备有效治疗和预防措施的微生物。

2017年8月，原国家卫生计生委指定中国疾病预防控制中心为首家国家级病原微生物菌（毒）种保藏中心。2019年6月，经国家卫生健康委推荐，科技部和财政部批准，依托中国疾病预防控制中心组建国家病原微生物资源库，承担国家病原微生物资源保藏任务，履行国家病原微生物保藏职能。2023年9月，国家卫生健康委印发文件，依托中国疾病预防控制中心成立国家人间传染的病原微生物保藏中心。作为国家保藏机构，编制病原微生物资源目录是基本职责，也是提供国家科技资源共享服务的重要体现。2021年4月15日实施的《中华人民共和国生物安全法》提出国家建立生物安全名录和清单制度，对涉及重要生物资源数据等涉及生物安全的材料要制定、公布名录或者清单，并动态调整。

2019年底，中国疾病预防控制中心牵头组织相关保藏机构和国家病原微生物资源库参建单位，启动了《国家病原微生物资源库目录-第三类病原微生物目录》系列编制工作。2021年3月，我国首部病原微生物目录《国家病原微生物资源库目录—第三类病原微生物目录（2019年版）》正式出版。该版目录奠定了我国病原微生物目录的基本框架和内容基础，受到相关管理部门和业内专业人员的广泛关注。

本书是《国家病原微生物资源库目录-第三类病原微生物目录》（2023年版）。《国家病原微生物资源库目录—第三类病原微生物目录（2020年版）》、《国家病原微生物资源库目录—第三类病原微生物目录（2021年版）》、《国家病原微生物资源库目录—第三类病原微生物目录（2022年版）》，分别于2022年12月、2023年9月、2024年6月出版。作为系列目录第五版，本版目录以《人感染病原微生物与样本保藏通用要求》（GB/T 43429-2023）《病原微生物菌(毒)种保藏数据描述通则》（T/CPMA 011-2020）为依据，在前四版目录基础上对资源内容进行优化和扩充，收录了由国家卫生健康委指定的保藏机构保藏的危害程度为第三类的细菌、病毒、真菌等近2000条菌（毒）种信息。该版目录进一步丰富了病原微生物相关图谱及形态学描述信息，使读者可以更直观的了解病原微生物，从而也将发挥科普作用。

五版目录相继出版，形成并规范了国家病原微生物资源库目录编制体系，为国家病原微生物资源信息平台数据库建设与优化、组织开展全国病原微生物数据资源收集与汇交打下坚实基础。同时，系列目录的出版对于生物资源的研究、开发和利用具有重要意义，将为生物医药产业的研发和各类科技计划与项目的实施提供强大支持。本书适用于疾控、科研、临床、生产等从事病原微生物检测、鉴定、保藏、教学等相关专业人员使用。作为一本规范性专业性工具书，为方便使用，获取目录之外的其他信息及目录中菌（毒）种，可以登陆国家病原微生物资源库网站（www.nprc.org.cn）进一步查询。

《2023年版》出版得到了国家重点研发计划（2022YFC2602200）、国家科技资源共享服务平台(国家病原微生物资源库-NPRC-32)、国家科技基础资源调查专项（2021FY100904）等资助。同时，本目录在编制过程中得到了国家卫生健康委科教司、科技部四司、国家疾控局科教国际司、国家科技基础条件平台中心等单位领导，以及国家病原微生物资源库、国家微生物科学数据中心及有关专家的支持与指导，在此深表谢意！

由于经验有限，目录中难免有疏漏和不妥之处，敬请读者和相关专业人士批评指正，以便在今后版本中持续修改完善，不断提升国家病原微生物资源共享服务的水平和能力。

编　者

2025年6月

目 录

第一部分 细 菌 1

第三部分 病　毒 381

第一部分

细　菌

一、不动杆菌属

1. 不动杆菌属

国家科技资源标识符：CSTR:16698.06.NPRC 1.7.151
平台资源号：NPRC 1.7.151
保藏编号：CCPM(A)-P-102401
中文名称：鲍曼不动杆菌
外文名称：*Acinetobacter baumannii*
分类学地位：Bacteria; Pseudomonadota; Gammaproteobacteria; Pseudomonadales; Moraxellaceae; *Acinetobacter*
生物危害程度：第三类
分离时间：2023-02-27
分离地址：中国河北省张家口市
分离基物：患者痰液
致病名称：鲍曼不动杆菌肺炎、细菌性烧伤感染、细菌性伤口感染、细菌性脑膜炎、细菌性尿路感染、细菌性腹膜炎、细菌性心内膜炎、细菌性骨髓炎、细菌性关节炎、细菌性败血症
致病对象：人、动物
来源历史：←中国医学科学院病原微生物菌（毒）种保藏中心药用微生物相关菌（毒）种保藏分中心←中国医学科学院医药生物技术研究所
用　　途：科研、教学领域的微生物学检验
联系单位：中国医学科学院医药生物技术研究所
电子邮箱：xinxinhu@imb.cams.cn

2. 不动杆菌属

国家科技资源标识符：CSTR:16698.06.NPRC 1.7.152
平台资源号：NPRC 1.7.152
保藏编号：CCPM(A)-P-102402
中文名称：鲍曼不动杆菌
外文名称：*Acinetobacter baumannii*
分类学地位：Bacteria; Pseudomonadota; Gammaproteobacteria; Pseudomonadales; Moraxellaceae; *Acinetobacter*
生物危害程度：第三类
分离时间：2023-02-27
分离地址：中国河北省张家口市
分离基物：患者痰液
致病名称：鲍曼不动杆菌肺炎、细菌性烧伤感染、细菌性伤口感染、细菌性脑膜炎、细菌性尿路感染、细菌性腹膜炎、细菌性心内膜炎、细菌性骨髓炎、细菌性关节炎、细菌性败血症
致病对象：人、动物
来源历史：←中国医学科学院病原微生物菌（毒）种保藏中心药用微生物相关菌（毒）种保藏分中心←中国医学科学院医药生物技术研究所
用　　途：科研、教学领域的微生物学检验
联系单位：中国医学科学院医药生物技术研究所
电子邮箱：xinxinhu@imb.cams.cn

3. 不动杆菌属

国家科技资源标识符：CSTR:16698.06.NPRC 1.7.153
平台资源号：NPRC 1.7.153
保藏编号：CCPM(A)-P-102403
中文名称：鲍曼不动杆菌
外文名称：*Acinetobacter baumannii*
分类学地位：Bacteria; Pseudomonadota; Gammaproteobacteria; Pseudomonadales; Moraxellaceae; *Acinetobacter*
生物危害程度：第三类
分离时间：2023-02-27
分离地址：中国河北省张家口市
分离基物：患者痰液
致病名称：鲍曼不动杆菌肺炎、细菌性烧伤感染、细菌性伤口感染、细菌性脑膜炎、细

菌性尿路感染、细菌性腹膜炎、细菌性心内膜炎、细菌性骨髓炎、细菌性关节炎、细菌性败血症

致病对象：人、动物

来源历史：←中国医学科学院病原微生物菌（毒）种保藏中心药用微生物相关菌（毒）种保藏分中心←中国医学科学院医药生物技术研究所

用　　途：科研、教学领域的微生物学检验

联系单位：中国医学科学院医药生物技术研究所

电子邮箱：xinxinhu@imb.cams.cn

4. 不动杆菌属

国家科技资源标识符：CSTR:16698.06.NPRC 1.7.154

平台资源号：NPRC 1.7.154

保藏编号：CCPM(A)-P-102404

中文名称：鲍曼不动杆菌

外文名称：*Acinetobacter baumannii*

分类学地位：Bacteria; Pseudomonadota; Gammaproteobacteria; Pseudomonadales; Moraxellaceae; *Acinetobacter*

生物危害程度：第三类

分离时间：2023-02-27

分离地址：中国河北省张家口市

分离基物：患者痰液

致病名称：鲍曼不动杆菌肺炎、细菌性烧伤感染、细菌性伤口感染、细菌性脑膜炎、细菌性尿路感染、细菌性腹膜炎、细菌性心内膜炎、细菌性骨髓炎、细菌性关节炎、细菌性败血症

致病对象：人、动物

来源历史：←中国医学科学院病原微生物菌（毒）种保藏中心药用微生物相关菌（毒）种保藏分中心←中国医学科学院医药生物技术研究所

用　　途：科研、教学领域的微生物学检验

联系单位：中国医学科学院医药生物技术研究所

电子邮箱：xinxinhu@imb.cams.cn

5. 不动杆菌属

国家科技资源标识符：CSTR:16698.06.NPRC 1.7.155

平台资源号：NPRC 1.7.155

保藏编号：CCPM(A)-P-102405

中文名称：鲍曼不动杆菌

外文名称：*Acinetobacter baumannii*

分类学地位：Bacteria; Pseudomonadota; Gammaproteobacteria; Pseudomonadales; Moraxellaceae; *Acinetobacter*

生物危害程度：第三类

分离时间：2023-02-27

分离地址：中国河北省张家口市

分离基物：患者痰液

致病名称：鲍曼不动杆菌肺炎、细菌性烧伤感染、细菌性伤口感染、细菌性脑膜炎、细菌性尿路感染、细菌性腹膜炎、细菌性心内膜炎、细菌性骨髓炎、细菌性关节炎、细菌性败血症

致病对象：人、动物

来源历史：←中国医学科学院病原微生物菌（毒）种保藏中心药用微生物相关菌（毒）种保藏分中心←中国医学科学院医药生物技术研究所

用　　途：科研、教学领域的微生物学检验

联系单位：中国医学科学院医药生物技术研究所

电子邮箱：xinxinhu@imb.cams.cn

6. 不动杆菌属

国家科技资源标识符：CSTR:16698.06.NPRC 1.7.156

平台资源号：NPRC 1.7.156

保藏编号：CCPM(A)-P-102409

中文名称：鲍曼不动杆菌

外文名称：*Acinetobacter baumannii*

分类学地位：Bacteria; Pseudomonadota; Gammaproteobacteria; Pseudomonadales;

Moraxellaceae; *Acinetobacter*

生物危害程度：第三类

分离时间：2023-02-27

分离地址：中国河北省张家口市

分离基物：患者痰液

致病名称：鲍曼不动杆菌肺炎、细菌性烧伤感染、细菌性伤口感染、细菌性脑膜炎、细菌性尿路感染、细菌性腹膜炎、细菌性心内膜炎、细菌性骨髓炎、细菌性关节炎、细菌性败血症

致病对象：人、动物

来源历史：←中国医学科学院病原微生物菌（毒）种保藏中心药用微生物相关菌（毒）种保藏分中心←中国医学科学院医药生物技术研究所

用　　途：科研、教学领域的微生物学检验

联系单位：中国医学科学院医药生物技术研究所

电子邮箱：xinxinhu@imb.cams.cn

7. 不动杆菌属

国家科技资源标识符：CSTR:16698.06.NPRC 1.7.157

平台资源号：NPRC 1.7.157

保藏编号：CCPM(A)-P-102410

中文名称：鲍曼不动杆菌

外文名称：*Acinetobacter baumannii*

分类学地位：Bacteria; Pseudomonadota; Gammaproteobacteria; Pseudomonadales; Moraxellaceae; *Acinetobacter*

生物危害程度：第三类

分离时间：2023-02-28

分离地址：中国河北省张家口市

分离基物：患者痰液

致病名称：鲍曼不动杆菌肺炎、细菌性烧伤感染、细菌性伤口感染、细菌性脑膜炎、细菌性尿路感染、细菌性腹膜炎、细菌性心内膜炎、细菌性骨髓炎、细菌性关节炎、细菌性败血症

致病对象：人、动物

来源历史：←中国医学科学院病原微生物菌（毒）种保藏中心药用微生物相关菌（毒）种保藏分中心←中国医学科学院医药生物技术研究所

用　　途：科研、教学领域的微生物学检验

联系单位：中国医学科学院医药生物技术研究所

电子邮箱：xinxinhu@imb.cams.cn

8. 不动杆菌属

国家科技资源标识符：CSTR:16698.06.NPRC 1.7.158

平台资源号：NPRC 1.7.158

保藏编号：CCPM(A)-P-102411

中文名称：鲍曼不动杆菌

外文名称：*Acinetobacter baumannii*

分类学地位：Bacteria; Pseudomonadota; Gammaproteobacteria; Pseudomonadales; Moraxellaceae; *Acinetobacter*

生物危害程度：第三类

分离时间：2023-03-01

分离地址：中国河北省张家口市

分离基物：患者痰液

致病名称：鲍曼不动杆菌肺炎、细菌性烧伤感染、细菌性伤口感染、细菌性脑膜炎、细菌性尿路感染、细菌性腹膜炎、细菌性心内膜炎、细菌性骨髓炎、细菌性关节炎、细菌性败血症

致病对象：人、动物

来源历史：←中国医学科学院病原微生物菌（毒）种保藏中心药用微生物相关菌（毒）种保藏分中心←中国医学科学院医药生物技术研究所

用　　途：科研、教学领域的微生物学检验

联系单位：中国医学科学院医药生物技术研究所

电子邮箱：xinxinhu@imb.cams.cn

9. 不动杆菌属

国家科技资源标识符：CSTR:16698.06.NPRC 1.7.159
平台资源号：NPRC 1.7.159
保藏编号：CCPM(A)-P-102412
中文名称：鲍曼不动杆菌
外文名称：*Acinetobacter baumannii*
分类学地位：Bacteria; Pseudomonadota; Gammaproteobacteria; Pseudomonadales; Moraxellaceae; *Acinetobacter*
生物危害程度：第三类
分离时间：2023-02-28
分离地址：中国河北省张家口市
分离基物：患者痰液
致病名称：鲍曼不动杆菌肺炎、细菌性烧伤感染、细菌性伤口感染、细菌性脑膜炎、细菌性尿路感染、细菌性腹膜炎、细菌性心内膜炎、细菌性骨髓炎、细菌性关节炎、细菌性败血症
致病对象：人、动物
来源历史：←中国医学科学院病原微生物菌（毒）种保藏中心药用微生物相关菌（毒）种保藏分中心←中国医学科学院医药生物技术研究所
用　　途：科研、教学领域的微生物学检验
联系单位：中国医学科学院医药生物技术研究所
电子邮箱：xinxinhu@imb.cams.cn

10. 不动杆菌属

国家科技资源标识符：CSTR:16698.06.NPRC 1.7.160
平台资源号：NPRC 1.7.160
保藏编号：CCPM(A)-P-102413
中文名称：鲍曼不动杆菌
外文名称：*Acinetobacter baumannii*
分类学地位：Bacteria; Pseudomonadota; Gammaproteobacteria; Pseudomonadales; Moraxellaceae; *Acinetobacter*
生物危害程度：第三类
分离时间：2023-02-28
分离地址：中国河北省张家口市
分离基物：患者脑脊液
致病名称：鲍曼不动杆菌肺炎、细菌性烧伤感染、细菌性伤口感染、细菌性脑膜炎、细菌性尿路感染、细菌性腹膜炎、细菌性心内膜炎、细菌性骨髓炎、细菌性关节炎、细菌性败血症
致病对象：人、动物
来源历史：←中国医学科学院病原微生物菌（毒）种保藏中心药用微生物相关菌（毒）种保藏分中心←中国医学科学院医药生物技术研究所
用　　途：科研、教学领域的微生物学检验
联系单位：中国医学科学院医药生物技术研究所
电子邮箱：xinxinhu@imb.cams.cn

11. 不动杆菌属

国家科技资源标识符：CSTR:16698.06.NPRC 1.7.161
平台资源号：NPRC 1.7.161
保藏编号：CCPM(A)-P-272401
中文名称：洛菲不动杆菌
外文名称：*Acinetobacter lwoffii*
分类学地位：Bacteria; Pseudomonadota; Gammaproteobacteria; Pseudomonadales; Moraxellaceae; *Acinetobacter*
生物危害程度：第三类
分离时间：2023-03-01
分离地址：中国河北省张家口市
分离基物：患者痰液
致病名称：鲍曼不动杆菌肺炎、细菌性烧伤感染、细菌性伤口感染、细菌性脑膜炎、细菌性尿路感染、细菌性腹膜炎、细菌性心内膜炎、细菌性骨髓炎、细菌性关节炎、细菌性败血症
致病对象：人、动物

来源历史：←中国医学科学院病原微生物菌(毒)种保藏中心药用微生物相关菌（毒）种保藏分中心←中国医学科学院医药生物技术研究所
用　　途：科研、教学领域的微生物学检验
联系单位：中国医学科学院医药生物技术研究所
电子邮箱：xinxinhu@imb.cams.cn

二、芽孢杆菌属

12. 芽孢杆菌属

国家科技资源标识符: CSTR:16698.06.NPRC 1.12.283
平台资源号：NPRC 1.12.283
保藏编号：HB1100123
中文名称：蜡样芽孢杆菌
外文名称：*Bacillus cereus*
分类学地位：Bacteria; Bacillota; Bacilli; Caryophanales; Bacillaceae; *Bacillus*
生物危害程度：第三类
分离时间：2022-05-16
分离地址：中国湖北省随州市
分离基物：食物
致病名称：食物中毒
致病对象：人
来源历史：←湖北省疾病预防控制中心←随州市疾病预防控制中心
用　　途：食品检验
联系单位：湖北省疾病预防控制中心
电子邮箱：JDZBCZX@163.com

13. 芽孢杆菌属

国家科技资源标识符: CSTR:16698.06.NPRC 1.12.284
平台资源号：NPRC 1.12.284
保藏编号：HB1100124
中文名称：蜡样芽孢杆菌
外文名称：*Bacillus cereus*
分类学地位：Bacteria; Bacillota; Bacilli; Caryophanales; Bacillaceae; *Bacillus*
生物危害程度：第三类
分离时间：2022-05-16
分离地址：中国湖北省随州市
分离基物：食物
致病名称：食物中毒
致病对象：人
来源历史：←湖北省疾病预防控制中心←随州市疾病预防控制中心
用　　途：食品检验
联系单位：湖北省疾病预防控制中心
电子邮箱：JDZBCZX@163.com

14. 芽孢杆菌属

国家科技资源标识符: CSTR:16698.06.NPRC 1.12.285
平台资源号：NPRC 1.12.285
保藏编号：HB1100125
中文名称：蜡样芽孢杆菌
外文名称：*Bacillus cereus*
分类学地位：Bacteria; Bacillota; Bacilli; Caryophanales; Bacillaceae; *Bacillus*
生物危害程度：第三类
分离时间：2022-05-16
分离地址：中国湖北省随州市
分离基物：食物
致病名称：食物中毒
致病对象：人
来源历史：←湖北省疾病预防控制中心←随州市疾病预防控制中心
用　　途：食品检验
联系单位：湖北省疾病预防控制中心
电子邮箱：JDZBCZX@163.com

15. 芽孢杆菌属

国家科技资源标识符: CSTR:16698.06.NPRC 1.12.286

平台资源号：NPRC 1.12.286
保藏编号：HB1100126
中文名称：蜡样芽孢杆菌
外文名称：*Bacillus cereus*
分类学地位：Bacteria; Bacillota; Bacilli; Caryophanales; Bacillaceae; *Bacillus*
生物危害程度：第三类
分离时间：2022-05-16
分离地址：中国湖北省随州市
分离基物：食物
致病名称：食物中毒
致病对象：人
来源历史：←湖北省疾病预防控制中心←随州市疾病预防控制中心
用　　途：食品检验
联系单位：湖北省疾病预防控制中心
电子邮箱：JDZBCZX@163.com

16. 芽孢杆菌属

国家科技资源标识符: CSTR:16698.06.NPRC 1.12.287
平台资源号：NPRC 1.12.287
保藏编号：HB1100127
中文名称：蜡样芽孢杆菌
外文名称：*Bacillus cereus*
分类学地位：Bacteria; Bacillota; Bacilli; Caryophanales; Bacillaceae; *Bacillus*
生物危害程度：第三类
分离时间：2022-05-16
分离地址：中国湖北省随州市
分离基物：食物
致病名称：食物中毒
致病对象：人
来源历史：←湖北省疾病预防控制中心←随州市疾病预防控制中心
用　　途：食品检验
联系单位：湖北省疾病预防控制中心
电子邮箱：JDZBCZX@163.com

17. 芽孢杆菌属

国家科技资源标识符: CSTR:16698.06.NPRC 1.12.288
平台资源号：NPRC 1.12.288
保藏编号：HB1100128
中文名称：蜡样芽孢杆菌
外文名称：*Bacillus cereus*
分类学地位：Bacteria; Bacillota; Bacilli; Caryophanales; Bacillaceae; *Bacillus*
生物危害程度：第三类
分离时间：2022-05-16
分离地址：中国湖北省宜昌市
分离基物：食物
致病名称：食物中毒
致病对象：人
来源历史：←湖北省疾病预防控制中心←宜昌市疾病预防控制中心
用　　途：食品检验
联系单位：湖北省疾病预防控制中心
电子邮箱：JDZBCZX@163.com

18. 芽孢杆菌属

国家科技资源标识符: CSTR:16698.06.NPRC 1.12.289
平台资源号：NPRC 1.12.289
保藏编号：HB1100129
中文名称：蜡样芽孢杆菌
外文名称：*Bacillus cereus*
分类学地位：Bacteria; Bacillota; Bacilli; Caryophanales; Bacillaceae; *Bacillus*
生物危害程度：第三类
分离时间：2022-05-16
分离地址：中国湖北省宜昌市
分离基物：食物
致病名称：食物中毒
致病对象：人
来源历史：←湖北省疾病预防控制中心←宜昌市疾病预防控制中心

用　　途：食品检验
联系单位：湖北省疾病预防控制中心
电子邮箱：JDZBCZX@163.com

19. 芽孢杆菌属

国家科技资源标识符: CSTR:16698.06.NPRC 1.12.290
平台资源号：NPRC 1.12.290
保藏编号：HB1100130
中文名称：蜡样芽孢杆菌
外文名称：*Bacillus cereus*
分类学地位：Bacteria; Bacillota; Bacilli; Caryophanales; Bacillaceae; *Bacillus*
生物危害程度：第三类
分离时间：2022-11-03
分离地址：中国湖北省宜昌市
分离基物：食物
致病名称：食物中毒
致病对象：人
来源历史：←湖北省疾病预防控制中心←宜昌市疾病预防控制中心
用　　途：食品检验
联系单位：湖北省疾病预防控制中心
电子邮箱：JDZBCZX@163.com

20. 芽孢杆菌属

国家科技资源标识符: CSTR:16698.06.NPRC 1.12.291
平台资源号：NPRC 1.12.291
保藏编号：HB1100131
中文名称：蜡样芽孢杆菌
外文名称：*Bacillus cereus*
分类学地位：Bacteria; Bacillota; Bacilli; Caryophanales; Bacillaceae; *Bacillus*
生物危害程度：第三类
分离时间：2022-11-03
分离地址：中国湖北省宜昌市
分离基物：食物
致病名称：食物中毒
致病对象：人
来源历史：←湖北省疾病预防控制中心←宜昌市疾病预防控制中心
用　　途：食品检验
联系单位：湖北省疾病预防控制中心
电子邮箱：JDZBCZX@163.com

21. 芽孢杆菌属

国家科技资源标识符: CSTR:16698.06.NPRC 1.12.292
平台资源号：NPRC 1.12.292
保藏编号：HB1100132
中文名称：蜡样芽孢杆菌
外文名称：*Bacillus cereus*
分类学地位：Bacteria; Bacillota; Bacilli; Caryophanales; Bacillaceae; *Bacillus*
生物危害程度：第三类
分离时间：2022-11-03
分离地址：中国湖北省宜昌市
分离基物：食物
致病名称：食物中毒
致病对象：人
来源历史：←湖北省疾病预防控制中心←宜昌市疾病预防控制中心
用　　途：食品检验
联系单位：湖北省疾病预防控制中心
电子邮箱：JDZBCZX@163.com

22. 芽孢杆菌属

国家科技资源标识符：CSTR:16698.06.NPRC 1.9.218
平台资源号：NPRC 1.9.218
保藏编号：CMCC(B)63554
中文名称：地衣芽孢杆菌
外文名称：*Bacillus licheniformis*
分类学地位：Bacteria; Bacillota; Bacilli; Caryophanales; Bacillaceae; *Bacillus*
生物危害程度：第三类
分离时间：2022-04-18

分离地址：中国北京市
分离基物：人皮肤组织
致病名称：未知
致病对象：人
来源历史：←中国食品药品检定研究院病原微生物菌（毒）种保藏中心←中国食品药品检定研究院生物检测室
用　　途：科研
联系单位：中国食品药品检定研究院
电子邮箱：cmcc@nifdc.org.cn

23. 芽孢杆菌属

国家科技资源标识符：CSTR:16698.06.NPRC 1.9.219
平台资源号：NPRC 1.9.219
保藏编号：CMCC(B)63501
中文名称：枯草芽孢杆菌
外文名称：*Bacillus subtilis*
分类学地位：Bacteria; Bacillota; Bacilli; Caryophanales; Bacillaceae; *Bacillus*
生物危害程度：第三类
分离时间：未知
分离地址：未知
分离基物：未知
致病名称：未知
致病对象：未知
来源历史：中国食品药品检定研究院病原微生物菌（毒）种保藏中心←北京生物制品研究所有限责任公司← 美国典型培养物保藏中心（ATCC）
用　　途：制药、食品、涉水产品、化妆品、环境监测、科研及教学等领域的微生物学检验
联系单位：中国食品药品检定研究院
电子邮箱：cmcc@nifdc.org.cn

三、鲍特菌属

24. 鲍特菌属

国家科技资源标识符：CSTR:16698.06.NPRC 1.2.1374
平台资源号：NPRC 1.2.1374
保藏编号：CHPC 1.15161
中文名称：百日咳鲍特菌
外文名称：*Bordetella pertussis*
分类学地位：Bacteria; Pseudomonadota; Betaproteobacteria; Burkholderiales; Alcaligenaceae; *Bordetella*
生物危害程度：第三类
分离时间：2023-12-31
分离地址：中国广东省
分离基物：患者咽拭子
致病名称：百日咳
致病对象：人
来源历史：←中国疾病预防控制中心病原微生物菌（毒）种保藏中心传染病所分中心←中国疾病预防控制中心传染病预防控制所
用　　途：临床检验
联系单位：中国疾病预防控制中心传染病预防控制所
电子邮箱：chpc@icdc.cn

25. 鲍特菌属

国家科技资源标识符：CSTR:16698.06.NPRC 1.2.1375
平台资源号：NPRC 1.2.1375
保藏编号：CHPC 1.15162
中文名称：百日咳鲍特菌
外文名称：*Bordetella pertussis*
分类学地位：Bacteria; Pseudomonadota; Betaproteobacteria; Burkholderiales; Al-

caligenaceae; *Bordetella*

生物危害程度：第三类

分离时间：2023-12-31

分离地址：中国广东省

分离基物：患者咽拭子

致病名称：百日咳

致病对象：人

来源历史：←中国疾病预防控制中心病原微生物菌（毒）种保藏中心传染病所分中心←中国疾病预防控制中心传染病预防控制所

用　　途：临床检验

联系单位：中国疾病预防控制中心传染病预防控制所

电子邮箱：chpc@icdc.cn

26. 鲍特菌属

国家科技资源标识符：CSTR:16698.06.NPRC 1.2.1376

平台资源号：NPRC 1.2.1376

保藏编号：CHPC 1.15163

中文名称：百日咳鲍特菌

外文名称：*Bordetella pertussis*

分类学地位：Bacteria; Pseudomonadota; Betaproteobacteria; Burkholderiales; Alcaligenaceae; *Bordetella*

生物危害程度：第三类

分离时间：2023-12-31

分离地址：中国广东省

分离基物：患者咽拭子

致病名称：百日咳

致病对象：人

来源历史：←中国疾病预防控制中心病原微生物菌（毒）种保藏中心传染病所分中心←中国疾病预防控制中心传染病预防控制所

用　　途：临床检验

联系单位：中国疾病预防控制中心传染病预防控制所

电子邮箱：chpc@icdc.cn

四、衣原体属

27. 衣原体属

国家科技资源标识符：CSTR:16698.06.NPRC 1.2.1373

平台资源号：NPRC 1.2.1373

保藏编号：CHPC 1.15100

中文名称：鹦鹉热衣原体

外文名称：*Chlamydia psittaci*

分类学地位：Bacteria; Chlamydiota; Chlamydiia; Chlamydiales; Chlamydiaceae; *Chlamydia*

生物危害程度：第三类

分离时间：2023-12-31

分离地址：中国北京市

分离基物：菌株

致病名称：呼吸道感染、菌血症

致病对象：人、动物

来源历史：←中国疾病预防控制中心病原微生物菌（毒）种保藏中心传染病所分中心←中国疾病预防控制中心传染病预防控制所

用　　途：临床检验

联系单位：中国疾病预防控制中心传染病预防控制所

电子邮箱：chpc@icdc.cn

五、梭菌属

28. 梭菌属

国家科技资源标识符：CSTR:16698.06.NPRC 1.12.293

平台资源号：NPRC 1.12.293
保藏编号：HB1200026
中文名称：产气荚膜梭菌
外文名称：*Clostridium perfringens*
分类学地位：Bacteria; Bacillota; Clostridia; Eubacteriales; Clostridiaceae; *Clostridium*
生物危害程度：第三类
分离时间：2022-05-16
分离地址：中国湖北省随州市
分离基物：食物（熟肉制品）
致病名称：食物中毒
致病对象：人、动物
来源历史：←湖北省疾病预防控制中心←随州市疾病预防控制中心
用　　途：食品检验
联系单位：湖北省疾病预防控制中心
电子邮箱：JDZBCZX@163.com

29. 梭菌属

国家科技资源标识符：CSTR:16698.06.NPRC 1.12.294
平台资源号：NPRC 1.12.294
保藏编号：HB1200027
中文名称：产气荚膜梭菌
外文名称：*Clostridium perfringens*
分类学地位：Bacteria; Bacillota; Clostridia; Eubacteriales; Clostridiaceae; *Clostridium*
生物危害程度：第三类
分离时间：2022-05-17
分离地址：中国湖北省荆门市
分离基物：食物（烧烤类即食食品）
致病名称：食物中毒
致病对象：人、动物
来源历史：←湖北省疾病预防控制中心←荆门市疾病预防控制中心
用　　途：食品检验
联系单位：湖北省疾病预防控制中心
电子邮箱：JDZBCZX@163.com

30. 梭菌属

国家科技资源标识符：CSTR:16698.06.NPRC 1.12.295
平台资源号：NPRC 1.12.295
保藏编号：HB1200028
中文名称：产气荚膜梭菌
外文名称：*Clostridium perfringens*
分类学地位：Bacteria; Bacillota; Clostridia; Eubacteriales; Clostridiaceae; *Clostridium*
生物危害程度：第三类
分离时间：2022-05-16
分离地址：中国湖北省十堰市
分离基物：食物（烧烤类即食食品）
致病名称：食物中毒
致病对象：人、动物
来源历史：←湖北省疾病预防控制中心←十堰市疾病预防控制中心
用　　途：食品检验
联系单位：湖北省疾病预防控制中心
电子邮箱：JDZBCZX@163.com

31. 梭菌属

国家科技资源标识符：CSTR:16698.06.NPRC 1.12.296
平台资源号：NPRC 1.12.296
保藏编号：HB1200029
中文名称：产气荚膜梭菌
外文名称：*Clostridium perfringens*
分类学地位：Bacteria; Bacillota; Clostridia; Eubacteriales; Clostridiaceae; *Clostridium*
生物危害程度：第三类
分离时间：2022-07-27
分离地址：中国湖北省荆门市
分离基物：食物（烧烤类即食食品）
致病名称：食物中毒
致病对象：人、动物
来源历史：←湖北省疾病预防控制中心←荆门市疾病预防控制中心

用　　途：食品检验
联系单位：湖北省疾病预防控制中心
电子邮箱：JDZBCZX@163.com

32. 梭菌属

国家科技资源标识符：CSTR:16698.06.NPRC 1.12.297
平台资源号：NPRC 1.12.297
保藏编号：HB1200031
中文名称：产气荚膜梭菌
外文名称：*Clostridium perfringens*
分类学地位：Bacteria; Bacillota; Clostridia; Eubacteriales; Clostridiaceae; *Clostridium*
生物危害程度：第三类
分离时间：2022-07-27
分离地址：中国湖北省荆门市
分离基物：食物（烧烤类即食食品）
致病名称：食物中毒
致病对象：人、动物
来源历史：←湖北省疾病预防控制中心←荆门市疾病预防控制中心
用　　途：食品检验
联系单位：湖北省疾病预防控制中心
电子邮箱：JDZBCZX@163.com

33. 梭菌属

国家科技资源标识符：CSTR:16698.06.NPRC 1.12.298
平台资源号：NPRC 1.12.298
保藏编号：HB1200032
中文名称：产气荚膜梭菌
外文名称：*Clostridium perfringens*
分类学地位：Bacteria; Bacillota; Clostridia; Eubacteriales; Clostridiaceae; *Clostridium*
生物危害程度：第三类
分离时间：2022-07-27
分离地址：中国湖北省荆门市
分离基物：食物（烧烤类即食食品）
致病名称：食物中毒
致病对象：人、动物
来源历史：←湖北省疾病预防控制中心←荆门市疾病预防控制中心
用　　途：食品检验
联系单位：湖北省疾病预防控制中心
电子邮箱：JDZBCZX@163.com

34. 梭菌属

国家科技资源标识符：CSTR:16698.06.NPRC 1.12.299
平台资源号：NPRC 1.12.299
保藏编号：HB1200033
中文名称：产气荚膜梭菌
外文名称：*Clostridium perfringens*
分类学地位：Bacteria; Bacillota; Clostridia; Eubacteriales; Clostridiaceae; *Clostridium*
生物危害程度：第三类
分离时间：2022-08-01
分离地址：中国湖北省孝感市
分离基物：食物（烧烤类即食食品）
致病名称：食物中毒
致病对象：人、动物
来源历史：←湖北省疾病预防控制中心←孝感市疾病预防控制中心
用　　途：食品检验
联系单位：湖北省疾病预防控制中心
电子邮箱：JDZBCZX@163.com

35. 梭菌属

国家科技资源标识符：CSTR:16698.06.NPRC 1.12.300
平台资源号：NPRC 1.12.300
保藏编号：HB1200034
中文名称：产气荚膜梭菌
外文名称：*Clostridium perfringens*
分类学地位：Bacteria; Bacillota; Clostridia; Eubacteriales; Clostridiaceae; *Clostridium*
生物危害程度：第三类
分离时间：2022-07-29

分离地址：中国湖北省十堰市
分离基物：食物（烧烤类即食食品）
致病名称：食物中毒
致病对象：人、动物
来源历史：←湖北省疾病预防控制中心←十堰市疾病预防控制中心
用　　途：食品检验
联系单位：湖北省疾病预防控制中心
电子邮箱：JDZBCZX@163.com

36. 梭菌属

国家科技资源标识符：CSTR:16698.06.NPRC 1.12.301
平台资源号：NPRC 1.12.301
保藏编号：HB1200035
中文名称：产气荚膜梭菌
外文名称：*Clostridium perfringens*
分类学地位：Bacteria; Bacillota; Clostridia; Eubacteriales; Clostridiaceae; *Clostridium*
生物危害程度：第三类
分离时间：2022-07-04
分离地址：中国湖北省鄂州市
分离基物：食物（烧烤类即食食品）
致病名称：食物中毒
致病对象：人、动物
来源历史：←湖北省疾病预防控制中心←鄂州市疾病预防控制中心
用　　途：食品检验
联系单位：湖北省疾病预防控制中心
电子邮箱：JDZBCZX@163.com

六、克雷伯菌属

37. 克雷伯菌属

国家科技资源标识符：CSTR:16698.06.NPRC 1.7.120
平台资源号：NPRC 1.7.120
保藏编号：CCPM(A)-P-122401
中文名称：产气克雷伯菌
外文名称：*Klebsiella aerogenes*
分类学地位：Bacteria; Pseudomonadota; Gammaproteobacteria; Enterobacterales; Enterobacteriaceae; *Klebsiella*
生物危害程度：第三类
分离时间：2023-02-27
分离地址：中国河北省张家口市
分离基物：患者痰液
致病名称：细菌性呼吸道感染、细菌性尿路感染、细菌性伤口感染、菌血症
致病对象：人、动物
来源历史：←中国医学科学院病原微生物菌（毒）种保藏中心药用微生物相关菌（毒）种保藏分中心←中国医学科学院医药生物技术研究所
用　　途：科研、教学领域的微生物学检验
联系单位：中国医学科学院医药生物技术研究所
电子邮箱：xinxinhu@imb.cams.cn

38. 克雷伯菌属

国家科技资源标识符：CSTR:16698.06.NPRC 1.7.121
平台资源号：NPRC 1.7.121
保藏编号：CCPM(A)-P-122402
中文名称：产气克雷伯菌
外文名称：*Klebsiella aerogenes*
分类学地位：Bacteria; Pseudomonadota; Gammaproteobacteria; Enterobacterales; Enterobacteriaceae; *Klebsiella*
生物危害程度：第三类
分离时间：2023-02-27
分离地址：中国河北省张家口市
分离基物：患者痰液
致病名称：细菌性呼吸道感染、细菌性尿路感染、细菌性伤口感染、菌血症
致病对象：人、动物

来源历史：←中国医学科学院病原微生物菌（毒）种保藏中心药用微生物相关菌（毒）种保藏分中心←中国医学科学院医药生物技术研究所

用　　途：科研、教学领域的微生物学检验

联系单位：中国医学科学院医药生物技术研究所

电子邮箱：xinxinhu@imb.cams.cn

39. 克雷伯菌属

国家科技资源标识符：CSTR:16698.06.NPRC 1.7.122

平台资源号：NPRC 1.7.122

保藏编号：CCPM(A)-P-122403

中文名称：产气克雷伯菌

外文名称：*Klebsiella aerogenes*

分类学地位：Bacteria; Pseudomonadota; Gammaproteobacteria; Enterobacterales; Enterobacteriaceae; *Klebsiella*

生物危害程度：第三类

分离时间：2023-02-28

分离地址：中国河北省张家口市

分离基物：患者痰液

致病名称：细菌性呼吸道感染、细菌性尿路感染、细菌性伤口感染、菌血症

致病对象：人、动物

来源历史：←中国医学科学院病原微生物菌（毒）种保藏中心药用微生物相关菌（毒）种保藏分中心←中国医学科学院医药生物技术研究所

用　　途：科研、教学领域的微生物学检验

联系单位：中国医学科学院医药生物技术研究所

电子邮箱：xinxinhu@imb.cams.cn

40. 克雷伯菌属

国家科技资源标识符：CSTR:16698.06.NPRC 1.7.117

平台资源号：NPRC 1.7.117

保藏编号：CCPM(A)-P-252401

中文名称：产酸克雷伯菌

外文名称：*Klebsiella oxytoca*

分类学地位：Bacteria; Pseudomonadota; Gammaproteobacteria; Enterobacterales; Enterobacteriaceae; *Klebsiella*

生物危害程度：第三类

分离时间：2023-02-27

分离地址：中国河北省张家口市

分离基物：患者痰液

致病名称：细菌性肺炎、菌血症

致病对象：人、动物

来源历史：←中国医学科学院病原微生物菌（毒）种保藏中心药用微生物相关菌（毒）种保藏分中心←中国医学科学院医药生物技术研究所

用　　途：科研、教学领域的微生物学检验

联系单位：中国医学科学院医药生物技术研究所

电子邮箱：xinxinhu@imb.cams.cn

41. 克雷伯菌属

国家科技资源标识符：CSTR:16698.06.NPRC 1.7.118

平台资源号：NPRC 1.7.118

保藏编号：CCPM(A)-P-252402

中文名称：产酸克雷伯菌

外文名称：*Klebsiella oxytoca*

分类学地位：Bacteria; Pseudomonadota; Gammaproteobacteria; Enterobacterales; Enterobacteriaceae; *Klebsiella*

生物危害程度：第三类

分离时间：2023-02-27

分离地址：中国河北省张家口市

分离基物：患者尿液

致病名称：细菌性肺炎、菌血症

致病对象：人、动物

来源历史：←中国医学科学院病原微生物菌（毒）种保藏中心药用微生物相关菌（毒）种保藏分中心←中国医学科学院医药生物技术研究所

用　　途：科研、教学领域的微生物学检验
联系单位：中国医学科学院医药生物技术研究所
电子邮箱：xinxinhu@imb.cams.cn

42. 克雷伯菌属

国家科技资源标识符：CSTR:16698.06.NPRC 1.7.119
平台资源号：NPRC 1.7.119
保藏编号：CCPM(A)-P-252403
中文名称：产酸克雷伯菌
外文名称：*Klebsiella oxytoca*
分类学地位：Bacteria; Pseudomonadota; Gammaproteobacteria; Enterobacterales; Enterobacteriaceae; *Klebsiella*
生物危害程度：第三类
分离时间：2023-02-27
分离地址：中国河北省张家口市
分离基物：患者痰液
致病名称：肺炎克雷伯菌肺炎、菌血症
致病对象：人、动物
来源历史：←中国医学科学院病原微生物菌(毒)种保藏中心药用微生物相关菌(毒)种保藏分中心←中国医学科学院医药生物技术研究所
用　　途：科研、教学领域的微生物学检验
联系单位：中国医学科学院医药生物技术研究所
电子邮箱：xinxinhu@imb.cams.cn

43. 克雷伯菌属

国家科技资源标识符：CSTR:16698.06.NPRC 1.14.16
平台资源号：NPRC 1.14.16
保藏编号：SZCDC-ZXSYS20180003
中文名称：肺炎克雷伯菌
外文名称：*Klebsiella pneumoniae*
分类学地位：Bacteria; Pseudomonadota; Gammaproteobacteria; Enterobacterales; Enterobacteriaceae; *Klebsiella*
生物危害程度：第三类
分离时间：2018
分离地址：中国广东省深圳市
分离基物：粪便
致病名称：肺炎、尿路感染、菌血症
致病对象：人、动物
来源历史：←深圳市疾病预防控制中心
用　　途：耐药菌筛查
联系单位：深圳市疾病预防控制中心中心实验室
电子邮箱：fyl199287@163.com

44. 克雷伯菌属

国家科技资源标识符：CSTR:16698.06.NPRC 1.13.164
平台资源号：NPRC 1.13.164
保藏编号：GDPCC 1.00354
中文名称：肺炎克雷伯菌
外文名称：*Klebsiella pnenmoniae*
分类学地位：Bacteria; Pseudomonadota; Gammaproteobacteria; Enterobacterales; Enterobacteriaceae; *Klebsiella*
生物危害程度：第三类
分离时间：2023-05-04
分离地址：中国广东省揭阳市东山区
分离基物：食物
致病名称：腹泻、菌血症、食物中毒
致病对象：人、动物
来源历史：←广东省人间传染的病原微生物菌(毒)种保藏中心←广东省疾病预防控制中心←揭阳市疾病预防控制中心
用　　途：传染病病原监测和溯源
联系单位：广东省疾病预防控制中心病原微生物检验所
电子邮箱：gdsjkzx_gdpcc@gd.gov.cn

45. 克雷伯菌属

国家科技资源标识符：CSTR:16698.06.NPRC 1.13.165
平台资源号：NPRC 1.13.165
保藏编号：GDPCC 1.00355

中文名称：肺炎克雷伯菌

外文名称：*Klebsiella pnenmoniae*

分类学地位：Bacteria; Pseudomonadota; Gammaproteobacteria; Enterobacterales; Enterobacteriaceae; *Klebsiella*

生物危害程度：第三类

分离时间：2023-05-23

分离地址：中国广东省河源市源城区

分离基物：食物

致病名称：腹泻、菌血症、食物中毒

致病对象：人、动物

来源历史：←广东省人间传染的病原微生物菌(毒)种保藏中心←广东省疾病预防控制中心←河源市疾病预防控制中心

用　　途：传染病病原监测和溯源

联系单位：广东省疾病预防控制中心病原微生物检验所

电子邮箱：gdsjkzx_gdpcc@gd.gov.cn

46. 克雷伯菌属

国家科技资源标识符：CSTR:16698.06.NPRC 1.13.166

平台资源号：NPRC 1.13.166

保藏编号：GDPCC 1.00356

中文名称：肺炎克雷伯菌

外文名称：*Klebsiella pnenmoniae*

分类学地位：Bacteria; Pseudomonadota; Gammaproteobacteria; Enterobacterales; Enterobacteriaceae; *Klebsiella*

生物危害程度：第三类

分离时间：2023-08-21

分离地址：中国广东省肇庆市端州区

分离基物：食物

致病名称：腹泻、菌血症、食物中毒

致病对象：人、动物

来源历史：←广东省人间传染的病原微生物菌(毒)种保藏中心←广东省疾病预防控制中心←肇庆市疾病预防控制中心

用　　途：传染病病原监测和溯源

联系单位：广东省疾病预防控制中心病原微生物检验所

电子邮箱：gdsjkzx_gdpcc@gd.gov.cn

47. 克雷伯菌属

国家科技资源标识符：CSTR:16698.06.NPRC 1.13.167

平台资源号：NPRC 1.13.167

保藏编号：GDPCC 1.00357

中文名称：肺炎克雷伯菌

外文名称：*Klebsiella pnenmoniae*

分类学地位：Bacteria; Pseudomonadota; Gammaproteobacteria; Enterobacterales; Enterobacteriaceae; *Klebsiella*

生物危害程度：第三类

分离时间：2023-11-08

分离地址：中国广东省河源市源城区

分离基物：食物

致病名称：腹泻、菌血症、食物中毒

致病对象：人、动物

来源历史：←广东省人间传染的病原微生物菌(毒)种保藏中心←广东省疾病预防控制中心←河源市疾病预防控制中心

用　　途：传染病病原监测和溯源

联系单位：广东省疾病预防控制中心病原微生物检验所

电子邮箱：gdsjkzx_gdpcc@gd.gov.cn

48. 克雷伯菌属

国家科技资源标识符：CSTR:16698.06.NPRC 1.13.168

平台资源号：NPRC 1.13.168

保藏编号：GDPCC 1.00358

中文名称：肺炎克雷伯菌

外文名称：*Klebsiella pnenmoniae*

分类学地位：Bacteria; Pseudomonadota; Gammaproteobacteria; Enterobacterales; Enterobacteriaceae; *Klebsiella*

生物危害程度：第三类
分离时间：2023-10-17
分离地址：中国广东省深圳市南山区
分离基物：食物
致病名称：腹泻、菌血症、食物中毒
致病对象：人、动物
来源历史：←广东省人间传染的病原微生物菌（毒）种保藏中心←广东省疾病预防控制中心←深圳市疾病预防控制中心
用　　途：传染病病原监测和溯源
联系单位：广东省疾病预防控制中心病原微生物检验所
电子邮箱：gdsjkzx_gdpcc@gd.gov.cn

49. 克雷伯菌属

国家科技资源标识符：CSTR:16698.06.NPRC 1.7.107
平台资源号：NPRC 1.7.107
保藏编号：CCPM(A)-P-082401
中文名称：肺炎克雷伯菌
外文名称：*Klebsiella pneumoniae*
分类学地位：Bacteria; Pseudomonadota; Gammaproteobacteria; Enterobacterales; Enterobacteriaceae; *Klebsiella*
生物危害程度：第三类
分离时间：2023-02-27
分离地址：中国河北省张家口市
分离基物：患者痰液
致病名称：肺炎克雷伯菌肺炎、菌血症
致病对象：人、动物
来源历史：←中国医学科学院病原微生物菌（毒）种保藏中心药用微生物相关菌（毒）种保藏分中心←中国医学科学院医药生物技术研究所
用　　途：科研、教学领域的微生物学检验
联系单位：中国医学科学院医药生物技术研究所
电子邮箱：xinxinhu@imb.cams.cn

50. 克雷伯菌属

国家科技资源标识符：CSTR:16698.06.NPRC 1.7.108
平台资源号：NPRC 1.7.108
保藏编号：CCPM(A)-P-082402
中文名称：肺炎克雷伯菌
外文名称：*Klebsiella pneumoniae*
分类学地位：Bacteria; Pseudomonadota; Gammaproteobacteria; Enterobacterales; Enterobacteriaceae; *Klebsiella*
生物危害程度：第三类
分离时间：2023-02-27
分离地址：中国河北省张家口市
分离基物：患者痰液
致病名称：肺炎克雷伯菌肺炎、菌血症
致病对象：人、动物
来源历史：←中国医学科学院病原微生物菌（毒）种保藏中心药用微生物相关菌（毒）种保藏分中心←中国医学科学院医药生物技术研究所
用　　途：科研、教学领域的微生物学检验
联系单位：中国医学科学院医药生物技术研究所
电子邮箱：xinxinhu@imb.cams.cn

51. 克雷伯菌属

国家科技资源标识符：CSTR:16698.06.NPRC 1.7.109
平台资源号：NPRC 1.7.109
保藏编号：CCPM(A)-P-082403
中文名称：肺炎克雷伯菌
外文名称：*Klebsiella pneumoniae*
分类学地位：Bacteria; Pseudomonadota; Gammaproteobacteria; Enterobacterales; Enterobacteriaceae; *Klebsiella*
生物危害程度：第三类
分离时间：2023-02-27
分离地址：中国河北省张家口市
分离基物：患者引流液

致病名称：肺炎克雷伯菌肺炎、菌血症
致病对象：人、动物
来源历史：←中国医学科学院病原微生物菌（毒）种保藏中心药用微生物相关菌（毒）种保藏分中心←中国医学科学院医药生物技术研究所
用　　途：科研、教学领域的微生物学检验
联系单位：中国医学科学院医药生物技术研究所
电子邮箱：xinxinhu@imb.cams.cn

52. 克雷伯菌属

国家科技资源标识符：CSTR:16698.06.NPRC 1.7.110
平台资源号：NPRC 1.7.110
保藏编号：CCPM(A)-P-082404
中文名称：肺炎克雷伯菌
外文名称：*Klebsiella pneumoniae*
分类学地位：Bacteria; Pseudomonadota; Gammaproteobacteria; Enterobacterales; Enterobacteriaceae; *Klebsiella*
生物危害程度：第三类
分离时间：2023-02-27
分离地址：中国河北省张家口市
分离基物：患者痰液
致病名称：肺炎克雷伯菌肺炎、菌血症
致病对象：人、动物
来源历史：←中国医学科学院病原微生物菌（毒）种保藏中心药用微生物相关菌（毒）种保藏分中心←中国医学科学院医药生物技术研究所
用　　途：科研、教学领域的微生物学检验
联系单位：中国医学科学院医药生物技术研究所
电子邮箱：xinxinhu@imb.cams.cn

53. 克雷伯菌属

国家科技资源标识符：CSTR:16698.06.NPRC 1.7.111
平台资源号：NPRC 1.7.111
保藏编号：CCPM(A)-P-082405
中文名称：肺炎克雷伯菌
外文名称：*Klebsiella pneumoniae*
分类学地位：Bacteria; Pseudomonadota; Gammaproteobacteria; Enterobacterales; Enterobacteriaceae; *Klebsiella*
生物危害程度：第三类
分离时间：2023-02-27
分离地址：中国河北省张家口市
分离基物：患者尿液
致病名称：肺炎克雷伯菌肺炎、菌血症
致病对象：人、动物
来源历史：←中国医学科学院病原微生物菌（毒）种保藏中心药用微生物相关菌（毒）种保藏分中心←中国医学科学院医药生物技术研究所
用　　途：科研、教学领域的微生物学检验
联系单位：中国医学科学院医药生物技术研究所
电子邮箱：xinxinhu@imb.cams.cn

54. 克雷伯菌属

国家科技资源标识符：CSTR:16698.06.NPRC 1.7.112
平台资源号：NPRC 1.7.112
保藏编号：CCPM(A)-P-082406
中文名称：肺炎克雷伯菌
外文名称：*Klebsiella pneumoniae*
分类学地位：Bacteria; Pseudomonadota; Gammaproteobacteria; Enterobacterales; Enterobacteriaceae; *Klebsiella*
生物危害程度：第三类
分离时间：2023-02-27
分离地址：中国河北省张家口市
分离基物：患者痰液
致病名称：肺炎克雷伯菌肺炎、菌血症
致病对象：人、动物
来源历史：←中国医学科学院病原微生物菌（毒）种保藏中心药用微生物相关菌（毒）种保藏分中心←中国医学科学院医药

生物技术研究所
用　　途：科研、教学领域的微生物学检验
联系单位：中国医学科学院医药生物技术研究所
电子邮箱：xinxinhu@imb.cams.cn

55. 克雷伯菌属

国家科技资源标识符：CSTR:16698.06.NPRC 1.7.113
平台资源号：NPRC 1.7.113
保藏编号：CCPM(A)-P-082407
中文名称：肺炎克雷伯菌
外文名称：*Klebsiella pneumoniae*
分类学地位：Bacteria; Pseudomonadota; Gammaproteobacteria; Enterobacterales; Enterobacteriaceae; *Klebsiella*
生物危害程度：第三类
分离时间：2023-02-27
分离地址：中国河北省张家口市
分离基物：患者痰液
致病名称：肺炎克雷伯菌肺炎、菌血症
致病对象：人、动物
来源历史：←中国医学科学院病原微生物菌(毒)种保藏中心药用微生物相关菌(毒)种保藏分中心←中国医学科学院医药生物技术研究所
用　　途：科研、教学领域的微生物学检验
联系单位：中国医学科学院医药生物技术研究所
电子邮箱：xinxinhu@imb.cams.cn

56. 克雷伯菌属

国家科技资源标识符：CSTR:16698.06.NPRC 1.7.114
平台资源号：NPRC 1.7.114
保藏编号：CCPM(A)-P-082413
中文名称：肺炎克雷伯菌
外文名称：*Klebsiella pneumoniae*
分类学地位：Bacteria; Pseudomonadota; Gammaproteobacteria; Enterobacterales; Enterobacteriaceae; *Klebsiella*
生物危害程度：第三类
分离时间：2023-02-27
分离地址：中国河北省张家口市
分离基物：患者痰液
致病名称：肺炎克雷伯菌肺炎、菌血症
致病对象：人、动物
来源历史：←中国医学科学院病原微生物菌(毒)种保藏中心药用微生物相关菌(毒)种保藏分中心←中国医学科学院医药生物技术研究所
用　　途：科研、教学领域的微生物学检验
联系单位：中国医学科学院医药生物技术研究所
电子邮箱：xinxinhu@imb.cams.cn

57. 克雷伯菌属

国家科技资源标识符：CSTR:16698.06.NPRC 1.7.115
平台资源号：NPRC 1.7.115
保藏编号：CCPM(A)-P-082462
中文名称：肺炎克雷伯菌
外文名称：*Klebsiella pneumoniae*
分类学地位：Bacteria; Pseudomonadota; Gammaproteobacteria; Enterobacterales; Enterobacteriaceae; *Klebsiella*
生物危害程度：第三类
分离时间：2023-03-01
分离地址：中国河北省张家口市
分离基物：患者痰液
致病名称：肺炎克雷伯菌肺炎、菌血症
致病对象：人、动物
来源历史：←中国医学科学院病原微生物菌(毒)种保藏中心药用微生物相关菌(毒)种保藏分中心←中国医学科学院医药生物技术研究所
用　　途：科研、教学领域的微生物学检验
联系单位：中国医学科学院医药生物技术研究所
电子邮箱：xinxinhu@imb.cams.cn

58. 克雷伯菌属

国家科技资源标识符：CSTR:16698.06.NPRC 1.7.116
平台资源号：NPRC 1.7.116
保藏编号：CCPM(A)-P-082463
中文名称：肺炎克雷伯菌
外文名称：*Klebsiella pneumoniae*
分类学地位：Bacteria; Pseudomonadota; Gammaproteobacteria; Enterobacterales; Enterobacteriaceae; *Klebsiella*
生物危害程度：第三类
分离时间：2023-03-01
分离地址：中国河北省张家口市
分离基物：患者引流液
致病名称：肺炎克雷伯菌肺炎、菌血症
致病对象：人、动物
来源历史：←中国医学科学院病原微生物菌（毒）种保藏中心药用微生物相关菌（毒）种保藏分中心←中国医学科学院医药生物技术研究所
用　　途：科研、教学领域的微生物学检验
联系单位：中国医学科学院医药生物技术研究所
电子邮箱：xinxinhu@imb.cams.cn

七、肠杆菌属

59. 肠杆菌属

国家科技资源标识符：CSTR:16698.06.NPRC 1.7.123
平台资源号：NPRC 1.7.123
保藏编号：CCPM(A)-P-112401
中文名称：阴沟肠杆菌
外文名称：*Enterobacter cloacae*
分类学地位：Bacteria; Pseudomonadota; Gammaproteobacteria; Enterobacterales; Enterobacteriaceae; *Enterobacter*
生物危害程度：第三类
分离时间：2023-02-27
分离地址：中国河北省张家口市
分离基物：患者痰液
致病名称：细菌性呼吸道感染、细菌性尿路感染、细菌性伤口感染、细菌性脑膜炎、菌血症
致病对象：人、动物
来源历史：←中国医学科学院病原微生物菌（毒）种保藏中心药用微生物相关菌（毒）种保藏分中心←中国医学科学院医药生物技术研究所
用　　途：科研、教学领域的微生物学检验
联系单位：中国医学科学院医药生物技术研究所
电子邮箱：xinxinhu@imb.cams.cn

60. 肠杆菌属

国家科技资源标识符：CSTR:16698.06.NPRC 1.7.124
平台资源号：NPRC 1.7.124
保藏编号：CCPM(A)-P-112402
中文名称：阴沟肠杆菌
外文名称：*Enterobacter cloacae*
分类学地位：Bacteria; Pseudomonadota; Gammaproteobacteria; Enterobacterales; Enterobacteriaceae; *Enterobacter*
生物危害程度：第三类
分离时间：2023-02-27
分离地址：中国河北省张家口市
分离基物：患者痰液
致病名称：细菌性呼吸道感染、细菌性尿路感染、细菌性伤口感染、细菌性脑膜炎、菌血症
致病对象：人、动物
来源历史：←中国医学科学院病原微生物菌（毒）种保藏中心药用微生物相关菌（毒）种保藏分中心←中国医学科学院医药生物技术研究所

用　　途：科研、教学领域的微生物学检验
联系单位：中国医学科学院医药生物技术研究所
电子邮箱：xinxinhu@imb.cams.cn

61. 肠杆菌属

国家科技资源标识符：CSTR:16698.06.NPRC 1.7.125
平台资源号：NPRC 1.7.125
保藏编号：CCPM(A)-P-112403
中文名称：阴沟肠杆菌
外文名称：*Enterobacter cloacae*
分类学地位：Bacteria; Pseudomonadota; Gammaproteobacteria; Enterobacterales; Enterobacteriaceae; *Enterobacter*
生物危害程度：第三类
分离时间：2023-02-27
分离地址：中国河北省张家口市
分离基物：患者分泌物
致病名称：细菌性呼吸道感染、细菌性尿路感染、细菌性伤口感染、细菌性脑膜炎、菌血症
致病对象：人、动物
来源历史：←中国医学科学院病原微生物菌(毒)种保藏中心药用微生物相关菌(毒)种保藏分中心←中国医学科学院医药生物技术研究所
用　　途：科研、教学领域的微生物学检验
联系单位：中国医学科学院医药生物技术研究所
电子邮箱：xinxinhu@imb.cams.cn

62. 肠杆菌属

国家科技资源标识符：CSTR:16698.06.NPRC 1.7.126
平台资源号：NPRC 1.7.126
保藏编号：CCPM(A)-P-112404
中文名称：阴沟肠杆菌
外文名称：*Enterobacter cloacae*
分类学地位：Bacteria; Pseudomonadota; Gammaproteobacteria; Enterobacterales; Enterobacteriaceae; *Enterobacter*
生物危害程度：第三类
分离时间：2023-02-28
分离地址：中国河北省张家口市
分离基物：患者痰液
致病名称：细菌性呼吸道感染、细菌性尿路感染、细菌性伤口感染、细菌性脑膜炎、菌血症
致病对象：人、动物
来源历史：←中国医学科学院病原微生物菌(毒)种保藏中心药用微生物相关菌(毒)种保藏分中心←中国医学科学院医药生物技术研究所
用　　途：科研、教学领域的微生物学检验
联系单位：中国医学科学院医药生物技术研究所
电子邮箱：xinxinhu@imb.cams.cn

八、嗜血杆菌属

63. 嗜血杆菌属

国家科技资源标识符：CSTR:16698.06.NPRC 1.2.1438
平台资源号：NPRC 1.2.1438
保藏编号：CHPC 1.15285
中文名称：流感嗜血杆菌
外文名称：*Haemophilus influenzae*
分类学地位：Bacteria; Pseudomonadota; Gammaproteobacteria; Pasteurellales; Pasteurellaceae; *Haemophilus*
生物危害程度：第三类
分离时间：2021-01-15
分离地址：中国河北省
分离基物：患者痰液
致病名称：急性结膜炎、慢性支气管炎急性发作、肺炎
致病对象：人

来源历史：←中国疾病预防控制中心病原微生物菌（毒）种保藏中心传染病所分中心←中国疾病预防控制中心传染病预防控制所

用　　途：临床检验

联系单位：中国疾病预防控制中心传染病预防控制所

电子邮箱：chpc@icdc.cn

64. 嗜血杆菌属

国家科技资源标识符: CSTR:16698.06.NPRC 1.2.1439

平台资源号：NPRC 1.2.1439

保藏编号：CHPC 1.15286

中文名称：流感嗜血杆菌

外文名称：*Haemophilus influenzae*

分类学地位：Bacteria; Pseudomonadota; Gammaproteobacteria; Pasteurellales; Pasteurellaceae; *Haemophilus*

生物危害程度：第三类

分离时间：2021-01-16

分离地址：中国河北省

分离基物：患者痰液

致病名称：急性结膜炎、慢性支气管炎急性发作、肺炎

致病对象：人

来源历史：←中国疾病预防控制中心病原微生物菌（毒）种保藏中心传染病所分中心←中国疾病预防控制中心传染病预防控制所

用　　途：临床检验

联系单位：中国疾病预防控制中心传染病预防控制所

电子邮箱：chpc@icdc.cn

65. 嗜血杆菌属

国家科技资源标识符: CSTR:16698.06.NPRC 1.2.1440

平台资源号：NPRC 1.2.1440

保藏编号：CHPC 1.15287

中文名称：流感嗜血杆菌

外文名称：*Haemophilus influenzae*

分类学地位：Bacteria; Pseudomonadota; Gammaproteobacteria; Pasteurellales; Pasteurellaceae; *Haemophilus*

生物危害程度：第三类

分离时间：2021-02-09

分离地址：中国河北省

分离基物：患者痰液

致病名称：急性结膜炎、慢性支气管炎急性发作、肺炎

致病对象：人

来源历史：←中国疾病预防控制中心病原微生物菌（毒）种保藏中心传染病所分中心←中国疾病预防控制中心传染病预防控制所

用　　途：临床检验

联系单位：中国疾病预防控制中心传染病预防控制所

电子邮箱：chpc@icdc.cn

66. 嗜血杆菌属

国家科技资源标识符: CSTR:16698.06.NPRC 1.2.1441

平台资源号：NPRC 1.2.1441

保藏编号：CHPC 1.15288

中文名称：流感嗜血杆菌

外文名称：*Haemophilus influenzae*

分类学地位：Bacteria; Pseudomonadota; Gammaproteobacteria; Pasteurellales; Pasteurellaceae; *Haemophilus*

生物危害程度：第三类

分离时间：2021-02-23

分离地址：中国河北省

分离基物：患者痰液

致病名称：急性结膜炎、慢性支气管炎急性发作、肺炎

致病对象：人
来源历史：←中国疾病预防控制中心病原微生物菌（毒）种保藏中心传染病所分中心←中国疾病预防控制中心传染病预防控制所
用 途：临床检验
联系单位：中国疾病预防控制中心传染病预防控制所
电子邮箱：chpc@icdc.cn

67. 嗜血杆菌属

国家科技资源标识符：CSTR:16698.06.NPRC 1.2.1442
平台资源号：NPRC 1.2.1442
保藏编号：CHPC 1.15289
中文名称：流感嗜血杆菌
外文名称：*Haemophilus influenzae*
分类学地位：Bacteria; Pseudomonadota; Gammaproteobacteria; Pasteurellales; Pasteurellaceae; *Haemophilus*
生物危害程度：第三类
分离时间：2021-03-15
分离地址：中国河北省
分离基物：患者痰液
致病名称：急性结膜炎、慢性支气管炎急性发作、肺炎
致病对象：人
来源历史：←中国疾病预防控制中心病原微生物菌（毒）种保藏中心传染病所分中心←中国疾病预防控制中心传染病预防控制所
用 途：临床检验
联系单位：中国疾病预防控制中心传染病预防控制所
电子邮箱：chpc@icdc.cn

68. 嗜血杆菌属

国家科技资源标识符：CSTR:16698.06.NPRC 1.2.1443
平台资源号：NPRC 1.2.1443
保藏编号：CHPC 1.15290
中文名称：流感嗜血杆菌
外文名称：*Haemophilus influenzae*
分类学地位：Bacteria; Pseudomonadota; Gammaproteobacteria; Pasteurellales; Pasteurellaceae; *Haemophilus*
生物危害程度：第三类
分离时间：2021-03-19
分离地址：中国河北省
分离基物：患者痰液
致病名称：急性结膜炎、慢性支气管炎急性发作、肺炎
致病对象：人
来源历史：←中国疾病预防控制中心病原微生物菌（毒）种保藏中心传染病所分中心←中国疾病预防控制中心传染病预防控制所
用 途：临床检验
联系单位：中国疾病预防控制中心传染病预防控制所
电子邮箱：chpc@icdc.cn

69. 嗜血杆菌属

国家科技资源标识符：CSTR:16698.06.NPRC 1.2.1444
平台资源号：NPRC 1.2.1444
保藏编号：CHPC 1.15291
中文名称：流感嗜血杆菌
外文名称：*Haemophilus influenzae*
分类学地位：Bacteria; Pseudomonadota; Gammaproteobacteria; Pasteurellales; Pasteurellaceae; *Haemophilus*
生物危害程度：第三类
分离时间：2021-01-01
分离地址：中国河北省
分离基物：患者痰液
致病名称：急性结膜炎、慢性支气管炎急性发作、

肺炎

致病对象：人

来源历史：←中国疾病预防控制中心病原微生物菌（毒）种保藏中心传染病所分中心←中国疾病预防控制中心传染病预防控制所

用　　途：临床检验

联系单位：中国疾病预防控制中心传染病预防控制所

电子邮箱：chpc@icdc.cn

70. 嗜血杆菌属

国家科技资源标识符: CSTR:16698.06.NPRC 1.2.1445

平台资源号：NPRC 1.2.1445

保藏编号：CHPC 1.15292

中文名称：流感嗜血杆菌

外文名称：*Haemophilus influenzae*

分类学地位：Bacteria; Pseudomonadota; Gammaproteobacteria; Pasteurellales; Pasteurellaceae; *Haemophilus*

生物危害程度：第三类

分离时间：2021-12-01

分离地址：中国河北省

分离基物：患者痰液

致病名称：急性结膜炎、慢性支气管炎急性发作、肺炎

致病对象：人

来源历史：←中国疾病预防控制中心病原微生物菌（毒）种保藏中心传染病所分中心←中国疾病预防控制中心传染病预防控制所

用　　途：临床检验

联系单位：中国疾病预防控制中心传染病预防控制所

电子邮箱：chpc@icdc.cn

71. 嗜血杆菌属

国家科技资源标识符: CSTR:16698.06.NPRC 1.2.1446

平台资源号：NPRC 1.2.1446

保藏编号：CHPC 1.15293

中文名称：流感嗜血杆菌

外文名称：*Haemophilus influenzae*

分类学地位：Bacteria; Pseudomonadota; Gammaproteobacteria; Pasteurellales; Pasteurellaceae; *Haemophilus*

生物危害程度：第三类

分离时间：2021-09-10

分离地址：中国河北省

分离基物：患者痰液

致病名称：急性结膜炎、慢性支气管炎急性发作、肺炎

致病对象：人

来源历史：←中国疾病预防控制中心病原微生物菌（毒）种保藏中心传染病所分中心←中国疾病预防控制中心传染病预防控制所

用　　途：临床检验

联系单位：中国疾病预防控制中心传染病预防控制所

电子邮箱：chpc@icdc.cn

72. 嗜血杆菌属

国家科技资源标识符: CSTR:16698.06.NPRC 1.2.1447

平台资源号：NPRC 1.2.1447

保藏编号：CHPC 1.15294

中文名称：流感嗜血杆菌

外文名称：*Haemophilus influenzae*

分类学地位：Bacteria; Pseudomonadota; Gammaproteobacteria; Pasteurellales; Pasteurellaceae; *Haemophilus*

生物危害程度：第三类

分离时间：2021-07-08

分离地址：中国河北省
分离基物：患者痰液
致病名称：急性结膜炎、慢性支气管炎急性发作、肺炎
致病对象：人
来源历史：←中国疾病预防控制中心病原微生物菌（毒）种保藏中心传染病所分中心←中国疾病预防控制中心传染病预防控制所
用　　途：临床检验
联系单位：中国疾病预防控制中心传染病预防控制所
电子邮箱：chpc@icdc.cn

73. 嗜血杆菌属

国家科技资源标识符：CSTR:16698.06.NPRC 1.2.1448
平台资源号：NPRC 1.2.1448
保藏编号：CHPC 1.15295
中文名称：流感嗜血杆菌
外文名称：*Haemophilus influenzae*
分类学地位：Bacteria; Pseudomonadota; Gammaproteobacteria; Pasteurellales; Pasteurellaceae; *Haemophilus*
生物危害程度：第三类
分离时间：2021-10-23
分离地址：中国河北省
分离基物：患者痰液
致病名称：急性结膜炎、慢性支气管炎急性发作、肺炎
致病对象：人
来源历史：←中国疾病预防控制中心病原微生物菌（毒）种保藏中心传染病所分中心←中国疾病预防控制中心传染病预防控制所
用　　途：临床检验
联系单位：中国疾病预防控制中心传染病预防控制所
电子邮箱：chpc@icdc.cn

74. 嗜血杆菌属

国家科技资源标识符：CSTR:16698.06.NPRC 1.2.1449
平台资源号：NPRC 1.2.1449
保藏编号：CHPC 1.15296
中文名称：流感嗜血杆菌
外文名称：*Haemophilus influenzae*
分类学地位：Bacteria; Pseudomonadota; Gammaproteobacteria; Pasteurellales; Pasteurellaceae; *Haemophilus*
生物危害程度：第三类
分离时间：2021-05-22
分离地址：中国河北省
分离基物：患者痰液
致病名称：急性结膜炎、慢性支气管炎急性发作、肺炎
致病对象：人
来源历史：←中国疾病预防控制中心病原微生物菌（毒）种保藏中心传染病所分中心←中国疾病预防控制中心传染病预防控制所
用　　途：临床检验
联系单位：中国疾病预防控制中心传染病预防控制所
电子邮箱：chpc@icdc.cn

75. 嗜血杆菌属

国家科技资源标识符：CSTR:16698.06.NPRC 1.2.1450
平台资源号：NPRC 1.2.1450
保藏编号：CHPC 1.15297
中文名称：流感嗜血杆菌
外文名称：*Haemophilus influenzae*
分类学地位：Bacteria; Pseudomonadota; Gammaproteobacteria; Pasteurellales; Pasteurellaceae; *Haemophilus*
生物危害程度：第三类

分离时间：2021-06-15
分离地址：中国河北省
分离基物：患者痰液
致病名称：急性结膜炎、慢性支气管炎急性发作、肺炎
致病对象：人
来源历史：←中国疾病预防控制中心病原微生物菌（毒）种保藏中心传染病所分中心←中国疾病预防控制中心传染病预防控制所
用　　途：临床检验
联系单位：中国疾病预防控制中心传染病预防控制所
电子邮箱：chpc@icdc.cn

76. 嗜血杆菌属

国家科技资源标识符：CSTR:16698.06.NPRC 1.2.1451
平台资源号：NPRC 1.2.1451
保藏编号：CHPC 1.15298
中文名称：流感嗜血杆菌
外文名称：*Haemophilus influenzae*
分类学地位：Bacteria; Pseudomonadota; Gammaproteobacteria; Pasteurellales; Pasteurellaceae; *Haemophilus*
生物危害程度：第三类
分离时间：2021-12-31
分离地址：中国河北省
分离基物：患者痰液
致病名称：急性结膜炎、慢性支气管炎急性发作、肺炎
致病对象：人
来源历史：←中国疾病预防控制中心病原微生物菌（毒）种保藏中心传染病所分中心←中国疾病预防控制中心传染病预防控制所
用　　途：临床检验
联系单位：中国疾病预防控制中心传染病预防控制所
电子邮箱：chpc@icdc.cn

77. 嗜血杆菌属

国家科技资源标识符：CSTR:16698.06.NPRC 1.2.1452
平台资源号：NPRC 1.2.1452
保藏编号：CHPC 1.15299
中文名称：流感嗜血杆菌
外文名称：*Haemophilus influenzae*
分类学地位：Bacteria; Pseudomonadota; Gammaproteobacteria; Pasteurellales; Pasteurellaceae; *Haemophilus*
生物危害程度：第三类
分离时间：2021-07-31
分离地址：中国河北省
分离基物：患者痰液
致病名称：急性结膜炎、慢性支气管炎急性发作、肺炎
致病对象：人
来源历史：←中国疾病预防控制中心病原微生物菌（毒）种保藏中心传染病所分中心←中国疾病预防控制中心传染病预防控制所
用　　途：临床检验
联系单位：中国疾病预防控制中心传染病预防控制所
电子邮箱：chpc@icdc.cn

78. 嗜血杆菌属

国家科技资源标识符：CSTR:16698.06.NPRC 1.2.1453
平台资源号：NPRC 1.2.1453
保藏编号：CHPC 1.15300
中文名称：流感嗜血杆菌
外文名称：*Haemophilus influenzae*
分类学地位：Bacteria; Pseudomonadota; Gammaproteobacteria; Pasteurellales; Pasteurellaceae; *Haemophilus*

生物危害程度：第三类
分离时间：2021-08-04
分离地址：中国河北省
分离基物：患者痰液
致病名称：急性结膜炎、慢性支气管炎急性发作、肺炎
致病对象：人
来源历史：←中国疾病预防控制中心病原微生物菌（毒）种保藏中心传染病所分中心←中国疾病预防控制中心传染病预防控制所
用　　途：临床检验
联系单位：中国疾病预防控制中心传染病预防控制所
电子邮箱：chpc@icdc.cn

79. 嗜血杆菌属

国家科技资源标识符：CSTR:16698.06.NPRC 1.2.1468
平台资源号：NPRC 1.2.1468
保藏编号：CHPC 1.15315
中文名称：流感嗜血杆菌
外文名称：*Haemophilus influenzae*
分类学地位：Bacteria; Pseudomonadota; Gammaproteobacteria; Pasteurellales; Pasteurellaceae; *Haemophilus*
生物危害程度：第三类
分离时间：2022-07-17
分离地址：中国天津市北辰区
分离基物：患者痰液
致病名称：急性结膜炎、慢性支气管炎急性发作、肺炎
致病对象：人
来源历史：←中国疾病预防控制中心病原微生物菌（毒）种保藏中心传染病所分中心←中国疾病预防控制中心传染病预防控制所
用　　途：临床检验
联系单位：中国疾病预防控制中心传染病预防控制所
电子邮箱：chpc@icdc.cn

80. 嗜血杆菌属

国家科技资源标识符：CSTR:16698.06.NPRC 1.2.1469
平台资源号：NPRC 1.2.1469
保藏编号：CHPC 1.15316
中文名称：流感嗜血杆菌
外文名称：*Haemophilus influenzae*
分类学地位：Bacteria; Pseudomonadota; Gammaproteobacteria; Pasteurellales; Pasteurellaceae; *Haemophilus*
生物危害程度：第三类
分离时间：2022-04-19
分离地址：中国重庆市
分离基物：患者痰液
致病名称：急性结膜炎、慢性支气管炎急性发作、肺炎
致病对象：人
来源历史：←中国疾病预防控制中心病原微生物菌（毒）种保藏中心传染病所分中心←中国疾病预防控制中心传染病预防控制所
用　　途：临床检验
联系单位：中国疾病预防控制中心传染病预防控制所
电子邮箱：chpc@icdc.cn

81. 嗜血杆菌属

国家科技资源标识符：CSTR:16698.06.NPRC 1.2.1470
平台资源号：NPRC 1.2.1470
保藏编号：CHPC 1.15317
中文名称：流感嗜血杆菌
外文名称：*Haemophilus influenzae*
分类学地位：Bacteria; Pseudomonadota; Gammaproteobacteria; Pasteurellales; Pas-

teurellaceae; *Haemophilus*

生物危害程度：第三类

分离时间：2022-06-15

分离地址：中国重庆市

分离基物：患者痰液

致病名称：急性结膜炎、慢性支气管炎急性发作、肺炎

致病对象：人

来源历史：←中国疾病预防控制中心病原微生物菌（毒）种保藏中心传染病所分中心←中国疾病预防控制中心传染病预防控制所

用　　途：临床检验

联系单位：中国疾病预防控制中心传染病预防控制所

电子邮箱：chpc@icdc.cn

82. 嗜血杆菌属

国家科技资源标识符: CSTR:16698.06.NPRC 1.2.1471

平台资源号：NPRC 1.2.1471

保藏编号：CHPC 1.15318

中文名称：流感嗜血杆菌

外文名称：*Haemophilus influenzae*

分类学地位：Bacteria; Pseudomonadota; Gammaproteobacteria; Pasteurellales; Pasteurellaceae; *Haemophilus*

生物危害程度：第三类

分离时间：2021-11-29

分离地址：中国新疆维吾尔自治区乌鲁木齐市

分离基物：患者痰液

致病名称：急性结膜炎、慢性支气管炎急性发作、肺炎

致病对象：人

来源历史：←中国疾病预防控制中心病原微生物菌（毒）种保藏中心传染病所分中心←中国疾病预防控制中心传染病预防控制所

用　　途：临床检验

联系单位：中国疾病预防控制中心传染病预防控制所

电子邮箱：chpc@icdc.cn

83. 嗜血杆菌属

国家科技资源标识符: CSTR:16698.06.NPRC 1.2.1472

平台资源号：NPRC 1.2.1472

保藏编号：CHPC 1.15319

中文名称：流感嗜血杆菌

外文名称：*Haemophilus influenzae*

分类学地位：Bacteria; Pseudomonadota; Gammaproteobacteria; Pasteurellales; Pasteurellaceae; *Haemophilus*

生物危害程度：第三类

分离时间：2022-08-26

分离地址：中国山东省淄博市

分离基物：患者痰液

致病名称：急性结膜炎、慢性支气管炎急性发作、肺炎

致病对象：人

来源历史：←中国疾病预防控制中心病原微生物菌（毒）种保藏中心传染病所分中心←中国疾病预防控制中心传染病预防控制所

用　　途：临床检验

联系单位：中国疾病预防控制中心传染病预防控制所

电子邮箱：chpc@icdc.cn

84. 嗜血杆菌属

国家科技资源标识符: CSTR:16698.06.NPRC 1.2.1473

平台资源号：NPRC 1.2.1473

保藏编号：CHPC 1.15320

中文名称：流感嗜血杆菌

外文名称：*Haemophilus influenzae*

分类学地位：Bacteria; Pseudomonadota; Gam-

maproteobacteria; Pasteurellales; Pasteurellaceae; *Haemophilus*

生物危害程度：第三类

分离时间：2022-09-20

分离地址：中国山东省淄博市

分离基物：患者痰液

致病名称：急性结膜炎、慢性支气管炎急性发作、肺炎

致病对象：人

来源历史：←中国疾病预防控制中心病原微生物菌（毒）种保藏中心传染病所分中心←中国疾病预防控制中心传染病预防控制所

用　　途：临床检验

联系单位：中国疾病预防控制中心传染病预防控制所

电子邮箱：chpc@icdc.cn

85. 嗜血杆菌属

国家科技资源标识符：CSTR:16698.06.NPRC 1.2.1474

平台资源号：NPRC 1.2.1474

保藏编号：CHPC 1.15321

中文名称：流感嗜血杆菌

外文名称：*Haemophilus influenzae*

分类学地位：Bacteria; Pseudomonadota; Gammaproteobacteria; Pasteurellales; Pasteurellaceae; *Haemophilus*

生物危害程度：第三类

分离时间：2022-07-07

分离地址：中国山东省枣庄市

分离基物：患者痰液

致病名称：急性结膜炎、慢性支气管炎急性发作、肺炎

致病对象：人

来源历史：←中国疾病预防控制中心病原微生物菌（毒）种保藏中心传染病所分中心←中国疾病预防控制中心传染病预防控制所

用　　途：临床检验

联系单位：中国疾病预防控制中心传染病预防控制所

电子邮箱：chpc@icdc.cn

86. 嗜血杆菌属

国家科技资源标识符：CSTR:16698.06.NPRC 1.2.1475

平台资源号：NPRC 1.2.1475

保藏编号：CHPC 1.15322

中文名称：流感嗜血杆菌

外文名称：*Haemophilus influenzae*

分类学地位：Bacteria; Pseudomonadota; Gammaproteobacteria; Pasteurellales; Pasteurellaceae; *Haemophilus*

生物危害程度：第三类

分离时间：2021-01-09

分离地址：中国山东省德州市

分离基物：患者痰液

致病名称：急性结膜炎、慢性支气管炎急性发作、肺炎

致病对象：人

来源历史：←中国疾病预防控制中心病原微生物菌（毒）种保藏中心传染病所分中心←中国疾病预防控制中心传染病预防控制所

用　　途：临床检验

联系单位：中国疾病预防控制中心传染病预防控制所

电子邮箱：chpc@icdc.cn

87. 嗜血杆菌属

国家科技资源标识符：CSTR:16698.06.NPRC 1.2.1476

平台资源号：NPRC 1.2.1476

保藏编号：CHPC 1.15323

中文名称：流感嗜血杆菌

外文名称：*Haemophilus influenzae*

分类学地位：Bacteria; Pseudomonadota; Gammaproteobacteria; Pasteurellales; Pasteurellaceae; *Haemophilus*
生物危害程度：第三类
分离时间：2021-05-19
分离地址：中国山东省德州市
分离基物：患者痰液
致病名称：急性结膜炎、慢性支气管炎急性发作、肺炎
致病对象：人
来源历史：←中国疾病预防控制中心病原微生物菌（毒）种保藏中心传染病所分中心←中国疾病预防控制中心传染病预防控制所
用　　途：临床检验
联系单位：中国疾病预防控制中心传染病预防控制所
电子邮箱：chpc@icdc.cn

88. 嗜血杆菌属

国家科技资源标识符：CSTR:16698.06.NPRC 1.2.1477
平台资源号：NPRC 1.2.1477
保藏编号：CHPC 1.15324
中文名称：流感嗜血杆菌
外文名称：*Haemophilus influenzae*
分类学地位：Bacteria; Pseudomonadota; Gammaproteobacteria; Pasteurellales; Pasteurellaceae; *Haemophilus*
生物危害程度：第三类
分离时间：2022-03-09
分离地址：中国山东省济南市
分离基物：患者痰液
致病名称：急性结膜炎、慢性支气管炎急性发作、肺炎
致病对象：人
来源历史：←中国疾病预防控制中心病原微生物菌（毒）种保藏中心传染病所分中心←中国疾病预防控制中心传染病预防控制所
用　　途：临床检验
联系单位：中国疾病预防控制中心传染病预防控制所
电子邮箱：chpc@icdc.cn

89. 嗜血杆菌属

国家科技资源标识符：CSTR:16698.06.NPRC 1.2.1478
平台资源号：NPRC 1.2.1478
保藏编号：CHPC 1.15325
中文名称：流感嗜血杆菌
外文名称：*Haemophilus influenzae*
分类学地位：Bacteria; Pseudomonadota; Gammaproteobacteria; Pasteurellales; Pasteurellaceae; *Haemophilus*
生物危害程度：第三类
分离时间：2022-03-10
分离地址：中国山东省济南市
分离基物：患者痰液
致病名称：急性结膜炎、慢性支气管炎急性发作、肺炎
致病对象：人
来源历史：←中国疾病预防控制中心病原微生物菌（毒）种保藏中心传染病所分中心←中国疾病预防控制中心传染病预防控制所
用　　途：临床检验
联系单位：中国疾病预防控制中心传染病预防控制所
电子邮箱：chpc@icdc.cn

90. 嗜血杆菌属

国家科技资源标识符：CSTR:16698.06.NPRC 1.2.1479
平台资源号：NPRC 1.2.1479
保藏编号：CHPC 1.15326
中文名称：流感嗜血杆菌

外文名称：*Haemophilus influenzae*
分类学地位：Bacteria; Pseudomonadota; Gammaproteobacteria; Pasteurellales; Pasteurellaceae; *Haemophilus*
生物危害程度：第三类
分离时间：2022-03-11
分离地址：中国山东省济南市
分离基物：患者痰液
致病名称：急性结膜炎、慢性支气管炎急性发作、肺炎
致病对象：人
来源历史：←中国疾病预防控制中心病原微生物菌（毒）种保藏中心传染病所分中心←中国疾病预防控制中心传染病预防控制所
用　　途：临床检验
联系单位：中国疾病预防控制中心传染病预防控制所
电子邮箱：chpc@icdc.cn

91. 嗜血杆菌属

国家科技资源标识符：CSTR:16698.06.NPRC 1.2.1480
平台资源号：NPRC 1.2.1480
保藏编号：CHPC 1.15327
中文名称：流感嗜血杆菌
外文名称：*Haemophilus influenzae*
分类学地位：Bacteria; Pseudomonadota; Gammaproteobacteria; Pasteurellales; Pasteurellaceae; *Haemophilus*
生物危害程度：第三类
分离时间：2022-03-11
分离地址：中国山东省济南市
分离基物：患者痰液
致病名称：急性结膜炎、慢性支气管炎急性发作、肺炎
致病对象：人
来源历史：←中国疾病预防控制中心病原微生物菌（毒）种保藏中心传染病所分中心←中国疾病预防控制中心传染病预防控制所
用　　途：临床检验
联系单位：中国疾病预防控制中心传染病预防控制所
电子邮箱：chpc@icdc.cn

92. 嗜血杆菌属

国家科技资源标识符：CSTR:16698.06.NPRC 1.2.1481
平台资源号：NPRC 1.2.1481
保藏编号：CHPC 1.15328
中文名称：流感嗜血杆菌
外文名称：*Haemophilus influenzae*
分类学地位：Bacteria; Pseudomonadota; Gammaproteobacteria; Pasteurellales; Pasteurellaceae; *Haemophilus*
生物危害程度：第三类
分离时间：2022-03-12
分离地址：中国山东省济南市
分离基物：患者痰液
致病名称：急性结膜炎、慢性支气管炎急性发作、肺炎
致病对象：人
来源历史：←中国疾病预防控制中心病原微生物菌（毒）种保藏中心传染病所分中心←中国疾病预防控制中心传染病预防控制所
用　　途：临床检验
联系单位：中国疾病预防控制中心传染病预防控制所
电子邮箱：chpc@icdc.cn

93. 嗜血杆菌属

国家科技资源标识符：CSTR:16698.06.NPRC 1.2.1482
平台资源号：NPRC 1.2.1482
保藏编号：CHPC 1.15329

中文名称：流感嗜血杆菌
外文名称：*Haemophilus influenzae*
分类学地位：Bacteria; Pseudomonadota; Gammaproteobacteria; Pasteurellales; Pasteurellaceae; *Haemophilus*
生物危害程度：第三类
分离时间：2022-03-12
分离地址：中国山东省济南市
分离基物：患者痰液
致病名称：急性结膜炎、慢性支气管炎急性发作、肺炎
致病对象：人
来源历史：←中国疾病预防控制中心病原微生物菌（毒）种保藏中心传染病所分中心←中国疾病预防控制中心传染病预防控制所
用　　途：临床检验
联系单位：中国疾病预防控制中心传染病预防控制所
电子邮箱：chpc@icdc.cn

94. 嗜血杆菌属

国家科技资源标识符：CSTR:16698.06.NPRC 1.2.1483
平台资源号：NPRC 1.2.1483
保藏编号：CHPC 1.15330
中文名称：流感嗜血杆菌
外文名称：*Haemophilus influenzae*
分类学地位：Bacteria; Pseudomonadota; Gammaproteobacteria; Pasteurellales; Pasteurellaceae; *Haemophilus*
生物危害程度：第三类
分离时间：2022-03-14
分离地址：中国山东省济南市
分离基物：患者痰液
致病名称：急性结膜炎、慢性支气管炎急性发作、肺炎
致病对象：人
来源历史：←中国疾病预防控制中心病原微生物菌（毒）种保藏中心传染病所分中心←中国疾病预防控制中心传染病预防控制所
用　　途：临床检验
联系单位：中国疾病预防控制中心传染病预防控制所
电子邮箱：chpc@icdc.cn

95. 嗜血杆菌属

国家科技资源标识符：CSTR:16698.06.NPRC 1.2.1484
平台资源号：NPRC 1.2.1484
保藏编号：CHPC 1.15331
中文名称：流感嗜血杆菌
外文名称：*Haemophilus influenzae*
分类学地位：Bacteria; Pseudomonadota; Gammaproteobacteria; Pasteurellales; Pasteurellaceae; *Haemophilus*
生物危害程度：第三类
分离时间：2022-03-14
分离地址：中国山东省济南市
分离基物：患者痰液
致病名称：急性结膜炎、慢性支气管炎急性发作、肺炎
致病对象：人
来源历史：←中国疾病预防控制中心病原微生物菌（毒）种保藏中心传染病所分中心←中国疾病预防控制中心传染病预防控制所
用　　途：临床检验
联系单位：中国疾病预防控制中心传染病预防控制所
电子邮箱：chpc@icdc.cn

96. 嗜血杆菌属

国家科技资源标识符：CSTR:16698.06.NPRC 1.2.1485
平台资源号：NPRC 1.2.1485

保藏编号：CHPC 1.15332
中文名称：流感嗜血杆菌
外文名称：*Haemophilus influenzae*
分类学地位：Bacteria; Pseudomonadota; Gammaproteobacteria; Pasteurellales; Pasteurellaceae; *Haemophilus*
生物危害程度：第三类
分离时间：2022-03-13
分离地址：中国山东省济南市
分离基物：患者痰液
致病名称：急性结膜炎、慢性支气管炎急性发作、肺炎
致病对象：人
来源历史：←中国疾病预防控制中心病原微生物菌（毒）种保藏中心传染病所分中心←中国疾病预防控制中心传染病预防控制所
用　　途：临床检验
联系单位：中国疾病预防控制中心传染病预防控制所
电子邮箱：chpc@icdc.cn

97. 嗜血杆菌属

国家科技资源标识符: CSTR:16698.06.NPRC 1.2.1486
平台资源号：NPRC 1.2.1486
保藏编号：CHPC 1.15333
中文名称：流感嗜血杆菌
外文名称：*Haemophilus influenzae*
分类学地位：Bacteria; Pseudomonadota; Gammaproteobacteria; Pasteurellales; Pasteurellaceae; *Haemophilus*
生物危害程度：第三类
分离时间：2022-03-08
分离地址：中国山东省济南市
分离基物：患者痰液
致病名称：急性结膜炎、慢性支气管炎急性发作、肺炎
致病对象：人
来源历史：←中国疾病预防控制中心病原微生物菌（毒）种保藏中心传染病所分中心←中国疾病预防控制中心传染病预防控制所
用　　途：临床检验
联系单位：中国疾病预防控制中心传染病预防控制所
电子邮箱：chpc@icdc.cn

98. 嗜血杆菌属

国家科技资源标识符: CSTR:16698.06.NPRC 1.2.1487
平台资源号：NPRC 1.2.1487
保藏编号：CHPC 1.15334
中文名称：流感嗜血杆菌
外文名称：*Haemophilus influenzae*
分类学地位：Bacteria; Pseudomonadota; Gammaproteobacteria; Pasteurellales; Pasteurellaceae; *Haemophilus*
生物危害程度：第三类
分离时间：2022-03-12
分离地址：中国山东省济南市
分离基物：患者痰液
致病名称：急性结膜炎、慢性支气管炎急性发作、肺炎
致病对象：人
来源历史：←中国疾病预防控制中心病原微生物菌（毒）种保藏中心传染病所分中心←中国疾病预防控制中心传染病预防控制所
用　　途：临床检验
联系单位：中国疾病预防控制中心传染病预防控制所
电子邮箱：chpc@icdc.cn

99. 嗜血杆菌属

国家科技资源标识符: CSTR:16698.06.NPRC 1.2.1488

平台资源号：NPRC 1.2.1488
保藏编号：CHPC 1.15335
中文名称：流感嗜血杆菌
外文名称：*Haemophilus influenzae*
分类学地位：Bacteria; Pseudomonadota; Gammaproteobacteria; Pasteurellales; Pasteurellaceae; *Haemophilus*
生物危害程度：第三类
分离时间：2022-03-15
分离地址：中国山东省济南市
分离基物：患者痰液
致病名称：急性结膜炎、慢性支气管炎急性发作、肺炎
致病对象：人
来源历史：←中国疾病预防控制中心病原微生物菌（毒）种保藏中心传染病所分中心←中国疾病预防控制中心传染病预防控制所
用　　途：临床检验
联系单位：中国疾病预防控制中心传染病预防控制所
电子邮箱：chpc@icdc.cn

100. 嗜血杆菌属

国家科技资源标识符：CSTR:16698.06.NPRC 1.2.1489
平台资源号：NPRC 1.2.1489
保藏编号：CHPC 1.15336
中文名称：流感嗜血杆菌
外文名称：*Haemophilus influenzae*
分类学地位：Bacteria; Pseudomonadota; Gammaproteobacteria; Pasteurellales; Pasteurellaceae; *Haemophilus*
生物危害程度：第三类
分离时间：2022-03-12
分离地址：中国山东省济南市
分离基物：患者痰液
致病名称：急性结膜炎、慢性支气管炎急性发作、肺炎
致病对象：人
来源历史：←中国疾病预防控制中心病原微生物菌（毒）种保藏中心传染病所分中心←中国疾病预防控制中心传染病预防控制所
用　　途：临床检验
联系单位：中国疾病预防控制中心传染病预防控制所
电子邮箱：chpc@icdc.cn

101. 嗜血杆菌属

国家科技资源标识符：CSTR:16698.06.NPRC 1.2.1490
平台资源号：NPRC 1.2.1490
保藏编号：CHPC 1.15337
中文名称：流感嗜血杆菌
外文名称：*Haemophilus influenzae*
分类学地位：Bacteria; Pseudomonadota; Gammaproteobacteria; Pasteurellales; Pasteurellaceae; *Haemophilus*
生物危害程度：第三类
分离时间：2022-05-26
分离地址：中国山东省济南市
分离基物：患者痰液
致病名称：急性结膜炎、慢性支气管炎急性发作、肺炎
致病对象：人
来源历史：←中国疾病预防控制中心病原微生物菌（毒）种保藏中心传染病所分中心←中国疾病预防控制中心传染病预防控制所
用　　途：临床检验
联系单位：中国疾病预防控制中心传染病预防控制所
电子邮箱：chpc@icdc.cn

102. 嗜血杆菌属

国家科技资源标识符: CSTR:16698.06.NPRC 1.2.1491
平台资源号：NPRC 1.2.1491
保藏编号：CHPC 1.15338
中文名称：流感嗜血杆菌
外文名称：*Haemophilus influenzae*
分类学地位：Bacteria; Pseudomonadota; Gammaproteobacteria; Pasteurellales; Pasteurellaceae; *Haemophilus*
生物危害程度：第三类
分离时间：2022-03-12
分离地址：中国山东省济南市
分离基物：患者痰液
致病名称：急性结膜炎、慢性支气管炎急性发作、肺炎
致病对象：人
来源历史：←中国疾病预防控制中心病原微生物菌（毒）种保藏中心传染病所分中心←中国疾病预防控制中心传染病预防控制所
用　　途：临床检验
联系单位：中国疾病预防控制中心传染病预防控制所
电子邮箱：chpc@icdc.cn

103. 嗜血杆菌属

国家科技资源标识符: CSTR:16698.06.NPRC 1.2.1492
平台资源号：NPRC 1.2.1492
保藏编号：CHPC 1.15339
中文名称：流感嗜血杆菌
外文名称：*Haemophilus influenzae*
分类学地位：Bacteria; Pseudomonadota; Gammaproteobacteria; Pasteurellales; Pasteurellaceae; *Haemophilus*
生物危害程度：第三类
分离时间：2022-07-08
分离地址：中国贵州省安顺市
分离基物：患者痰液
致病名称：急性结膜炎、慢性支气管炎急性发作、肺炎
致病对象：人
来源历史：←中国疾病预防控制中心病原微生物菌（毒）种保藏中心传染病所分中心←中国疾病预防控制中心传染病预防控制所
用　　途：临床检验
联系单位：中国疾病预防控制中心传染病预防控制所
电子邮箱：chpc@icdc.cn

104. 嗜血杆菌属

国家科技资源标识符: CSTR:16698.06.NPRC 1.2.1493
平台资源号：NPRC 1.2.1493
保藏编号：CHPC 1.15340
中文名称：流感嗜血杆菌
外文名称：*Haemophilus influenzae*
分类学地位：Bacteria; Pseudomonadota; Gammaproteobacteria; Pasteurellales; Pasteurellaceae; *Haemophilus*
生物危害程度：第三类
分离时间：2022-07-12
分离地址：中国贵州省安顺市
分离基物：患者痰液
致病名称：急性结膜炎、慢性支气管炎急性发作、肺炎
致病对象：人
来源历史：←中国疾病预防控制中心病原微生物菌（毒）种保藏中心传染病所分中心←中国疾病预防控制中心传染病预防控制所
用　　途：临床检验
联系单位：中国疾病预防控制中心传染病预防控制所

电子邮箱：chpc@icdc.cn

105. 嗜血杆菌属

国家科技资源标识符：CSTR:16698.06.NPRC 1.2.1494
平台资源号：NPRC 1.2.1494
保藏编号：CHPC 1.15341
中文名称：流感嗜血杆菌
外文名称：*Haemophilus influenzae*
分类学地位：Bacteria; Pseudomonadota; Gammaproteobacteria; Pasteurellales; Pasteurellaceae; *Haemophilus*
生物危害程度：第三类
分离时间：2022-10-27
分离地址：中国贵州省安顺市
分离基物：患者痰液
致病名称：急性结膜炎、慢性支气管炎急性发作、肺炎
致病对象：人
来源历史：←中国疾病预防控制中心病原微生物菌（毒）种保藏中心传染病所分中心←中国疾病预防控制中心传染病预防控制所
用　　途：临床检验
联系单位：中国疾病预防控制中心传染病预防控制所
电子邮箱：chpc@icdc.cn

106. 嗜血杆菌属

国家科技资源标识符：CSTR:16698.06.NPRC 1.2.1495
平台资源号：NPRC 1.2.1495
保藏编号：CHPC 1.15342
中文名称：流感嗜血杆菌
外文名称：*Haemophilus influenzae*
分类学地位：Bacteria; Pseudomonadota; Gammaproteobacteria; Pasteurellales; Pasteurellaceae; *Haemophilus*
生物危害程度：第三类
分离时间：2021-12-16
分离地址：中国贵州省毕节市
分离基物：患者痰液
致病名称：急性结膜炎、慢性支气管炎急性发作、肺炎
致病对象：人
来源历史：←中国疾病预防控制中心病原微生物菌（毒）种保藏中心传染病所分中心←中国疾病预防控制中心传染病预防控制所
用　　途：临床检验
联系单位：中国疾病预防控制中心传染病预防控制所
电子邮箱：chpc@icdc.cn

107. 嗜血杆菌属

国家科技资源标识符：CSTR:16698.06.NPRC 1.2.1496
平台资源号：NPRC 1.2.1496
保藏编号：CHPC 1.15343
中文名称：流感嗜血杆菌
外文名称：*Haemophilus influenzae*
分类学地位：Bacteria; Pseudomonadota; Gammaproteobacteria; Pasteurellales; Pasteurellaceae; *Haemophilus*
生物危害程度：第三类
分离时间：2021-12-31
分离地址：中国湖北省荆州市
分离基物：患者痰液
致病名称：急性结膜炎、慢性支气管炎急性发作、肺炎
致病对象：人
来源历史：←中国疾病预防控制中心病原微生物菌（毒）种保藏中心传染病所分中心←中国疾病预防控制中心传染病预防控制所
用　　途：临床检验
联系单位：中国疾病预防控制中心传染病预防控

制所
电子邮箱：chpc@icdc.cn

108. 嗜血杆菌属

国家科技资源标识符：CSTR:16698.06.NPRC 1.2.1497
平台资源号：NPRC 1.2.1497
保藏编号：CHPC 1.15344
中文名称：流感嗜血杆菌
外文名称：*Haemophilus influenzae*
分类学地位：Bacteria; Pseudomonadota; Gammaproteobacteria; Pasteurellales; Pasteurellaceae; *Haemophilus*
生物危害程度：第三类
分离时间：2021-12-31
分离地址：中国湖北省荆州市
分离基物：患者痰液
致病名称：急性结膜炎、慢性支气管炎急性发作、肺炎
致病对象：人
来源历史：←中国疾病预防控制中心病原微生物菌（毒）种保藏中心传染病所分中心←中国疾病预防控制中心传染病预防控制所
用　　途：临床检验
联系单位：中国疾病预防控制中心传染病预防控制所
电子邮箱：chpc@icdc.cn

109. 嗜血杆菌属

国家科技资源标识符：CSTR:16698.06.NPRC 1.2.1498
平台资源号：NPRC 1.2.1498
保藏编号：CHPC 1.15345
中文名称：流感嗜血杆菌
外文名称：*Haemophilus influenzae*
分类学地位：Bacteria; Pseudomonadota; Gammaproteobacteria; Pasteurellales; Pasteurellaceae; *Haemophilus*
生物危害程度：第三类
分离时间：2022-12-31
分离地址：中国湖北省荆州市
分离基物：患者痰液
致病名称：急性结膜炎、慢性支气管炎急性发作、肺炎
致病对象：人
来源历史：←中国疾病预防控制中心病原微生物菌（毒）种保藏中心传染病所分中心←中国疾病预防控制中心传染病预防控制所
用　　途：临床检验
联系单位：中国疾病预防控制中心传染病预防控制所
电子邮箱：chpc@icdc.cn

110. 嗜血杆菌属

国家科技资源标识符：CSTR:16698.06.NPRC 1.2.1499
平台资源号：NPRC 1.2.1499
保藏编号：CHPC 1.15346
中文名称：流感嗜血杆菌
外文名称：*Haemophilus influenzae*
分类学地位：Bacteria; Pseudomonadota; Gammaproteobacteria; Pasteurellales; Pasteurellaceae; *Haemophilus*
生物危害程度：第三类
分离时间：2022-12-31
分离地址：中国湖北省荆州市
分离基物：患者痰液
致病名称：急性结膜炎、慢性支气管炎急性发作、肺炎
致病对象：人
来源历史：←中国疾病预防控制中心病原微生物菌（毒）种保藏中心传染病所分中心←中国疾病预防控制中心传染病预防控制所
用　　途：临床检验

联系单位：中国疾病预防控制中心传染病预防控制所

电子邮箱：chpc@icdc.cn

111. 嗜血杆菌属

国家科技资源标识符：CSTR:16698.06.NPRC 1.2.1500

平台资源号：NPRC 1.2.1500

保藏编号：CHPC 1.15347

中文名称：流感嗜血杆菌

外文名称：*Haemophilus influenzae*

分类学地位：Bacteria; Pseudomonadota; Gammaproteobacteria; Pasteurellales; Pasteurellaceae; *Haemophilus*

生物危害程度：第三类

分离时间：2022-12-31

分离地址：中国湖北省荆州市

分离基物：患者痰液

致病名称：急性结膜炎、慢性支气管炎急性发作、肺炎

致病对象：人

来源历史：←中国疾病预防控制中心病原微生物菌（毒）种保藏中心传染病所分中心←中国疾病预防控制中心传染病预防控制所

用　　途：临床检验

联系单位：中国疾病预防控制中心传染病预防控制所

电子邮箱：chpc@icdc.cn

112. 嗜血杆菌属

国家科技资源标识符：CSTR:16698.06.NPRC 1.2.1501

平台资源号：NPRC 1.2.1501

保藏编号：CHPC 1.15348

中文名称：流感嗜血杆菌

外文名称：*Haemophilus influenzae*

分类学地位：Bacteria; Pseudomonadota; Gammaproteobacteria; Pasteurellales; Pasteurellaceae; *Haemophilus*

生物危害程度：第三类

分离时间：2022-12-31

分离地址：中国湖北省荆州市

分离基物：患者痰液

致病名称：急性结膜炎、慢性支气管炎急性发作、肺炎

致病对象：人

来源历史：←中国疾病预防控制中心病原微生物菌（毒）种保藏中心传染病所分中心←中国疾病预防控制中心传染病预防控制所

用　　途：临床检验

联系单位：中国疾病预防控制中心传染病预防控制所

电子邮箱：chpc@icdc.cn

113. 嗜血杆菌属

国家科技资源标识符：CSTR:16698.06.NPRC 1.2.1502

平台资源号：NPRC 1.2.1502

保藏编号：CHPC 1.15349

中文名称：流感嗜血杆菌

外文名称：*Haemophilus influenzae*

分类学地位：Bacteria; Pseudomonadota; Gammaproteobacteria; Pasteurellales; Pasteurellaceae; *Haemophilus*

生物危害程度：第三类

分离时间：2022-12-31

分离地址：中国湖北省荆州市

分离基物：患者痰液

致病名称：急性结膜炎、慢性支气管炎急性发作、肺炎

致病对象：人

来源历史：←中国疾病预防控制中心病原微生物菌（毒）种保藏中心传染病所分中心←中国疾病预防控制中心传染病预防控制所

用　　途：临床检验
联系单位：中国疾病预防控制中心传染病预防控制所
电子邮箱：chpc@icdc.cn

114. 嗜血杆菌属

国家科技资源标识符：CSTR:16698.06.NPRC 1.2.1503
平台资源号：NPRC 1.2.1503
保藏编号：CHPC 1.15350
中文名称：流感嗜血杆菌
外文名称：*Haemophilus influenzae*
分类学地位：Bacteria; Pseudomonadota; Gammaproteobacteria; Pasteurellales; Pasteurellaceae; *Haemophilus*
生物危害程度：第三类
分离时间：2021-12-31
分离地址：中国湖北省荆州市
分离基物：患者痰液
致病名称：急性结膜炎、慢性支气管炎急性发作、肺炎
致病对象：人
来源历史：←中国疾病预防控制中心病原微生物菌（毒）种保藏中心传染病所分中心←中国疾病预防控制中心传染病预防控制所
用　　途：临床检验
联系单位：中国疾病预防控制中心传染病预防控制所
电子邮箱：chpc@icdc.cn

115. 嗜血杆菌属

国家科技资源标识符：CSTR:16698.06.NPRC 1.2.1504
平台资源号：NPRC 1.2.1504
保藏编号：CHPC 1.15351
中文名称：流感嗜血杆菌
外文名称：*Haemophilus influenzae*
分类学地位：Bacteria; Pseudomonadota; Gammaproteobacteria; Pasteurellales; Pasteurellaceae; *Haemophilus*
生物危害程度：第三类
分离时间：2022-12-31
分离地址：中国湖北省荆州市
分离基物：患者痰液
致病名称：急性结膜炎、慢性支气管炎急性发作、肺炎
致病对象：人
来源历史：←中国疾病预防控制中心病原微生物菌（毒）种保藏中心传染病所分中心←中国疾病预防控制中心传染病预防控制所
用　　途：临床检验
联系单位：中国疾病预防控制中心传染病预防控制所
电子邮箱：chpc@icdc.cn

116. 嗜血杆菌属

国家科技资源标识符：CSTR:16698.06.NPRC 1.2.1505
平台资源号：NPRC 1.2.1505
保藏编号：CHPC 1.15352
中文名称：流感嗜血杆菌
外文名称：*Haemophilus influenzae*
分类学地位：Bacteria; Pseudomonadota; Gammaproteobacteria; Pasteurellales; Pasteurellaceae; *Haemophilus*
生物危害程度：第三类
分离时间：2022-12-31
分离地址：中国湖北省荆州市
分离基物：患者痰液
致病名称：急性结膜炎、慢性支气管炎急性发作、肺炎
致病对象：人
来源历史：←中国疾病预防控制中心病原微生物菌（毒）种保藏中心传染病所分中心←中国疾病预防控制中心传染病预防

控制所
用　　途：临床检验
联系单位：中国疾病预防控制中心传染病预防控制所
电子邮箱：chpc@icdc.cn

117. 嗜血杆菌属

国家科技资源标识符：CSTR:16698.06.NPRC 1.2.1506
平台资源号：NPRC 1.2.1506
保藏编号：CHPC 1.15353
中文名称：流感嗜血杆菌
外文名称：*Haemophilus influenzae*
分类学地位：Bacteria; Pseudomonadota; Gammaproteobacteria; Pasteurellales; Pasteurellaceae; *Haemophilus*
生物危害程度：第三类
分离时间：2022-12-31
分离地址：中国湖北省荆州市
分离基物：患者痰液
致病名称：急性结膜炎、慢性支气管炎急性发作、肺炎
致病对象：人
来源历史：←中国疾病预防控制中心病原微生物菌（毒）种保藏中心传染病所分中心←中国疾病预防控制中心传染病预防控制所
用　　途：临床检验
联系单位：中国疾病预防控制中心传染病预防控制所
电子邮箱：chpc@icdc.cn

118. 嗜血杆菌属

国家科技资源标识符：CSTR:16698.06.NPRC 1.2.1507
平台资源号：NPRC 1.2.1507
保藏编号：CHPC 1.15354
中文名称：流感嗜血杆菌
外文名称：*Haemophilus influenzae*
分类学地位：Bacteria; Pseudomonadota; Gammaproteobacteria; Pasteurellales; Pasteurellaceae; *Haemophilus*
生物危害程度：第三类
分离时间：2022-12-31
分离地址：中国湖北省随州市
分离基物：患者痰液
致病名称：急性结膜炎、慢性支气管炎急性发作、肺炎
致病对象：人
来源历史：←中国疾病预防控制中心病原微生物菌（毒）种保藏中心传染病所分中心←中国疾病预防控制中心传染病预防控制所
用　　途：临床检验
联系单位：中国疾病预防控制中心传染病预防控制所
电子邮箱：chpc@icdc.cn

119. 嗜血杆菌属

国家科技资源标识符：CSTR:16698.06.NPRC 1.2.1508
平台资源号：NPRC 1.2.1508
保藏编号：CHPC 1.15355
中文名称：流感嗜血杆菌
外文名称：*Haemophilus influenzae*
分类学地位：Bacteria; Pseudomonadota; Gammaproteobacteria; Pasteurellales; Pasteurellaceae; *Haemophilus*
生物危害程度：第三类
分离时间：2022-12-31
分离地址：中国湖北省黄石市
分离基物：患者痰液
致病名称：急性结膜炎、慢性支气管炎急性发作、肺炎
致病对象：人
来源历史：←中国疾病预防控制中心病原微生物菌（毒）种保藏中心传染病所分中心

←中国疾病预防控制中心传染病预防控制所
用　　途：临床检验
联系单位：中国疾病预防控制中心传染病预防控制所
电子邮箱：chpc@icdc.cn

120. 嗜血杆菌属

国家科技资源标识符：CSTR:16698.06.NPRC 1.2.1509
平台资源号：NPRC 1.2.1509
保藏编号：CHPC 1.15356
中文名称：流感嗜血杆菌
外文名称：*Haemophilus influenzae*
分类学地位：Bacteria; Pseudomonadota; Gammaproteobacteria; Pasteurellales; Pasteurellaceae; *Haemophilus*
生物危害程度：第三类
分离时间：2020-12-31
分离地址：中国湖北省黄石市
分离基物：患者痰液
致病名称：急性结膜炎、慢性支气管炎急性发作、肺炎
致病对象：人
来源历史：←中国疾病预防控制中心病原微生物菌（毒）种保藏中心传染病所分中心←中国疾病预防控制中心传染病预防控制所
用　　途：临床检验
联系单位：中国疾病预防控制中心传染病预防控制所
电子邮箱：chpc@icdc.cn

121. 嗜血杆菌属

国家科技资源标识符：CSTR:16698.06.NPRC 1.2.1510
平台资源号：NPRC 1.2.1510
保藏编号：CHPC 1.15357
中文名称：流感嗜血杆菌
外文名称：*Haemophilus influenzae*
分类学地位：Bacteria; Pseudomonadota; Gammaproteobacteria; Pasteurellales; Pasteurellaceae; *Haemophilus*
生物危害程度：第三类
分离时间：2021-12-31
分离地址：中国广东省阳江市
分离基物：患者痰液
致病名称：急性结膜炎、慢性支气管炎急性发作、肺炎
致病对象：人
来源历史：←中国疾病预防控制中心病原微生物菌（毒）种保藏中心传染病所分中心←中国疾病预防控制中心传染病预防控制所
用　　途：临床检验
联系单位：中国疾病预防控制中心传染病预防控制所
电子邮箱：chpc@icdc.cn

122. 嗜血杆菌属

国家科技资源标识符：CSTR:16698.06.NPRC 1.2.1511
平台资源号：NPRC 1.2.1511
保藏编号：CHPC 1.15358
中文名称：流感嗜血杆菌
外文名称：*Haemophilus influenzae*
分类学地位：Bacteria; Pseudomonadota; Gammaproteobacteria; Pasteurellales; Pasteurellaceae; *Haemophilus*
生物危害程度：第三类
分离时间：2021-12-31
分离地址：中国广东省阳江市
分离基物：患者痰液
致病名称：急性结膜炎、慢性支气管炎急性发作、肺炎
致病对象：人
来源历史：←中国疾病预防控制中心病原微生物

菌（毒）种保藏中心传染病所分中心←中国疾病预防控制中心传染病预防控制所
用　　途：临床检验
联系单位：中国疾病预防控制中心传染病预防控制所
电子邮箱：chpc@icdc.cn

123. 嗜血杆菌属

国家科技资源标识符：CSTR:16698.06.NPRC 1.2.1512
平台资源号：NPRC 1.2.1512
保藏编号：CHPC 1.15359
中文名称：流感嗜血杆菌
外文名称：*Haemophilus influenzae*
分类学地位：Bacteria; Pseudomonadota; Gammaproteobacteria; Pasteurellales; Pasteurellaceae; *Haemophilus*
生物危害程度：第三类
分离时间：2021-12-09
分离地址：中国山西省晋中市
分离基物：患者痰液
致病名称：急性结膜炎、慢性支气管炎急性发作、肺炎
致病对象：人
来源历史：←中国疾病预防控制中心病原微生物菌（毒）种保藏中心传染病所分中心←中国疾病预防控制中心传染病预防控制所
用　　途：临床检验
联系单位：中国疾病预防控制中心传染病预防控制所
电子邮箱：chpc@icdc.cn

124. 嗜血杆菌属

国家科技资源标识符：CSTR:16698.06.NPRC 1.2.1513
平台资源号：NPRC 1.2.1513
保藏编号：CHPC 1.15360
中文名称：流感嗜血杆菌
外文名称：*Haemophilus influenzae*
分类学地位：Bacteria; Pseudomonadota; Gammaproteobacteria; Pasteurellales; Pasteurellaceae; *Haemophilus*
生物危害程度：第三类
分离时间：2022-03-04
分离地址：中国江西省赣州市
分离基物：患者痰液
致病名称：急性结膜炎、慢性支气管炎急性发作、肺炎
致病对象：人
来源历史：←中国疾病预防控制中心病原微生物菌（毒）种保藏中心传染病所分中心←中国疾病预防控制中心传染病预防控制所
用　　途：临床检验
联系单位：中国疾病预防控制中心传染病预防控制所
电子邮箱：chpc@icdc.cn

125. 嗜血杆菌属

国家科技资源标识符：CSTR:16698.06.NPRC 1.2.1514
平台资源号：NPRC 1.2.1514
保藏编号：CHPC 1.15361
中文名称：流感嗜血杆菌
外文名称：*Haemophilus influenzae*
分类学地位：Bacteria; Pseudomonadota; Gammaproteobacteria; Pasteurellales; Pasteurellaceae; *Haemophilus*
生物危害程度：第三类
分离时间：2022-09-06
分离地址：中国福建省三明市
分离基物：患者痰液
致病名称：急性结膜炎、慢性支气管炎急性发作、肺炎
致病对象：人

来源历史：←中国疾病预防控制中心病原微生物菌（毒）种保藏中心传染病所分中心←中国疾病预防控制中心传染病预防控制所
用　　途：临床检验
联系单位：中国疾病预防控制中心传染病预防控制所
电子邮箱：chpc@icdc.cn

126. 嗜血杆菌属

国家科技资源标识符：CSTR:16698.06.NPRC 1.2.1515
平台资源号：NPRC 1.2.1515
保藏编号：CHPC 1.15362
中文名称：流感嗜血杆菌
外文名称：*Haemophilus influenzae*
分类学地位：Bacteria; Pseudomonadota; Gammaproteobacteria; Pasteurellales; Pasteurellaceae; *Haemophilus*
生物危害程度：第三类
分离时间：2021-12-31
分离地址：中国广东省阳江市
分离基物：患者痰液
致病名称：急性结膜炎、慢性支气管炎急性发作、肺炎
致病对象：人
来源历史：←中国疾病预防控制中心病原微生物菌（毒）种保藏中心传染病所分中心←中国疾病预防控制中心传染病预防控制所
用　　途：临床检验
联系单位：中国疾病预防控制中心传染病预防控制所
电子邮箱：chpc@icdc.cn

127. 嗜血杆菌属

国家科技资源标识符：CSTR:16698.06.NPRC 1.2.1516
平台资源号：NPRC 1.2.1516
保藏编号：CHPC 1.15363
中文名称：流感嗜血杆菌
外文名称：*Haemophilus influenzae*
分类学地位：Bacteria; Pseudomonadota; Gammaproteobacteria; Pasteurellales; Pasteurellaceae; *Haemophilus*
生物危害程度：第三类
分离时间：2022-12-31
分离地址：中国广东省惠州市
分离基物：患者痰液
致病名称：急性结膜炎、慢性支气管炎急性发作、肺炎
致病对象：人
来源历史：←中国疾病预防控制中心病原微生物菌（毒）种保藏中心传染病所分中心←中国疾病预防控制中心传染病预防控制所
用　　途：临床检验
联系单位：中国疾病预防控制中心传染病预防控制所
电子邮箱：chpc@icdc.cn

128. 嗜血杆菌属

国家科技资源标识符：CSTR:16698.06.NPRC 1.2.1517
平台资源号：NPRC 1.2.1517
保藏编号：CHPC 1.15364
中文名称：流感嗜血杆菌
外文名称：*Haemophilus influenzae*
分类学地位：Bacteria; Pseudomonadota; Gammaproteobacteria; Pasteurellales; Pasteurellaceae; *Haemophilus*
生物危害程度：第三类
分离时间：2022-12-31
分离地址：中国广东省惠州市
分离基物：患者痰液
致病名称：急性结膜炎、慢性支气管炎急性发作、肺炎

致病对象：人
来源历史：←中国疾病预防控制中心病原微生物菌（毒）种保藏中心传染病所分中心←中国疾病预防控制中心传染病预防控制所
用　　途：临床检验
联系单位：中国疾病预防控制中心传染病预防控制所
电子邮箱：chpc@icdc.cn

129. 嗜血杆菌属

国家科技资源标识符：CSTR:16698.06.NPRC 1.2.1518
平台资源号：NPRC 1.2.1518
保藏编号：CHPC 1.15365
中文名称：流感嗜血杆菌
外文名称：*Haemophilus influenzae*
分类学地位：Bacteria; Pseudomonadota; Gammaproteobacteria; Pasteurellales; Pasteurellaceae; *Haemophilus*
生物危害程度：第三类
分离时间：2022-12-31
分离地址：中国广东省惠州市
分离基物：患者痰液
致病名称：急性结膜炎、慢性支气管炎急性发作、肺炎
致病对象：人
来源历史：←中国疾病预防控制中心病原微生物菌（毒）种保藏中心传染病所分中心←中国疾病预防控制中心传染病预防控制所
用　　途：临床检验
联系单位：中国疾病预防控制中心传染病预防控制所
电子邮箱：chpc@icdc.cn

130. 嗜血杆菌属

国家科技资源标识符：CSTR:16698.06.NPRC 1.2.1519
平台资源号：NPRC 1.2.1519
保藏编号：CHPC 1.15366
中文名称：流感嗜血杆菌
外文名称：*Haemophilus influenzae*
分类学地位：Bacteria; Pseudomonadota; Gammaproteobacteria; Pasteurellales; Pasteurellaceae; *Haemophilus*
生物危害程度：第三类
分离时间：2022-12-31
分离地址：中国广东省惠州市
分离基物：患者痰液
致病名称：急性结膜炎、慢性支气管炎急性发作、肺炎
致病对象：人
来源历史：←中国疾病预防控制中心病原微生物菌（毒）种保藏中心传染病所分中心←中国疾病预防控制中心传染病预防控制所
用　　途：临床检验
联系单位：中国疾病预防控制中心传染病预防控制所
电子邮箱：chpc@icdc.cn

131. 嗜血杆菌属

国家科技资源标识符：CSTR:16698.06.NPRC 1.2.1520
平台资源号：NPRC 1.2.1520
保藏编号：CHPC 1.15367
中文名称：流感嗜血杆菌
外文名称：*Haemophilus influenzae*
分类学地位：Bacteria; Pseudomonadota; Gammaproteobacteria; Pasteurellales; Pasteurellaceae; *Haemophilus*
生物危害程度：第三类
分离时间：2021-12-31
分离地址：中国广东省中山市
分离基物：患者痰液
致病名称：急性结膜炎、慢性支气管炎急性发作、

肺炎
致病对象：人
来源历史：←中国疾病预防控制中心病原微生物菌（毒）种保藏中心传染病所分中心
←中国疾病预防控制中心传染病预防控制所
用 途：临床检验
联系单位：中国疾病预防控制中心传染病预防控制所
电子邮箱：chpc@icdc.cn

132. 嗜血杆菌属

国家科技资源标识符：CSTR:16698.06.NPRC 1.2.1521
平台资源号：NPRC 1.2.1521
保藏编号：CHPC 1.15368
中文名称：流感嗜血杆菌
外文名称：*Haemophilus influenzae*
分类学地位：Bacteria; Pseudomonadota; Gammaproteobacteria; Pasteurellales; Pasteurellaceae; *Haemophilus*
生物危害程度：第三类
分离时间：2021-12-31
分离地址：中国广东省阳江市
分离基物：患者痰液
致病名称：急性结膜炎、慢性支气管炎急性发作、肺炎
致病对象：人
来源历史：←中国疾病预防控制中心病原微生物菌（毒）种保藏中心传染病所分中心
←中国疾病预防控制中心传染病预防控制所
用 途：临床检验
联系单位：中国疾病预防控制中心传染病预防控制所
电子邮箱：chpc@icdc.cn

133. 嗜血杆菌属

国家科技资源标识符：CSTR:16698.06.NPRC 1.2.1522
平台资源号：NPRC 1.2.1522
保藏编号：CHPC 1.15369
中文名称：流感嗜血杆菌
外文名称：*Haemophilus influenzae*
分类学地位：Bacteria; Pseudomonadota; Gammaproteobacteria; Pasteurellales; Pasteurellaceae; *Haemophilus*
生物危害程度：第三类
分离时间：2021-12-31
分离地址：中国广东省肇庆市
分离基物：患者痰液
致病名称：急性结膜炎、慢性支气管炎急性发作、肺炎
致病对象：人
来源历史：←中国疾病预防控制中心病原微生物菌（毒）种保藏中心传染病所分中心
←中国疾病预防控制中心传染病预防控制所
用 途：临床检验
联系单位：中国疾病预防控制中心传染病预防控制所
电子邮箱：chpc@icdc.cn

134. 嗜血杆菌属

国家科技资源标识符：CSTR:16698.06.NPRC 1.2.1523
平台资源号：NPRC 1.2.1523
保藏编号：CHPC 1.15370
中文名称：流感嗜血杆菌
外文名称：*Haemophilus influenzae*
分类学地位：Bacteria; Pseudomonadota; Gammaproteobacteria; Pasteurellales; Pasteurellaceae; *Haemophilus*
生物危害程度：第三类
分离时间：2021-12-31

分离地址：中国广东省肇庆市
分离基物：患者痰液
致病名称：急性结膜炎、慢性支气管炎急性发作、肺炎
致病对象：人
来源历史：←中国疾病预防控制中心病原微生物菌（毒）种保藏中心传染病所分中心←中国疾病预防控制中心传染病预防控制所
用　　途：临床检验
联系单位：中国疾病预防控制中心传染病预防控制所
电子邮箱：chpc@icdc.cn

135. 嗜血杆菌属

国家科技资源标识符：CSTR:16698.06.NPRC 1.2.1524
平台资源号：NPRC 1.2.1524
保藏编号：CHPC 1.15371
中文名称：流感嗜血杆菌
外文名称：*Haemophilus influenzae*
分类学地位：Bacteria; Pseudomonadota; Gammaproteobacteria; Pasteurellales; Pasteurellaceae; *Haemophilus*
生物危害程度：第三类
分离时间：2021-12-31
分离地址：中国广东省阳江市
分离基物：患者痰液
致病名称：急性结膜炎、慢性支气管炎急性发作、肺炎
致病对象：人
来源历史：←中国疾病预防控制中心病原微生物菌（毒）种保藏中心传染病所分中心←中国疾病预防控制中心传染病预防控制所
用　　途：临床检验
联系单位：中国疾病预防控制中心传染病预防控制所
电子邮箱：chpc@icdc.cn

136. 嗜血杆菌属

国家科技资源标识符：CSTR:16698.06.NPRC 1.2.1525
平台资源号：NPRC 1.2.1525
保藏编号：CHPC 1.15372
中文名称：流感嗜血杆菌
外文名称：*Haemophilus influenzae*
分类学地位：Bacteria; Pseudomonadota; Gammaproteobacteria; Pasteurellales; Pasteurellaceae; *Haemophilus*
生物危害程度：第三类
分离时间：2021-12-31
分离地址：中国广东省广州市
分离基物：患者痰液
致病名称：急性结膜炎、慢性支气管炎急性发作、肺炎
致病对象：人
来源历史：←中国疾病预防控制中心病原微生物菌（毒）种保藏中心传染病所分中心←中国疾病预防控制中心传染病预防控制所
用　　途：临床检验
联系单位：中国疾病预防控制中心传染病预防控制所
电子邮箱：chpc@icdc.cn

137. 嗜血杆菌属

国家科技资源标识符：CSTR:16698.06.NPRC 1.2.1526
平台资源号：NPRC 1.2.1526
保藏编号：CHPC 1.15373
中文名称：流感嗜血杆菌
外文名称：*Haemophilus influenzae*
分类学地位：Bacteria; Pseudomonadota; Gammaproteobacteria; Pasteurellales; Pasteurellaceae; *Haemophilus*
生物危害程度：第三类

分离时间：2021-12-31
分离地址：中国广东省阳江市
分离基物：患者痰液
致病名称：急性结膜炎、慢性支气管炎急性发作、肺炎
致病对象：人
来源历史：←中国疾病预防控制中心病原微生物菌（毒）种保藏中心传染病所分中心←中国疾病预防控制中心传染病预防控制所
用　　途：临床检验
联系单位：中国疾病预防控制中心传染病预防控制所
电子邮箱：chpc@icdc.cn

138. 嗜血杆菌属

国家科技资源标识符：CSTR:16698.06.NPRC 1.2.1527
平台资源号：NPRC 1.2.1527
保藏编号：CHPC 1.15374
中文名称：流感嗜血杆菌
外文名称：*Haemophilus influenzae*
分类学地位：Bacteria; Pseudomonadota; Gammaproteobacteria; Pasteurellales; Pasteurellaceae; *Haemophilus*
生物危害程度：第三类
分离时间：2021-12-31
分离地址：中国广东省阳江市
分离基物：患者痰液
致病名称：急性结膜炎、慢性支气管炎急性发作、肺炎
致病对象：人
来源历史：←中国疾病预防控制中心病原微生物菌（毒）种保藏中心传染病所分中心←中国疾病预防控制中心传染病预防控制所
用　　途：临床检验
联系单位：中国疾病预防控制中心传染病预防控制所
电子邮箱：chpc@icdc.cn

139. 嗜血杆菌属

国家科技资源标识符：CSTR:16698.06.NPRC 1.2.1528
平台资源号：NPRC 1.2.1528
保藏编号：CHPC 1.15375
中文名称：流感嗜血杆菌
外文名称：*Haemophilus influenzae*
分类学地位：Bacteria; Pseudomonadota; Gammaproteobacteria; Pasteurellales; Pasteurellaceae; *Haemophilus*
生物危害程度：第三类
分离时间：2021-12-31
分离地址：中国广东省揭阳市
分离基物：患者痰液
致病名称：急性结膜炎、慢性支气管炎急性发作、肺炎
致病对象：人
来源历史：←中国疾病预防控制中心病原微生物菌（毒）种保藏中心传染病所分中心←中国疾病预防控制中心传染病预防控制所
用　　途：临床检验
联系单位：中国疾病预防控制中心传染病预防控制所
电子邮箱：chpc@icdc.cn

140. 嗜血杆菌属

国家科技资源标识符：CSTR:16698.06.NPRC 1.2.1529
平台资源号：NPRC 1.2.1529
保藏编号：CHPC 1.15376
中文名称：流感嗜血杆菌
外文名称：*Haemophilus influenzae*
分类学地位：Bacteria; Pseudomonadota; Gammaproteobacteria; Pasteurellales; Pasteurellaceae; *Haemophilus*

生物危害程度：第三类
分离时间：2022-12-31
分离地址：中国广东省广州市
分离基物：患者痰液
致病名称：急性结膜炎、慢性支气管炎急性发作、肺炎
致病对象：人
来源历史：←中国疾病预防控制中心病原微生物菌（毒）种保藏中心传染病所分中心←中国疾病预防控制中心传染病预防控制所
用　　途：临床检验
联系单位：中国疾病预防控制中心传染病预防控制所
电子邮箱：chpc@icdc.cn

141. 嗜血杆菌属

国家科技资源标识符: CSTR:16698.06.NPRC 1.2.1530
平台资源号：NPRC 1.2.1530
保藏编号：CHPC 1.15377
中文名称：流感嗜血杆菌
外文名称：*Haemophilus influenzae*
分类学地位：Bacteria; Pseudomonadota; Gammaproteobacteria; Pasteurellales; Pasteurellaceae; *Haemophilus*
生物危害程度：第三类
分离时间：2022-12-31
分离地址：中国广东省广州市
分离基物：患者痰液
致病名称：急性结膜炎、慢性支气管炎急性发作、肺炎
致病对象：人
来源历史：←中国疾病预防控制中心病原微生物菌（毒）种保藏中心传染病所分中心←中国疾病预防控制中心传染病预防控制所
用　　途：临床检验
联系单位：中国疾病预防控制中心传染病预防控制所
电子邮箱：chpc@icdc.cn

142. 嗜血杆菌属

国家科技资源标识符: CSTR:16698.06.NPRC 1.2.1531
平台资源号：NPRC 1.2.1531
保藏编号：CHPC 1.15378
中文名称：流感嗜血杆菌
外文名称：*Haemophilus influenzae*
分类学地位：Bacteria; Pseudomonadota; Gammaproteobacteria; Pasteurellales; Pasteurellaceae; *Haemophilus*
生物危害程度：第三类
分离时间：2021-12-31
分离地址：中国广东省揭阳市
分离基物：患者痰液
致病名称：急性结膜炎、慢性支气管炎急性发作、肺炎
致病对象：人
来源历史：←中国疾病预防控制中心病原微生物菌（毒）种保藏中心传染病所分中心←中国疾病预防控制中心传染病预防控制所
用　　途：临床检验
联系单位：中国疾病预防控制中心传染病预防控制所
电子邮箱：chpc@icdc.cn

143. 嗜血杆菌属

国家科技资源标识符: CSTR:16698.06.NPRC 1.2.1532
平台资源号：NPRC 1.2.1532
保藏编号：CHPC 1.15379
中文名称：流感嗜血杆菌
外文名称：*Haemophilus influenzae*
分类学地位：Bacteria; Pseudomonadota; Gammaproteobacteria; Pasteurellales; Pas-

teurellaceae; *Haemophilus*

生物危害程度：第三类

分离时间：2021-12-31

分离地址：中国广东省揭阳市

分离基物：患者痰液

致病名称：急性结膜炎、慢性支气管炎急性发作、肺炎

致病对象：人

来源历史：←中国疾病预防控制中心病原微生物菌（毒）种保藏中心传染病所分中心←中国疾病预防控制中心传染病预防控制所

用　　途：临床检验

联系单位：中国疾病预防控制中心传染病预防控制所

电子邮箱：chpc@icdc.cn

144. 嗜血杆菌属

国家科技资源标识符: CSTR:16698.06.NPRC 1.2.1533

平台资源号：NPRC 1.2.1533

保藏编号：CHPC 1.15380

中文名称：流感嗜血杆菌

外文名称：*Haemophilus influenzae*

分类学地位：Bacteria; Pseudomonadota; Gammaproteobacteria; Pasteurellales; Pasteurellaceae; *Haemophilus*

生物危害程度：第三类

分离时间：2021-12-31

分离地址：中国广东省广州市

分离基物：患者痰液

致病名称：急性结膜炎、慢性支气管炎急性发作、肺炎

致病对象：人

来源历史：←中国疾病预防控制中心病原微生物菌（毒）种保藏中心传染病所分中心←中国疾病预防控制中心传染病预防控制所

用　　途：临床检验

联系单位：中国疾病预防控制中心传染病预防控制所

电子邮箱：chpc@icdc.cn

145. 嗜血杆菌属

国家科技资源标识符: CSTR:16698.06.NPRC 1.2.1534

平台资源号：NPRC 1.2.1534

保藏编号：CHPC 1.15381

中文名称：流感嗜血杆菌

外文名称：*Haemophilus influenzae*

分类学地位：Bacteria; Pseudomonadota; Gammaproteobacteria; Pasteurellales; Pasteurellaceae; *Haemophilus*

生物危害程度：第三类

分离时间：2021-12-31

分离地址：中国广东省揭阳市

分离基物：患者痰液

致病名称：急性结膜炎、慢性支气管炎急性发作、肺炎

致病对象：人

来源历史：←中国疾病预防控制中心病原微生物菌（毒）种保藏中心传染病所分中心←中国疾病预防控制中心传染病预防控制所

用　　途：临床检验

联系单位：中国疾病预防控制中心传染病预防控制所

电子邮箱：chpc@icdc.cn

146. 嗜血杆菌属

国家科技资源标识符: CSTR:16698.06.NPRC 1.2.1535

平台资源号：NPRC 1.2.1535

保藏编号：CHPC 1.15382

中文名称：流感嗜血杆菌

外文名称：*Haemophilus influenzae*

分类学地位：Bacteria; Pseudomonadota; Gam-

maproteobacteria; Pasteurellales; Pasteurellaceae; *Haemophilus*

生物危害程度：第三类

分离时间：2021-12-31

分离地址：中国广东省揭阳市

分离基物：患者痰液

致病名称：急性结膜炎、慢性支气管炎急性发作、肺炎

致病对象：人

来源历史：←中国疾病预防控制中心病原微生物菌（毒）种保藏中心传染病所分中心←中国疾病预防控制中心传染病预防控制所

用　　途：临床检验

联系单位：中国疾病预防控制中心传染病预防控制所

电子邮箱：chpc@icdc.cn

147. 嗜血杆菌属

国家科技资源标识符：CSTR:16698.06.NPRC 1.2.1758

平台资源号：NPRC 1.2.1758

保藏编号：CHPC 1.15605

中文名称：流感嗜血杆菌

外文名称：*Haemophilus influenzae*

分类学地位：Bacteria; Pseudomonadota; Gammaproteobacteria; Pasteurellales; Pasteurellaceae; *Haemophilus*

生物危害程度：第三类

分离时间：2021-12-31

分离地址：中国广东省揭阳市

分离基物：患者痰液

致病名称：急性结膜炎、慢性支气管炎急性发作、肺炎

致病对象：人

来源历史：←中国疾病预防控制中心病原微生物菌（毒）种保藏中心传染病所分中心←中国疾病预防控制中心传染病预防控制所

用　　途：临床检验

联系单位：中国疾病预防控制中心传染病预防控制所

电子邮箱：chpc@icdc.cn

148. 嗜血杆菌属

国家科技资源标识符：CSTR:16698.06.NPRC 1.2.1759

平台资源号：NPRC 1.2.1759

保藏编号：CHPC 1.15606

中文名称：流感嗜血杆菌

外文名称：*Haemophilus influenzae*

分类学地位：Bacteria; Pseudomonadota; Gammaproteobacteria; Pasteurellales; Pasteurellaceae; *Haemophilus*

生物危害程度：第三类

分离时间：2021-12-31

分离地址：中国广东省揭阳市

分离基物：患者痰液

致病名称：急性结膜炎、慢性支气管炎急性发作、肺炎

致病对象：人

来源历史：←中国疾病预防控制中心病原微生物菌（毒）种保藏中心传染病所分中心←中国疾病预防控制中心传染病预防控制所

用　　途：临床检验

联系单位：中国疾病预防控制中心传染病预防控制所

电子邮箱：chpc@icdc.cn

149. 嗜血杆菌属

国家科技资源标识符：CSTR:16698.06.NPRC 1.2.1760

平台资源号：NPRC 1.2.1760

保藏编号：CHPC 1.15607

中文名称：流感嗜血杆菌

外文名称：*Haemophilus influenzae*

分类学地位：Bacteria; Pseudomonadota; Gammaproteobacteria; Pasteurellales; Pasteurellaceae; *Haemophilus*

生物危害程度：第三类

分离时间：2021-12-31

分离地址：中国广东省珠海市

分离基物：患者痰液

致病名称：急性结膜炎、慢性支气管炎急性发作、肺炎

致病对象：人

来源历史：←中国疾病预防控制中心病原微生物菌（毒）种保藏中心传染病所分中心←中国疾病预防控制中心传染病预防控制所

用　　途：临床检验

联系单位：中国疾病预防控制中心传染病预防控制所

电子邮箱：chpc@icdc.cn

150. 嗜血杆菌属

国家科技资源标识符：CSTR:16698.06.NPRC 1.2.1761

平台资源号：NPRC 1.2.1761

保藏编号：CHPC 1.15608

中文名称：流感嗜血杆菌

外文名称：*Haemophilus influenzae*

分类学地位：Bacteria; Pseudomonadota; Gammaproteobacteria; Pasteurellales; Pasteurellaceae; *Haemophilus*

生物危害程度：第三类

分离时间：2021-12-31

分离地址：中国广东省珠海市

分离基物：患者痰液

致病名称：急性结膜炎、慢性支气管炎急性发作、肺炎

致病对象：人

来源历史：←中国疾病预防控制中心病原微生物菌（毒）种保藏中心传染病所分中心←中国疾病预防控制中心传染病预防控制所

用　　途：临床检验

联系单位：中国疾病预防控制中心传染病预防控制所

电子邮箱：chpc@icdc.cn

151. 嗜血杆菌属

国家科技资源标识符：CSTR:16698.06.NPRC 1.2.1762

平台资源号：NPRC 1.2.1762

保藏编号：CHPC 1.15609

中文名称：流感嗜血杆菌

外文名称：*Haemophilus influenzae*

分类学地位：Bacteria; Pseudomonadota; Gammaproteobacteria; Pasteurellales; Pasteurellaceae; *Haemophilus*

生物危害程度：第三类

分离时间：2021-12-31

分离地址：中国广东省珠海市

分离基物：患者痰液

致病名称：急性结膜炎、慢性支气管炎急性发作、肺炎

致病对象：人

来源历史：←中国疾病预防控制中心病原微生物菌（毒）种保藏中心传染病所分中心←中国疾病预防控制中心传染病预防控制所

用　　途：临床检验

联系单位：中国疾病预防控制中心传染病预防控制所

电子邮箱：chpc@icdc.cn

152. 嗜血杆菌属

国家科技资源标识符：CSTR:16698.06.NPRC 1.2.1763

平台资源号：NPRC 1.2.1763

保藏编号：CHPC 1.15610

中文名称：流感嗜血杆菌

外文名称：*Haemophilus influenzae*

分类学地位：Bacteria; Pseudomonadota; Gammaproteobacteria; Pasteurellales; Pasteurellaceae; *Haemophilus*

生物危害程度：第三类

分离时间：2021-12-31

分离地址：中国广东省珠海市

分离基物：患者痰液

致病名称：急性结膜炎、慢性支气管炎急性发作、肺炎

致病对象：人

来源历史：←中国疾病预防控制中心病原微生物菌（毒）种保藏中心传染病所分中心←中国疾病预防控制中心传染病预防控制所

用　　途：临床检验

联系单位：中国疾病预防控制中心传染病预防控制所

电子邮箱：chpc@icdc.cn

153. 嗜血杆菌属

国家科技资源标识符: CSTR:16698.06.NPRC 1.2.1764

平台资源号：NPRC 1.2.1764

保藏编号：CHPC 1.15611

中文名称：流感嗜血杆菌

外文名称：*Haemophilus influenzae*

分类学地位：Bacteria; Pseudomonadota; Gammaproteobacteria; Pasteurellales; Pasteurellaceae; *Haemophilus*

生物危害程度：第三类

分离时间：2022-12-31

分离地址：中国广东省揭阳市

分离基物：患者痰液

致病名称：急性结膜炎、慢性支气管炎急性发作、肺炎

致病对象：人

来源历史：←中国疾病预防控制中心病原微生物菌（毒）种保藏中心传染病所分中心←中国疾病预防控制中心传染病预防控制所

用　　途：临床检验

联系单位：中国疾病预防控制中心传染病预防控制所

电子邮箱：chpc@icdc.cn

154. 嗜血杆菌属

国家科技资源标识符: CSTR:16698.06.NPRC 1.2.1765

平台资源号：NPRC 1.2.1765

保藏编号：CHPC 1.15612

中文名称：流感嗜血杆菌

外文名称：*Haemophilus influenzae*

分类学地位：Bacteria; Pseudomonadota; Gammaproteobacteria; Pasteurellales; Pasteurellaceae; *Haemophilus*

生物危害程度：第三类

分离时间：2022-12-31

分离地址：中国广东省揭阳市

分离基物：患者痰液

致病名称：急性结膜炎、慢性支气管炎急性发作、肺炎

致病对象：人

来源历史：←中国疾病预防控制中心病原微生物菌（毒）种保藏中心传染病所分中心←中国疾病预防控制中心传染病预防控制所

用　　途：临床检验

联系单位：中国疾病预防控制中心传染病预防控制所

电子邮箱：chpc@icdc.cn

155. 嗜血杆菌属

国家科技资源标识符: CSTR:16698.06.NPRC 1.2.1766

平台资源号：NPRC 1.2.1766

保藏编号：CHPC 1.15613

中文名称：流感嗜血杆菌
外文名称：*Haemophilus influenzae*
分类学地位：Bacteria; Pseudomonadota; Gammaproteobacteria; Pasteurellales; Pasteurellaceae; *Haemophilus*
生物危害程度：第三类
分离时间：2022-12-31
分离地址：中国广东省梅州市
分离基物：患者痰液
致病名称：急性结膜炎、慢性支气管炎急性发作、肺炎
致病对象：人
来源历史：←中国疾病预防控制中心病原微生物菌（毒）种保藏中心传染病所分中心←中国疾病预防控制中心传染病预防控制所
用 途：临床检验
联系单位：中国疾病预防控制中心传染病预防控制所
电子邮箱：chpc@icdc.cn

156. 嗜血杆菌属

国家科技资源标识符：CSTR:16698.06.NPRC 1.2.1767
平台资源号：NPRC 1.2.1767
保藏编号：CHPC 1.15614
中文名称：流感嗜血杆菌
外文名称：*Haemophilus influenzae*
分类学地位：Bacteria; Pseudomonadota; Gammaproteobacteria; Pasteurellales; Pasteurellaceae; *Haemophilus*
生物危害程度：第三类
分离时间：2021-12-31
分离地址：中国广东省珠海市
分离基物：患者痰液
致病名称：急性结膜炎、慢性支气管炎急性发作、肺炎
致病对象：人
来源历史：←中国疾病预防控制中心病原微生物菌（毒）种保藏中心传染病所分中心←中国疾病预防控制中心传染病预防控制所
用 途：临床检验
联系单位：中国疾病预防控制中心传染病预防控制所
电子邮箱：chpc@icdc.cn

157. 嗜血杆菌属

国家科技资源标识符：CSTR:16698.06.NPRC 1.2.1768
平台资源号：NPRC 1.2.1768
保藏编号：CHPC 1.15615
中文名称：流感嗜血杆菌
外文名称：*Haemophilus influenzae*
分类学地位：Bacteria; Pseudomonadota; Gammaproteobacteria; Pasteurellales; Pasteurellaceae; *Haemophilus*
生物危害程度：第三类
分离时间：2022-12-31
分离地址：中国江苏省苏州市
分离基物：患者痰液
致病名称：急性结膜炎、慢性支气管炎急性发作、肺炎
致病对象：人
来源历史：←中国疾病预防控制中心病原微生物菌（毒）种保藏中心传染病所分中心←中国疾病预防控制中心传染病预防控制所
用 途：临床检验
联系单位：中国疾病预防控制中心传染病预防控制所
电子邮箱：chpc@icdc.cn

158. 嗜血杆菌属

国家科技资源标识符：CSTR:16698.06.NPRC 1.2.1769
平台资源号：NPRC 1.2.1769

保藏编号：CHPC 1.15616
中文名称：流感嗜血杆菌
外文名称：*Haemophilus influenzae*
分类学地位：Bacteria; Pseudomonadota; Gammaproteobacteria; Pasteurellales; Pasteurellaceae; *Haemophilus*
生物危害程度：第三类
分离时间：2021-12-31
分离地址：中国广西壮族自治区柳州市
分离基物：患者痰液
致病名称：急性结膜炎、慢性支气管炎急性发作、肺炎
致病对象：人
来源历史：←中国疾病预防控制中心病原微生物菌（毒）种保藏中心传染病所分中心←中国疾病预防控制中心传染病预防控制所
用　　途：临床检验
联系单位：中国疾病预防控制中心传染病预防控制所
电子邮箱：chpc@icdc.cn

159. 嗜血杆菌属

国家科技资源标识符：CSTR:16698.06.NPRC 1.2.1770
平台资源号：NPRC 1.2.1770
保藏编号：CHPC 1.15617
中文名称：流感嗜血杆菌
外文名称：*Haemophilus influenzae*
分类学地位：Bacteria; Pseudomonadota; Gammaproteobacteria; Pasteurellales; Pasteurellaceae; *Haemophilus*
生物危害程度：第三类
分离时间：2021-12-31
分离地址：中国广西壮族自治区柳州市
分离基物：患者痰液
致病名称：急性结膜炎、慢性支气管炎急性发作、肺炎
致病对象：人
来源历史：←中国疾病预防控制中心病原微生物菌（毒）种保藏中心传染病所分中心←中国疾病预防控制中心传染病预防控制所
用　　途：临床检验
联系单位：中国疾病预防控制中心传染病预防控制所
电子邮箱：chpc@icdc.cn

160. 嗜血杆菌属

国家科技资源标识符：CSTR:16698.06.NPRC 1.2.1771
平台资源号：NPRC 1.2.1771
保藏编号：CHPC 1.15618
中文名称：流感嗜血杆菌
外文名称：*Haemophilus influenzae*
分类学地位：Bacteria; Pseudomonadota; Gammaproteobacteria; Pasteurellales; Pasteurellaceae; *Haemophilus*
生物危害程度：第三类
分离时间：2022-12-31
分离地址：中国广西壮族自治区梧州市
分离基物：患者痰液
致病名称：急性结膜炎、慢性支气管炎急性发作、肺炎
致病对象：人
来源历史：←中国疾病预防控制中心病原微生物菌（毒）种保藏中心传染病所分中心←中国疾病预防控制中心传染病预防控制所
用　　途：临床检验
联系单位：中国疾病预防控制中心传染病预防控制所
电子邮箱：chpc@icdc.cn

161. 嗜血杆菌属

国家科技资源标识符：CSTR:16698.06.NPRC 1.2.1772

平台资源号：NPRC 1.2.1772
保藏编号：CHPC 1.15619
中文名称：流感嗜血杆菌
外文名称：*Haemophilus influenzae*
分类学地位：Bacteria; Pseudomonadota; Gammaproteobacteria; Pasteurellales; Pasteurellaceae; *Haemophilus*
生物危害程度：第三类
分离时间：2022-12-31
分离地址：中国内蒙古自治区鄂尔多斯市
分离基物：患者痰液
致病名称：急性结膜炎、慢性支气管炎急性发作、肺炎
致病对象：人
来源历史：←中国疾病预防控制中心病原微生物菌（毒）种保藏中心传染病所分中心←中国疾病预防控制中心传染病预防控制所
用　　途：临床检验
联系单位：中国疾病预防控制中心传染病预防控制所
电子邮箱：chpc@icdc.cn

162. 嗜血杆菌属

国家科技资源标识符: CSTR:16698.06.NPRC 1.2.1773
平台资源号：NPRC 1.2.1773
保藏编号：CHPC 1.15620
中文名称：流感嗜血杆菌
外文名称：*Haemophilus influenzae*
分类学地位：Bacteria; Pseudomonadota; Gammaproteobacteria; Pasteurellales; Pasteurellaceae; *Haemophilus*
生物危害程度：第三类
分离时间：2022-12-31
分离地址：中国内蒙古自治区鄂尔多斯市
分离基物：患者痰液
致病名称：急性结膜炎、慢性支气管炎急性发作、肺炎
致病对象：人
来源历史：←中国疾病预防控制中心病原微生物菌（毒）种保藏中心传染病所分中心←中国疾病预防控制中心传染病预防控制所
用　　途：临床检验
联系单位：中国疾病预防控制中心传染病预防控制所
电子邮箱：chpc@icdc.cn

163. 嗜血杆菌属

国家科技资源标识符: CSTR:16698.06.NPRC 1.2.1774
平台资源号：NPRC 1.2.1774
保藏编号：CHPC 1.15621
中文名称：流感嗜血杆菌
外文名称：*Haemophilus influenzae*
分类学地位：Bacteria; Pseudomonadota; Gammaproteobacteria; Pasteurellales; Pasteurellaceae; *Haemophilus*
生物危害程度：第三类
分离时间：2022-12-31
分离地址：中国内蒙古自治区鄂尔多斯市
分离基物：患者痰液
致病名称：急性结膜炎、慢性支气管炎急性发作、肺炎
致病对象：人
来源历史：←中国疾病预防控制中心病原微生物菌（毒）种保藏中心传染病所分中心←中国疾病预防控制中心传染病预防控制所
用　　途：临床检验
联系单位：中国疾病预防控制中心传染病预防控制所
电子邮箱：chpc@icdc.cn

九、军团菌属

164. 军团菌属

国家科技资源标识符: CSTR:16698.06.NPRC 1.2.1401
平台资源号：NPRC 1.2.1401
保藏编号：CHPC 1.15248
中文名称：嗜肺军团菌
外文名称：*Legionella pneumophila*
分类学地位：Bacteria; Pseudomonadota; Gammaproteobacteria; Legionellales; Legionellaceae; *Legionella*
生物危害程度：第三类
分离时间：2021-11-11
分离地址：中国山东省青岛市
分离基物：中央空调冷凝水
致病名称：军团菌肺炎
致病对象：人
来源历史：←中国疾病预防控制中心病原微生物菌（毒）种保藏中心传染病所分中心←中国疾病预防控制中心传染病预防控制所
用　　途：临床检验
联系单位：中国疾病预防控制中心传染病预防控制所
电子邮箱：chpc@icdc.cn

165. 军团菌属

国家科技资源标识符: CSTR:16698.06.NPRC 1.2.1402
平台资源号：NPRC 1.2.1402
保藏编号：CHPC 1.15249
中文名称：嗜肺军团菌
外文名称：*Legionella pneumophila*
分类学地位：Bacteria; Pseudomonadota; Gammaproteobacteria; Legionellales; Legionellaceae; *Legionella*
生物危害程度：第三类
分离时间：2021-11-11
分离地址：中国山东省青岛市
分离基物：中央空调冷凝水
致病名称：军团菌肺炎
致病对象：人
来源历史：←中国疾病预防控制中心病原微生物菌（毒）种保藏中心传染病所分中心←中国疾病预防控制中心传染病预防控制所
用　　途：临床检验
联系单位：中国疾病预防控制中心传染病预防控制所
电子邮箱：chpc@icdc.cn

166. 军团菌属

国家科技资源标识符: CSTR:16698.06.NPRC 1.2.1403
平台资源号：NPRC 1.2.1403
保藏编号：CHPC 1.15250
中文名称：嗜肺军团菌
外文名称：*Legionella pneumophila*
分类学地位：Bacteria; Pseudomonadota; Gammaproteobacteria; Legionellales; Legionellaceae; *Legionella*
生物危害程度：第三类
分离时间：2021-11-11
分离地址：中国山东省青岛市
分离基物：中央空调冷凝水
致病名称：军团菌肺炎
致病对象：人
来源历史：←中国疾病预防控制中心病原微生物菌（毒）种保藏中心传染病所分中心←中国疾病预防控制中心传染病预防控制所
用　　途：临床检验
联系单位：中国疾病预防控制中心传染病预防控

制所
电子邮箱：chpc@icdc.cn

167. 军团菌属

国家科技资源标识符：CSTR:16698.06.NPRC 1.2.1404
平台资源号：NPRC 1.2.1404
保藏编号：CHPC 1.15251
中文名称：嗜肺军团菌
外文名称：*Legionella pneumophila*
分类学地位：Bacteria; Pseudomonadota; Gammaproteobacteria; Legionellales; Legionellaceae; *Legionella*
生物危害程度：第三类
分离时间：2021-11-11
分离地址：中国山东省青岛市
分离基物：中央空调冷凝水
致病名称：军团菌肺炎
致病对象：人
来源历史：←中国疾病预防控制中心病原微生物菌（毒）种保藏中心传染病所分中心←中国疾病预防控制中心传染病预防控制所
用　　途：临床检验
联系单位：中国疾病预防控制中心传染病预防控制所
电子邮箱：chpc@icdc.cn

168. 军团菌属

国家科技资源标识符：CSTR:16698.06.NPRC 1.2.1405
平台资源号：NPRC 1.2.1405
保藏编号：CHPC 1.15252
中文名称：嗜肺军团菌
外文名称：*Legionella pneumophila*
分类学地位：Bacteria; Pseudomonadota; Gammaproteobacteria; Legionellales; Legionellaceae; *Legionella*
生物危害程度：第三类
分离时间：2021-11-11
分离地址：中国山东省青岛市
分离基物：中央空调冷凝水
致病名称：军团菌肺炎
致病对象：人
来源历史：←中国疾病预防控制中心病原微生物菌（毒）种保藏中心传染病所分中心←中国疾病预防控制中心传染病预防控制所
用　　途：临床检验
联系单位：中国疾病预防控制中心传染病预防控制所
电子邮箱：chpc@icdc.cn

169. 军团菌属

国家科技资源标识符：CSTR:16698.06.NPRC 1.2.1406
平台资源号：NPRC 1.2.1406
保藏编号：CHPC 1.15253
中文名称：嗜肺军团菌
外文名称：*Legionella pneumophila*
分类学地位：Bacteria; Pseudomonadota; Gammaproteobacteria; Legionellales; Legionellaceae; *Legionella*
生物危害程度：第三类
分离时间：2021-06-24
分离地址：中国河北省石家庄市
分离基物：中央空调冷凝水
致病名称：军团菌肺炎
致病对象：人
来源历史：←中国疾病预防控制中心病原微生物菌（毒）种保藏中心传染病所分中心←中国疾病预防控制中心传染病预防控制所
用　　途：临床检验
联系单位：中国疾病预防控制中心传染病预防控制所
电子邮箱：chpc@icdc.cn

170. 军团菌属

国家科技资源标识符: CSTR:16698.06.NPRC 1.2.1407

平台资源号：NPRC 1.2.1407

保藏编号：CHPC 1.15254

中文名称：嗜肺军团菌

外文名称：*Legionella pneumophila*

分类学地位：Bacteria; Pseudomonadota; Gammaproteobacteria; Legionellales; Legionellaceae; *Legionella*

生物危害程度：第三类

分离时间：2021-06-24

分离地址：中国河北省石家庄市

分离基物：中央空调冷凝水

致病名称：军团菌肺炎

致病对象：人

来源历史：←中国疾病预防控制中心病原微生物菌（毒）种保藏中心传染病所分中心←中国疾病预防控制中心传染病预防控制所

用　　途：临床检验

联系单位：中国疾病预防控制中心传染病预防控制所

电子邮箱：chpc@icdc.cn

171. 军团菌属

国家科技资源标识符: CSTR:16698.06.NPRC 1.2.1408

平台资源号：NPRC 1.2.1408

保藏编号：CHPC 1.15255

中文名称：嗜肺军团菌

外文名称：*Legionella pneumophila*

分类学地位：Bacteria; Pseudomonadota; Gammaproteobacteria; Legionellales; Legionellaceae; *Legionella*

生物危害程度：第三类

分离时间：2021-06-24

分离地址：中国河北省石家庄市

分离基物：中央空调冷凝水

致病名称：军团菌肺炎

致病对象：人

来源历史：←中国疾病预防控制中心病原微生物菌（毒）种保藏中心传染病所分中心←中国疾病预防控制中心传染病预防控制所

用　　途：临床检验

联系单位：中国疾病预防控制中心传染病预防控制所

电子邮箱：chpc@icdc.cn

172. 军团菌属

国家科技资源标识符: CSTR:16698.06.NPRC 1.2.1409

平台资源号：NPRC 1.2.1409

保藏编号：CHPC 1.15256

中文名称：嗜肺军团菌

外文名称：*Legionella pneumophila*

分类学地位：Bacteria; Pseudomonadota; Gammaproteobacteria; Legionellales; Legionellaceae; *Legionella*

生物危害程度：第三类

分离时间：2021-06-24

分离地址：中国河北省石家庄市

分离基物：中央空调冷凝水

致病名称：军团菌肺炎

致病对象：人

来源历史：←中国疾病预防控制中心病原微生物菌（毒）种保藏中心传染病所分中心←中国疾病预防控制中心传染病预防控制所

用　　途：临床检验

联系单位：中国疾病预防控制中心传染病预防控制所

电子邮箱：chpc@icdc.cn

173. 军团菌属

国家科技资源标识符：CSTR:16698.06.NPRC 1.2.1410
平台资源号：NPRC 1.2.1410
保藏编号：CHPC 1.15257
中文名称：嗜肺军团菌
外文名称：*Legionella pneumophila*
分类学地位：Bacteria; Pseudomonadota; Gammaproteobacteria; Legionellales; Legionellaceae; *Legionella*
生物危害程度：第三类
分离时间：2021-06-24
分离地址：中国河北省石家庄市
分离基物：中央空调冷凝水
致病名称：军团菌肺炎
致病对象：人
来源历史：←中国疾病预防控制中心病原微生物菌（毒）种保藏中心传染病所分中心←中国疾病预防控制中心传染病预防控制所
用　　途：临床检验
联系单位：中国疾病预防控制中心传染病预防控制所
电子邮箱：chpc@icdc.cn

174. 军团菌属

国家科技资源标识符：CSTR:16698.06.NPRC 1.2.1411
平台资源号：NPRC 1.2.1411
保藏编号：CHPC 1.15258
中文名称：嗜肺军团菌
外文名称：*Legionella pneumophila*
分类学地位：Bacteria; Pseudomonadota; Gammaproteobacteria; Legionellales; Legionellaceae; *Legionella*
生物危害程度：第三类
分离时间：2021-06-24
分离地址：中国河北省石家庄市
分离基物：中央空调冷凝水
致病名称：军团菌肺炎
致病对象：人
来源历史：←中国疾病预防控制中心病原微生物菌（毒）种保藏中心传染病所分中心←中国疾病预防控制中心传染病预防控制所
用　　途：临床检验
联系单位：中国疾病预防控制中心传染病预防控制所
电子邮箱：chpc@icdc.cn

175. 军团菌属

国家科技资源标识符：CSTR:16698.06.NPRC 1.2.1412
平台资源号：NPRC 1.2.1412
保藏编号：CHPC 1.15259
中文名称：嗜肺军团菌
外文名称：*Legionella pneumophila*
分类学地位：Bacteria; Pseudomonadota; Gammaproteobacteria; Legionellales; Legionellaceae; *Legionella*
生物危害程度：第三类
分离时间：2021-06-24
分离地址：中国河北省石家庄市
分离基物：中央空调冷凝水
致病名称：军团菌肺炎
致病对象：人
来源历史：←中国疾病预防控制中心病原微生物菌（毒）种保藏中心传染病所分中心←中国疾病预防控制中心传染病预防控制所
用　　途：临床检验
联系单位：中国疾病预防控制中心传染病预防控制所
电子邮箱：chpc@icdc.cn

176. 军团菌属

国家科技资源标识符: CSTR:16698.06.NPRC 1.2.1413
平台资源号：NPRC 1.2.1413
保藏编号：CHPC 1.15260
中文名称：嗜肺军团菌
外文名称：*Legionella pneumophila*
分类学地位：Bacteria; Pseudomonadota; Gammaproteobacteria; Legionellales; Legionellaceae; *Legionella*
生物危害程度：第三类
分离时间：2021-07-06
分离地址：中国河北省石家庄市
分离基物：中央空调冷凝水
致病名称：军团菌肺炎
致病对象：人
来源历史：←中国疾病预防控制中心病原微生物菌（毒）种保藏中心传染病所分中心←中国疾病预防控制中心传染病预防控制所
用　　途：临床检验
联系单位：中国疾病预防控制中心传染病预防控制所
电子邮箱：chpc@icdc.cn

177. 军团菌属

国家科技资源标识符: CSTR:16698.06.NPRC 1.2.1414
平台资源号：NPRC 1.2.1414
保藏编号：CHPC 1.15261
中文名称：嗜肺军团菌
外文名称：*Legionella pneumophila*
分类学地位：Bacteria; Pseudomonadota; Gammaproteobacteria; Legionellales; Legionellaceae; *Legionella*
生物危害程度：第三类
分离时间：2021-11-08
分离地址：中国河北省石家庄市
分离基物：中央空调冷凝水
致病名称：军团菌肺炎
致病对象：人
来源历史：←中国疾病预防控制中心病原微生物菌（毒）种保藏中心传染病所分中心←中国疾病预防控制中心传染病预防控制所
用　　途：临床检验
联系单位：中国疾病预防控制中心传染病预防控制所
电子邮箱：chpc@icdc.cn

178. 军团菌属

国家科技资源标识符: CSTR:16698.06.NPRC 1.2.1415
平台资源号：NPRC 1.2.1415
保藏编号：CHPC 1.15262
中文名称：嗜肺军团菌
外文名称：*Legionella pneumophila*
分类学地位：Bacteria; Pseudomonadota; Gammaproteobacteria; Legionellales; Legionellaceae; *Legionella*
生物危害程度：第三类
分离时间：2021-11-08
分离地址：中国河北省石家庄市
分离基物：中央空调冷凝水
致病名称：军团菌肺炎
致病对象：人
来源历史：←中国疾病预防控制中心病原微生物菌（毒）种保藏中心传染病所分中心←中国疾病预防控制中心传染病预防控制所
用　　途：临床检验
联系单位：中国疾病预防控制中心传染病预防控制所
电子邮箱：chpc@icdc.cn

179. 军团菌属

国家科技资源标识符: CSTR:16698.06.NPRC 1.2.1416
平台资源号：NPRC 1.2.1416
保藏编号：CHPC 1.15263
中文名称：嗜肺军团菌
外文名称：*Legionella pneumophila*
分类学地位：Bacteria; Pseudomonadota; Gammaproteobacteria; Legionellales; Legionellaceae; *Legionella*
生物危害程度：第三类
分离时间：2021-11-08
分离地址：中国河北省石家庄市
分离基物：中央空调冷凝水
致病名称：军团菌肺炎
致病对象：人
来源历史：←中国疾病预防控制中心病原微生物菌（毒）种保藏中心传染病所分中心←中国疾病预防控制中心传染病预防控制所
用　　途：临床检验
联系单位：中国疾病预防控制中心传染病预防控制所
电子邮箱：chpc@icdc.cn

180. 军团菌属

国家科技资源标识符: CSTR:16698.06.NPRC 1.2.1417
平台资源号：NPRC 1.2.1417
保藏编号：CHPC 1.15264
中文名称：嗜肺军团菌
外文名称：*Legionella pneumophila*
分类学地位：Bacteria; Pseudomonadota; Gammaproteobacteria; Legionellales; Legionellaceae; *Legionella*
生物危害程度：第三类
分离时间：2021-11-08
分离地址：中国河北省石家庄市
分离基物：中央空调冷凝水
致病名称：军团菌肺炎
致病对象：人
来源历史：←中国疾病预防控制中心病原微生物菌（毒）种保藏中心传染病所分中心←中国疾病预防控制中心传染病预防控制所
用　　途：临床检验
联系单位：中国疾病预防控制中心传染病预防控制所
电子邮箱：chpc@icdc.cn

181. 军团菌属

国家科技资源标识符: CSTR:16698.06.NPRC 1.2.1418
平台资源号：NPRC 1.2.1418
保藏编号：CHPC 1.15265
中文名称：嗜肺军团菌
外文名称：*Legionella pneumophila*
分类学地位：Bacteria; Pseudomonadota; Gammaproteobacteria; Legionellales; Legionellaceae; *Legionella*
生物危害程度：第三类
分离时间：2021-11-16
分离地址：中国河北省石家庄市
分离基物：中央空调冷凝水
致病名称：军团菌肺炎
致病对象：人
来源历史：←中国疾病预防控制中心病原微生物菌（毒）种保藏中心传染病所分中心←中国疾病预防控制中心传染病预防控制所
用　　途：临床检验
联系单位：中国疾病预防控制中心传染病预防控制所
电子邮箱：chpc@icdc.cn

182. 军团菌属

国家科技资源标识符: CSTR:16698.06.NPRC 1.2.1419
平台资源号：NPRC 1.2.1419
保藏编号：CHPC 1.15266
中文名称：嗜肺军团菌
外文名称：*Legionella pneumophila*
分类学地位：Bacteria; Pseudomonadota; Gammaproteobacteria; Legionellales; Legionellaceae; *Legionella*
生物危害程度：第三类
分离时间：2021-11-16
分离地址：中国河北省石家庄市
分离基物：中央空调冷凝水
致病名称：军团菌肺炎
致病对象：人
来源历史：←中国疾病预防控制中心病原微生物菌（毒）种保藏中心传染病所分中心←中国疾病预防控制中心传染病预防控制所
用　　途：临床检验
联系单位：中国疾病预防控制中心传染病预防控制所
电子邮箱：chpc@icdc.cn

183. 军团菌属

国家科技资源标识符: CSTR:16698.06.NPRC 1.2.1420
平台资源号：NPRC 1.2.1420
保藏编号：CHPC 1.15267
中文名称：嗜肺军团菌
外文名称：*Legionella pneumophila*
分类学地位：Bacteria; Pseudomonadota; Gammaproteobacteria; Legionellales; Legionellaceae; *Legionella*
生物危害程度：第三类
分离时间：2021-11-16
分离地址：中国河北省石家庄市
分离基物：中央空调冷凝水
致病名称：军团菌肺炎
致病对象：人
来源历史：←中国疾病预防控制中心病原微生物菌（毒）种保藏中心传染病所分中心←中国疾病预防控制中心传染病预防控制所
用　　途：临床检验
联系单位：中国疾病预防控制中心传染病预防控制所
电子邮箱：chpc@icdc.cn

184. 军团菌属

国家科技资源标识符: CSTR:16698.06.NPRC 1.2.1421
平台资源号：NPRC 1.2.1421
保藏编号：CHPC 1.15268
中文名称：嗜肺军团菌
外文名称：*Legionella pneumophila*
分类学地位：Bacteria; Pseudomonadota; Gammaproteobacteria; Legionellales; Legionellaceae; *Legionella*
生物危害程度：第三类
分离时间：2021-11-16
分离地址：中国河北省石家庄市
分离基物：中央空调冷凝水
致病名称：军团菌肺炎
致病对象：人
来源历史：←中国疾病预防控制中心病原微生物菌（毒）种保藏中心传染病所分中心←中国疾病预防控制中心传染病预防控制所
用　　途：临床检验
联系单位：中国疾病预防控制中心传染病预防控制所
电子邮箱：chpc@icdc.cn

185. 军团菌属

国家科技资源标识符: CSTR:16698.06.NPRC 1.2.1422
平台资源号：NPRC 1.2.1422
保藏编号：CHPC 1.15269
中文名称：嗜肺军团菌
外文名称：*Legionella pneumophila*
分类学地位：Bacteria; Pseudomonadota; Gammaproteobacteria; Legionellales; Legionellaceae; *Legionella*
生物危害程度：第三类
分离时间：2021-11-24
分离地址：中国河北省石家庄市
分离基物：中央空调冷凝水
致病名称：军团菌肺炎
致病对象：人
来源历史：←中国疾病预防控制中心病原微生物菌（毒）种保藏中心传染病所分中心←中国疾病预防控制中心传染病预防控制所
用　　途：临床检验
联系单位：中国疾病预防控制中心传染病预防控制所
电子邮箱：chpc@icdc.cn

186. 军团菌属

国家科技资源标识符: CSTR:16698.06.NPRC 1.2.1423
平台资源号：NPRC 1.2.1423
保藏编号：CHPC 1.15270
中文名称：嗜肺军团菌
外文名称：*Legionella pneumophila*
分类学地位：Bacteria; Pseudomonadota; Gammaproteobacteria; Legionellales; Legionellaceae; *Legionella*
生物危害程度：第三类
分离时间：2021-11-24
分离地址：中国河北省石家庄市
分离基物：中央空调冷凝水
致病名称：军团菌肺炎
致病对象：人
来源历史：←中国疾病预防控制中心病原微生物菌（毒）种保藏中心传染病所分中心←中国疾病预防控制中心传染病预防控制所
用　　途：临床检验
联系单位：中国疾病预防控制中心传染病预防控制所
电子邮箱：chpc@icdc.cn

187. 军团菌属

国家科技资源标识符: CSTR:16698.06.NPRC 1.2.1424
平台资源号：NPRC 1.2.1424
保藏编号：CHPC 1.15271
中文名称：嗜肺军团菌
外文名称：*Legionella pneumophila*
分类学地位：Bacteria; Pseudomonadota; Gammaproteobacteria; Legionellales; Legionellaceae; *Legionella*
生物危害程度：第三类
分离时间：2021-11-24
分离地址：中国河北省石家庄市
分离基物：中央空调冷凝水
致病名称：军团菌肺炎
致病对象：人
来源历史：←中国疾病预防控制中心病原微生物菌（毒）种保藏中心传染病所分中心←中国疾病预防控制中心传染病预防控制所
用　　途：临床检验
联系单位：中国疾病预防控制中心传染病预防控制所
电子邮箱：chpc@icdc.cn

188. 军团菌属

国家科技资源标识符：CSTR:16698.06.NPRC 1.2.1425
平台资源号：NPRC 1.2.1425
保藏编号：CHPC 1.15272
中文名称：嗜肺军团菌
外文名称：*Legionella pneumophila*
分类学地位：Bacteria; Pseudomonadota; Gammaproteobacteria; Legionellales; Legionellaceae; *Legionella*
生物危害程度：第三类
分离时间：2021-11-24
分离地址：中国河北省石家庄市
分离基物：中央空调冷凝水
致病名称：军团菌肺炎
致病对象：人
来源历史：←中国疾病预防控制中心病原微生物菌（毒）种保藏中心传染病所分中心←中国疾病预防控制中心传染病预防控制所
用　　途：临床检验
联系单位：中国疾病预防控制中心传染病预防控制所
电子邮箱：chpc@icdc.cn

十、钩端螺旋体属

189. 钩端螺旋体属

国家科技资源标识符：CSTR:16698.06.NPRC 1.2.1371
平台资源号：NPRC 1.2.1371
保藏编号：CHPC 1.15098
中文名称：问号钩端螺旋体
外文名称：*Leptospira interrogans*
分类学地位：Bacteria; Spirochaetota; Spirochaetia; Leptospirales; Leptospiraceae; *Leptospira*
生物危害程度：第三类
分离时间：2023-12-31
分离地址：中国北京市
分离基物：细菌菌株
致病名称：流感伤寒样症状、肺出血、黄疸出血表现、脑膜脑炎、肾衰竭
致病对象：人、动物
来源历史：←中国疾病预防控制中心病原微生物菌（毒）种保藏中心传染病所分中心←中国疾病预防控制中心传染病预防控制所
用　　途：临床检验
联系单位：中国疾病预防控制中心传染病预防控制所
电子邮箱：chpc@icdc.cn

十一、李斯特菌属

190. 李斯特菌属

国家科技资源标识符：CSTR:16698.06.NPRC 1.2.1666
平台资源号：NPRC 1.2.1666
保藏编号：CHPC 1.15513
中文名称：单核增生李斯特菌
外文名称：*Listeria monocytogenes*
分类学地位：Bacteria; Bacillota; Bacilli; Caryophanales; Listeriaceae; *Listeria*
生物危害程度：第三类
分离时间：2021-01-01
分离地址：中国湖南省常德市
分离基物：食物（生肉制品）
致病名称：败血症、脑膜炎
致病对象：人、动物
来源历史：←中国疾病预防控制中心病原微生物菌（毒）种保藏中心传染病所分中心

←中国疾病预防控制中心传染病预防控制所

用　　途：临床检验

联系单位：中国疾病预防控制中心传染病预防控制所

电子邮箱：chpc@icdc.cn

191. 李斯特菌属

国家科技资源标识符：CSTR:16698.06.NPRC 1.2.1667

平台资源号：NPRC 1.2.1667

保藏编号：CHPC 1.15514

中文名称：单核增生李斯特菌

外文名称：*Listeria monocytogenes*

分类学地位：Bacteria; Bacillota; Bacilli; Caryophanales; Listeriaceae; *Listeria*

生物危害程度：第三类

分离时间：2021-01-01

分离地址：中国湖南省常德市

分离基物：食物（生肉制品）

致病名称：败血症、脑膜炎

致病对象：人、动物

来源历史：←中国疾病预防控制中心病原微生物菌（毒）种保藏中心传染病所分中心←中国疾病预防控制中心传染病预防控制所

用　　途：临床检验

联系单位：中国疾病预防控制中心传染病预防控制所

电子邮箱：chpc@icdc.cn

192. 李斯特菌属

国家科技资源标识符：CSTR:16698.06.NPRC 1.2.1668

平台资源号：NPRC 1.2.1668

保藏编号：CHPC 1.15515

中文名称：单核增生李斯特菌

外文名称：*Listeria monocytogenes*

分类学地位：Bacteria; Bacillota; Bacilli; Caryophanales; Listeriaceae; *Listeria*

生物危害程度：第三类

分离时间：2021-01-01

分离地址：中国吉林省长春市

分离基物：患者血液

致病名称：败血症、脑膜炎

致病对象：人、动物

来源历史：←中国疾病预防控制中心病原微生物菌（毒）种保藏中心传染病所分中心←中国疾病预防控制中心传染病预防控制所

用　　途：临床检验

联系单位：中国疾病预防控制中心传染病预防控制所

电子邮箱：chpc@icdc.cn

193. 李斯特菌属

国家科技资源标识符：CSTR:16698.06.NPRC 1.2.1669

平台资源号：NPRC 1.2.1669

保藏编号：CHPC 1.15516

中文名称：单核增生李斯特菌

外文名称：*Listeria monocytogenes*

分类学地位：Bacteria; Bacillota; Bacilli; Caryophanales; Listeriaceae; *Listeria*

生物危害程度：第三类

分离时间：2022-05-28

分离地址：中国山东省枣庄市

分离基物：患者血液

致病名称：败血症、脑膜炎

致病对象：人、动物

来源历史：←中国疾病预防控制中心病原微生物菌（毒）种保藏中心传染病所分中心←中国疾病预防控制中心传染病预防控制所

用　　途：临床检验

联系单位：中国疾病预防控制中心传染病预防控制所

电子邮箱：chpc@icdc.cn

194. 李斯特菌属

国家科技资源标识符：CSTR:16698.06.NPRC 1.2.1670
平台资源号：NPRC 1.2.1670
保藏编号：CHPC 1.15517
中文名称：单核增生李斯特菌
外文名称：*Listeria monocytogenes*
分类学地位：Bacteria; Bacillota; Bacilli; Caryophanales; Listeriaceae; *Listeria*
生物危害程度：第三类
分离时间：2022-06-14
分离地址：中国山东省枣庄市
分离基物：患者血液
致病名称：败血症、脑膜炎
致病对象：人、动物
来源历史：←中国疾病预防控制中心病原微生物菌（毒）种保藏中心传染病所分中心←中国疾病预防控制中心传染病预防控制所
用　　途：临床检验
联系单位：中国疾病预防控制中心传染病预防控制所
电子邮箱：chpc@icdc.cn

195. 李斯特菌属

国家科技资源标识符：CSTR:16698.06.NPRC 1.2.1671
平台资源号：NPRC 1.2.1671
保藏编号：CHPC 1.15518
中文名称：单核增生李斯特菌
外文名称：*Listeria monocytogenes*
分类学地位：Bacteria; Bacillota; Bacilli; Caryophanales; Listeriaceae; *Listeria*
生物危害程度：第三类
分离时间：2021-08-31
分离地址：中国山东省潍坊市
分离基物：患者血液
致病名称：败血症、脑膜炎
致病对象：人、动物
来源历史：←中国疾病预防控制中心病原微生物菌（毒）种保藏中心传染病所分中心←中国疾病预防控制中心传染病预防控制所
用　　途：临床检验
联系单位：中国疾病预防控制中心传染病预防控制所
电子邮箱：chpc@icdc.cn

196. 李斯特菌属

国家科技资源标识符：CSTR:16698.06.NPRC 1.2.1672
平台资源号：NPRC 1.2.1672
保藏编号：CHPC 1.15519
中文名称：单核增生李斯特菌
外文名称：*Listeria monocytogenes*
分类学地位：Bacteria; Bacillota; Bacilli; Caryophanales; Listeriaceae; *Listeria*
生物危害程度：第三类
分离时间：2018-05-21
分离地址：中国山东省临沂市
分离基物：食物（生肉制品）
致病名称：败血症、脑膜炎
致病对象：人、动物
来源历史：←中国疾病预防控制中心病原微生物菌（毒）种保藏中心传染病所分中心←中国疾病预防控制中心传染病预防控制所
用　　途：临床检验
联系单位：中国疾病预防控制中心传染病预防控制所
电子邮箱：chpc@icdc.cn

197. 李斯特菌属

国家科技资源标识符：CSTR:16698.06.NPRC 1.2.1673
平台资源号：NPRC 1.2.1673

保藏编号：CHPC 1.15520
中文名称：单核增生李斯特菌
外文名称：*Listeria monocytogenes*
分类学地位：Bacteria; Bacillota; Bacilli; Caryophanales; Listeriaceae; *Listeria*
生物危害程度：第三类
分离时间：2018-09-17
分离地址：中国山东省临沂市
分离基物：动物血液
致病名称：败血症、脑膜炎
致病对象：人、动物
来源历史：←中国疾病预防控制中心病原微生物菌（毒）种保藏中心传染病所分中心←中国疾病预防控制中心传染病预防控制所
用　　途：临床检验
联系单位：中国疾病预防控制中心传染病预防控制所
电子邮箱：chpc@icdc.cn

198. 李斯特菌属

国家科技资源标识符: CSTR:16698.06.NPRC 1.2.1674
平台资源号：NPRC 1.2.1674
保藏编号：CHPC 1.15521
中文名称：单核增生李斯特菌
外文名称：*Listeria monocytogenes*
分类学地位：Bacteria; Bacillota; Bacilli; Caryophanales; Listeriaceae; *Listeria*
生物危害程度：第三类
分离时间：2018-09-17
分离地址：中国山东省临沂市
分离基物：食物（生肉制品）
致病名称：败血症、脑膜炎
致病对象：人、动物
来源历史：←中国疾病预防控制中心病原微生物菌（毒）种保藏中心传染病所分中心←中国疾病预防控制中心传染病预防控制所
用　　途：临床检验
联系单位：中国疾病预防控制中心传染病预防控制所
电子邮箱：chpc@icdc.cn

199. 李斯特菌属

国家科技资源标识符: CSTR:16698.06.NPRC 1.2.1675
平台资源号：NPRC 1.2.1675
保藏编号：CHPC 1.15522
中文名称：单核增生李斯特菌
外文名称：*Listeria monocytogenes*
分类学地位：Bacteria; Bacillota; Bacilli; Caryophanales; Listeriaceae; *Listeria*
生物危害程度：第三类
分离时间：2018-03-26
分离地址：中国山东省临沂市
分离基物：食物（生肉制品）
致病名称：败血症、脑膜炎
致病对象：人、动物
来源历史：←中国疾病预防控制中心病原微生物菌（毒）种保藏中心传染病所分中心←中国疾病预防控制中心传染病预防控制所
用　　途：临床检验
联系单位：中国疾病预防控制中心传染病预防控制所
电子邮箱：chpc@icdc.cn

200. 李斯特菌属

国家科技资源标识符: CSTR:16698.06.NPRC 1.2.1676
平台资源号：NPRC 1.2.1676
保藏编号：CHPC 1.15523
中文名称：单核增生李斯特菌
外文名称：*Listeria monocytogenes*
分类学地位：Bacteria; Bacillota; Bacilli; Caryophanales; Listeriaceae; *Listeria*

生物危害程度：第三类
分离时间：2019-03-15
分离地址：中国山东省临沂市
分离基物：冷冻饮品
致病名称：败血症、脑膜炎
致病对象：人、动物
来源历史：←中国疾病预防控制中心病原微生物菌（毒）种保藏中心传染病所分中心←中国疾病预防控制中心传染病预防控制所
用　　途：临床检验
联系单位：中国疾病预防控制中心传染病预防控制所
电子邮箱：chpc@icdc.cn

201. 李斯特菌属

国家科技资源标识符: CSTR:16698.06.NPRC 1.2.1677
平台资源号：NPRC 1.2.1677
保藏编号：CHPC 1.15524
中文名称：单核增生李斯特菌
外文名称：*Listeria monocytogenes*
分类学地位：Bacteria; Bacillota; Bacilli; Caryophanales; Listeriaceae; *Listeria*
生物危害程度：第三类
分离时间：2018-03-26
分离地址：中国山东省临沂市
分离基物：食物（生肉制品）
致病名称：败血症、脑膜炎
致病对象：人、动物
来源历史：←中国疾病预防控制中心病原微生物菌（毒）种保藏中心传染病所分中心←中国疾病预防控制中心传染病预防控制所
用　　途：临床检验
联系单位：中国疾病预防控制中心传染病预防控制所
电子邮箱：chpc@icdc.cn

202. 李斯特菌属

国家科技资源标识符: CSTR:16698.06.NPRC 1.2.1678
平台资源号：NPRC 1.2.1678
保藏编号：CHPC 1.15525
中文名称：单核增生李斯特菌
外文名称：*Listeria monocytogenes*
分类学地位：Bacteria; Bacillota; Bacilli; Caryophanales; Listeriaceae; *Listeria*
生物危害程度：第三类
分离时间：2018-03-26
分离地址：中国山东省临沂市
分离基物：食物（生肉制品）
致病名称：败血症、脑膜炎
致病对象：人、动物
来源历史：←中国疾病预防控制中心病原微生物菌（毒）种保藏中心传染病所分中心←中国疾病预防控制中心传染病预防控制所
用　　途：临床检验
联系单位：中国疾病预防控制中心传染病预防控制所
电子邮箱：chpc@icdc.cn

203. 李斯特菌属

国家科技资源标识符: CSTR:16698.06.NPRC 1.2.1679
平台资源号：NPRC 1.2.1679
保藏编号：CHPC 1.15526
中文名称：单核增生李斯特菌
外文名称：*Listeria monocytogenes*
分类学地位：Bacteria; Bacillota; Bacilli; Caryophanales; Listeriaceae; *Listeria*
生物危害程度：第三类
分离时间：2016-11-07
分离地址：中国山东省临沂市
分离基物：食物（生肉制品）
致病名称：败血症、脑膜炎

致病对象：人、动物

来源历史：←中国疾病预防控制中心病原微生物菌（毒）种保藏中心传染病所分中心←中国疾病预防控制中心传染病预防控制所

用　　途：临床检验

联系单位：中国疾病预防控制中心传染病预防控制所

电子邮箱：chpc@icdc.cn

204. 李斯特菌属

国家科技资源标识符：CSTR:16698.06.NPRC 1.2.1680

平台资源号：NPRC 1.2.1680

保藏编号：CHPC 1.15527

中文名称：单核增生李斯特菌

外文名称：*Listeria monocytogenes*

分类学地位：Bacteria; Bacillota; Bacilli; Caryophanales; Listeriaceae; *Listeria*

生物危害程度：第三类

分离时间：2019-03-15

分离地址：中国山东省临沂市

分离基物：食物（水果制品）

致病名称：败血症、脑膜炎

致病对象：人、动物

来源历史：←中国疾病预防控制中心病原微生物菌（毒）种保藏中心传染病所分中心←中国疾病预防控制中心传染病预防控制所

用　　途：临床检验

联系单位：中国疾病预防控制中心传染病预防控制所

电子邮箱：chpc@icdc.cn

205. 李斯特菌属

国家科技资源标识符：CSTR:16698.06.NPRC 1.2.1681

平台资源号：NPRC 1.2.1681

保藏编号：CHPC 1.15528

中文名称：单核增生李斯特菌

外文名称：*Listeria monocytogenes*

分类学地位：Bacteria; Bacillota; Bacilli; Caryophanales; Listeriaceae; *Listeria*

生物危害程度：第三类

分离时间：2015-03-15

分离地址：中国山东省临沂市

分离基物：患者脑脊液

致病名称：败血症、脑膜炎

致病对象：人、动物

来源历史：←中国疾病预防控制中心病原微生物菌（毒）种保藏中心传染病所分中心←中国疾病预防控制中心传染病预防控制所

用　　途：临床检验

联系单位：中国疾病预防控制中心传染病预防控制所

电子邮箱：chpc@icdc.cn

206. 李斯特菌属

国家科技资源标识符：CSTR:16698.06.NPRC 1.2.1682

平台资源号：NPRC 1.2.1682

保藏编号：CHPC 1.15529

中文名称：单核增生李斯特菌

外文名称：*Listeria monocytogenes*

分类学地位：Bacteria; Bacillota; Bacilli; Caryophanales; Listeriaceae; *Listeria*

生物危害程度：第三类

分离时间：2016-11-12

分离地址：中国山东省临沂市

分离基物：患者脑脊液

致病名称：败血症、脑膜炎

致病对象：人、动物

来源历史：←中国疾病预防控制中心病原微生物菌（毒）种保藏中心传染病所分中心←中国疾病预防控制中心传染病预防控制所

用　　途：临床检验
联系单位：中国疾病预防控制中心传染病预防控制所
电子邮箱：chpc@icdc.cn

207. 李斯特菌属

国家科技资源标识符：CSTR:16698.06.NPRC 1.2.1683
平台资源号：NPRC 1.2.1683
保藏编号：CHPC 1.15530
中文名称：单核增生李斯特菌
外文名称：*Listeria monocytogenes*
分类学地位：Bacteria; Bacillota; Bacilli; Caryophanales; Listeriaceae; *Listeria*
生物危害程度：第三类
分离时间：2016-11-13
分离地址：中国山东省临沂市
分离基物：患者血液
致病名称：败血症、脑膜炎
致病对象：人、动物
来源历史：←中国疾病预防控制中心病原微生物菌（毒）种保藏中心传染病所分中心←中国疾病预防控制中心传染病预防控制所
用　　途：临床检验
联系单位：中国疾病预防控制中心传染病预防控制所
电子邮箱：chpc@icdc.cn

208. 李斯特菌属

国家科技资源标识符：CSTR:16698.06.NPRC 1.2.1684
平台资源号：NPRC 1.2.1684
保藏编号：CHPC 1.15531
中文名称：单核增生李斯特菌
外文名称：*Listeria monocytogenes*
分类学地位：Bacteria; Bacillota; Bacilli; Caryophanales; Listeriaceae; *Listeria*
生物危害程度：第三类
分离时间：2017-03-31
分离地址：中国山东省临沂市
分离基物：患者血液
致病名称：败血症、脑膜炎
致病对象：人、动物
来源历史：←中国疾病预防控制中心病原微生物菌（毒）种保藏中心传染病所分中心←中国疾病预防控制中心传染病预防控制所
用　　途：临床检验
联系单位：中国疾病预防控制中心传染病预防控制所
电子邮箱：chpc@icdc.cn

209. 李斯特菌属

国家科技资源标识符：CSTR:16698.06.NPRC 1.2.1685
平台资源号：NPRC 1.2.1685
保藏编号：CHPC 1.15532
中文名称：单核增生李斯特菌
外文名称：*Listeria monocytogenes*
分类学地位：Bacteria; Bacillota; Bacilli; Caryophanales; Listeriaceae; *Listeria*
生物危害程度：第三类
分离时间：2019-08-09
分离地址：中国山东省临沂市
分离基物：患者血液
致病名称：败血症、脑膜炎
致病对象：人、动物
来源历史：←中国疾病预防控制中心病原微生物菌（毒）种保藏中心传染病所分中心←中国疾病预防控制中心传染病预防控制所
用　　途：临床检验
联系单位：中国疾病预防控制中心传染病预防控制所
电子邮箱：chpc@icdc.cn

210. 李斯特菌属

国家科技资源标识符: CSTR:16698.06.NPRC 1.2.1686
平台资源号：NPRC 1.2.1686
保藏编号：CHPC 1.15533
中文名称：单核增生李斯特菌
外文名称：*Listeria monocytogenes*
分类学地位：Bacteria; Bacillota; Bacilli; Caryophanales; Listeriaceae; *Listeria*
生物危害程度：第三类
分离时间：2019-08-05
分离地址：中国山东省临沂市
分离基物：患者血液
致病名称：败血症、脑膜炎
致病对象：人、动物
来源历史：←中国疾病预防控制中心病原微生物菌（毒）种保藏中心传染病所分中心←中国疾病预防控制中心传染病预防控制所
用　　途：临床检验
联系单位：中国疾病预防控制中心传染病预防控制所
电子邮箱：chpc@icdc.cn

211. 李斯特菌属

国家科技资源标识符: CSTR:16698.06.NPRC 1.2.1687
平台资源号：NPRC 1.2.1687
保藏编号：CHPC 1.15534
中文名称：单核增生李斯特菌
外文名称：*Listeria monocytogenes*
分类学地位：Bacteria; Bacillota; Bacilli; Caryophanales; Listeriaceae; *Listeria*
生物危害程度：第三类
分离时间：2019-03-10
分离地址：中国山东省临沂市
分离基物：患者血液
致病名称：败血症、脑膜炎
致病对象：人、动物
来源历史：←中国疾病预防控制中心病原微生物菌（毒）种保藏中心传染病所分中心←中国疾病预防控制中心传染病预防控制所
用　　途：临床检验
联系单位：中国疾病预防控制中心传染病预防控制所
电子邮箱：chpc@icdc.cn

212. 李斯特菌属

国家科技资源标识符: CSTR:16698.06.NPRC 1.2.1688
平台资源号：NPRC 1.2.1688
保藏编号：CHPC 1.15535
中文名称：单核增生李斯特菌
外文名称：*Listeria monocytogenes*
分类学地位：Bacteria; Bacillota; Bacilli; Caryophanales; Listeriaceae; *Listeria*
生物危害程度：第三类
分离时间：2019-03-11
分离地址：中国山东省临沂市
分离基物：患者血液
致病名称：败血症、脑膜炎
致病对象：人、动物
来源历史：←中国疾病预防控制中心病原微生物菌（毒）种保藏中心传染病所分中心←中国疾病预防控制中心传染病预防控制所
用　　途：临床检验
联系单位：中国疾病预防控制中心传染病预防控制所
电子邮箱：chpc@icdc.cn

213. 李斯特菌属

国家科技资源标识符: CSTR:16698.06.NPRC 1.2.1689
平台资源号：NPRC 1.2.1689
保藏编号：CHPC 1.15536

中文名称：单核增生李斯特菌
外文名称：*Listeria monocytogenes*
分类学地位：Bacteria; Bacillota; Bacilli; Caryophanales; Listeriaceae; *Listeria*
生物危害程度：第三类
分离时间：2019-10-02
分离地址：中国山东省临沂市
分离基物：患者血液
致病名称：败血症、脑膜炎
致病对象：人、动物
来源历史：←中国疾病预防控制中心病原微生物菌（毒）种保藏中心传染病所分中心←中国疾病预防控制中心传染病预防控制所
用　　途：临床检验
联系单位：中国疾病预防控制中心传染病预防控制所
电子邮箱：chpc@icdc.cn

214. 李斯特菌属

国家科技资源标识符：CSTR:16698.06.NPRC 1.2.1690
平台资源号：NPRC 1.2.1690
保藏编号：CHPC 1.15537
中文名称：单核增生李斯特菌
外文名称：*Listeria monocytogenes*
分类学地位：Bacteria; Bacillota; Bacilli; Caryophanales; Listeriaceae; *Listeria*
生物危害程度：第三类
分离时间：2019-09-30
分离地址：中国山东省临沂市
分离基物：患者血液
致病名称：败血症、脑膜炎
致病对象：人、动物
来源历史：←中国疾病预防控制中心病原微生物菌（毒）种保藏中心传染病所分中心←中国疾病预防控制中心传染病预防控制所
用　　途：临床检验
联系单位：中国疾病预防控制中心传染病预防控制所
电子邮箱：chpc@icdc.cn

215. 李斯特菌属

国家科技资源标识符：CSTR:16698.06.NPRC 1.2.1691
平台资源号：NPRC 1.2.1691
保藏编号：CHPC 1.15538
中文名称：单核增生李斯特菌
外文名称：*Listeria monocytogenes*
分类学地位：Bacteria; Bacillota; Bacilli; Caryophanales; Listeriaceae; *Listeria*
生物危害程度：第三类
分离时间：2019-08-10
分离地址：中国山东省临沂市
分离基物：患者血液
致病名称：败血症、脑膜炎
致病对象：人、动物
来源历史：←中国疾病预防控制中心病原微生物菌（毒）种保藏中心传染病所分中心←中国疾病预防控制中心传染病预防控制所
用　　途：临床检验
联系单位：中国疾病预防控制中心传染病预防控制所
电子邮箱：chpc@icdc.cn

216. 李斯特菌属

国家科技资源标识符：CSTR:16698.06.NPRC 1.2.1692
平台资源号：NPRC 1.2.1692
保藏编号：CHPC 1.15539
中文名称：单核增生李斯特菌
外文名称：*Listeria monocytogenes*
分类学地位：Bacteria; Bacillota; Bacilli; Caryophanales; Listeriaceae; *Listeria*
生物危害程度：第三类

分离时间：2019-08-30
分离地址：中国山东省临沂市
分离基物：患者血液
致病名称：败血症、脑膜炎
致病对象：人、动物
来源历史：←中国疾病预防控制中心病原微生物菌（毒）种保藏中心传染病所分中心←中国疾病预防控制中心传染病预防控制所
用　　途：临床检验
联系单位：中国疾病预防控制中心传染病预防控制所
电子邮箱：chpc@icdc.cn

217. 李斯特菌属

国家科技资源标识符：CSTR:16698.06.NPRC 1.2.1693
平台资源号：NPRC 1.2.1693
保藏编号：CHPC 1.15540
中文名称：单核增生李斯特菌
外文名称：*Listeria monocytogenes*
分类学地位：Bacteria; Bacillota; Bacilli; Caryophanales; Listeriaceae; *Listeria*
生物危害程度：第三类
分离时间：2020-10-30
分离地址：中国山东省临沂市
分离基物：患者脑脊液
致病名称：败血症、脑膜炎
致病对象：人、动物
来源历史：←中国疾病预防控制中心病原微生物菌（毒）种保藏中心传染病所分中心←中国疾病预防控制中心传染病预防控制所
用　　途：临床检验
联系单位：中国疾病预防控制中心传染病预防控制所
电子邮箱：chpc@icdc.cn

218. 李斯特菌属

国家科技资源标识符：CSTR:16698.06.NPRC 1.2.1694
平台资源号：NPRC 1.2.1694
保藏编号：CHPC 1.15541
中文名称：单核增生李斯特菌
外文名称：*Listeria monocytogenes*
分类学地位：Bacteria; Bacillota; Bacilli; Caryophanales; Listeriaceae; *Listeria*
生物危害程度：第三类
分离时间：2020-10-30
分离地址：中国山东省临沂市
分离基物：患者血液
致病名称：败血症、脑膜炎
致病对象：人、动物
来源历史：←中国疾病预防控制中心病原微生物菌（毒）种保藏中心传染病所分中心←中国疾病预防控制中心传染病预防控制所
用　　途：临床检验
联系单位：中国疾病预防控制中心传染病预防控制所
电子邮箱：chpc@icdc.cn

219. 李斯特菌属

国家科技资源标识符：CSTR:16698.06.NPRC 1.2.1695
平台资源号：NPRC 1.2.1695
保藏编号：CHPC 1.15542
中文名称：单核增生李斯特菌
外文名称：*Listeria monocytogenes*
分类学地位：Bacteria; Bacillota; Bacilli; Caryophanales; Listeriaceae; *Listeria*
生物危害程度：第三类
分离时间：2020-10-30
分离地址：中国山东省临沂市
分离基物：食物（生肉制品）
致病名称：败血症、脑膜炎

致病对象：人、动物

来源历史：←中国疾病预防控制中心病原微生物菌（毒）种保藏中心传染病所分中心←中国疾病预防控制中心传染病预防控制所

用　　途：临床检验

联系单位：中国疾病预防控制中心传染病预防控制所

电子邮箱：chpc@icdc.cn

220. 李斯特菌属

国家科技资源标识符: CSTR:16698.06.NPRC 1.2.1696

平台资源号：NPRC 1.2.1696

保藏编号：CHPC 1.15543

中文名称：单核增生李斯特菌

外文名称：*Listeria monocytogenes*

分类学地位：Bacteria; Bacillota; Bacilli; Caryophanales; Listeriaceae; *Listeria*

生物危害程度：第三类

分离时间：2020-10-30

分离地址：中国山东省临沂市

分离基物：食物（酱腌菜）

致病名称：败血症、脑膜炎

致病对象：人、动物

来源历史：←中国疾病预防控制中心病原微生物菌（毒）种保藏中心传染病所分中心←中国疾病预防控制中心传染病预防控制所

用　　途：临床检验

联系单位：中国疾病预防控制中心传染病预防控制所

电子邮箱：chpc@icdc.cn

221. 李斯特菌属

国家科技资源标识符: CSTR:16698.06.NPRC 1.2.1697

平台资源号：NPRC 1.2.1697

保藏编号：CHPC 1.15544

中文名称：单核增生李斯特菌

外文名称：*Listeria monocytogenes*

分类学地位：Bacteria; Bacillota; Bacilli; Caryophanales; Listeriaceae; *Listeria*

生物危害程度：第三类

分离时间：2022-04-19

分离地址：中国安徽省阜阳市

分离基物：患者血液

致病名称：败血症、脑膜炎

致病对象：人、动物

来源历史：←中国疾病预防控制中心病原微生物菌（毒）种保藏中心传染病所分中心←中国疾病预防控制中心传染病预防控制所

用　　途：临床检验

联系单位：中国疾病预防控制中心传染病预防控制所

电子邮箱：chpc@icdc.cn

222. 李斯特菌属

国家科技资源标识符: CSTR:16698.06.NPRC 1.2.1698

平台资源号：NPRC 1.2.1698

保藏编号：CHPC 1.15545

中文名称：单核增生李斯特菌

外文名称：*Listeria monocytogenes*

分类学地位：Bacteria; Bacillota; Bacilli; Caryophanales; Listeriaceae; *Listeria*

生物危害程度：第三类

分离时间：2022-03-18

分离地址：中国安徽省阜阳市

分离基物：患者血液

致病名称：败血症、脑膜炎

致病对象：人、动物

来源历史：←中国疾病预防控制中心病原微生物菌（毒）种保藏中心传染病所分中心←中国疾病预防控制中心传染病预防控制所

用　　途：临床检验
联系单位：中国疾病预防控制中心传染病预防控制所
电子邮箱：chpc@icdc.cn

223. 李斯特菌属

国家科技资源标识符：CSTR:16698.06.NPRC 1.2.1699
平台资源号：NPRC 1.2.1699
保藏编号：CHPC 1.15546
中文名称：单核增生李斯特菌
外文名称：*Listeria monocytogenes*
分类学地位：Bacteria; Bacillota; Bacilli; Caryophanales; Listeriaceae; *Listeria*
生物危害程度：第三类
分离时间：2022-03-16
分离地址：中国安徽省阜阳市
分离基物：患者血液
致病名称：败血症、脑膜炎
致病对象：人、动物
来源历史：←中国疾病预防控制中心病原微生物菌（毒）种保藏中心传染病所分中心←中国疾病预防控制中心传染病预防控制所
用　　途：临床检验
联系单位：中国疾病预防控制中心传染病预防控制所
电子邮箱：chpc@icdc.cn

224. 李斯特菌属

国家科技资源标识符：CSTR:16698.06.NPRC 1.2.1700
平台资源号：NPRC 1.2.1700
保藏编号：CHPC 1.15547
中文名称：单核增生李斯特菌
外文名称：*Listeria monocytogenes*
分类学地位：Bacteria; Bacillota; Bacilli; Caryophanales; Listeriaceae; *Listeria*
生物危害程度：第三类
分离时间：2015-02-20
分离地址：中国安徽省阜阳市
分离基物：食物（熟肉制品）
致病名称：败血症、脑膜炎
致病对象：人、动物
来源历史：←中国疾病预防控制中心病原微生物菌（毒）种保藏中心传染病所分中心←中国疾病预防控制中心传染病预防控制所
用　　途：临床检验
联系单位：中国疾病预防控制中心传染病预防控制所
电子邮箱：chpc@icdc.cn

225. 李斯特菌属

国家科技资源标识符：CSTR:16698.06.NPRC 1.2.1701
平台资源号：NPRC 1.2.1701
保藏编号：CHPC 1.15548
中文名称：单核增生李斯特菌
外文名称：*Listeria monocytogenes*
分类学地位：Bacteria; Bacillota; Bacilli; Caryophanales; Listeriaceae; *Listeria*
生物危害程度：第三类
分离时间：2015-03-10
分离地址：中国安徽省阜阳市
分离基物：食物（熟肉制品）
致病名称：败血症、脑膜炎
致病对象：人、动物
来源历史：←中国疾病预防控制中心病原微生物菌（毒）种保藏中心传染病所分中心←中国疾病预防控制中心传染病预防控制所
用　　途：临床检验
联系单位：中国疾病预防控制中心传染病预防控制所
电子邮箱：chpc@icdc.cn

226. 李斯特菌属

国家科技资源标识符：CSTR:16698.06.NPRC 1.2.1702
平台资源号：NPRC 1.2.1702
保藏编号：CHPC 1.15549
中文名称：单核增生李斯特菌
外文名称：*Listeria monocytogenes*
分类学地位：Bacteria; Bacillota; Bacilli; Caryophanales; Listeriaceae; *Listeria*
生物危害程度：第三类
分离时间：2019-06-27
分离地址：中国安徽省阜阳市
分离基物：患者血液
致病名称：败血症、脑膜炎
致病对象：人、动物
来源历史：←中国疾病预防控制中心病原微生物菌（毒）种保藏中心传染病所分中心←中国疾病预防控制中心传染病预防控制所
用　　途：临床检验
联系单位：中国疾病预防控制中心传染病预防控制所
电子邮箱：chpc@icdc.cn

227. 李斯特菌属

国家科技资源标识符：CSTR:16698.06.NPRC 1.2.1703
平台资源号：NPRC 1.2.1703
保藏编号：CHPC 1.15550
中文名称：单核增生李斯特菌
外文名称：*Listeria monocytogenes*
分类学地位：Bacteria; Bacillota; Bacilli; Caryophanales; Listeriaceae; *Listeria*
生物危害程度：第三类
分离时间：2019-03-25
分离地址：中国安徽省阜阳市
分离基物：人体组织
致病名称：败血症、脑膜炎
致病对象：人、动物
来源历史：←中国疾病预防控制中心病原微生物菌（毒）种保藏中心传染病所分中心←中国疾病预防控制中心传染病预防控制所
用　　途：临床检验
联系单位：中国疾病预防控制中心传染病预防控制所
电子邮箱：chpc@icdc.cn

228. 李斯特菌属

国家科技资源标识符：CSTR:16698.06.NPRC 1.2.1704
平台资源号：NPRC 1.2.1704
保藏编号：CHPC 1.15551
中文名称：单核增生李斯特菌
外文名称：*Listeria monocytogenes*
分类学地位：Bacteria; Bacillota; Bacilli; Caryophanales; Listeriaceae; *Listeria*
生物危害程度：第三类
分离时间：2018-07-25
分离地址：中国安徽省阜阳市
分离基物：患者脑脊液
致病名称：败血症、脑膜炎
致病对象：人、动物
来源历史：←中国疾病预防控制中心病原微生物菌（毒）种保藏中心传染病所分中心←中国疾病预防控制中心传染病预防控制所
用　　途：临床检验
联系单位：中国疾病预防控制中心传染病预防控制所
电子邮箱：chpc@icdc.cn

229. 李斯特菌属

国家科技资源标识符：CSTR:16698.06.NPRC 1.2.1705
平台资源号：NPRC 1.2.1705
保藏编号：CHPC 1.15552

中文名称：单核增生李斯特菌
外文名称：*Listeria monocytogenes*
分类学地位：Bacteria; Bacillota; Bacilli; Caryophanales; Listeriaceae; *Listeria*
生物危害程度：第三类
分离时间：2018-02-06
分离地址：中国安徽省阜阳市
分离基物：食物（生肉制品）
致病名称：败血症、脑膜炎
致病对象：人、动物
来源历史：←中国疾病预防控制中心病原微生物菌（毒）种保藏中心传染病所分中心←中国疾病预防控制中心传染病预防控制所
用　　途：临床检验
联系单位：中国疾病预防控制中心传染病预防控制所
电子邮箱：chpc@icdc.cn

230. 李斯特菌属

国家科技资源标识符: CSTR:16698.06.NPRC 1.2.1706
平台资源号：NPRC 1.2.1706
保藏编号：CHPC 1.15553
中文名称：单核增生李斯特菌
外文名称：*Listeria monocytogenes*
分类学地位：Bacteria; Bacillota; Bacilli; Caryophanales; Listeriaceae; *Listeria*
生物危害程度：第三类
分离时间：2018-01-09
分离地址：中国安徽省阜阳市
分离基物：食物（生肉制品）
致病名称：败血症、脑膜炎
致病对象：人、动物
来源历史：←中国疾病预防控制中心病原微生物菌（毒）种保藏中心传染病所分中心←中国疾病预防控制中心传染病预防控制所
用　　途：临床检验
联系单位：中国疾病预防控制中心传染病预防控制所
电子邮箱：chpc@icdc.cn

231. 李斯特菌属

国家科技资源标识符: CSTR:16698.06.NPRC 1.2.1707
平台资源号：NPRC 1.2.1707
保藏编号：CHPC 1.15554
中文名称：单核增生李斯特菌
外文名称：*Listeria monocytogenes*
分类学地位：Bacteria; Bacillota; Bacilli; Caryophanales; Listeriaceae; *Listeria*
生物危害程度：第三类
分离时间：2016-10-09
分离地址：中国安徽省阜阳市
分离基物：食物（生肉制品）
致病名称：败血症、脑膜炎
致病对象：人、动物
来源历史：←中国疾病预防控制中心病原微生物菌（毒）种保藏中心传染病所分中心←中国疾病预防控制中心传染病预防控制所
用　　途：临床检验
联系单位：中国疾病预防控制中心传染病预防控制所
电子邮箱：chpc@icdc.cn

232. 李斯特菌属

国家科技资源标识符: CSTR:16698.06.NPRC 1.2.1708
平台资源号：NPRC 1.2.1708
保藏编号：CHPC 1.15555
中文名称：单核增生李斯特菌
外文名称：*Listeria monocytogenes*
分类学地位：Bacteria; Bacillota; Bacilli; Caryophanales; Listeriaceae; *Listeria*
生物危害程度：第三类

分离时间：2016-07-11
分离地址：中国安徽省阜阳市
分离基物：食物（生肉制品）
致病名称：败血症、脑膜炎
致病对象：人、动物
来源历史：←中国疾病预防控制中心病原微生物菌（毒）种保藏中心传染病所分中心←中国疾病预防控制中心传染病预防控制所
用　　途：临床检验
联系单位：中国疾病预防控制中心传染病预防控制所
电子邮箱：chpc@icdc.cn

233. 李斯特菌属

国家科技资源标识符：CSTR:16698.06.NPRC 1.2.1709
平台资源号：NPRC 1.2.1709
保藏编号：CHPC 1.15556
中文名称：单核增生李斯特菌
外文名称：*Listeria monocytogenes*
分类学地位：Bacteria; Bacillota; Bacilli; Caryophanales; Listeriaceae; *Listeria*
生物危害程度：第三类
分离时间：2016-07-11
分离地址：中国安徽省阜阳市
分离基物：食物（生肉制品）
致病名称：败血症、脑膜炎
致病对象：人、动物
来源历史：←中国疾病预防控制中心病原微生物菌（毒）种保藏中心传染病所分中心←中国疾病预防控制中心传染病预防控制所
用　　途：临床检验
联系单位：中国疾病预防控制中心传染病预防控制所
电子邮箱：chpc@icdc.cn

234. 李斯特菌属

国家科技资源标识符：CSTR:16698.06.NPRC 1.2.1710
平台资源号：NPRC 1.2.1710
保藏编号：CHPC 1.15557
中文名称：单核增生李斯特菌
外文名称：*Listeria monocytogenes*
分类学地位：Bacteria; Bacillota; Bacilli; Caryophanales; Listeriaceae; *Listeria*
生物危害程度：第三类
分离时间：2016-04-26
分离地址：中国安徽省阜阳市
分离基物：食物（熟肉制品）
致病名称：败血症、脑膜炎
致病对象：人、动物
来源历史：←中国疾病预防控制中心病原微生物菌（毒）种保藏中心传染病所分中心←中国疾病预防控制中心传染病预防控制所
用　　途：临床检验
联系单位：中国疾病预防控制中心传染病预防控制所
电子邮箱：chpc@icdc.cn

235. 李斯特菌属

国家科技资源标识符：CSTR:16698.06.NPRC 1.2.1711
平台资源号：NPRC 1.2.1711
保藏编号：CHPC 1.15558
中文名称：单核增生李斯特菌
外文名称：*Listeria monocytogenes*
分类学地位：Bacteria; Bacillota; Bacilli; Caryophanales; Listeriaceae; *Listeria*
生物危害程度：第三类
分离时间：2016-04-26
分离地址：中国安徽省阜阳市
分离基物：食物（生肉制品）
致病名称：败血症、脑膜炎

致病对象：人、动物
来源历史：←中国疾病预防控制中心病原微生物菌（毒）种保藏中心传染病所分中心←中国疾病预防控制中心传染病预防控制所
用　　途：临床检验
联系单位：中国疾病预防控制中心传染病预防控制所
电子邮箱：chpc@icdc.cn

236. 李斯特菌属

国家科技资源标识符：CSTR:16698.06.NPRC 1.2.1712
平台资源号：NPRC 1.2.1712
保藏编号：CHPC 1.15559
中文名称：单核增生李斯特菌
外文名称：*Listeria monocytogenes*
分类学地位：Bacteria; Bacillota; Bacilli; Caryophanales; Listeriaceae; *Listeria*
生物危害程度：第三类
分离时间：2016-04-26
分离地址：中国安徽省阜阳市
分离基物：食物（生肉制品）
致病名称：败血症、脑膜炎
致病对象：人、动物
来源历史：←中国疾病预防控制中心病原微生物菌（毒）种保藏中心传染病所分中心←中国疾病预防控制中心传染病预防控制所
用　　途：临床检验
联系单位：中国疾病预防控制中心传染病预防控制所
电子邮箱：chpc@icdc.cn

237. 李斯特菌属

国家科技资源标识符：CSTR:16698.06.NPRC 1.2.1713
平台资源号：NPRC 1.2.1713
保藏编号：CHPC 1.15560
中文名称：单核增生李斯特菌
外文名称：*Listeria monocytogenes*
分类学地位：Bacteria; Bacillota; Bacilli; Caryophanales; Listeriaceae; *Listeria*
生物危害程度：第三类
分离时间：2016-04-26
分离地址：中国安徽省阜阳市
分离基物：食物（生肉制品）
致病名称：败血症、脑膜炎
致病对象：人、动物
来源历史：←中国疾病预防控制中心病原微生物菌（毒）种保藏中心传染病所分中心←中国疾病预防控制中心传染病预防控制所
用　　途：临床检验
联系单位：中国疾病预防控制中心传染病预防控制所
电子邮箱：chpc@icdc.cn

238. 李斯特菌属

国家科技资源标识符：CSTR:16698.06.NPRC 1.2.1714
平台资源号：NPRC 1.2.1714
保藏编号：CHPC 1.15561
中文名称：单核增生李斯特菌
外文名称：*Listeria monocytogenes*
分类学地位：Bacteria; Bacillota; Bacilli; Caryophanales; Listeriaceae; *Listeria*
生物危害程度：第三类
分离时间：2021-07-07
分离地址：中国安徽省亳州市
分离基物：食物（食用菌制品）
致病名称：败血症、脑膜炎
致病对象：人、动物
来源历史：←中国疾病预防控制中心病原微生物菌（毒）种保藏中心传染病所分中心←中国疾病预防控制中心传染病预防控制所

用　　途：临床检验
联系单位：中国疾病预防控制中心传染病预防控制所
电子邮箱：chpc@icdc.cn

239. 李斯特菌属

国家科技资源标识符：CSTR:16698.06.NPRC 1.2.1715
平台资源号：NPRC 1.2.1715
保藏编号：CHPC 1.15562
中文名称：单核增生李斯特菌
外文名称：*Listeria monocytogenes*
分类学地位：Bacteria; Bacillota; Bacilli; Caryophanales; Listeriaceae; *Listeria*
生物危害程度：第三类
分离时间：2021-07-07
分离地址：中国安徽省亳州市
分离基物：食物（生肉制品）
致病名称：败血症、脑膜炎
致病对象：人、动物
来源历史：←中国疾病预防控制中心病原微生物菌（毒）种保藏中心传染病所分中心←中国疾病预防控制中心传染病预防控制所
用　　途：临床检验
联系单位：中国疾病预防控制中心传染病预防控制所
电子邮箱：chpc@icdc.cn

240. 李斯特菌属

国家科技资源标识符：CSTR:16698.06.NPRC 1.2.1716
平台资源号：NPRC 1.2.1716
保藏编号：CHPC 1.15563
中文名称：单核增生李斯特菌
外文名称：*Listeria monocytogenes*
分类学地位：Bacteria; Bacillota; Bacilli; Caryophanales; Listeriaceae; *Listeria*
生物危害程度：第三类
分离时间：2022-04-21
分离地址：中国贵州省遵义市
分离基物：食物（熟肉制品）
致病名称：败血症、脑膜炎
致病对象：人、动物
来源历史：←中国疾病预防控制中心病原微生物菌（毒）种保藏中心传染病所分中心←中国疾病预防控制中心传染病预防控制所
用　　途：临床检验
联系单位：中国疾病预防控制中心传染病预防控制所
电子邮箱：chpc@icdc.cn

241. 李斯特菌属

国家科技资源标识符：CSTR:16698.06.NPRC 1.2.1717
平台资源号：NPRC 1.2.1717
保藏编号：CHPC 1.15564
中文名称：单核增生李斯特菌
外文名称：*Listeria monocytogenes*
分类学地位：Bacteria; Bacillota; Bacilli; Caryophanales; Listeriaceae; *Listeria*
生物危害程度：第三类
分离时间：2022-04-25
分离地址：中国贵州省遵义市
分离基物：食物（预制肉制品）
致病名称：败血症、脑膜炎
致病对象：人、动物
来源历史：←中国疾病预防控制中心病原微生物菌（毒）种保藏中心传染病所分中心←中国疾病预防控制中心传染病预防控制所
用　　途：临床检验
联系单位：中国疾病预防控制中心传染病预防控制所
电子邮箱：chpc@icdc.cn

242. 李斯特菌属

国家科技资源标识符：CSTR:16698.06.NPRC 1.2.1718
平台资源号：NPRC 1.2.1718
保藏编号：CHPC 1.15565
中文名称：单核增生李斯特菌
外文名称：*Listeria monocytogenes*
分类学地位：Bacteria; Bacillota; Bacilli; Caryophanales; Listeriaceae; *Listeria*
生物危害程度：第三类
分离时间：2022-06-15
分离地址：中国贵州省遵义市
分离基物：食物（预制肉制品）
致病名称：败血症、脑膜炎
致病对象：人、动物
来源历史：←中国疾病预防控制中心病原微生物菌（毒）种保藏中心传染病所分中心←中国疾病预防控制中心传染病预防控制所
用　　途：临床检验
联系单位：中国疾病预防控制中心传染病预防控制所
电子邮箱：chpc@icdc.cn

243. 李斯特菌属

国家科技资源标识符：CSTR:16698.06.NPRC 1.2.1719
平台资源号：NPRC 1.2.1719
保藏编号：CHPC 1.15566
中文名称：单核增生李斯特菌
外文名称：*Listeria monocytogenes*
分类学地位：Bacteria; Bacillota; Bacilli; Caryophanales; Listeriaceae; *Listeria*
生物危害程度：第三类
分离时间：2020-10-27
分离地址：中国贵州省遵义市
分离基物：食物（熟肉制品）
致病名称：败血症、脑膜炎
致病对象：人、动物
来源历史：←中国疾病预防控制中心病原微生物菌（毒）种保藏中心传染病所分中心←中国疾病预防控制中心传染病预防控制所
用　　途：临床检验
联系单位：中国疾病预防控制中心传染病预防控制所
电子邮箱：chpc@icdc.cn

244. 李斯特菌属

国家科技资源标识符：CSTR:16698.06.NPRC 1.2.1720
平台资源号：NPRC 1.2.1720
保藏编号：CHPC 1.15567
中文名称：单核增生李斯特菌
外文名称：*Listeria monocytogenes*
分类学地位：Bacteria; Bacillota; Bacilli; Caryophanales; Listeriaceae; *Listeria*
生物危害程度：第三类
分离时间：2021-03-22
分离地址：中国贵州省遵义市
分离基物：食物（预制肉制品）
致病名称：败血症、脑膜炎
致病对象：人、动物
来源历史：←中国疾病预防控制中心病原微生物菌（毒）种保藏中心传染病所分中心←中国疾病预防控制中心传染病预防控制所
用　　途：临床检验
联系单位：中国疾病预防控制中心传染病预防控制所
电子邮箱：chpc@icdc.cn

245. 李斯特菌属

国家科技资源标识符：CSTR:16698.06.NPRC 1.2.1721
平台资源号：NPRC 1.2.1721
保藏编号：CHPC 1.15568

中文名称：单核增生李斯特菌
外文名称：*Listeria monocytogenes*
分类学地位：Bacteria; Bacillota; Bacilli; Caryophanales; Listeriaceae; *Listeria*
生物危害程度：第三类
分离时间：2021-05-18
分离地址：中国贵州省遵义市
分离基物：食物（预制肉制品）
致病名称：败血症、脑膜炎
致病对象：人、动物
来源历史：←中国疾病预防控制中心病原微生物菌（毒）种保藏中心传染病所分中心←中国疾病预防控制中心传染病预防控制所
用　　途：临床检验
联系单位：中国疾病预防控制中心传染病预防控制所
电子邮箱：chpc@icdc.cn

246. 李斯特菌属

国家科技资源标识符：CSTR:16698.06.NPRC 1.2.1722
平台资源号：NPRC 1.2.1722
保藏编号：CHPC 1.15569
中文名称：单核增生李斯特菌
外文名称：*Listeria monocytogenes*
分类学地位：Bacteria; Bacillota; Bacilli; Caryophanales; Listeriaceae; *Listeria*
生物危害程度：第三类
分离时间：2021-11-02
分离地址：中国河北省秦皇岛市
分离基物：患者粪便
致病名称：败血症、脑膜炎
致病对象：人、动物
来源历史：←中国疾病预防控制中心病原微生物菌（毒）种保藏中心传染病所分中心←中国疾病预防控制中心传染病预防控制所
用　　途：临床检验
联系单位：中国疾病预防控制中心传染病预防控制所
电子邮箱：chpc@icdc.cn

247. 李斯特菌属

国家科技资源标识符：CSTR:16698.06.NPRC 1.2.1723
平台资源号：NPRC 1.2.1723
保藏编号：CHPC 1.15570
中文名称：单核增生李斯特菌
外文名称：*Listeria monocytogenes*
分类学地位：Bacteria; Bacillota; Bacilli; Caryophanales; Listeriaceae; *Listeria*
生物危害程度：第三类
分离时间：2022-05-28
分离地址：中国山西省吕梁市
分离基物：食物（生肉制品）
致病名称：败血症、脑膜炎
致病对象：人、动物
来源历史：←中国疾病预防控制中心病原微生物菌（毒）种保藏中心传染病所分中心←中国疾病预防控制中心传染病预防控制所
用　　途：临床检验
联系单位：中国疾病预防控制中心传染病预防控制所
电子邮箱：chpc@icdc.cn

248. 李斯特菌属

国家科技资源标识符：CSTR:16698.06.NPRC 1.2.1724
平台资源号：NPRC 1.2.1724
保藏编号：CHPC 1.15571
中文名称：单核增生李斯特菌
外文名称：*Listeria monocytogenes*
分类学地位：Bacteria; Bacillota; Bacilli; Caryophanales; Listeriaceae; *Listeria*
生物危害程度：第三类

分离时间：2022-05-24
分离地址：中国山西省吕梁市
分离基物：患者血液
致病名称：败血症、脑膜炎
致病对象：人、动物
来源历史：←中国疾病预防控制中心病原微生物菌（毒）种保藏中心传染病所分中心←中国疾病预防控制中心传染病预防控制所
用　　途：临床检验
联系单位：中国疾病预防控制中心传染病预防控制所
电子邮箱：chpc@icdc.cn

249. 李斯特菌属

国家科技资源标识符：CSTR:16698.06.NPRC 1.2.1725
平台资源号：NPRC 1.2.1725
保藏编号：CHPC 1.15572
中文名称：单核增生李斯特菌
外文名称：*Listeria monocytogenes*
分类学地位：Bacteria; Bacillota; Bacilli; Caryophanales; Listeriaceae; *Listeria*
生物危害程度：第三类
分离时间：2021-07-10
分离地址：中国山西省太原市
分离基物：患者血液
致病名称：败血症、脑膜炎
致病对象：人、动物
来源历史：←中国疾病预防控制中心病原微生物菌（毒）种保藏中心传染病所分中心←中国疾病预防控制中心传染病预防控制所
用　　途：临床检验
联系单位：中国疾病预防控制中心传染病预防控制所
电子邮箱：chpc@icdc.cn

250. 李斯特菌属

国家科技资源标识符：CSTR:16698.06.NPRC 1.2.1726
平台资源号：NPRC 1.2.1726
保藏编号：CHPC 1.15573
中文名称：单核增生李斯特菌
外文名称：*Listeria monocytogenes*
分类学地位：Bacteria; Bacillota; Bacilli; Caryophanales; Listeriaceae; *Listeria*
生物危害程度：第三类
分离时间：2021-06-28
分离地址：中国山西省太原市
分离基物：患者血液
致病名称：败血症、脑膜炎
致病对象：人、动物
来源历史：←中国疾病预防控制中心病原微生物菌（毒）种保藏中心传染病所分中心←中国疾病预防控制中心传染病预防控制所
用　　途：临床检验
联系单位：中国疾病预防控制中心传染病预防控制所
电子邮箱：chpc@icdc.cn

251. 李斯特菌属

国家科技资源标识符：CSTR:16698.06.NPRC 1.2.1727
平台资源号：NPRC 1.2.1727
保藏编号：CHPC 1.15574
中文名称：单核增生李斯特菌
外文名称：*Listeria monocytogenes*
分类学地位：Bacteria; Bacillota; Bacilli; Caryophanales; Listeriaceae; *Listeria*
生物危害程度：第三类
分离时间：2021-07-06
分离地址：中国山西省阳泉市
分离基物：患者血液
致病名称：败血症、脑膜炎

致病对象：人、动物
来源历史：←中国疾病预防控制中心病原微生物菌（毒）种保藏中心传染病所分中心←中国疾病预防控制中心传染病预防控制所
用　　途：临床检验
联系单位：中国疾病预防控制中心传染病预防控制所
电子邮箱：chpc@icdc.cn

252. 李斯特菌属

国家科技资源标识符: CSTR:16698.06.NPRC 1.2.1728
平台资源号：NPRC 1.2.1728
保藏编号：CHPC 1.15575
中文名称：单核增生李斯特菌
外文名称：*Listeria monocytogenes*
分类学地位：Bacteria; Bacillota; Bacilli; Caryophanales; Listeriaceae; *Listeria*
生物危害程度：第三类
分离时间：2021-07-20
分离地址：中国山西省阳泉市
分离基物：患者脑脊液
致病名称：败血症、脑膜炎
致病对象：人、动物
来源历史：←中国疾病预防控制中心病原微生物菌（毒）种保藏中心传染病所分中心←中国疾病预防控制中心传染病预防控制所
用　　途：临床检验
联系单位：中国疾病预防控制中心传染病预防控制所
电子邮箱：chpc@icdc.cn

253. 李斯特菌属

国家科技资源标识符: CSTR:16698.06.NPRC 1.2.1729
平台资源号：NPRC 1.2.1729
保藏编号：CHPC 1.15576
中文名称：单核增生李斯特菌
外文名称：*Listeria monocytogenes*
分类学地位：Bacteria; Bacillota; Bacilli; Caryophanales; Listeriaceae; *Listeria*
生物危害程度：第三类
分离时间：2021-09-14
分离地址：中国山西省阳泉市
分离基物：患者血液
致病名称：败血症、脑膜炎
致病对象：人、动物
来源历史：←中国疾病预防控制中心病原微生物菌（毒）种保藏中心传染病所分中心←中国疾病预防控制中心传染病预防控制所
用　　途：临床检验
联系单位：中国疾病预防控制中心传染病预防控制所
电子邮箱：chpc@icdc.cn

254. 李斯特菌属

国家科技资源标识符: CSTR:16698.06.NPRC 1.2.1730
平台资源号：NPRC 1.2.1730
保藏编号：CHPC 1.15577
中文名称：单核增生李斯特菌
外文名称：*Listeria monocytogenes*
分类学地位：Bacteria; Bacillota; Bacilli; Caryophanales; Listeriaceae; *Listeria*
生物危害程度：第三类
分离时间：2021-09-22
分离地址：中国山西省阳泉市
分离基物：患者脑脊液
致病名称：败血症、脑膜炎
致病对象：人、动物
来源历史：←中国疾病预防控制中心病原微生物菌（毒）种保藏中心传染病所分中心←中国疾病预防控制中心传染病预防控制所

用　　途：临床检验
联系单位：中国疾病预防控制中心传染病预防控制所
电子邮箱：chpc@icdc.cn

255. 李斯特菌属

国家科技资源标识符：CSTR:16698.06.NPRC 1.2.1731
平台资源号：NPRC 1.2.1731
保藏编号：CHPC 1.15578
中文名称：单核增生李斯特菌
外文名称：*Listeria monocytogenes*
分类学地位：Bacteria; Bacillota; Bacilli; Caryophanales; Listeriaceae; *Listeria*
生物危害程度：第三类
分离时间：2022-04-11
分离地址：中国北京市
分离基物：食物（生肉制品）
致病名称：败血症、脑膜炎
致病对象：人、动物
来源历史：←中国疾病预防控制中心病原微生物菌（毒）种保藏中心传染病所分中心←中国疾病预防控制中心传染病预防控制所
用　　途：临床检验
联系单位：中国疾病预防控制中心传染病预防控制所
电子邮箱：chpc@icdc.cn

256. 李斯特菌属

国家科技资源标识符：CSTR:16698.06.NPRC 1.2.1732
平台资源号：NPRC 1.2.1732
保藏编号：CHPC 1.15579
中文名称：单核增生李斯特菌
外文名称：*Listeria monocytogenes*
分类学地位：Bacteria; Bacillota; Bacilli; Caryophanales; Listeriaceae; *Listeria*
生物危害程度：第三类
分离时间：2022-07-14
分离地址：中国北京市
分离基物：食物（生肉制品）
致病名称：败血症、脑膜炎
致病对象：人、动物
来源历史：←中国疾病预防控制中心病原微生物菌（毒）种保藏中心传染病所分中心←中国疾病预防控制中心传染病预防控制所
用　　途：临床检验
联系单位：中国疾病预防控制中心传染病预防控制所
电子邮箱：chpc@icdc.cn

257. 李斯特菌属

国家科技资源标识符：CSTR:16698.06.NPRC 1.2.1733
平台资源号：NPRC 1.2.1733
保藏编号：CHPC 1.15580
中文名称：单核增生李斯特菌
外文名称：*Listeria monocytogenes*
分类学地位：Bacteria; Bacillota; Bacilli; Caryophanales; Listeriaceae; *Listeria*
生物危害程度：第三类
分离时间：2022-07-14
分离地址：中国北京市
分离基物：食物（生肉制品）
致病名称：败血症、脑膜炎
致病对象：人、动物
来源历史：←中国疾病预防控制中心病原微生物菌（毒）种保藏中心传染病所分中心←中国疾病预防控制中心传染病预防控制所
用　　途：临床检验
联系单位：中国疾病预防控制中心传染病预防控制所
电子邮箱：chpc@icdc.cn

258. 李斯特菌属

国家科技资源标识符: CSTR:16698.06.NPRC 1.2.1734
平台资源号：NPRC 1.2.1734
保藏编号：CHPC 1.15581
中文名称：单核增生李斯特菌
外文名称：*Listeria monocytogenes*
分类学地位：Bacteria; Bacillota; Bacilli; Caryophanales; Listeriaceae; *Listeria*
生物危害程度：第三类
分离时间：2022-07-19
分离地址：中国北京市
分离基物：食物（生肉制品）
致病名称：败血症、脑膜炎
致病对象：人、动物
来源历史：←中国疾病预防控制中心病原微生物菌（毒）种保藏中心传染病所分中心←中国疾病预防控制中心传染病预防控制所
用　　途：临床检验
联系单位：中国疾病预防控制中心传染病预防控制所
电子邮箱：chpc@icdc.cn

259. 李斯特菌属

国家科技资源标识符: CSTR:16698.06.NPRC 1.2.1735
平台资源号：NPRC 1.2.1735
保藏编号：CHPC 1.15582
中文名称：单核增生李斯特菌
外文名称：*Listeria monocytogenes*
分类学地位：Bacteria; Bacillota; Bacilli; Caryophanales; Listeriaceae; *Listeria*
生物危害程度：第三类
分离时间：2022-07-19
分离地址：中国北京市
分离基物：食物（生肉制品）
致病名称：败血症、脑膜炎
致病对象：人、动物
来源历史：←中国疾病预防控制中心病原微生物菌（毒）种保藏中心传染病所分中心←中国疾病预防控制中心传染病预防控制所
用　　途：临床检验
联系单位：中国疾病预防控制中心传染病预防控制所
电子邮箱：chpc@icdc.cn

260. 李斯特菌属

国家科技资源标识符: CSTR:16698.06.NPRC 1.2.1736
平台资源号：NPRC 1.2.1736
保藏编号：CHPC 1.15583
中文名称：单核增生李斯特菌
外文名称：*Listeria monocytogenes*
分类学地位：Bacteria; Bacillota; Bacilli; Caryophanales; Listeriaceae; *Listeria*
生物危害程度：第三类
分离时间：2022-07-19
分离地址：中国北京市
分离基物：食物
致病名称：败血症、脑膜炎
致病对象：人、动物
来源历史：←中国疾病预防控制中心病原微生物菌（毒）种保藏中心传染病所分中心←中国疾病预防控制中心传染病预防控制所
用　　途：临床检验
联系单位：中国疾病预防控制中心传染病预防控制所
电子邮箱：chpc@icdc.cn

261. 李斯特菌属

国家科技资源标识符: CSTR:16698.06.NPRC 1.2.1737
平台资源号：NPRC 1.2.1737
保藏编号：CHPC 1.15584

中文名称：单核增生李斯特菌
外文名称：*Listeria monocytogenes*
分类学地位：Bacteria; Bacillota; Bacilli; Caryophanales; Listeriaceae; *Listeria*
生物危害程度：第三类
分离时间：2022-01-04
分离地址：中国河南省安阳市
分离基物：患者粪便
致病名称：败血症、脑膜炎
致病对象：人、动物
来源历史：←中国疾病预防控制中心病原微生物菌（毒）种保藏中心传染病所分中心←中国疾病预防控制中心传染病预防控制所
用　　途：临床检验
联系单位：中国疾病预防控制中心传染病预防控制所
电子邮箱：chpc@icdc.cn

262. 李斯特菌属

国家科技资源标识符: CSTR:16698.06.NPRC 1.2.1738
平台资源号：NPRC 1.2.1738
保藏编号：CHPC 1.15585
中文名称：单核增生李斯特菌
外文名称：*Listeria monocytogenes*
分类学地位：Bacteria; Bacillota; Bacilli; Caryophanales; Listeriaceae; *Listeria*
生物危害程度：第三类
分离时间：2022-05-26
分离地址：中国河南省焦作市
分离基物：患者血液
致病名称：败血症、脑膜炎
致病对象：人、动物
来源历史：←中国疾病预防控制中心病原微生物菌（毒）种保藏中心传染病所分中心←中国疾病预防控制中心传染病预防控制所
用　　途：临床检验
联系单位：中国疾病预防控制中心传染病预防控制所
电子邮箱：chpc@icdc.cn

263. 李斯特菌属

国家科技资源标识符: CSTR:16698.06.NPRC 1.2.1739
平台资源号：NPRC 1.2.1739
保藏编号：CHPC 1.15586
中文名称：单核增生李斯特菌
外文名称：*Listeria monocytogenes*
分类学地位：Bacteria; Bacillota; Bacilli; Caryophanales; Listeriaceae; *Listeria*
生物危害程度：第三类
分离时间：2021-07-13
分离地址：中国河南省濮阳市
分离基物：食物（生肉制品）
致病名称：败血症、脑膜炎
致病对象：人、动物
来源历史：←中国疾病预防控制中心病原微生物菌（毒）种保藏中心传染病所分中心←中国疾病预防控制中心传染病预防控制所
用　　途：临床检验
联系单位：中国疾病预防控制中心传染病预防控制所
电子邮箱：chpc@icdc.cn

264. 李斯特菌属

国家科技资源标识符: CSTR:16698.06.NPRC 1.2.1740
平台资源号：NPRC 1.2.1740
保藏编号：CHPC 1.15587
中文名称：单核增生李斯特菌
外文名称：*Listeria monocytogenes*
分类学地位：Bacteria; Bacillota; Bacilli; Caryophanales; Listeriaceae; *Listeria*
生物危害程度：第三类

分离时间：2021-07-13
分离地址：中国河南省濮阳市
分离基物：食物（生肉制品）
致病名称：败血症、脑膜炎
致病对象：人、动物
来源历史：←中国疾病预防控制中心病原微生物菌（毒）种保藏中心传染病所分中心←中国疾病预防控制中心传染病预防控制所
用　　途：临床检验
联系单位：中国疾病预防控制中心传染病预防控制所
电子邮箱：chpc@icdc.cn

265. 李斯特菌属

国家科技资源标识符：CSTR:16698.06.NPRC 1.2.1741
平台资源号：NPRC 1.2.1741
保藏编号：CHPC 1.15588
中文名称：单核增生李斯特菌
外文名称：*Listeria monocytogenes*
分类学地位：Bacteria; Bacillota; Bacilli; Caryophanales; Listeriaceae; *Listeria*
生物危害程度：第三类
分离时间：2021-09-06
分离地址：中国河南省濮阳市
分离基物：食物（生肉制品）
致病名称：败血症、脑膜炎
致病对象：人、动物
来源历史：←中国疾病预防控制中心病原微生物菌（毒）种保藏中心传染病所分中心←中国疾病预防控制中心传染病预防控制所
用　　途：临床检验
联系单位：中国疾病预防控制中心传染病预防控制所
电子邮箱：chpc@icdc.cn

266. 李斯特菌属

国家科技资源标识符：CSTR:16698.06.NPRC 1.2.1742
平台资源号：NPRC 1.2.1742
保藏编号：CHPC 1.15589
中文名称：单核增生李斯特菌
外文名称：*Listeria monocytogenes*
分类学地位：Bacteria; Bacillota; Bacilli; Caryophanales; Listeriaceae; *Listeria*
生物危害程度：第三类
分离时间：2021-09-11
分离地址：中国河南省濮阳市
分离基物：食物（食用菌）
致病名称：败血症、脑膜炎
致病对象：人、动物
来源历史：←中国疾病预防控制中心病原微生物菌（毒）种保藏中心传染病所分中心←中国疾病预防控制中心传染病预防控制所
用　　途：临床检验
联系单位：中国疾病预防控制中心传染病预防控制所
电子邮箱：chpc@icdc.cn

267. 李斯特菌属

国家科技资源标识符：CSTR:16698.06.NPRC 1.2.1743
平台资源号：NPRC 1.2.1743
保藏编号：CHPC 1.15590
中文名称：单核增生李斯特菌
外文名称：*Listeria monocytogenes*
分类学地位：Bacteria; Bacillota; Bacilli; Caryophanales; Listeriaceae; *Listeria*
生物危害程度：第三类
分离时间：2021-09-25
分离地址：中国河南省濮阳市
分离基物：食物（食用菌）
致病名称：败血症、脑膜炎

致病对象：人、动物
来源历史：←中国疾病预防控制中心病原微生物菌（毒）种保藏中心传染病所分中心←中国疾病预防控制中心传染病预防控制所
用　　途：临床检验
联系单位：中国疾病预防控制中心传染病预防控制所
电子邮箱：chpc@icdc.cn

268. 李斯特菌属

国家科技资源标识符：CSTR:16698.06.NPRC 1.2.1744
平台资源号：NPRC 1.2.1744
保藏编号：CHPC 1.15591
中文名称：单核增生李斯特菌
外文名称：*Listeria monocytogenes*
分类学地位：Bacteria; Bacillota; Bacilli; Caryophanales; Listeriaceae; *Listeria*
生物危害程度：第三类
分离时间：2021-10-18
分离地址：中国河南省濮阳市
分离基物：食物（生肉制品）
致病名称：败血症、脑膜炎
致病对象：人、动物
来源历史：←中国疾病预防控制中心病原微生物菌（毒）种保藏中心传染病所分中心←中国疾病预防控制中心传染病预防控制所
用　　途：临床检验
联系单位：中国疾病预防控制中心传染病预防控制所
电子邮箱：chpc@icdc.cn

269. 李斯特菌属

国家科技资源标识符：CSTR:16698.06.NPRC 1.2.1745
平台资源号：NPRC 1.2.1745
保藏编号：CHPC 1.15592
中文名称：单核增生李斯特菌
外文名称：*Listeria monocytogenes*
分类学地位：Bacteria; Bacillota; Bacilli; Caryophanales; Listeriaceae; *Listeria*
生物危害程度：第三类
分离时间：2021-10-31
分离地址：中国河南省濮阳市
分离基物：患者血液
致病名称：败血症、脑膜炎
致病对象：人、动物
来源历史：←中国疾病预防控制中心病原微生物菌（毒）种保藏中心传染病所分中心←中国疾病预防控制中心传染病预防控制所
用　　途：临床检验
联系单位：中国疾病预防控制中心传染病预防控制所
电子邮箱：chpc@icdc.cn

270. 李斯特菌属

国家科技资源标识符：CSTR:16698.06.NPRC 1.2.1746
平台资源号：NPRC 1.2.1746
保藏编号：CHPC 1.15593
中文名称：单核增生李斯特菌
外文名称：*Listeria monocytogenes*
分类学地位：Bacteria; Bacillota; Bacilli; Caryophanales; Listeriaceae; *Listeria*
生物危害程度：第三类
分离时间：2021-10-31
分离地址：中国河南省濮阳市
分离基物：患者痰液
致病名称：败血症、脑膜炎
致病对象：人、动物
来源历史：←中国疾病预防控制中心病原微生物菌（毒）种保藏中心传染病所分中心←中国疾病预防控制中心传染病预防控制所

用　　途：临床检验
联系单位：中国疾病预防控制中心传染病预防控制所
电子邮箱：chpc@icdc.cn

271. 李斯特菌属

国家科技资源标识符：CSTR:16698.06.NPRC 1.2.1747
平台资源号：NPRC 1.2.1747
保藏编号：CHPC 1.15594
中文名称：单核增生李斯特菌
外文名称：*Listeria monocytogenes*
分类学地位：Bacteria; Bacillota; Bacilli; Caryophanales; Listeriaceae; *Listeria*
生物危害程度：第三类
分离时间：2021-11-02
分离地址：中国河南省濮阳市
分离基物：患者宫腔拭子
致病名称：败血症、脑膜炎
致病对象：人、动物
来源历史：←中国疾病预防控制中心病原微生物菌（毒）种保藏中心传染病所分中心←中国疾病预防控制中心传染病预防控制所
用　　途：临床检验
联系单位：中国疾病预防控制中心传染病预防控制所
电子邮箱：chpc@icdc.cn

272. 李斯特菌属

国家科技资源标识符：CSTR:16698.06.NPRC 1.2.1748
平台资源号：NPRC 1.2.1748
保藏编号：CHPC 1.15595
中文名称：单核增生李斯特菌
外文名称：*Listeria monocytogenes*
分类学地位：Bacteria; Bacillota; Bacilli; Caryophanales; Listeriaceae; *Listeria*
生物危害程度：第三类
分离时间：2022-09-02
分离地址：中国河南省平顶山市
分离基物：食物（预制肉制品）
致病名称：败血症、脑膜炎
致病对象：人、动物
来源历史：←中国疾病预防控制中心病原微生物菌（毒）种保藏中心传染病所分中心←中国疾病预防控制中心传染病预防控制所
用　　途：临床检验
联系单位：中国疾病预防控制中心传染病预防控制所
电子邮箱：chpc@icdc.cn

273. 李斯特菌属

国家科技资源标识符：CSTR:16698.06.NPRC 1.2.1749
平台资源号：NPRC 1.2.1749
保藏编号：CHPC 1.15596
中文名称：单核增生李斯特菌
外文名称：*Listeria monocytogenes*
分类学地位：Bacteria; Bacillota; Bacilli; Caryophanales; Listeriaceae; *Listeria*
生物危害程度：第三类
分离时间：2022-09-02
分离地址：中国河南省平顶山市
分离基物：食物（生肉制品）
致病名称：败血症、脑膜炎
致病对象：人、动物
来源历史：←中国疾病预防控制中心病原微生物菌（毒）种保藏中心传染病所分中心←中国疾病预防控制中心传染病预防控制所
用　　途：临床检验
联系单位：中国疾病预防控制中心传染病预防控制所
电子邮箱：chpc@icdc.cn

274. 李斯特菌属

国家科技资源标识符: CSTR:16698.06.NPRC 1.2.1750
平台资源号：NPRC 1.2.1750
保藏编号：CHPC 1.15597
中文名称：单核增生李斯特菌
外文名称：*Listeria monocytogenes*
分类学地位：Bacteria; Bacillota; Bacilli; Caryophanales; Listeriaceae; *Listeria*
生物危害程度：第三类
分离时间：2021-07-12
分离地址：中国江西省宜春市
分离基物：食物（熟肉制品）
致病名称：败血症、脑膜炎
致病对象：人、动物
来源历史：←中国疾病预防控制中心病原微生物菌（毒）种保藏中心传染病所分中心←中国疾病预防控制中心传染病预防控制所
用　　途：临床检验
联系单位：中国疾病预防控制中心传染病预防控制所
电子邮箱：chpc@icdc.cn

275. 李斯特菌属

国家科技资源标识符: CSTR:16698.06.NPRC 1.2.1751
平台资源号：NPRC 1.2.1751
保藏编号：CHPC 1.15598
中文名称：单核增生李斯特菌
外文名称：*Listeria monocytogenes*
分类学地位：Bacteria; Bacillota; Bacilli; Caryophanales; Listeriaceae; *Listeria*
生物危害程度：第三类
分离时间：2021-07-26
分离地址：中国江西省宜春市
分离基物：食物（生肉制品）
致病名称：败血症、脑膜炎
致病对象：人、动物
来源历史：←中国疾病预防控制中心病原微生物菌（毒）种保藏中心传染病所分中心←中国疾病预防控制中心传染病预防控制所
用　　途：临床检验
联系单位：中国疾病预防控制中心传染病预防控制所
电子邮箱：chpc@icdc.cn

276. 李斯特菌属

国家科技资源标识符: CSTR:16698.06.NPRC 1.2.1752
平台资源号：NPRC 1.2.1752
保藏编号：CHPC 1.15599
中文名称：单核增生李斯特菌
外文名称：*Listeria monocytogenes*
分类学地位：Bacteria; Bacillota; Bacilli; Caryophanales; Listeriaceae; *Listeria*
生物危害程度：第三类
分离时间：2021-11-08
分离地址：中国江西省宜春市
分离基物：食物（熟肉制品）
致病名称：败血症、脑膜炎
致病对象：人、动物
来源历史：←中国疾病预防控制中心病原微生物菌（毒）种保藏中心传染病所分中心←中国疾病预防控制中心传染病预防控制所
用　　途：临床检验
联系单位：中国疾病预防控制中心传染病预防控制所
电子邮箱：chpc@icdc.cn

277. 李斯特菌属

国家科技资源标识符: CSTR:16698.06.NPRC 1.2.1753
平台资源号：NPRC 1.2.1753
保藏编号：CHPC 1.15600

中文名称：单核增生李斯特菌
外文名称：*Listeria monocytogenes*
分类学地位：Bacteria; Bacillota; Bacilli; Caryophanales; Listeriaceae; *Listeria*
生物危害程度：第三类
分离时间：2022-03-07
分离地址：中国江西省宜春市
分离基物：食物（预制肉制品）
致病名称：败血症、脑膜炎
致病对象：人、动物
来源历史：←中国疾病预防控制中心病原微生物菌（毒）种保藏中心传染病所分中心←中国疾病预防控制中心传染病预防控制所
用　　途：临床检验
联系单位：中国疾病预防控制中心传染病预防控制所
电子邮箱：chpc@icdc.cn

278. 李斯特菌属

国家科技资源标识符: CSTR:16698.06.NPRC 1.2.1754
平台资源号：NPRC 1.2.1754
保藏编号：CHPC 1.15601
中文名称：单核增生李斯特菌
外文名称：*Listeria monocytogenes*
分类学地位：Bacteria; Bacillota; Bacilli; Caryophanales; Listeriaceae; *Listeria*
生物危害程度：第三类
分离时间：2022-04-19
分离地址：中国江西省宜春市
分离基物：食物（熟肉制品）
致病名称：败血症、脑膜炎
致病对象：人、动物
来源历史：←中国疾病预防控制中心病原微生物菌（毒）种保藏中心传染病所分中心←中国疾病预防控制中心传染病预防控制所
用　　途：临床检验
联系单位：中国疾病预防控制中心传染病预防控制所
电子邮箱：chpc@icdc.cn

279. 李斯特菌属

国家科技资源标识符: CSTR:16698.06.NPRC 1.2.1755
平台资源号：NPRC 1.2.1755
保藏编号：CHPC 1.15602
中文名称：单核增生李斯特菌
外文名称：*Listeria monocytogenes*
分类学地位：Bacteria; Bacillota; Bacilli; Caryophanales; Listeriaceae; *Listeria*
生物危害程度：第三类
分离时间：2021-05-10
分离地址：中国江西省抚州市
分离基物：食物（熟肉制品）
致病名称：败血症、脑膜炎
致病对象：人、动物
来源历史：←中国疾病预防控制中心病原微生物菌（毒）种保藏中心传染病所分中心←中国疾病预防控制中心传染病预防控制所
用　　途：临床检验
联系单位：中国疾病预防控制中心传染病预防控制所
电子邮箱：chpc@icdc.cn

280. 李斯特菌属

国家科技资源标识符: CSTR:16698.06.NPRC 1.2.1756
平台资源号：NPRC 1.2.1756
保藏编号：CHPC 1.15603
中文名称：单核增生李斯特菌
外文名称：*Listeria monocytogenes*
分类学地位：Bacteria; Bacillota; Bacilli; Caryophanales; Listeriaceae; *Listeria*
生物危害程度：第三类

分离时间：2022-06-06
分离地址：中国江西省抚州市
分离基物：食物（熟肉制品）
致病名称：败血症、脑膜炎
致病对象：人、动物
来源历史：←中国疾病预防控制中心病原微生物菌（毒）种保藏中心传染病所分中心←中国疾病预防控制中心传染病预防控制所
用　　途：临床检验
联系单位：中国疾病预防控制中心传染病预防控制所
电子邮箱：chpc@icdc.cn

281. 李斯特菌属

国家科技资源标识符: CSTR:16698.06.NPRC 1.2.1757
平台资源号：NPRC 1.2.1757
保藏编号：CHPC 1.15604
中文名称：单核增生李斯特菌
外文名称：*Listeria monocytogenes*
分类学地位：Bacteria; Bacillota; Bacilli; Caryophanales; Listeriaceae; *Listeria*
生物危害程度：第三类
分离时间：2022-08-02
分离地址：中国江西省抚州市
分离基物：患者血液
致病名称：败血症、脑膜炎
致病对象：人、动物
来源历史：←中国疾病预防控制中心病原微生物菌（毒）种保藏中心传染病所分中心←中国疾病预防控制中心传染病预防控制所
用　　途：临床检验
联系单位：中国疾病预防控制中心传染病预防控制所
电子邮箱：chpc@icdc.cn

282. 李斯特菌属

国家科技资源标识符: CSTR:16698.06.NPRC 1.2.1962
平台资源号：NPRC 1.2.1962
保藏编号：CHPC 1.15809
中文名称：单核增生李斯特菌
外文名称：*Listeria monocytogenes*
分类学地位：Bacteria; Bacillota; Bacilli; Caryophanales; Listeriaceae; *Listeria*
生物危害程度：第三类
分离时间：2021-01-01
分离地址：中国吉林省长春市
分离基物：食物
致病名称：败血症、脑膜炎
致病对象：人、动物
来源历史：←中国疾病预防控制中心病原微生物菌（毒）种保藏中心传染病所分中心←中国疾病预防控制中心传染病预防控制所
用　　途：临床检验
联系单位：中国疾病预防控制中心传染病预防控制所
电子邮箱：chpc@icdc.cn

283. 李斯特菌属

国家科技资源标识符: CSTR:16698.06.NPRC 1.2.1963
平台资源号：NPRC 1.2.1963
保藏编号：CHPC 1.15810
中文名称：单核增生李斯特菌
外文名称：*Listeria monocytogenes*
分类学地位：Bacteria; Bacillota; Bacilli; Caryophanales; Listeriaceae; *Listeria*
生物危害程度：第三类
分离时间：2020-12-31
分离地址：中国吉林省长春市
分离基物：食物
致病名称：败血症、脑膜炎

致病对象：人、动物
来源历史：←中国疾病预防控制中心病原微生物菌（毒）种保藏中心传染病所分中心←中国疾病预防控制中心传染病预防控制所
用　　途：临床检验
联系单位：中国疾病预防控制中心传染病预防控制所
电子邮箱：chpc@icdc.cn

284. 李斯特菌属

国家科技资源标识符：CSTR:16698.06.NPRC 1.2.1964
平台资源号：NPRC 1.2.1964
保藏编号：CHPC 1.15811
中文名称：单核增生李斯特菌
外文名称：*Listeria monocytogenes*
分类学地位：Bacteria; Bacillota; Bacilli; Caryophanales; Listeriaceae; *Listeria*
生物危害程度：第三类
分离时间：2020-12-31
分离地址：中国吉林省长春市
分离基物：食物
致病名称：败血症、脑膜炎
致病对象：人、动物
来源历史：←中国疾病预防控制中心病原微生物菌（毒）种保藏中心传染病所分中心←中国疾病预防控制中心传染病预防控制所
用　　途：临床检验
联系单位：中国疾病预防控制中心传染病预防控制所
电子邮箱：chpc@icdc.cn

285. 李斯特菌属

国家科技资源标识符：CSTR:16698.06.NPRC 1.2.1965
平台资源号：NPRC 1.2.1965
保藏编号：CHPC 1.15812
中文名称：单核增生李斯特菌
外文名称：*Listeria monocytogenes*
分类学地位：Bacteria; Bacillota; Bacilli; Caryophanales; Listeriaceae; *Listeria*
生物危害程度：第三类
分离时间：2020-12-31
分离地址：中国吉林省长春市
分离基物：食物
致病名称：败血症、脑膜炎
致病对象：人、动物
来源历史：←中国疾病预防控制中心病原微生物菌（毒）种保藏中心传染病所分中心←中国疾病预防控制中心传染病预防控制所
用　　途：临床检验
联系单位：中国疾病预防控制中心传染病预防控制所
电子邮箱：chpc@icdc.cn

286. 李斯特菌属

国家科技资源标识符：CSTR:16698.06.NPRC 1.2.1966
平台资源号：NPRC 1.2.1966
保藏编号：CHPC 1.15813
中文名称：单核增生李斯特菌
外文名称：*Listeria monocytogenes*
分类学地位：Bacteria; Bacillota; Bacilli; Caryophanales; Listeriaceae; *Listeria*
生物危害程度：第三类
分离时间：2020-12-31
分离地址：中国吉林省长春市
分离基物：食物
致病名称：败血症、脑膜炎
致病对象：人、动物
来源历史：←中国疾病预防控制中心病原微生物菌（毒）种保藏中心传染病所分中心←中国疾病预防控制中心传染病预防控制所

用　　途：临床检验
联系单位：中国疾病预防控制中心传染病预防控制所
电子邮箱：chpc@icdc.cn

287. 李斯特菌属

国家科技资源标识符：CSTR:16698.06.NPRC 1.2.1967
平台资源号：NPRC 1.2.1967
保藏编号：CHPC 1.15814
中文名称：单核增生李斯特菌
外文名称：*Listeria monocytogenes*
分类学地位：Bacteria; Bacillota; Bacilli; Caryophanales; Listeriaceae; *Listeria*
生物危害程度：第三类
分离时间：2020-12-31
分离地址：中国吉林省长春市
分离基物：食物
致病名称：败血症、脑膜炎
致病对象：人、动物
来源历史：←中国疾病预防控制中心病原微生物菌（毒）种保藏中心传染病所分中心←中国疾病预防控制中心传染病预防控制所
用　　途：临床检验
联系单位：中国疾病预防控制中心传染病预防控制所
电子邮箱：chpc@icdc.cn

288. 李斯特菌属

国家科技资源标识符：CSTR:16698.06.NPRC 1.2.1968
平台资源号：NPRC 1.2.1968
保藏编号：CHPC 1.15815
中文名称：单核增生李斯特菌
外文名称：*Listeria monocytogenes*
分类学地位：Bacteria; Bacillota; Bacilli; Caryophanales; Listeriaceae; *Listeria*
生物危害程度：第三类
分离时间：2020-12-31
分离地址：中国吉林省长春市
分离基物：食物
致病名称：败血症、脑膜炎
致病对象：人、动物
来源历史：←中国疾病预防控制中心病原微生物菌（毒）种保藏中心传染病所分中心←中国疾病预防控制中心传染病预防控制所
用　　途：临床检验
联系单位：中国疾病预防控制中心传染病预防控制所
电子邮箱：chpc@icdc.cn

289. 李斯特菌属

国家科技资源标识符：CSTR:16698.06.NPRC 1.2.1969
平台资源号：NPRC 1.2.1969
保藏编号：CHPC 1.15816
中文名称：单核增生李斯特菌
外文名称：*Listeria monocytogenes*
分类学地位：Bacteria; Bacillota; Bacilli; Caryophanales; Listeriaceae; *Listeria*
生物危害程度：第三类
分离时间：2020-12-31
分离地址：中国吉林省长春市
分离基物：食物
致病名称：败血症、脑膜炎
致病对象：人、动物
来源历史：←中国疾病预防控制中心病原微生物菌（毒）种保藏中心传染病所分中心←中国疾病预防控制中心传染病预防控制所
用　　途：临床检验
联系单位：中国疾病预防控制中心传染病预防控制所
电子邮箱：chpc@icdc.cn

290. 李斯特菌属

国家科技资源标识符: CSTR:16698.06.NPRC 1.2.1970
平台资源号：NPRC 1.2.1970
保藏编号：CHPC 1.15817
中文名称：单核增生李斯特菌
外文名称：*Listeria monocytogenes*
分类学地位：Bacteria; Bacillota; Bacilli; Caryophanales; Listeriaceae; *Listeria*
生物危害程度：第三类
分离时间：2021-12-31
分离地址：中国辽宁省鞍山市
分离基物：食物（食用菌）
致病名称：败血症、脑膜炎
致病对象：人、动物
来源历史：←中国疾病预防控制中心病原微生物菌（毒）种保藏中心传染病所分中心←中国疾病预防控制中心传染病预防控制所
用　　途：临床检验
联系单位：中国疾病预防控制中心传染病预防控制所
电子邮箱：chpc@icdc.cn

291. 李斯特菌属

国家科技资源标识符: CSTR:16698.06.NPRC 1.13.101
平台资源号：NPRC 1.13.101
保藏编号：GDPCC L-LM036
中文名称：单核增生李斯特菌
外文名称：*Listeria monocytogenes*
分类学地位：Bacteria; Bacillota; Bacilli; Bacillales; Listeriaceae; *Listeria*
生物危害程度：第三类
分离时间：2006
分离地址：中国广东省广州市海珠区
分离基物：食物
致病名称：败血症、脑膜炎、流产
致病对象：人、动物
来源历史：←广东省人间传染的病原微生物菌（毒）种保藏中心←广东省疾病预防控制中心
用　　途：食品监测
联系单位：广东省疾病预防控制中心
电子邮箱：gdsjkzx_gdpcc@gd.gov.cn

292. 李斯特菌属

国家科技资源标识符: CSTR:16698.06.NPRC 1.13.102
平台资源号：NPRC 1.13.102
保藏编号：GDPCC L-LM037
中文名称：单核增生李斯特菌
外文名称：*Listeria monocytogenes*
分类学地位：Bacteria; Bacillota; Bacilli; Bacillales; Listeriaceae; *Listeria*
生物危害程度：第三类
分离时间：2006
分离地址：中国广东省广州市海珠区
分离基物：食物
致病名称：败血症、脑膜炎、流产
致病对象：人、动物
来源历史：←广东省人间传染的病原微生物菌（毒）种保藏中心←广东省疾病预防控制中心
用　　途：食品监测
联系单位：广东省疾病预防控制中心
电子邮箱：gdsjkzx_gdpcc@gd.gov.cn

293. 李斯特菌属

国家科技资源标识符: CSTR:16698.06.NPRC 1.13.103
平台资源号：NPRC 1.13.103
保藏编号：GDPCC L-LM038
中文名称：单核增生李斯特菌
外文名称：*Listeria monocytogenes*
分类学地位：Bacteria; Bacillota; Bacilli; Bacillales; Listeriaceae; *Listeria*
生物危害程度：第三类
分离时间：2006

分离地址：中国广东省广州市海珠区
分离基物：食物
致病名称：败血症、脑膜炎、流产
致病对象：人、动物
来源历史：←广东省人间传染的病原微生物菌（毒）种保藏中心←广东省疾病预防控制中心
用　　途：食品监测
联系单位：广东省疾病预防控制中心
电子邮箱：gdsjkzx_gdpcc@gd.gov.cn

294. 李斯特菌属

国家科技资源标识符：CSTR:16698.06.NPRC 1.13.104
平台资源号：NPRC 1.13.104
保藏编号：GDPCC L-LM039
中文名称：单核增生李斯特菌
外文名称：*Listeria monocytogenes*
分类学地位：Bacteria; Bacillota; Bacilli; Bacillales; Listeriaceae; *Listeria*
生物危害程度：第三类
分离时间：2006
分离地址：中国广东省广州市海珠区
分离基物：食物
致病名称：败血症、脑膜炎、流产
致病对象：人、动物
来源历史：←广东省人间传染的病原微生物菌（毒）种保藏中心←广东省疾病预防控制中心
用　　途：食品监测
联系单位：广东省疾病预防控制中心
电子邮箱：gdsjkzx_gdpcc@gd.gov.cn

295. 李斯特菌属

国家科技资源标识符：CSTR:16698.06.NPRC 1.13.105
平台资源号：NPRC 1.13.105
保藏编号：GDPCC L-LM040
中文名称：单核增生李斯特菌
外文名称：*Listeria monocytogenes*
分类学地位：Bacteria; Bacillota; Bacilli; Bacillales; Listeriaceae; *Listeria*
生物危害程度：第三类
分离时间：2006
分离地址：中国广东省广州市海珠区
分离基物：食物
致病名称：败血症、脑膜炎、流产
致病对象：人、动物
来源历史：←广东省人间传染的病原微生物菌（毒）种保藏中心←广东省疾病预防控制中心
用　　途：食品监测
联系单位：广东省疾病预防控制中心
电子邮箱：gdsjkzx_gdpcc@gd.gov.cn

296. 李斯特菌属

国家科技资源标识符：CSTR:16698.06.NPRC 1.13.106
平台资源号：NPRC 1.13.106
保藏编号：GDPCC L-LM041
中文名称：单核增生李斯特菌
外文名称：*Listeria monocytogenes*
分类学地位：Bacteria; Bacillota; Bacilli; Bacillales; Listeriaceae; *Listeria*
生物危害程度：第三类
分离时间：2006
分离地址：中国广东省广州市海珠区
分离基物：食物
致病名称：败血症、脑膜炎、流产
致病对象：人、动物
来源历史：←广东省人间传染的病原微生物菌（毒）种保藏中心←广东省疾病预防控制中心
用　　途：食品监测
联系单位：广东省疾病预防控制中心
电子邮箱：gdsjkzx_gdpcc@gd.gov.cn

297. 李斯特菌属

国家科技资源标识符：CSTR:16698.06.NPRC 1.13.107
平台资源号：NPRC 1.13.107
保藏编号：GDPCC L-LM042

中文名称：单核增生李斯特菌
外文名称：*Listeria monocytogenes*
分类学地位：Bacteria; Bacillota; Bacilli; Bacillales; Listeriaceae; *Listeria*
生物危害程度：第三类
分离时间：2006
分离地址：中国广东省广州市海珠区
分离基物：食物
致病名称：败血症、脑膜炎、流产
致病对象：人、动物
来源历史：←广东省人间传染的病原微生物菌（毒）种保藏中心←广东省疾病预防控制中心
用　　途：食品监测
联系单位：广东省疾病预防控制中心
电子邮箱：gdsjkzx_gdpcc@gd.gov.cn

298. 李斯特菌属

国家科技资源标识符: CSTR:16698.06.NPRC 1.13.108
平台资源号：NPRC 1.13.108
保藏编号：GDPCC L-LM043
中文名称：单核增生李斯特菌
外文名称：*Listeria monocytogenes*
分类学地位：Bacteria; Bacillota; Bacilli; Bacillales; Listeriaceae; *Listeria*
生物危害程度：第三类
分离时间：2006
分离地址：中国广东省广州市海珠区
分离基物：食物
致病名称：败血症、脑膜炎、流产
致病对象：人、动物
来源历史：←广东省人间传染的病原微生物菌（毒）种保藏中心←广东省疾病预防控制中心
用　　途：食品监测
联系单位：广东省疾病预防控制中心
电子邮箱：gdsjkzx_gdpcc@gd.gov.cn

299. 李斯特菌属

国家科技资源标识符: CSTR:16698.06.NPRC 1.13.109
平台资源号：NPRC 1.13.109
保藏编号：GDPCC L-LM044
中文名称：单核增生李斯特菌
外文名称：*Listeria monocytogenes*
分类学地位：Bacteria; Bacillota; Bacilli; Bacillales; Listeriaceae; *Listeria*
生物危害程度：第三类
分离时间：2006
分离地址：中国广东省广州市海珠区
分离基物：食物
致病名称：败血症、脑膜炎、流产
致病对象：人、动物
来源历史：←广东省人间传染的病原微生物菌（毒）种保藏中心←广东省疾病预防控制中心
用　　途：食品监测
联系单位：广东省疾病预防控制中心
电子邮箱：gdsjkzx_gdpcc@gd.gov.cn

300. 李斯特菌属

国家科技资源标识符: CSTR:16698.06.NPRC 1.13.110
平台资源号：NPRC 1.13.110
保藏编号：GDPCC L-LM045
中文名称：单核增生李斯特菌
外文名称：*Listeria monocytogenes*
分类学地位：Bacteria; Bacillota; Bacilli; Bacillales; Listeriaceae; *Listeria*
生物危害程度：第三类
分离时间：2006
分离地址：中国广东省广州市海珠区
分离基物：食物
致病名称：败血症、脑膜炎、流产
致病对象：人、动物
来源历史：←广东省人间传染的病原微生物菌（毒）种保藏中心←广东省疾病预防控制中心

用　　途：食品监测
联系单位：广东省疾病预防控制中心
电子邮箱：gdsjkzx_gdpcc@gd.gov.cn

301. 李斯特菌属

国家科技资源标识符：CSTR:16698.06.NPRC 1.13.111
平台资源号：NPRC 1.13.111
保藏编号：GDPCC L-LM046
中文名称：单核增生李斯特菌
外文名称：*Listeria monocytogenes*
分类学地位：Bacteria; Bacillota; Bacilli; Bacillales; Listeriaceae; *Listeria*
生物危害程度：第三类
分离时间：2006
分离地址：中国广东省广州市海珠区
分离基物：食物
致病名称：败血症、脑膜炎、流产
致病对象：人、动物
来源历史：←广东省人间传染的病原微生物菌（毒）种保藏中心←广东省疾病预防控制中心
用　　途：食品监测
联系单位：广东省疾病预防控制中心
电子邮箱：gdsjkzx_gdpcc@gd.gov.cn

302. 李斯特菌属

国家科技资源标识符：CSTR:16698.06.NPRC 1.13.112
平台资源号：NPRC 1.13.112
保藏编号：GDPCC L-LM047
中文名称：单核增生李斯特菌
外文名称：*Listeria monocytogenes*
分类学地位：Bacteria; Bacillota; Bacilli; Bacillales; Listeriaceae; *Listeria*
生物危害程度：第三类
分离时间：2006
分离地址：中国广东省广州市海珠区
分离基物：食物
致病名称：败血症、脑膜炎、流产
致病对象：人、动物
来源历史：←广东省人间传染的病原微生物菌（毒）种保藏中心←广东省疾病预防控制中心
用　　途：食品监测
联系单位：广东省疾病预防控制中心
电子邮箱：gdsjkzx_gdpcc@gd.gov.cn

303. 李斯特菌属

国家科技资源标识符：CSTR:16698.06.NPRC 1.13.113
平台资源号：NPRC 1.13.113
保藏编号：GDPCC L-LM048
中文名称：单核增生李斯特菌
外文名称：*Listeria monocytogenes*
分类学地位：Bacteria; Bacillota; Bacilli; Bacillales; Listeriaceae; *Listeria*
生物危害程度：第三类
分离时间：2006
分离地址：中国广东省广州市海珠区
分离基物：食物
致病名称：败血症、脑膜炎、流产
致病对象：人、动物
来源历史：←广东省人间传染的病原微生物菌（毒）种保藏中心←广东省疾病预防控制中心
用　　途：食品监测
联系单位：广东省疾病预防控制中心
电子邮箱：gdsjkzx_gdpcc@gd.gov.cn

304. 李斯特菌属

国家科技资源标识符：CSTR:16698.06.NPRC 1.13.114
平台资源号：NPRC 1.13.114
保藏编号：GDPCC L-LM049
中文名称：单核增生李斯特菌
外文名称：*Listeria monocytogenes*
分类学地位：Bacteria; Bacillota; Bacilli; Bacillales; Listeriaceae; *Listeria*
生物危害程度：第三类
分离时间：2006

分离地址：中国广东省广州市海珠区
分离基物：食物
致病名称：败血症、脑膜炎、流产
致病对象：人、动物
来源历史：←广东省人间传染的病原微生物菌（毒）种保藏中心←广东省疾病预防控制中心
用　　途：食品监测
联系单位：广东省疾病预防控制中心
电子邮箱：gdsjkzx_gdpcc@gd.gov.cn

305. 李斯特菌属

国家科技资源标识符：CSTR:16698.06.NPRC 1.13.115
平台资源号：NPRC 1.13.115
保藏编号：GDPCC L-LM050
中文名称：单核增生李斯特菌
外文名称：*Listeria monocytogenes*
分类学地位：Bacteria; Bacillota; Bacilli; Bacillales; Listeriaceae; *Listeria*
生物危害程度：第三类
分离时间：2006
分离地址：中国广东省广州市海珠区
分离基物：食物
致病名称：败血症、脑膜炎、流产
致病对象：人、动物
来源历史：←广东省人间传染的病原微生物菌（毒）种保藏中心←广东省疾病预防控制中心
用　　途：食品监测
联系单位：广东省疾病预防控制中心
电子邮箱：gdsjkzx_gdpcc@gd.gov.cn

306. 李斯特菌属

国家科技资源标识符：CSTR:16698.06.NPRC 1.13.116
平台资源号：NPRC 1.13.116
保藏编号：GDPCC L-LM051
中文名称：单核增生李斯特菌
外文名称：*Listeria monocytogenes*
分类学地位：Bacteria; Bacillota; Bacilli; Bacillales; Listeriaceae; *Listeria*
生物危害程度：第三类
分离时间：2006
分离地址：中国广东省广州市海珠区
分离基物：食物
致病名称：败血症、脑膜炎、流产
致病对象：人、动物
来源历史：←广东省人间传染的病原微生物菌（毒）种保藏中心←广东省疾病预防控制中心
用　　途：食品监测
联系单位：广东省疾病预防控制中心
电子邮箱：gdsjkzx_gdpcc@gd.gov.cn

307. 李斯特菌属

国家科技资源标识符：CSTR:16698.06.NPRC 1.13.117
平台资源号：NPRC 1.13.117
保藏编号：GDPCC L-LM052
中文名称：单核增生李斯特菌
外文名称：*Listeria monocytogenes*
分类学地位：Bacteria; Bacillota; Bacilli; Bacillales; Listeriaceae; *Listeria*
生物危害程度：第三类
分离时间：2006
分离地址：中国广东省广州市海珠区
分离基物：食物
致病名称：败血症、脑膜炎、流产
致病对象：人、动物
来源历史：←广东省人间传染的病原微生物菌（毒）种保藏中心←广东省疾病预防控制中心
用　　途：食品监测
联系单位：广东省疾病预防控制中心
电子邮箱：gdsjkzx_gdpcc@gd.gov.cn

308. 李斯特菌属

国家科技资源标识符：CSTR:16698.06.NPRC 1.13.118
平台资源号：NPRC 1.13.118
保藏编号：GDPCC L-LM053

中文名称：单核增生李斯特菌
外文名称：*Listeria monocytogenes*
分类学地位：Bacteria; Bacillota; Bacilli; Bacillales; Listeriaceae; *Listeria*
生物危害程度：第三类
分离时间：2006
分离地址：中国广东省广州市海珠区
分离基物：食物
致病名称：败血症、脑膜炎、流产
致病对象：人、动物
来源历史：←广东省人间传染的病原微生物菌（毒）种保藏中心←广东省疾病预防控制中心
用　　途：食品监测
联系单位：广东省疾病预防控制中心
电子邮箱：gdsjkzx_gdpcc@gd.gov.cn

309. 李斯特菌属

国家科技资源标识符：CSTR:16698.06.NPRC 1.13.119
平台资源号：NPRC 1.13.119
保藏编号：GDPCC L-LM054
中文名称：单核增生李斯特菌
外文名称：*Listeria monocytogenes*
分类学地位：Bacteria; Bacillota; Bacilli; Bacillales; Listeriaceae; *Listeria*
生物危害程度：第三类
分离时间：2006
分离地址：中国广东省广州市海珠区
分离基物：食物
致病名称：败血症、脑膜炎、流产
致病对象：人、动物
来源历史：←广东省人间传染的病原微生物菌（毒）种保藏中心←广东省疾病预防控制中心
用　　途：食品监测
联系单位：广东省疾病预防控制中心
电子邮箱：gdsjkzx_gdpcc@gd.gov.cn

310. 李斯特菌属

国家科技资源标识符：CSTR:16698.06.NPRC 1.13.120
平台资源号：NPRC 1.13.120
保藏编号：GDPCC L-LM055
中文名称：单核增生李斯特菌
外文名称：*Listeria monocytogenes*
分类学地位：Bacteria; Bacillota; Bacilli; Bacillales; Listeriaceae; *Listeria*
生物危害程度：第三类
分离时间：2006
分离地址：中国广东省广州市海珠区
分离基物：食物
致病名称：败血症、脑膜炎、流产
致病对象：人、动物
来源历史：←广东省人间传染的病原微生物菌（毒）种保藏中心←广东省疾病预防控制中心
用　　途：食品监测
联系单位：广东省疾病预防控制中心
电子邮箱：gdsjkzx_gdpcc@gd.gov.cn

311. 李斯特菌属

国家科技资源标识符：CSTR:16698.06.NPRC 1.13.121
平台资源号：NPRC 1.13.121
保藏编号：GDPCC L-LM056
中文名称：单核增生李斯特菌
外文名称：*Listeria monocytogenes*
分类学地位：Bacteria; Bacillota; Bacilli; Bacillales; Listeriaceae; *Listeria*
生物危害程度：第三类
分离时间：2006
分离地址：中国广东省广州市海珠区
分离基物：食物
致病名称：败血症、脑膜炎、流产
致病对象：人、动物
来源历史：←广东省人间传染的病原微生物菌（毒）种保藏中心←广东省疾病预防控制中心

用　　途：食品监测
联系单位：广东省疾病预防控制中心
电子邮箱：gdsjkzx_gdpcc@gd.gov.cn

312. 李斯特菌属

国家科技资源标识符：CSTR:16698.06.NPRC 1.13.122
平台资源号：NPRC 1.13.122
保藏编号：GDPCC L-LM057
中文名称：单核增生李斯特菌
外文名称：*Listeria monocytogenes*
分类学地位：Bacteria; Bacillota; Bacilli; Bacillales; Listeriaceae; *Listeria*
生物危害程度：第三类
分离时间：2006
分离地址：中国广东省广州市海珠区
分离基物：食物
致病名称：败血症、脑膜炎、流产
致病对象：人、动物
来源历史：←广东省人间传染的病原微生物菌（毒）种保藏中心←广东省疾病预防控制中心
用　　途：食品监测
联系单位：广东省疾病预防控制中心
电子邮箱：gdsjkzx_gdpcc@gd.gov.cn

313. 李斯特菌属

国家科技资源标识符：CSTR:16698.06.NPRC 1.13.123
平台资源号：NPRC 1.13.123
保藏编号：GDPCC L-LM058
中文名称：单核增生李斯特菌
外文名称：*Listeria monocytogenes*
分类学地位：Bacteria; Bacillota; Bacilli; Bacillales; Listeriaceae; *Listeria*
生物危害程度：第三类
分离时间：2006
分离地址：中国广东省广州市海珠区
分离基物：食物
致病名称：败血症、脑膜炎、流产
致病对象：人、动物
来源历史：←广东省人间传染的病原微生物菌（毒）种保藏中心←广东省疾病预防控制中心
用　　途：食品监测
联系单位：广东省疾病预防控制中心
电子邮箱：gdsjkzx_gdpcc@gd.gov.cn

314. 李斯特菌属

国家科技资源标识符：CSTR:16698.06.NPRC 1.13.124
平台资源号：NPRC 1.13.124
保藏编号：GDPCC L-LM059
中文名称：单核增生李斯特菌
外文名称：*Listeria monocytogenes*
分类学地位：Bacteria; Bacillota; Bacilli; Bacillales; Listeriaceae; *Listeria*
生物危害程度：第三类
分离时间：2006
分离地址：中国广东省广州市海珠区
分离基物：食物
致病名称：败血症、脑膜炎、流产
致病对象：人、动物
来源历史：←广东省人间传染的病原微生物菌（毒）种保藏中心←广东省疾病预防控制中心
用　　途：食品监测
联系单位：广东省疾病预防控制中心
电子邮箱：gdsjkzx_gdpcc@gd.gov.cn

315. 李斯特菌属

国家科技资源标识符：CSTR:16698.06.NPRC 1.13.125
平台资源号：NPRC 1.13.125
保藏编号：GDPCC L-LM060
中文名称：单核增生李斯特菌
外文名称：*Listeria monocytogenes*
分类学地位：Bacteria; Bacillota; Bacilli; Bacillales; Listeriaceae; *Listeria*
生物危害程度：第三类
分离时间：2006

分离地址：中国广东省广州市海珠区
分离基物：食物
致病名称：败血症、脑膜炎、流产
致病对象：人、动物
来源历史：←广东省人间传染的病原微生物菌（毒）种保藏中心←广东省疾病预防控制中心
用　　途：食品监测
联系单位：广东省疾病预防控制中心
电子邮箱：gdsjkzx_gdpcc@gd.gov.cn

316. 李斯特菌属

国家科技资源标识符：CSTR:16698.06.NPRC 1.12.255
平台资源号：NPRC 1.12.255
保藏编号：HB0600010
中文名称：单核增生李斯特菌
外文名称：*Listeria monocytogenes*
分类学地位：Bacteria; Bacillota; Bacilli; Caryophanales; Listeriaceae; *Listeria*
生物危害程度：第三类
分离时间：2022-06-09
分离地址：中国湖北省黄冈市
分离基物：患者血液
致病名称：败血症、脑膜炎、单核细胞增多症
致病对象：人、动物
来源历史：←湖北省疾病预防控制中心←黄冈市疾病预防控制中心←黄冈市中心医院
用　　途：临床检验
联系单位：湖北省疾病预防控制中心
电子邮箱：JDZBCZX@163.com

317. 李斯特菌属

国家科技资源标识符：CSTR:16698.06.NPRC 1.12.256
平台资源号：NPRC 1.12.256
保藏编号：HB0600011
中文名称：单核增生李斯特菌
外文名称：*Listeria monocytogenes*
分类学地位：Bacteria; Bacillota; Bacilli; Caryophanales; Listeriaceae; *Listeria*
生物危害程度：第三类
分离时间：2022-06-27
分离地址：中国湖北省随州市
分离基物：患者血液
致病名称：败血症、脑膜炎、单核细胞增多症
致病对象：人、动物
来源历史：←湖北省疾病预防控制中心←随州市疾病预防控制中心←随州市妇幼保健院
用　　途：临床检验
联系单位：湖北省疾病预防控制中心
电子邮箱：JDZBCZX@163.com

318. 李斯特菌属

国家科技资源标识符：CSTR:16698.06.NPRC 1.12.257
平台资源号：NPRC 1.12.257
保藏编号：HB0600012
中文名称：单核增生李斯特菌
外文名称：*Listeria monocytogenes*
分类学地位：Bacteria; Bacillota; Bacilli; Caryophanales; Listeriaceae; *Listeria*
生物危害程度：第三类
分离时间：2022-07-21
分离地址：中国湖北省孝感市
分离基物：患者粪便
致病名称：败血症、脑膜炎、单核细胞增多症
致病对象：人、动物
来源历史：←湖北省疾病预防控制中心←孝感市疾病预防控制中心←孝感市第一人民医院
用　　途：临床检验
联系单位：湖北省疾病预防控制中心
电子邮箱：JDZBCZX@163.com

319. 李斯特菌属

国家科技资源标识符：CSTR:16698.06.NPRC 1.12.258

平台资源号：NPRC 1.12.258
保藏编号：HB0602171
中文名称：单核增生李斯特菌
外文名称：*Listeria monocytogenes*
分类学地位：Bacteria; Bacillota; Bacilli; Caryophanales; Listeriaceae; *Listeria*
生物危害程度：第三类
分离时间：2022-03-11
分离地址：中国湖北省十堰市
分离基物：食物（鸡肉）
致病名称：败血症、脑膜炎、单核细胞增多症
致病对象：人、动物
来源历史：←湖北省疾病预防控制中心←十堰市疾病预防控制中心
用　　途：食品检验
联系单位：湖北省疾病预防控制中心
电子邮箱：JDZBCZX@163.com

320. 李斯特菌属

国家科技资源标识符: CSTR:16698.06.NPRC 1.12.259
平台资源号：NPRC 1.12.259
保藏编号：HB0602172
中文名称：单核增生李斯特菌
外文名称：*Listeria monocytogenes*
分类学地位：Bacteria; Bacillota; Bacilli; Caryophanales; Listeriaceae; *Listeria*
生物危害程度：第三类
分离时间：2022-03-11
分离地址：中国湖北省十堰市
分离基物：食物（鸡肉）
致病名称：败血症、脑膜炎、单核细胞增多症
致病对象：人、动物
来源历史：←湖北省疾病预防控制中心←十堰市疾病预防控制中心
用　　途：食品检验
联系单位：湖北省疾病预防控制中心
电子邮箱：JDZBCZX@163.com

321. 李斯特菌属

国家科技资源标识符: CSTR:16698.06.NPRC 1.12.260
平台资源号：NPRC 1.12.260
保藏编号：HB0602174
中文名称：单核增生李斯特菌
外文名称：*Listeria monocytogenes*
分类学地位：Bacteria; Bacillota; Bacilli; Caryophanales; Listeriaceae; *Listeria*
生物危害程度：第三类
分离时间：2022-03-22
分离地址：中国湖北省荆门市
分离基物：食物（鸡肉）
致病名称：败血症、脑膜炎、单核细胞增多症
致病对象：人、动物
来源历史：←湖北省疾病预防控制中心←荆门市疾病预防控制中心
用　　途：食品检验
联系单位：湖北省疾病预防控制中心
电子邮箱：JDZBCZX@163.com

322. 李斯特菌属

国家科技资源标识符: CSTR:16698.06.NPRC 1.12.261
平台资源号：NPRC 1.12.261
保藏编号：HB0602175
中文名称：单核增生李斯特菌
外文名称：*Listeria monocytogenes*
分类学地位：Bacteria; Bacillota; Bacilli; Caryophanales; Listeriaceae; *Listeria*
生物危害程度：第三类
分离时间：2022-03-22
分离地址：中国湖北省荆门市
分离基物：食物（鸡肉）
致病名称：败血症、脑膜炎、单核细胞增多症
致病对象：人、动物
来源历史：←湖北省疾病预防控制中心←荆门市疾病预防控制中心

用　　途：食品检验
联系单位：湖北省疾病预防控制中心
电子邮箱：JDZBCZX@163.com

323. 李斯特菌属

国家科技资源标识符：CSTR:16698.06.NPRC 1.12.262
平台资源号：NPRC 1.12.262
保藏编号：HB0602181
中文名称：单核增生李斯特菌
外文名称：*Listeria monocytogenes*
分类学地位：Bacteria; Bacillota; Bacilli; Caryophanales; Listeriaceae; *Listeria*
生物危害程度：第三类
分离时间：2022-03-28
分离地址：中国湖北省鄂州市
分离基物：食物（熟肉制品）
致病名称：败血症、脑膜炎、单核细胞增多症
致病对象：人、动物
来源历史：←湖北省疾病预防控制中心←鄂州市疾病预防控制中心
用　　途：食品检验
联系单位：湖北省疾病预防控制中心
电子邮箱：JDZBCZX@163.com

324. 李斯特菌属

国家科技资源标识符：CSTR:16698.06.NPRC 1.12.263
平台资源号：NPRC 1.12.263
保藏编号：HB0602182
中文名称：单核增生李斯特菌
外文名称：*Listeria monocytogenes*
分类学地位：Bacteria; Bacillota; Bacilli; Caryophanales; Listeriaceae; *Listeria*
生物危害程度：第三类
分离时间：2022-05-16
分离地址：中国湖北省随州市
分离基物：食物（熟肉制品）
致病名称：败血症、脑膜炎、单核细胞增多症
致病对象：人、动物
来源历史：←湖北省疾病预防控制中心←随州市疾病预防控制中心
用　　途：食品检验
联系单位：湖北省疾病预防控制中心
电子邮箱：JDZBCZX@163.com

325. 李斯特菌属

国家科技资源标识符：CSTR:16698.06.NPRC 1.12.264
平台资源号：NPRC 1.12.264
保藏编号：HB0602193
中文名称：单核增生李斯特菌
外文名称：*Listeria monocytogenes*
分类学地位：Bacteria; Bacillota; Bacilli; Caryophanales; Listeriaceae; *Listeria*
生物危害程度：第三类
分离时间：2022-05-16
分离地址：中国湖北省十堰市
分离基物：食物
致病名称：败血症、脑膜炎、单核细胞增多症
致病对象：人、动物
来源历史：←湖北省疾病预防控制中心←十堰市疾病预防控制中心
用　　途：食品检验
联系单位：湖北省疾病预防控制中心
电子邮箱：JDZBCZX@163.com

326. 李斯特菌属

国家科技资源标识符：CSTR:16698.06.NPRC 1.12.265
平台资源号：NPRC 1.12.265
保藏编号：HB0602194
中文名称：单核增生李斯特菌
外文名称：*Listeria monocytogenes*
分类学地位：Bacteria; Bacillota; Bacilli; Caryophanales; Listeriaceae; *Listeria*
生物危害程度：第三类
分离时间：2022-05-16

分离地址：中国湖北省十堰市
分离基物：食物
致病名称：败血症、脑膜炎、单核细胞增多症
致病对象：人、动物
来源历史：←湖北省疾病预防控制中心←十堰市疾病预防控制中心
用　　途：食品检验
联系单位：湖北省疾病预防控制中心
电子邮箱：JDZBCZX@163.com

327. 李斯特菌属

国家科技资源标识符：CSTR:16698.06.NPRC 1.12.266
平台资源号：NPRC 1.12.266
保藏编号：HB0602195
中文名称：单核增生李斯特菌
外文名称：*Listeria monocytogenes*
分类学地位：Bacteria; Bacillota; Bacilli; Caryophanales; Listeriaceae; *Listeria*
生物危害程度：第三类
分离时间：2022-05-28
分离地址：中国湖北省十堰市
分离基物：食物（鸡肉）
致病名称：败血症、脑膜炎、单核细胞增多症
致病对象：人、动物
来源历史：←湖北省疾病预防控制中心←十堰市疾病预防控制中心
用　　途：食品检验
联系单位：湖北省疾病预防控制中心
电子邮箱：JDZBCZX@163.com

328. 李斯特菌属

国家科技资源标识符：CSTR:16698.06.NPRC 1.12.267
平台资源号：NPRC 1.12.267
保藏编号：HB0602196
中文名称：单核增生李斯特菌
外文名称：*Listeria monocytogenes*
分类学地位：Bacteria; Bacillota; Bacilli; Caryophanales; Listeriaceae; *Listeria*
生物危害程度：第三类
分离时间：2022-05-28
分离地址：中国湖北省十堰市
分离基物：食物（鸡肉）
致病名称：败血症、脑膜炎、单核细胞增多症
致病对象：人、动物
来源历史：←湖北省疾病预防控制中心←十堰市疾病预防控制中心
用　　途：食品检验
联系单位：湖北省疾病预防控制中心
电子邮箱：JDZBCZX@163.com

329. 李斯特菌属

国家科技资源标识符：CSTR:16698.06.NPRC 1.12.268
平台资源号：NPRC 1.12.268
保藏编号：HB0602197
中文名称：单核增生李斯特菌
外文名称：*Listeria monocytogenes*
分类学地位：Bacteria; Bacillota; Bacilli; Caryophanales; Listeriaceae; *Listeria*
生物危害程度：第三类
分离时间：2022-05-28
分离地址：中国湖北省十堰市
分离基物：食物（鸡肉）
致病名称：败血症、脑膜炎、单核细胞增多症
致病对象：人、动物
来源历史：←湖北省疾病预防控制中心←十堰市疾病预防控制中心
用　　途：食品检验
联系单位：湖北省疾病预防控制中心
电子邮箱：JDZBCZX@163.com

330. 李斯特菌属

国家科技资源标识符：CSTR:16698.06.NPRC 1.12.269
平台资源号：NPRC 1.12.269
保藏编号：HB0602198

中文名称：单核增生李斯特菌
外文名称：*Listeria monocytogenes*
分类学地位：Bacteria; Bacillota; Bacilli; Caryophanales; Listeriaceae; *Listeria*
生物危害程度：第三类
分离时间：2022-05-28
分离地址：中国湖北省十堰市
分离基物：食物（鸡肉）
致病名称：败血症、脑膜炎、单核细胞增多症
致病对象：人、动物
来源历史：←湖北省疾病预防控制中心←十堰市疾病预防控制中心
用　　途：食品检验
联系单位：湖北省疾病预防控制中心
电子邮箱：JDZBCZX@163.com

331. 李斯特菌属

国家科技资源标识符：CSTR:16698.06.NPRC 1.12.270
平台资源号：NPRC 1.12.270
保藏编号：HB0602199
中文名称：单核增生李斯特菌
外文名称：*Listeria monocytogenes*
分类学地位：Bacteria; Bacillota; Bacilli; Caryophanales; Listeriaceae; *Listeria*
生物危害程度：第三类
分离时间：2022-05-29
分离地址：中国湖北省襄阳市
分离基物：食物（鸡肉）
致病名称：败血症、脑膜炎、单核细胞增多症
致病对象：人、动物
来源历史：←湖北省疾病预防控制中心←襄阳市疾病预防控制中心
用　　途：食品检验
联系单位：湖北省疾病预防控制中心
电子邮箱：JDZBCZX@163.com

332. 李斯特菌属

国家科技资源标识符：CSTR:16698.06.NPRC 1.12.271
平台资源号：NPRC 1.12.271
保藏编号：HB0602200
中文名称：单核增生李斯特菌
外文名称：*Listeria monocytogenes*
分类学地位：Bacteria; Bacillota; Bacilli; Caryophanales; Listeriaceae; *Listeria*
生物危害程度：第三类
分离时间：2022-05-29
分离地址：中国湖北省襄阳市
分离基物：食物（鸡肉）
致病名称：败血症、脑膜炎、单核细胞增多症
致病对象：人、动物
来源历史：←湖北省疾病预防控制中心←襄阳市疾病预防控制中心
用　　途：食品检验
联系单位：湖北省疾病预防控制中心
电子邮箱：JDZBCZX@163.com

333. 李斯特菌属

国家科技资源标识符：CSTR:16698.06.NPRC 1.12.272
平台资源号：NPRC 1.12.272
保藏编号：HB0602201
中文名称：单核增生李斯特菌
外文名称：*Listeria monocytogenes*
分类学地位：Bacteria; Bacillota; Bacilli; Caryophanales; Listeriaceae; *Listeria*
生物危害程度：第三类
分离时间：2022-03-21
分离地址：中国湖北省咸宁市
分离基物：食物（猪肉）
致病名称：败血症、脑膜炎、单核细胞增多症
致病对象：人、动物
来源历史：←湖北省疾病预防控制中心←咸宁市疾病预防控制中心

用　　途：食品检验
联系单位：湖北省疾病预防控制中心
电子邮箱：JDZBCZX@163.com

334. 李斯特菌属

国家科技资源标识符：CSTR:16698.06.NPRC 1.12.273
平台资源号：NPRC 1.12.273
保藏编号：HB0602202
中文名称：单核增生李斯特菌
外文名称：*Listeria monocytogenes*
分类学地位：Bacteria; Bacillota; Bacilli; Caryophanales; Listeriaceae; *Listeria*
生物危害程度：第三类
分离时间：2022-06-13
分离地址：中国湖北省咸宁市
分离基物：食物（猪肉）
致病名称：败血症、脑膜炎、单核细胞增多症
致病对象：人、动物
来源历史：←湖北省疾病预防控制中心←咸宁市疾病预防控制中心
用　　途：食品检验
联系单位：湖北省疾病预防控制中心
电子邮箱：JDZBCZX@163.com

335. 李斯特菌属

国家科技资源标识符：CSTR:16698.06.NPRC 1.12.274
平台资源号：NPRC 1.12.274
保藏编号：HB0602203
中文名称：单核增生李斯特菌
外文名称：*Listeria monocytogenes*
分类学地位：Bacteria; Bacillota; Bacilli; Caryophanales; Listeriaceae; *Listeria*
生物危害程度：第三类
分离时间：2022-05-16
分离地址：中国湖北省宜昌市
分离基物：食物（熟肉制品）
致病名称：败血症、脑膜炎、单核细胞增多症
致病对象：人、动物
来源历史：←湖北省疾病预防控制中心←宜昌市疾病预防控制中心
用　　途：食品检验
联系单位：湖北省疾病预防控制中心
电子邮箱：JDZBCZX@163.com

336. 李斯特菌属

国家科技资源标识符：CSTR:16698.06.NPRC 1.12.275
平台资源号：NPRC 1.12.275
保藏编号：HB0602209
中文名称：单核增生李斯特菌
外文名称：*Listeria monocytogenes*
分类学地位：Bacteria; Bacillota; Bacilli; Caryophanales; Listeriaceae; *Listeria*
生物危害程度：第三类
分离时间：2022-06-20
分离地址：中国湖北省荆门市
分离基物：食物（鸡肉）
致病名称：败血症、脑膜炎、单核细胞增多症
致病对象：人、动物
来源历史：←湖北省疾病预防控制中心←荆门市疾病预防控制中心
用　　途：食品检验
联系单位：湖北省疾病预防控制中心
电子邮箱：JDZBCZX@163.com

337. 李斯特菌属

国家科技资源标识符：CSTR:16698.06.NPRC 1.12.276
平台资源号：NPRC 1.12.276
保藏编号：HB0602210
中文名称：单核增生李斯特菌
外文名称：*Listeria monocytogenes*
分类学地位：Bacteria; Bacillota; Bacilli; Caryophanales; Listeriaceae; *Listeria*
生物危害程度：第三类
分离时间：2022-06-20

分离地址：中国湖北省荆门市
分离基物：食物（鸡肉）
致病名称：败血症、脑膜炎、单核细胞增多症
致病对象：人、动物
来源历史：←湖北省疾病预防控制中心←荆门市疾病预防控制中心
用 途：食品检验
联系单位：湖北省疾病预防控制中心
电子邮箱：JDZBCZX@163.com

十二、摩根菌属

338. 摩根菌属

国家科技资源标识符：CSTR:16698.06.NPRC 1.7.138
平台资源号：NPRC 1.7.138
保藏编号：CCPM(A)-P-182402
中文名称：摩氏摩根菌
外文名称：*Morganella morganii*
分类学地位：Bacteria; Pseudomonadota; Gammaproteobacteria; Enterobacterales; Morganellaceae; *Morganella*
生物危害程度：第三类
分离时间：2023-03-05
分离地址：中国河北省张家口市
分离基物：患者分泌物
致病名称：细菌性尿路感染、细菌性伤口感染、细菌性烧伤感染
致病对象：人、动物
来源历史：←中国医学科学院病原微生物菌（毒）种保藏中心药用微生物相关菌（毒）种保藏分中心←中国医学科学院医药生物技术研究所
用 途：科研、教学领域的微生物学检验
联系单位：中国医学科学院医药生物技术研究所
电子邮箱：xinxinhu@imb.cams.cn

十三、支原体属

339. 支原体属

国家科技资源标识符：CSTR:16698.06.NPRC 1.2.1372
平台资源号：NPRC 1.2.1372
保藏编号：CHPC 1.15099
中文名称：肺炎支原体
外文名称：*Mycoplasma pneumoniae*
分类学地位：Bacteria; Mycoplasmatota; Mollicutes; Mycoplasmatales; Mycoplasmataceae; *Mycoplasma*
生物危害程度：第三类
分离时间：2023-12-31
分离地址：中国广东省
分离基物：患者血液
致病名称：支气管炎、肺炎支原体肺炎
致病对象：人
来源历史：←中国疾病预防控制中心病原微生物菌（毒）种保藏中心传染病所分中心←中国疾病预防控制中心传染病预防控制所
用 途：临床检验
联系单位：中国疾病预防控制中心传染病预防控制所
电子邮箱：chpc@icdc.cn

十四、奈瑟菌属

340. 奈瑟菌属

国家科技资源标识符：CSTR:16698.06.NPRC 1.2.1426
平台资源号：NPRC 1.2.1426
保藏编号：CHPC 1.15273

中文名称：脑膜炎奈瑟菌
外文名称：*Neisseria meningitidis*
分类学地位：Bacteria; Pseudomonadota; Betaproteobacteria; Neisseriales; Neisseriaceae; *Neisseria*
生物危害程度：第三类
分离时间：2021-12-31
分离地址：中国湖北省黄石市
分离基物：患者脑脊液
致病名称：流行性脑脊髓膜炎
致病对象：人
来源历史：←中国疾病预防控制中心病原微生物菌（毒）种保藏中心传染病所分中心←中国疾病预防控制中心传染病预防控制所
用　　途：临床检验
联系单位：中国疾病预防控制中心传染病预防控制所
电子邮箱：chpc@icdc.cn

341. 奈瑟菌属

国家科技资源标识符: CSTR:16698.06.NPRC 1.2.1427
平台资源号：NPRC 1.2.1427
保藏编号：CHPC 1.15274
中文名称：脑膜炎奈瑟菌
外文名称：*Neisseria meningitidis*
分类学地位：Bacteria; Pseudomonadota; Betaproteobacteria; Neisseriales; Neisseriaceae; *Neisseria*
生物危害程度：第三类
分离时间：2021-12-31
分离地址：中国广东省深圳市
分离基物：患者脑脊液
致病名称：流行性脑脊髓膜炎
致病对象：人
来源历史：←中国疾病预防控制中心病原微生物菌（毒）种保藏中心传染病所分中心←中国疾病预防控制中心传染病预防控制所
用　　途：临床检验
联系单位：中国疾病预防控制中心传染病预防控制所
电子邮箱：chpc@icdc.cn

342. 奈瑟菌属

国家科技资源标识符: CSTR:16698.06.NPRC 1.2.1428
平台资源号：NPRC 1.2.1428
保藏编号：CHPC 1.15275
中文名称：脑膜炎奈瑟菌
外文名称：*Neisseria meningitidis*
分类学地位：Bacteria; Pseudomonadota; Betaproteobacteria; Neisseriales; Neisseriaceae; *Neisseria*
生物危害程度：第三类
分离时间：2022-12-31
分离地址：中国广东省东莞市
分离基物：患者脑脊液
致病名称：流行性脑脊髓膜炎
致病对象：人
来源历史：←中国疾病预防控制中心病原微生物菌（毒）种保藏中心传染病所分中心←中国疾病预防控制中心传染病预防控制所
用　　途：临床检验
联系单位：中国疾病预防控制中心传染病预防控制所
电子邮箱：chpc@icdc.cn

343. 奈瑟菌属

国家科技资源标识符: CSTR:16698.06.NPRC 1.2.1429
平台资源号：NPRC 1.2.1429
保藏编号：CHPC 1.15276
中文名称：脑膜炎奈瑟菌
外文名称：*Neisseria meningitidis*

分类学地位：Bacteria; Pseudomonadota; Betaproteobacteria; Neisseriales; Neisseriaceae; *Neisseria*
生物危害程度：第三类
分离时间：2020-12-31
分离地址：中国广东省广州市
分离基物：患者脑脊液
致病名称：流行性脑脊髓膜炎
致病对象：人
来源历史：←中国疾病预防控制中心病原微生物菌（毒）种保藏中心传染病所分中心←中国疾病预防控制中心传染病预防控制所
用　　途：临床检验
联系单位：中国疾病预防控制中心传染病预防控制所
电子邮箱：chpc@icdc.cn

344. 奈瑟菌属

国家科技资源标识符: CSTR:16698.06.NPRC 1.2.1430
平台资源号：NPRC 1.2.1430
保藏编号：CHPC 1.15277
中文名称：脑膜炎奈瑟菌
外文名称：*Neisseria meningitidis*
分类学地位：Bacteria; Pseudomonadota; Betaproteobacteria; Neisseriales; Neisseriaceae; *Neisseria*
生物危害程度：第三类
分离时间：2020-12-31
分离地址：中国广东省珠海市
分离基物：患者脑脊液
致病名称：流行性脑脊髓膜炎
致病对象：人
来源历史：←中国疾病预防控制中心病原微生物菌（毒）种保藏中心传染病所分中心←中国疾病预防控制中心传染病预防控制所
用　　途：临床检验
联系单位：中国疾病预防控制中心传染病预防控制所
电子邮箱：chpc@icdc.cn

345. 奈瑟菌属

国家科技资源标识符: CSTR:16698.06.NPRC 1.2.1431
平台资源号：NPRC 1.2.1431
保藏编号：CHPC 1.15278
中文名称：脑膜炎奈瑟菌
外文名称：*Neisseria meningitidis*
分类学地位：Bacteria; Pseudomonadota; Betaproteobacteria; Neisseriales; Neisseriaceae; *Neisseria*
生物危害程度：第三类
分离时间：2022-12-31
分离地址：中国广东省梅州市
分离基物：患者脑脊液
致病名称：流行性脑脊髓膜炎
致病对象：人
来源历史：←中国疾病预防控制中心病原微生物菌（毒）种保藏中心传染病所分中心←中国疾病预防控制中心传染病预防控制所
用　　途：临床检验
联系单位：中国疾病预防控制中心传染病预防控制所
电子邮箱：chpc@icdc.cn

346. 奈瑟菌属

国家科技资源标识符: CSTR:16698.06.NPRC 1.2.1432
平台资源号：NPRC 1.2.1432
保藏编号：CHPC 1.15279
中文名称：脑膜炎奈瑟菌
外文名称：*Neisseria meningitidis*
分类学地位：Bacteria; Pseudomonadota; Betaproteobacteria; Neisseriales; Neisseriace-

ae; *Neisseria*

生物危害程度：第三类

分离时间：2022-12-31

分离地址：中国广东省梅州市

分离基物：患者脑脊液

致病名称：流行性脑脊髓膜炎

致病对象：人

来源历史：←中国疾病预防控制中心病原微生物菌（毒）种保藏中心传染病所分中心←中国疾病预防控制中心传染病预防控制所

用　　途：临床检验

联系单位：中国疾病预防控制中心传染病预防控制所

电子邮箱：chpc@icdc.cn

347. 奈瑟菌属

国家科技资源标识符：CSTR:16698.06.NPRC 1.2.1433

平台资源号：NPRC 1.2.1433

保藏编号：CHPC 1.15280

中文名称：脑膜炎奈瑟菌

外文名称：*Neisseria meningitidis*

分类学地位：Bacteria; Pseudomonadota; Betaproteobacteria; Neisseriales; Neisseriaceae; *Neisseria*

生物危害程度：第三类

分离时间：2023-12-31

分离地址：中国广东省珠海市

分离基物：患者血液

致病名称：流行性脑脊髓膜炎

致病对象：人

来源历史：←中国疾病预防控制中心病原微生物菌（毒）种保藏中心传染病所分中心←中国疾病预防控制中心传染病预防控制所

用　　途：临床检验

联系单位：中国疾病预防控制中心传染病预防控制所

电子邮箱：chpc@icdc.cn

348. 奈瑟菌属

国家科技资源标识符：CSTR:16698.06.NPRC 1.2.1434

平台资源号：NPRC 1.2.1434

保藏编号：CHPC 1.15281

中文名称：脑膜炎奈瑟菌

外文名称：*Neisseria meningitidis*

分类学地位：Bacteria; Pseudomonadota; Betaproteobacteria; Neisseriales; Neisseriaceae; *Neisseria*

生物危害程度：第三类

分离时间：2023-12-31

分离地址：中国广东省中山市

分离基物：患者血液

致病名称：流行性脑脊髓膜炎

致病对象：人

来源历史：←中国疾病预防控制中心病原微生物菌（毒）种保藏中心传染病所分中心←中国疾病预防控制中心传染病预防控制所

用　　途：临床检验

联系单位：中国疾病预防控制中心传染病预防控制所

电子邮箱：chpc@icdc.cn

349. 奈瑟菌属

国家科技资源标识符：CSTR:16698.06.NPRC 1.2.1435

平台资源号：NPRC 1.2.1435

保藏编号：CHPC 1.15282

中文名称：脑膜炎奈瑟菌

外文名称：*Neisseria meningitidis*

分类学地位：Bacteria; Pseudomonadota; Betaproteobacteria; Neisseriales; Neisseriaceae; *Neisseria*

生物危害程度：第三类

分离时间：2023-12-31
分离地址：中国广东省中山市
分离基物：患者血液
致病名称：流行性脑脊髓膜炎
致病对象：人
来源历史：←中国疾病预防控制中心病原微生物菌（毒）种保藏中心传染病所分中心←中国疾病预防控制中心传染病预防控制所
用　　途：临床检验
联系单位：中国疾病预防控制中心传染病预防控制所
电子邮箱：chpc@icdc.cn

350. 奈瑟菌属

国家科技资源标识符：CSTR:16698.06.NPRC 1.2.1436
平台资源号：NPRC 1.2.1436
保藏编号：CHPC 1.15283
中文名称：脑膜炎奈瑟菌
外文名称：*Neisseria meningitidis*
分类学地位：Bacteria; Pseudomonadota; Betaproteobacteria; Neisseriales; Neisseriaceae; *Neisseria*
生物危害程度：第三类
分离时间：2021-12-31
分离地址：中国江苏省苏州市
分离基物：患者脑脊液
致病名称：流行性脑脊髓膜炎
致病对象：人
来源历史：←中国疾病预防控制中心病原微生物菌（毒）种保藏中心传染病所分中心←中国疾病预防控制中心传染病预防控制所
用　　途：临床检验
联系单位：中国疾病预防控制中心传染病预防控制所
电子邮箱：chpc@icdc.cn

351. 奈瑟菌属

国家科技资源标识符：CSTR:16698.06.NPRC 1.2.1437
平台资源号：NPRC 1.2.1437
保藏编号：CHPC 1.15284
中文名称：脑膜炎奈瑟菌
外文名称：*Neisseria meningitidis*
分类学地位：Bacteria; Pseudomonadota; Betaproteobacteria; Neisseriales; Neisseriaceae; *Neisseria*
生物危害程度：第三类
分离时间：2022-12-31
分离地址：中国湖南省益阳市
分离基物：患者脑脊液
致病名称：流行性脑脊髓膜炎
致病对象：人
来源历史：←中国疾病预防控制中心病原微生物菌（毒）种保藏中心传染病所分中心←中国疾病预防控制中心传染病预防控制所
用　　途：临床检验
联系单位：中国疾病预防控制中心传染病预防控制所
电子邮箱：chpc@icdc.cn

352. 奈瑟菌属

国家科技资源标识符：CSTR:16698.06.NPRC 1.2.1454
平台资源号：NPRC 1.2.1454
保藏编号：CHPC 1.15301
中文名称：脑膜炎奈瑟菌
外文名称：*Neisseria meningitidis*
分类学地位：Bacteria; Pseudomonadota; Betaproteobacteria; Neisseriales; Neisseriaceae; *Neisseria*
生物危害程度：第三类
分离时间：2019-03-01
分离地址：中国山东省临沂市

分离基物：患者脑脊液
致病名称：流行性脑脊髓膜炎
致病对象：人
来源历史：←中国疾病预防控制中心病原微生物菌（毒）种保藏中心传染病所分中心←中国疾病预防控制中心传染病预防控制所
用　　途：临床检验
联系单位：中国疾病预防控制中心传染病预防控制所
电子邮箱：chpc@icdc.cn

353. 奈瑟菌属

国家科技资源标识符: CSTR:16698.06.NPRC 1.2.1455
平台资源号：NPRC 1.2.1455
保藏编号：CHPC 1.15302
中文名称：脑膜炎奈瑟菌
外文名称：*Neisseria meningitidis*
分类学地位：Bacteria; Pseudomonadota; Betaproteobacteria; Neisseriales; Neisseriaceae; *Neisseria*
生物危害程度：第三类
分离时间：2022-02-03
分离地址：中国山东省临沂市
分离基物：患者脑脊液
致病名称：流行性脑脊髓膜炎
致病对象：人
来源历史：←中国疾病预防控制中心病原微生物菌（毒）种保藏中心传染病所分中心←中国疾病预防控制中心传染病预防控制所
用　　途：临床检验
联系单位：中国疾病预防控制中心传染病预防控制所
电子邮箱：chpc@icdc.cn

354. 奈瑟菌属

国家科技资源标识符: CSTR:16698.06.NPRC 1.2.1456
平台资源号：NPRC 1.2.1456
保藏编号：CHPC 1.15303
中文名称：脑膜炎奈瑟菌
外文名称：*Neisseria meningitidis*
分类学地位：Bacteria; Pseudomonadota; Betaproteobacteria; Neisseriales; Neisseriaceae; *Neisseria*
生物危害程度：第三类
分离时间：2021-02-05
分离地址：中国山东省临沂市
分离基物：患者脑脊液
致病名称：流行性脑脊髓膜炎
致病对象：人
来源历史：←中国疾病预防控制中心病原微生物菌（毒）种保藏中心传染病所分中心←中国疾病预防控制中心传染病预防控制所
用　　途：临床检验
联系单位：中国疾病预防控制中心传染病预防控制所
电子邮箱：chpc@icdc.cn

355. 奈瑟菌属

国家科技资源标识符: CSTR:16698.06.NPRC 1.2.1457
平台资源号：NPRC 1.2.1457
保藏编号：CHPC 1.15304
中文名称：脑膜炎奈瑟菌
外文名称：*Neisseria meningitidis*
分类学地位：Bacteria; Pseudomonadota; Betaproteobacteria; Neisseriales; Neisseriaceae; *Neisseria*
生物危害程度：第三类
分离时间：2021-05-13
分离地址：中国山东省临沂市

分离基物：患者脑脊液
致病名称：流行性脑脊髓膜炎
致病对象：人
来源历史：←中国疾病预防控制中心病原微生物菌（毒）种保藏中心传染病所分中心←中国疾病预防控制中心传染病预防控制所
用　　途：临床检验
联系单位：中国疾病预防控制中心传染病预防控制所
电子邮箱：chpc@icdc.cn

356. 奈瑟菌属

国家科技资源标识符: CSTR:16698.06.NPRC 1.2.1458
平台资源号：NPRC 1.2.1458
保藏编号：CHPC 1.15305
中文名称：脑膜炎奈瑟菌
外文名称：*Neisseria meningitidis*
分类学地位：Bacteria; Pseudomonadota; Betaproteobacteria; Neisseriales; Neisseriaceae; *Neisseria*
生物危害程度：第三类
分离时间：2020-01-01
分离地址：中国山东省聊城市
分离基物：患者脑脊液
致病名称：流行性脑脊髓膜炎
致病对象：人
来源历史：←中国疾病预防控制中心病原微生物菌（毒）种保藏中心传染病所分中心←中国疾病预防控制中心传染病预防控制所
用　　途：临床检验
联系单位：中国疾病预防控制中心传染病预防控制所
电子邮箱：chpc@icdc.cn

357. 奈瑟菌属

国家科技资源标识符: CSTR:16698.06.NPRC 1.2.1459
平台资源号：NPRC 1.2.1459
保藏编号：CHPC 1.15306
中文名称：脑膜炎奈瑟菌
外文名称：*Neisseria meningitidis*
分类学地位：Bacteria; Pseudomonadota; Betaproteobacteria; Neisseriales; Neisseriaceae; *Neisseria*
生物危害程度：第三类
分离时间：2020-01-01
分离地址：中国山东省聊城市
分离基物：患者脑脊液
致病名称：流行性脑脊髓膜炎
致病对象：人
来源历史：←中国疾病预防控制中心病原微生物菌（毒）种保藏中心传染病所分中心←中国疾病预防控制中心传染病预防控制所
用　　途：临床检验
联系单位：中国疾病预防控制中心传染病预防控制所
电子邮箱：chpc@icdc.cn

358. 奈瑟菌属

国家科技资源标识符: CSTR:16698.06.NPRC 1.2.1460
平台资源号：NPRC 1.2.1460
保藏编号：CHPC 1.15307
中文名称：脑膜炎奈瑟菌
外文名称：*Neisseria meningitidis*
分类学地位：Bacteria; Pseudomonadota; Betaproteobacteria; Neisseriales; Neisseriaceae; *Neisseria*
生物危害程度：第三类
分离时间：2021-01-30
分离地址：中国贵州省铜仁市

分离基物：患者脑脊液

致病名称：流行性脑脊髓膜炎

致病对象：人

来源历史：←中国疾病预防控制中心病原微生物菌（毒）种保藏中心传染病所分中心←中国疾病预防控制中心传染病预防控制所

用　　途：临床检验

联系单位：中国疾病预防控制中心传染病预防控制所

电子邮箱：chpc@icdc.cn

359. 奈瑟菌属

国家科技资源标识符: CSTR:16698.06.NPRC 1.2.1461

平台资源号：NPRC 1.2.1461

保藏编号：CHPC 1.15308

中文名称：脑膜炎奈瑟菌

外文名称：*Neisseria meningitidis*

分类学地位：Bacteria; Pseudomonadota; Betaproteobacteria; Neisseriales; Neisseriaceae; *Neisseria*

生物危害程度：第三类

分离时间：2021-12-16

分离地址：中国贵州省毕节市

分离基物：患者脑脊液

致病名称：流行性脑脊髓膜炎

致病对象：人

来源历史：←中国疾病预防控制中心病原微生物菌（毒）种保藏中心传染病所分中心←中国疾病预防控制中心传染病预防控制所

用　　途：临床检验

联系单位：中国疾病预防控制中心传染病预防控制所

电子邮箱：chpc@icdc.cn

360. 奈瑟菌属

国家科技资源标识符: CSTR:16698.06.NPRC 1.2.1462

平台资源号：NPRC 1.2.1462

保藏编号：CHPC 1.15309

中文名称：脑膜炎奈瑟菌

外文名称：*Neisseria meningitidis*

分类学地位：Bacteria; Pseudomonadota; Betaproteobacteria; Neisseriales; Neisseriaceae; *Neisseria*

生物危害程度：第三类

分离时间：2021-12-16

分离地址：中国贵州省毕节市

分离基物：患者脑脊液

致病名称：流行性脑脊髓膜炎

致病对象：人

来源历史：←中国疾病预防控制中心病原微生物菌（毒）种保藏中心传染病所分中心←中国疾病预防控制中心传染病预防控制所

用　　途：临床检验

联系单位：中国疾病预防控制中心传染病预防控制所

电子邮箱：chpc@icdc.cn

361. 奈瑟菌属

国家科技资源标识符: CSTR:16698.06.NPRC 1.2.1463

平台资源号：NPRC 1.2.1463

保藏编号：CHPC 1.15310

中文名称：脑膜炎奈瑟菌

外文名称：*Neisseria meningitidis*

分类学地位：Bacteria; Pseudomonadota; Betaproteobacteria; Neisseriales; Neisseriaceae; *Neisseria*

生物危害程度：第三类

分离时间：2021-12-16

分离地址：中国贵州省毕节市

分离基物：患者脑脊液
致病名称：流行性脑脊髓膜炎
致病对象：人
来源历史：←中国疾病预防控制中心病原微生物菌（毒）种保藏中心传染病所分中心←中国疾病预防控制中心传染病预防控制所
用　　途：临床检验
联系单位：中国疾病预防控制中心传染病预防控制所
电子邮箱：chpc@icdc.cn

362. 奈瑟菌属

国家科技资源标识符: CSTR:16698.06.NPRC 1.2.1464
平台资源号：NPRC 1.2.1464
保藏编号：CHPC 1.15311
中文名称：脑膜炎奈瑟菌
外文名称：*Neisseria meningitidis*
分类学地位：Bacteria; Pseudomonadota; Betaproteobacteria; Neisseriales; Neisseriaceae; *Neisseria*
生物危害程度：第三类
分离时间：2021-12-16
分离地址：中国贵州省毕节市
分离基物：患者脑脊液
致病名称：流行性脑脊髓膜炎
致病对象：人
来源历史：←中国疾病预防控制中心病原微生物菌（毒）种保藏中心传染病所分中心←中国疾病预防控制中心传染病预防控制所
用　　途：临床检验
联系单位：中国疾病预防控制中心传染病预防控制所
电子邮箱：chpc@icdc.cn

363. 奈瑟菌属

国家科技资源标识符: CSTR:16698.06.NPRC 1.2.1465
平台资源号：NPRC 1.2.1465
保藏编号：CHPC 1.15312
中文名称：脑膜炎奈瑟菌
外文名称：*Neisseria meningitidis*
分类学地位：Bacteria; Pseudomonadota; Betaproteobacteria; Neisseriales; Neisseriaceae; *Neisseria*
生物危害程度：第三类
分离时间：2021-12-16
分离地址：中国贵州省毕节市
分离基物：患者脑脊液
致病名称：流行性脑脊髓膜炎
致病对象：人
来源历史：←中国疾病预防控制中心病原微生物菌（毒）种保藏中心传染病所分中心←中国疾病预防控制中心传染病预防控制所
用　　途：临床检验
联系单位：中国疾病预防控制中心传染病预防控制所
电子邮箱：chpc@icdc.cn

364. 奈瑟菌属

国家科技资源标识符: CSTR:16698.06.NPRC 1.2.1466
平台资源号：NPRC 1.2.1466
保藏编号：CHPC 1.15313
中文名称：脑膜炎奈瑟菌
外文名称：*Neisseria meningitidis*
分类学地位：Bacteria; Pseudomonadota; Betaproteobacteria; Neisseriales; Neisseriaceae; *Neisseria*
生物危害程度：第三类
分离时间：2021-12-16
分离地址：中国贵州省毕节市

分离基物：患者脑脊液
致病名称：流行性脑脊髓膜炎
致病对象：人
来源历史：←中国疾病预防控制中心病原微生物菌（毒）种保藏中心传染病所分中心←中国疾病预防控制中心传染病预防控制所
用　　途：临床检验
联系单位：中国疾病预防控制中心传染病预防控制所
电子邮箱：chpc@icdc.cn

365. 奈瑟菌属

国家科技资源标识符: CSTR:16698.06.NPRC 1.2.1467
平台资源号：NPRC 1.2.1467
保藏编号：CHPC 1.15314
中文名称：脑膜炎奈瑟菌
外文名称：*Neisseria meningitidis*
分类学地位：Bacteria; Pseudomonadota; Betaproteobacteria; Neisseriales; Neisseriaceae; *Neisseria*
生物危害程度：第三类
分离时间：2021-06-21
分离地址：中国山西省太原市
分离基物：患者脑脊液
致病名称：流行性脑脊髓膜炎
致病对象：人
来源历史：←中国疾病预防控制中心病原微生物菌（毒）种保藏中心传染病所分中心←中国疾病预防控制中心传染病预防控制所
用　　途：临床检验
联系单位：中国疾病预防控制中心传染病预防控制所
电子邮箱：chpc@icdc.cn

366. 奈瑟菌属

国家科技资源标识符：CSTR:16698.06.NPRC 1.9.201
平台资源号：NPRC 1.9.201
保藏编号：CMCC(B)29125
中文名称：微黄奈瑟菌
外文名称：*Neisseria subflava*
分类学地位：Bacteria; Pseudomonadota; Betaproteobacteria; Neisseriales; Neisseriaceae; *Neisseria*
生物危害程度：第三类
分离时间：2023-03-18
分离地址：中国北京市
分离基物：人皮肤组织
致病名称：感染性疾病
致病对象：人
来源历史：中国食品药品检定研究院病原微生物菌（毒）种保藏中心←中国食品药品检定研究院生物检测室
用　　途：科研
联系单位：中国食品药品检定研究院
电子邮箱：cmcc@nifdc.org.cn

十五、埃希菌属

367. 埃希菌属

国家科技资源标识符: CSTR:16698.06.NPRC 1.2.1379
平台资源号：NPRC 1.2.1379
保藏编号：CHPC 1.15226
中文名称：大肠埃希菌
外文名称：*Escherichia coli*
分类学地位：Bacteria; Pseudomonadota; Gammaproteobacteria; Enterobacterales; Enterobacteriaceae; *Escherichia*
生物危害程度：第三类

分离时间：2021-01-01
分离地址：中国宁夏回族自治区石嘴山市
分离基物：患者粪便
致病名称：食物中毒、腹泻
致病对象：人、动物
来源历史：←中国疾病预防控制中心病原微生物菌（毒）种保藏中心传染病所分中心←中国疾病预防控制中心传染病预防控制所
用　　途：临床检验
联系单位：中国疾病预防控制中心传染病预防控制所
电子邮箱：chpc@icdc.cn

368. 埃希菌属

国家科技资源标识符: CSTR:16698.06.NPRC 1.2.1380
平台资源号：NPRC 1.2.1380
保藏编号：CHPC 1.15227
中文名称：大肠埃希菌
外文名称：*Escherichia coli*
分类学地位：Bacteria; Pseudomonadota; Gammaproteobacteria; Enterobacterales; Enterobacteriaceae; *Escherichia*
生物危害程度：第三类
分离时间：2021-01-01
分离地址：中国宁夏回族自治区石嘴山市
分离基物：患者粪便
致病名称：食物中毒、腹泻
致病对象：人、动物
来源历史：←中国疾病预防控制中心病原微生物菌（毒）种保藏中心传染病所分中心←中国疾病预防控制中心传染病预防控制所
用　　途：临床检验
联系单位：中国疾病预防控制中心传染病预防控制所
电子邮箱：chpc@icdc.cn

369. 埃希菌属

国家科技资源标识符: CSTR:16698.06.NPRC 1.2.1381
平台资源号：NPRC 1.2.1381
保藏编号：CHPC 1.15228
中文名称：大肠埃希菌
外文名称：*Escherichia coli*
分类学地位：Bacteria; Pseudomonadota; Gammaproteobacteria; Enterobacterales; Enterobacteriaceae; *Escherichia*
生物危害程度：第三类
分离时间：2021-01-01
分离地址：中国宁夏回族自治区银川市
分离基物：患者粪便
致病名称：食物中毒、腹泻
致病对象：人、动物
来源历史：←中国疾病预防控制中心病原微生物菌（毒）种保藏中心传染病所分中心←中国疾病预防控制中心传染病预防控制所
用　　途：临床检验
联系单位：中国疾病预防控制中心传染病预防控制所
电子邮箱：chpc@icdc.cn

370. 埃希菌属

国家科技资源标识符: CSTR:16698.06.NPRC 1.2.1382
平台资源号：NPRC 1.2.1382
保藏编号：CHPC 1.15229
中文名称：大肠埃希菌
外文名称：*Escherichia coli*
分类学地位：Bacteria; Pseudomonadota; Gammaproteobacteria; Enterobacterales; Enterobacteriaceae; *Escherichia*
生物危害程度：第三类
分离时间：2022-02-25
分离地址：中国山东省聊城市

分离基物：食物（生肉制品）
致病名称：食物中毒、腹泻
致病对象：人、动物
来源历史：←中国疾病预防控制中心病原微生物菌（毒）种保藏中心传染病所分中心←中国疾病预防控制中心传染病预防控制所
用　　途：临床检验
联系单位：中国疾病预防控制中心传染病预防控制所
电子邮箱：chpc@icdc.cn

371. 埃希菌属

国家科技资源标识符: CSTR:16698.06.NPRC 1.2.1383
平台资源号：NPRC 1.2.1383
保藏编号：CHPC 1.15230
中文名称：大肠埃希菌
外文名称：*Escherichia coli*
分类学地位：Bacteria; Pseudomonadota; Gammaproteobacteria; Enterobacterales; Enterobacteriaceae; *Escherichia*
生物危害程度：第三类
分离时间：2019-12-11
分离地址：中国山东省聊城市
分离基物：食物（生肉制品）
致病名称：食物中毒、腹泻
致病对象：人、动物
来源历史：←中国疾病预防控制中心病原微生物菌（毒）种保藏中心传染病所分中心←中国疾病预防控制中心传染病预防控制所
用　　途：临床检验
联系单位：中国疾病预防控制中心传染病预防控制所
电子邮箱：chpc@icdc.cn

372. 埃希菌属

国家科技资源标识符: CSTR:16698.06.NPRC 1.2.1384
平台资源号：NPRC 1.2.1384
保藏编号：CHPC 1.15231
中文名称：大肠埃希菌
外文名称：*Escherichia coli*
分类学地位：Bacteria; Pseudomonadota; Gammaproteobacteria; Enterobacterales; Enterobacteriaceae; *Escherichia*
生物危害程度：第三类
分离时间：2019-12-11
分离地址：中国山东省聊城市
分离基物：食物（生肉制品）
致病名称：食物中毒、腹泻
致病对象：人、动物
来源历史：←中国疾病预防控制中心病原微生物菌（毒）种保藏中心传染病所分中心←中国疾病预防控制中心传染病预防控制所
用　　途：临床检验
联系单位：中国疾病预防控制中心传染病预防控制所
电子邮箱：chpc@icdc.cn

373. 埃希菌属

国家科技资源标识符: CSTR:16698.06.NPRC 1.2.1385
平台资源号：NPRC 1.2.1385
保藏编号：CHPC 1.15232
中文名称：大肠埃希菌
外文名称：*Escherichia coli*
分类学地位：Bacteria; Pseudomonadota; Gammaproteobacteria; Enterobacterales; Enterobacteriaceae; *Escherichia*
生物危害程度：第三类
分离时间：2019-12-11
分离地址：中国山东省聊城市

分离基物：食物（生肉制品）
致病名称：食物中毒、腹泻
致病对象：人、动物
来源历史：←中国疾病预防控制中心病原微生物菌（毒）种保藏中心传染病所分中心←中国疾病预防控制中心传染病预防控制所
用　　途：临床检验
联系单位：中国疾病预防控制中心传染病预防控制所
电子邮箱：chpc@icdc.cn

374. 埃希菌属

国家科技资源标识符：CSTR:16698.06.NPRC 1.2.1386
平台资源号：NPRC 1.2.1386
保藏编号：CHPC 1.15233
中文名称：大肠埃希菌
外文名称：*Escherichia coli*
分类学地位：Bacteria; Pseudomonadota; Gammaproteobacteria; Enterobacterales; Enterobacteriaceae; *Escherichia*
生物危害程度：第三类
分离时间：2019-12-11
分离地址：中国山东省聊城市
分离基物：食物（生肉制品）
致病名称：食物中毒、腹泻
致病对象：人、动物
来源历史：←中国疾病预防控制中心病原微生物菌（毒）种保藏中心传染病所分中心←中国疾病预防控制中心传染病预防控制所
用　　途：临床检验
联系单位：中国疾病预防控制中心传染病预防控制所
电子邮箱：chpc@icdc.cn

375. 埃希菌属

国家科技资源标识符：CSTR:16698.06.NPRC 1.2.1387
平台资源号：NPRC 1.2.1387
保藏编号：CHPC 1.15234
中文名称：大肠埃希菌
外文名称：*Escherichia coli*
分类学地位：Bacteria; Pseudomonadota; Gammaproteobacteria; Enterobacterales; Enterobacteriaceae; *Escherichia*
生物危害程度：第三类
分离时间：2019-12-11
分离地址：中国山东省聊城市
分离基物：食物（生肉制品）
致病名称：食物中毒、腹泻
致病对象：人、动物
来源历史：←中国疾病预防控制中心病原微生物菌（毒）种保藏中心传染病所分中心←中国疾病预防控制中心传染病预防控制所
用　　途：临床检验
联系单位：中国疾病预防控制中心传染病预防控制所
电子邮箱：chpc@icdc.cn

376. 埃希菌属

国家科技资源标识符：CSTR:16698.06.NPRC 1.2.1388
平台资源号：NPRC 1.2.1388
保藏编号：CHPC 1.15235
中文名称：大肠埃希菌
外文名称：*Escherichia coli*
分类学地位：Bacteria; Pseudomonadota; Gammaproteobacteria; Enterobacterales; Enterobacteriaceae; *Escherichia*
生物危害程度：第三类
分离时间：2019-12-11
分离地址：中国山东省聊城市

分离基物：食物（生肉制品）
致病名称：食物中毒、腹泻
致病对象：人、动物
来源历史：←中国疾病预防控制中心病原微生物菌（毒）种保藏中心传染病所分中心←中国疾病预防控制中心传染病预防控制所
用　　途：临床检验
联系单位：中国疾病预防控制中心传染病预防控制所
电子邮箱：chpc@icdc.cn

377. 埃希菌属

国家科技资源标识符：CSTR:16698.06.NPRC 1.2.1389
平台资源号：NPRC 1.2.1389
保藏编号：CHPC 1.15236
中文名称：大肠埃希菌
外文名称：*Escherichia coli*
分类学地位：Bacteria; Pseudomonadota; Gammaproteobacteria; Enterobacterales; Enterobacteriaceae; *Escherichia*
生物危害程度：第三类
分离时间：2019-12-11
分离地址：中国山东省聊城市
分离基物：食物（生肉制品）
致病名称：食物中毒、腹泻
致病对象：人、动物
来源历史：←中国疾病预防控制中心病原微生物菌（毒）种保藏中心传染病所分中心←中国疾病预防控制中心传染病预防控制所
用　　途：临床检验
联系单位：中国疾病预防控制中心传染病预防控制所
电子邮箱：chpc@icdc.cn

378. 埃希菌属

国家科技资源标识符：CSTR:16698.06.NPRC 1.2.1390
平台资源号：NPRC 1.2.1390
保藏编号：CHPC 1.15237
中文名称：大肠埃希菌
外文名称：*Escherichia coli*
分类学地位：Bacteria; Pseudomonadota; Gammaproteobacteria; Enterobacterales; Enterobacteriaceae; *Escherichia*
生物危害程度：第三类
分离时间：2019-12-11
分离地址：中国山东省聊城市
分离基物：食物（生肉制品）
致病名称：食物中毒、腹泻
致病对象：人、动物
来源历史：←中国疾病预防控制中心病原微生物菌（毒）种保藏中心传染病所分中心←中国疾病预防控制中心传染病预防控制所
用　　途：临床检验
联系单位：中国疾病预防控制中心传染病预防控制所
电子邮箱：chpc@icdc.cn

379. 埃希菌属

国家科技资源标识符：CSTR:16698.06.NPRC 1.2.1391
平台资源号：NPRC 1.2.1391
保藏编号：CHPC 1.15238
中文名称：大肠埃希菌
外文名称：*Escherichia coli*
分类学地位：Bacteria; Pseudomonadota; Gammaproteobacteria; Enterobacterales; Enterobacteriaceae; *Escherichia*
生物危害程度：第三类
分离时间：2019-12-11
分离地址：中国山东省聊城市

分离基物：食物（生肉制品）
致病名称：食物中毒、腹泻
致病对象：人、动物
来源历史：←中国疾病预防控制中心病原微生物菌（毒）种保藏中心传染病所分中心←中国疾病预防控制中心传染病预防控制所
用　　途：临床检验
联系单位：中国疾病预防控制中心传染病预防控制所
电子邮箱：chpc@icdc.cn

380. 埃希菌属

国家科技资源标识符: CSTR:16698.06.NPRC 1.2.1392
平台资源号：NPRC 1.2.1392
保藏编号：CHPC 1.15239
中文名称：大肠埃希菌
外文名称：*Escherichia coli*
分类学地位：Bacteria; Pseudomonadota; Gammaproteobacteria; Enterobacterales; Enterobacteriaceae; *Escherichia*
生物危害程度：第三类
分离时间：2019-12-11
分离地址：中国山东省聊城市
分离基物：食物（生肉制品）
致病名称：食物中毒、腹泻
致病对象：人、动物
来源历史：←中国疾病预防控制中心病原微生物菌（毒）种保藏中心传染病所分中心←中国疾病预防控制中心传染病预防控制所
用　　途：临床检验
联系单位：中国疾病预防控制中心传染病预防控制所
电子邮箱：chpc@icdc.cn

381. 埃希菌属

国家科技资源标识符: CSTR:16698.06.NPRC 1.2.1393
平台资源号：NPRC 1.2.1393
保藏编号：CHPC 1.15240
中文名称：大肠埃希菌
外文名称：*Escherichia coli*
分类学地位：Bacteria; Pseudomonadota; Gammaproteobacteria; Enterobacterales; Enterobacteriaceae; *Escherichia*
生物危害程度：第三类
分离时间：2019-11-11
分离地址：中国山东省聊城市
分离基物：食物（生肉制品）
致病名称：食物中毒、腹泻
致病对象：人、动物
来源历史：←中国疾病预防控制中心病原微生物菌（毒）种保藏中心传染病所分中心←中国疾病预防控制中心传染病预防控制所
用　　途：临床检验
联系单位：中国疾病预防控制中心传染病预防控制所
电子邮箱：chpc@icdc.cn

382. 埃希菌属

国家科技资源标识符: CSTR:16698.06.NPRC 1.2.1394
平台资源号：NPRC 1.2.1394
保藏编号：CHPC 1.15241
中文名称：大肠埃希菌
外文名称：*Escherichia coli*
分类学地位：Bacteria; Pseudomonadota; Gammaproteobacteria; Enterobacterales; Enterobacteriaceae; *Escherichia*
生物危害程度：第三类
分离时间：2019-11-11
分离地址：中国山东省聊城市

分离基物：食物（生肉制品）
致病名称：食物中毒、腹泻
致病对象：人、动物
来源历史：←中国疾病预防控制中心病原微生物菌（毒）种保藏中心传染病所分中心←中国疾病预防控制中心传染病预防控制所
用　　途：临床检验
联系单位：中国疾病预防控制中心传染病预防控制所
电子邮箱：chpc@icdc.cn

383. 埃希菌属

国家科技资源标识符: CSTR:16698.06.NPRC 1.2.1395
平台资源号：NPRC 1.2.1395
保藏编号：CHPC 1.15242
中文名称：大肠埃希菌
外文名称：*Escherichia coli*
分类学地位：Bacteria; Pseudomonadota; Gammaproteobacteria; Enterobacterales; Enterobacteriaceae; *Escherichia*
生物危害程度：第三类
分离时间：2021-04-25
分离地址：中国北京市
分离基物：患者粪便
致病名称：食物中毒、腹泻
致病对象：人、动物
来源历史：←中国疾病预防控制中心病原微生物菌（毒）种保藏中心传染病所分中心←中国疾病预防控制中心传染病预防控制所
用　　途：临床检验
联系单位：中国疾病预防控制中心传染病预防控制所
电子邮箱：chpc@icdc.cn

384. 埃希菌属

国家科技资源标识符: CSTR:16698.06.NPRC 1.2.1396
平台资源号：NPRC 1.2.1396
保藏编号：CHPC 1.15243
中文名称：大肠埃希菌
外文名称：*Escherichia coli*
分类学地位：Bacteria; Pseudomonadota; Gammaproteobacteria; Enterobacterales; Enterobacteriaceae; *Escherichia*
生物危害程度：第三类
分离时间：2021-05-06
分离地址：中国北京市
分离基物：患者粪便
致病名称：食物中毒、腹泻
致病对象：人、动物
来源历史：←中国疾病预防控制中心病原微生物菌（毒）种保藏中心传染病所分中心←中国疾病预防控制中心传染病预防控制所
用　　途：临床检验
联系单位：中国疾病预防控制中心传染病预防控制所
电子邮箱：chpc@icdc.cn

385. 埃希菌属

国家科技资源标识符: CSTR:16698.06.NPRC 1.2.1397
平台资源号：NPRC 1.2.1397
保藏编号：CHPC 1.15244
中文名称：大肠埃希菌
外文名称：*Escherichia coli*
分类学地位：Bacteria; Pseudomonadota; Gammaproteobacteria; Enterobacterales; Enterobacteriaceae; *Escherichia*
生物危害程度：第三类
分离时间：2021-05-22
分离地址：中国北京市

分离基物：患者粪便
致病名称：食物中毒、腹泻
致病对象：人、动物
来源历史：←中国疾病预防控制中心病原微生物菌（毒）种保藏中心传染病所分中心←中国疾病预防控制中心传染病预防控制所
用　　途：临床检验
联系单位：中国疾病预防控制中心传染病预防控制所
电子邮箱：chpc@icdc.cn

386. 埃希菌属

国家科技资源标识符：CSTR:16698.06.NPRC 1.2.1398
平台资源号：NPRC 1.2.1398
保藏编号：CHPC 1.15245
中文名称：大肠埃希菌
外文名称：*Escherichia coli*
分类学地位：Bacteria; Pseudomonadota; Gammaproteobacteria; Enterobacterales; Enterobacteriaceae; *Escherichia*
生物危害程度：第三类
分离时间：2021-05-30
分离地址：中国北京市
分离基物：患者粪便
致病名称：食物中毒、腹泻
致病对象：人、动物
来源历史：←中国疾病预防控制中心病原微生物菌（毒）种保藏中心传染病所分中心←中国疾病预防控制中心传染病预防控制所
用　　途：临床检验
联系单位：中国疾病预防控制中心传染病预防控制所
电子邮箱：chpc@icdc.cn

387. 埃希菌属

国家科技资源标识符：CSTR:16698.06.NPRC 1.2.1399
平台资源号：NPRC 1.2.1399
保藏编号：CHPC 1.15246
中文名称：大肠埃希菌
外文名称：*Escherichia coli*
分类学地位：Bacteria; Pseudomonadota; Gammaproteobacteria; Enterobacterales; Enterobacteriaceae; *Escherichia*
生物危害程度：第三类
分离时间：2021-04-19
分离地址：中国北京市
分离基物：患者粪便
致病名称：食物中毒、腹泻
致病对象：人、动物
来源历史：←中国疾病预防控制中心病原微生物菌（毒）种保藏中心传染病所分中心←中国疾病预防控制中心传染病预防控制所
用　　途：临床检验
联系单位：中国疾病预防控制中心传染病预防控制所
电子邮箱：chpc@icdc.cn

388. 埃希菌属

国家科技资源标识符：CSTR:16698.06.NPRC 1.2.1400
平台资源号：NPRC 1.2.1400
保藏编号：CHPC 1.15247
中文名称：大肠埃希菌
外文名称：*Escherichia coli*
分类学地位：Bacteria; Pseudomonadota; Gammaproteobacteria; Enterobacterales; Enterobacteriaceae; *Escherichia*
生物危害程度：第三类
分离时间：2022-08-31
分离地址：中国北京市

分离基物：患者粪便
致病名称：食物中毒、腹泻
致病对象：人、动物
来源历史：←中国疾病预防控制中心病原微生物菌（毒）种保藏中心传染病所分中心←中国疾病预防控制中心传染病预防控制所
用　　途：临床检验
联系单位：中国疾病预防控制中心传染病预防控制所
电子邮箱：chpc@icdc.cn

389. 埃希菌属

国家科技资源标识符：CSTR:16698.06.NPRC 1.14.17
平台资源号：NPRC 1.14.17
保藏编号：SZCDC-ZXSYS20180004
中文名称：大肠埃希菌
外文名称：*Escherichia coli*
分类学地位：Bacteria; Pseudomonadota; Gammaproteobacteria; Enterobacterales; Enterobacteriaceae; *Escherichia*
生物危害程度：第三类
分离时间：2018
分离地址：中国广东省深圳市
分离基物：患者粪便
致病名称：肺炎、细菌性尿路感染、菌血症
致病对象：人、动物
来源历史：←深圳市疾病预防控制中心
用　　途：耐药菌筛查
联系单位：深圳市疾病预防控制中心中心实验室
电子邮箱：fyl199287@163.com

390. 埃希菌属

国家科技资源标识符：CSTR:16698.06.NPRC 1.7.97
平台资源号：NPRC 1.7.97
保藏编号：CCPM(A)-P-072401
中文名称：大肠埃希菌
外文名称：*Escherichia coli*
分类学地位：Bacteria; Pseudomonadota; Gammaproteobacteria; Enterobacterales; Enterobacteriaceae; *Escherichia*
生物危害程度：第三类
分离时间：2023-02-27
分离地址：中国河北省张家口市
分离基物：患者血液
致病名称：细菌性尿路感染、细菌性消化道感染、菌血症
致病对象：人、动物
来源历史：←中国医学科学院病原微生物菌（毒）种保藏中心药用微生物相关菌（毒）种保藏分中心←中国医学科学院医药生物技术研究所
用　　途：科研、教学领域的微生物学检验
联系单位：中国医学科学院医药生物技术研究所
电子邮箱：xinxinhu@imb.cams.cn

391. 埃希菌属

国家科技资源标识符：CSTR:16698.06.NPRC 1.7.98
平台资源号：NPRC 1.7.98
保藏编号：CCPM(A)-P-072402
中文名称：大肠埃希菌
外文名称：*Escherichia coli*
分类学地位：Bacteria; Pseudomonadota; Gammaproteobacteria; Enterobacterales; Enterobacteriaceae; *Escherichia*
生物危害程度：第三类
分离时间：2023-02-27
分离地址：中国河北省张家口市
分离基物：患者痰液
致病名称：细菌性尿路感染、细菌性消化道感染、菌血症
致病对象：人、动物
来源历史：←中国医学科学院病原微生物菌（毒）种保藏中心药用微生物相关菌（毒）

种保藏分中心←中国医学科学院医药生物技术研究所
用　　途：科研、教学领域的微生物学检验
联系单位：中国医学科学院医药生物技术研究所
电子邮箱：xinxinhu@imb.cams.cn

392. 埃希菌属

国家科技资源标识符：CSTR:16698.06.NPRC 1.7.99
平台资源号：NPRC 1.7.99
保藏编号：CCPM(A)-P-072403
中文名称：大肠埃希菌
外文名称：*Escherichia coli*
分类学地位：Bacteria; Pseudomonadota; Gammaproteobacteria; Enterobacterales; Enterobacteriaceae; *Escherichia*
生物危害程度：第三类
分离时间：2023-02-27
分离地址：中国河北省张家口市
分离基物：患者尿液
致病名称：细菌性尿路感染、细菌性消化道感染、菌血症
致病对象：人、动物
来源历史：←中国医学科学院病原微生物菌（毒）种保藏中心药用微生物相关菌（毒）种保藏分中心←中国医学科学院医药生物技术研究所
用　　途：科研、教学领域的微生物学检验
联系单位：中国医学科学院医药生物技术研究所
电子邮箱：xinxinhu@imb.cams.cn

393. 埃希菌属

国家科技资源标识符：CSTR:16698.06.NPRC 1.7.100
平台资源号：NPRC 1.7.100
保藏编号：CCPM(A)-P-072404
中文名称：大肠埃希菌
外文名称：*Escherichia coli*
分类学地位：Bacteria; Pseudomonadota; Gammaproteobacteria; Enterobacterales; Enterobacteriaceae; *Escherichia*
生物危害程度：第三类
分离时间：2023-02-27
分离地址：中国河北省张家口市
分离基物：患者痰液
致病名称：细菌性尿路感染、细菌性消化道感染、菌血症
致病对象：人、动物
来源历史：←中国医学科学院病原微生物菌（毒）种保藏中心药用微生物相关菌（毒）种保藏分中心←中国医学科学院医药生物技术研究所
用　　途：科研、教学领域的微生物学检验
联系单位：中国医学科学院医药生物技术研究所
电子邮箱：xinxinhu@imb.cams.cn

394. 埃希菌属

国家科技资源标识符：CSTR:16698.06.NPRC 1.7.101
平台资源号：NPRC 1.7.101
保藏编号：CCPM(A)-P-072405
中文名称：大肠埃希菌
外文名称：*Escherichia coli*
分类学地位：Bacteria; Pseudomonadota; Gammaproteobacteria; Enterobacterales; Enterobacteriaceae; *Escherichia*
生物危害程度：第三类
分离时间：2023-02-27
分离地址：中国河北省张家口市
分离基物：患者痰液
致病名称：细菌性尿路感染、细菌性消化道感染、菌血症
致病对象：人、动物
来源历史：←中国医学科学院病原微生物菌（毒）种保藏中心药用微生物相关菌（毒）种保藏分中心←中国医学科学院医药生物技术研究所

用　　途：科研、教学领域的微生物学检验
联系单位：中国医学科学院医药生物技术研究所
电子邮箱：xinxinhu@imb.cams.cn

395. 埃希菌属

国家科技资源标识符：CSTR:16698.06.NPRC 1.7.102
平台资源号：NPRC 1.7.102
保藏编号：CCPM(A)-P-072406
中文名称：大肠埃希菌
外文名称：*Escherichia coli*
分类学地位：Bacteria; Pseudomonadota; Gammaproteobacteria; Enterobacterales; Enterobacteriaceae; *Escherichia*
生物危害程度：第三类
分离时间：2023-02-27
分离地址：中国河北省张家口市
分离基物：患者引流液
致病名称：细菌性尿路感染、细菌性消化道感染、菌血症
致病对象：人、动物
来源历史：←中国医学科学院病原微生物菌（毒）种保藏中心药用微生物相关菌（毒）种保藏分中心←中国医学科学院医药生物技术研究所
用　　途：科研、教学领域的微生物学检验
联系单位：中国医学科学院医药生物技术研究所
电子邮箱：xinxinhu@imb.cams.cn

396. 埃希菌属

国家科技资源标识符：CSTR:16698.06.NPRC 1.7.103
平台资源号：NPRC 1.7.103
保藏编号：CCPM(A)-P-072407
中文名称：大肠埃希菌
外文名称：*Escherichia coli*
分类学地位：Bacteria; Pseudomonadota; Gammaproteobacteria; Enterobacterales; Enterobacteriaceae; *Escherichia*
生物危害程度：第三类
分离时间：2023-02-27
分离地址：中国河北省张家口市
分离基物：患者尿液
致病名称：细菌性尿路感染、细菌性消化道感染、菌血症
致病对象：人、动物
来源历史：←中国医学科学院病原微生物菌（毒）种保藏中心药用微生物相关菌（毒）种保藏分中心←中国医学科学院医药生物技术研究所
用　　途：科研、教学领域的微生物学检验
联系单位：中国医学科学院医药生物技术研究所
电子邮箱：xinxinhu@imb.cams.cn

397. 埃希菌属

国家科技资源标识符：CSTR:16698.06.NPRC 1.7.104
平台资源号：NPRC 1.7.104
保藏编号：CCPM(A)-P-072408
中文名称：大肠埃希菌
外文名称：*Escherichia coli*
分类学地位：Bacteria; Pseudomonadota; Gammaproteobacteria; Enterobacterales; Enterobacteriaceae; *Escherichia*
生物危害程度：第三类
分离时间：2023-02-27
分离地址：中国河北省张家口市
分离基物：患者尿液
致病名称：细菌性尿路感染、细菌性消化道感染、菌血症
致病对象：人、动物
来源历史：←中国医学科学院病原微生物菌（毒）种保藏中心药用微生物相关菌（毒）种保藏分中心←中国医学科学院医药生物技术研究所
用　　途：科研、教学领域的微生物学检验
联系单位：中国医学科学院医药生物技术研究所

电子邮箱：xinxinhu@imb.cams.cn

398. 埃希菌属

国家科技资源标识符：CSTR:16698.06.NPRC 1.7.105
平台资源号：NPRC 1.7.105
保藏编号：CCPM(A)-P-072409
中文名称：大肠埃希菌
外文名称：*Escherichia coli*
分类学地位：Bacteria; Pseudomonadota; Gammaproteobacteria; Enterobacterales; Enterobacteriaceae; *Escherichia*
生物危害程度：第三类
分离时间：2023-02-27
分离地址：中国河北省张家口市
分离基物：患者痰液
致病名称：细菌性尿路感染、细菌性消化道感染、菌血症
致病对象：人、动物
来源历史：←中国医学科学院病原微生物菌(毒)种保藏中心药用微生物相关菌（毒）种保藏分中心←中国医学科学院医药生物技术研究所
用　　途：科研、教学领域的微生物学检验
联系单位：中国医学科学院医药生物技术研究所
电子邮箱：xinxinhu@imb.cams.cn

399. 埃希菌属

国家科技资源标识符：CSTR:16698.06.NPRC 1.7.106
平台资源号：NPRC 1.7.106
保藏编号：CCPM(A)-P-072410
中文名称：大肠埃希菌
外文名称：*Escherichia coli*
分类学地位：Bacteria; Pseudomonadota; Gammaproteobacteria; Enterobacterales; Enterobacteriaceae; *Escherichia*
生物危害程度：第三类
分离时间：2023-02-27
分离地址：中国河北省张家口市
分离基物：患者痰液
致病名称：细菌性尿路感染、细菌性消化道感染、菌血症
致病对象：人、动物
来源历史：←中国医学科学院病原微生物菌(毒)种保藏中心药用微生物相关菌（毒）种保藏分中心←中国医学科学院医药生物技术研究所
用　　途：科研、教学领域的微生物学检验
联系单位：中国医学科学院医药生物技术研究所
电子邮箱：xinxinhu@imb.cams.cn

400. 埃希菌属

国家科技资源标识符：CSTR:16698.06.NPRC 1.12.240
平台资源号：NPRC 1.12.240
保藏编号：HB0400093
中文名称：大肠埃希菌
外文名称：*Escherichia coli*
分类学地位：Bacteria; Pseudomonadota; Gammaproteobacteria; Enterobacterales; Enterobacteriaceae; *Escherichia*
生物危害程度：第三类
分离时间：2022-05-20
分离地址：中国湖北省武汉市
分离基物：患者粪便
致病名称：食物中毒
致病对象：人、动物
来源历史：←湖北省疾病预防控制中心←武汉市疾病预防控制中心←华中师范大学社区卫生服务中心
用　　途：临床检验
联系单位：湖北省疾病预防控制中心
电子邮箱：JDZBCZX@163.com

401. 埃希菌属

国家科技资源标识符：CSTR:16698.06.NPRC 1.12.241

平台资源号：NPRC 1.12.241
保藏编号：HB0400094
中文名称：大肠埃希菌
外文名称：*Escherichia coli*
分类学地位：Bacteria; Pseudomonadota; Gammaproteobacteria; Enterobacterales; Enterobacteriaceae; *Escherichia*
生物危害程度：第三类
分离时间：2022-06-23
分离地址：中国湖北省武汉市
分离基物：患者粪便
致病名称：食物中毒
致病对象：人、动物
来源历史：←湖北省疾病预防控制中心←武汉市疾病预防控制中心←华中科技大学社区卫生服务中心
用　　途：临床检验
联系单位：湖北省疾病预防控制中心
电子邮箱：JDZBCZX@163.com

402. 埃希菌属

国家科技资源标识符：CSTR:16698.06.NPRC 1.12.242
平台资源号：NPRC 1.12.242
保藏编号：HB0400095
中文名称：大肠埃希菌
外文名称：*Escherichia coli*
分类学地位：Bacteria; Pseudomonadota; Gammaproteobacteria; Enterobacterales; Enterobacteriaceae; *Escherichia*
生物危害程度：第三类
分离时间：2022-06-23
分离地址：中国湖北省武汉市
分离基物：患者粪便
致病名称：食物中毒
致病对象：人、动物
来源历史：←湖北省疾病预防控制中心←武汉市疾病预防控制中心←华中师范大学社区卫生服务中心
用　　途：临床检验
联系单位：湖北省疾病预防控制中心
电子邮箱：JDZBCZX@163.com

403. 埃希菌属

国家科技资源标识符：CSTR:16698.06.NPRC 1.12.243
平台资源号：NPRC 1.12.243
保藏编号：HB0400096
中文名称：大肠埃希菌
外文名称：*Escherichia coli*
分类学地位：Bacteria; Pseudomonadota; Gammaproteobacteria; Enterobacterales; Enterobacteriaceae; *Escherichia*
生物危害程度：第三类
分离时间：2022-06-23
分离地址：中国湖北省武汉市
分离基物：患者粪便
致病名称：食物中毒
致病对象：人、动物
来源历史：←湖北省疾病预防控制中心←武汉市疾病预防控制中心←华中师范大学社区卫生服务中心
用　　途：临床检验
联系单位：湖北省疾病预防控制中心
电子邮箱：JDZBCZX@163.com

404. 埃希菌属

国家科技资源标识符：CSTR:16698.06.NPRC 1.12.244
平台资源号：NPRC 1.12.244
保藏编号：HB0400097
中文名称：大肠埃希菌
外文名称：*Escherichia coli*
分类学地位：Bacteria; Pseudomonadota; Gammaproteobacteria; Enterobacterales; Enterobacteriaceae; *Escherichia*
生物危害程度：第三类

分离时间：2022-07-25
分离地址：中国湖北省武汉市
分离基物：患者粪便
致病名称：食物中毒
致病对象：人、动物
来源历史：←湖北省疾病预防控制中心←武汉市疾病预防控制中心←华中师范大学社区卫生服务中心
用 途：临床检验
联系单位：湖北省疾病预防控制中心
电子邮箱：JDZBCZX@163.com

405. 埃希菌属

国家科技资源标识符: CSTR:16698.06.NPRC 1.12.245
平台资源号：NPRC 1.12.245
保藏编号：HB0400098
中文名称：大肠埃希菌
外文名称：*Escherichia coli*
分类学地位：Bacteria; Pseudomonadota; Gammaproteobacteria; Enterobacterales; Enterobacteriaceae; *Escherichia*
生物危害程度：第三类
分离时间：2022-08-31
分离地址：中国湖北省武汉市
分离基物：患者粪便
致病名称：食物中毒
致病对象：人、动物
来源历史：←湖北省疾病预防控制中心←武汉市疾病预防控制中心←华中师范大学社区卫生服务中心
用 途：临床检验
联系单位：湖北省疾病预防控制中心
电子邮箱：JDZBCZX@163.com

406. 埃希菌属

国家科技资源标识符: CSTR:16698.06.NPRC 1.12.246
平台资源号：NPRC 1.12.246
保藏编号：HB0400099
中文名称：大肠埃希菌
外文名称：*Escherichia coli*
分类学地位：Bacteria; Pseudomonadota; Gammaproteobacteria; Enterobacterales; Enterobacteriaceae; *Escherichia*
生物危害程度：第三类
分离时间：2022-08-31
分离地址：中国湖北省武汉市
分离基物：患者粪便
致病名称：食物中毒
致病对象：人、动物
来源历史：←湖北省疾病预防控制中心←武汉市疾病预防控制中心←华中科技大学社区卫生服务中心
用 途：临床检验
联系单位：湖北省疾病预防控制中心
电子邮箱：JDZBCZX@163.com

407. 埃希菌属

国家科技资源标识符: CSTR:16698.06.NPRC 1.12.247
平台资源号：NPRC 1.12.247
保藏编号：HB0402107
中文名称：大肠埃希菌
外文名称：*Escherichia coli*
分类学地位：Bacteria; Pseudomonadota; Gammaproteobacteria; Enterobacterales; Enterobacteriaceae; *Escherichia*
生物危害程度：第三类
分离时间：2022-05-17
分离地址：中国湖北省荆门市
分离基物：食物
致病名称：食物中毒
致病对象：人、动物
来源历史：←湖北省疾病预防控制中心←荆门市疾病预防控制中心
用 途：食品检验

细
菌

联系单位：湖北省疾病预防控制中心
电子邮箱：JDZBCZX@163.com

408. 埃希菌属

国家科技资源标识符: CSTR:16698.06.NPRC 1.12.248
平台资源号：NPRC 1.12.248
保藏编号：HB0402108
中文名称：大肠埃希菌
外文名称：*Escherichia coli*
分类学地位：Bacteria; Pseudomonadota; Gammaproteobacteria; Enterobacterales; Enterobacteriaceae; *Escherichia*
生物危害程度：第三类
分离时间：2022-05-17
分离地址：中国湖北省荆门市
分离基物：食物
致病名称：食物中毒
致病对象：人、动物
来源历史：←湖北省疾病预防控制中心←荆门市疾病预防控制中心
用　　途：食品检验
联系单位：湖北省疾病预防控制中心
电子邮箱：JDZBCZX@163.com

409. 埃希菌属

国家科技资源标识符: CSTR:16698.06.NPRC 1.12.249
平台资源号：NPRC 1.12.249
保藏编号：HB0402109
中文名称：大肠埃希菌
外文名称：*Escherichia coli*
分类学地位：Bacteria; Pseudomonadota; Gammaproteobacteria; Enterobacterales; Enterobacteriaceae; *Escherichia*
生物危害程度：第三类
分离时间：2022-05-17
分离地址：中国湖北省荆门市
分离基物：食物
致病名称：食物中毒
致病对象：人、动物
来源历史：←湖北省疾病预防控制中心←荆门市疾病预防控制中心
用　　途：食品检验
联系单位：湖北省疾病预防控制中心
电子邮箱：JDZBCZX@163.com

410. 埃希菌属

国家科技资源标识符: CSTR:16698.06.NPRC 1.12.250
平台资源号：NPRC 1.12.250
保藏编号：HB0402110
中文名称：大肠埃希菌
外文名称：*Escherichia coli*
分类学地位：Bacteria; Pseudomonadota; Gammaproteobacteria; Enterobacterales; Enterobacteriaceae; *Escherichia*
生物危害程度：第三类
分离时间：2022-05-17
分离地址：中国湖北省荆门市
分离基物：食物
致病名称：食物中毒
致病对象：人、动物
来源历史：←湖北省疾病预防控制中心←荆门市疾病预防控制中心
用　　途：食品检验
联系单位：湖北省疾病预防控制中心
电子邮箱：JDZBCZX@163.com

411. 埃希菌属

国家科技资源标识符: CSTR:16698.06.NPRC 1.12.251
平台资源号：NPRC 1.12.251
保藏编号：HB0402111
中文名称：大肠埃希菌
外文名称：*Escherichia coli*
分类学地位：Bacteria; Pseudomonadota; Gammaproteobacteria; Enterobacterales;

Enterobacteriaceae; *Escherichia*
生物危害程度：第三类
分离时间：2022-05-17
分离地址：中国湖北省荆门市
分离基物：食物（烧烤类即食食品）
致病名称：食物中毒
致病对象：人、动物
来源历史：←湖北省疾病预防控制中心←荆门市疾病预防控制中心
用　　途：食品检验
联系单位：湖北省疾病预防控制中心
电子邮箱：JDZBCZX@163.com

412. 埃希菌属

国家科技资源标识符：CSTR:16698.06.NPRC 1.12.252
平台资源号：NPRC 1.12.252
保藏编号：HB0402115
中文名称：大肠埃希菌
外文名称：*Escherichia coli*
分类学地位：Bacteria; Pseudomonadota; Gammaproteobacteria; Enterobacterales; Enterobacteriaceae; *Escherichia*
生物危害程度：第三类
分离时间：2022-06-13
分离地址：中国湖北省咸宁市
分离基物：食物（猪肉）
致病名称：食物中毒
致病对象：人、动物
来源历史：←湖北省疾病预防控制中心←咸宁市疾病预防控制中心
用　　途：食品检验
联系单位：湖北省疾病预防控制中心
电子邮箱：JDZBCZX@163.com

413. 埃希菌属

国家科技资源标识符：CSTR:16698.06.NPRC 1.12.253
平台资源号：NPRC 1.12.253
保藏编号：HB0402116
中文名称：大肠埃希菌
外文名称：*Escherichia coli*
分类学地位：Bacteria; Pseudomonadota; Gammaproteobacteria; Enterobacterales; Enterobacteriaceae; *Escherichia*
生物危害程度：第三类
分离时间：2022-06-24
分离地址：中国湖北省黄石市
分离基物：食物（学生午餐）
致病名称：食物中毒
致病对象：人、动物
来源历史：←湖北省疾病预防控制中心←黄石市疾病预防控制中心
用　　途：食品检验
联系单位：湖北省疾病预防控制中心
电子邮箱：JDZBCZX@163.com

414. 埃希菌属

国家科技资源标识符：CSTR:16698.06.NPRC 1.12.254
平台资源号：NPRC 1.12.254
保藏编号：HB0402117
中文名称：大肠埃希菌
外文名称：*Escherichia coli*
分类学地位：Bacteria; Pseudomonadota; Gammaproteobacteria; Enterobacterales; Enterobacteriaceae; *Escherichia*
生物危害程度：第三类
分离时间：2022-07-27
分离地址：中国湖北省荆门市
分离基物：食物
致病名称：食物中毒
致病对象：人、动物
来源历史：←湖北省疾病预防控制中心←荆门市疾病预防控制中心
用　　途：食品检验
联系单位：湖北省疾病预防控制中心

电子邮箱：JDZBCZX@163.com

415. 埃希菌属

国家科技资源标识符：CSTR:16698.06.NPRC 1.9.169
平台资源号：NPRC 1.9.169
保藏编号：CMCC(B)43261
中文名称：大肠埃希菌
外文名称：*Escherichia coli*
分类学地位：Bacteria; Pseudomonadota; Gammaproteobacteria; Enterobacterales; Enterobacteriaceae; *Escherichia*
生物危害程度：第三类
分离时间：2020-12-24
分离地址：中国湖北省
分离基物：食物
致病名称：急性胃肠炎、腹泻、尿路感染
致病对象：人、动物
来源历史：中国食品药品检定研究院病原微生物菌（毒）种保藏中心←中国食品药品检定研究院生物检测室
用　　途：科研
联系单位：中国食品药品检定研究院
电子邮箱：cmcc@nifdc.org.cn

416. 埃希菌属

国家科技资源标识符：CSTR:16698.06.NPRC 1.9.170
平台资源号：NPRC 1.9.170
保藏编号：CMCC(B)43260
中文名称：大肠埃希菌
外文名称：*Escherichia coli*
分类学地位：Bacteria; Pseudomonadota; Gammaproteobacteria; Enterobacterales; Enterobacteriaceae; *Escherichia*
生物危害程度：第三类
分离时间：2021-02-03
分离地址：中国上海市
分离基物：食物
致病名称：急性胃肠炎、腹泻、尿路感染
致病对象：人、动物
来源历史：中国食品药品检定研究院病原微生物菌（毒）种保藏中心←中国食品药品检定研究院生物检测室
用　　途：科研
联系单位：中国食品药品检定研究院
电子邮箱：cmcc@nifdc.org.cn

417. 埃希菌属

国家科技资源标识符：CSTR:16698.06.NPRC 1.9.171
平台资源号：NPRC 1.9.171
保藏编号：CMCC(B)43259
中文名称：大肠埃希菌
外文名称：*Escherichia coli*
分类学地位：Bacteria; Pseudomonadota; Gammaproteobacteria; Enterobacterales; Enterobacteriaceae; *Escherichia*
生物危害程度：第三类
分离时间：2021-01-18
分离地址：中国上海市
分离基物：食物
致病名称：急性胃肠炎、腹泻、尿路感染
致病对象：人、动物
来源历史：中国食品药品检定研究院病原微生物菌（毒）种保藏中心←中国食品药品检定研究院生物检测室
用　　途：科研
联系单位：中国食品药品检定研究院
电子邮箱：cmcc@nifdc.org.cn

418. 埃希菌属

国家科技资源标识符：CSTR:16698.06.NPRC 1.9.172
平台资源号：NPRC 1.9.172
保藏编号：CMCC(B)43258
中文名称：大肠埃希菌
外文名称：*Escherichia coli*

分类学地位：Bacteria; Pseudomonadota; Gammaproteobacteria; Enterobacterales; Enterobacteriaceae; *Escherichia*
生物危害程度：第三类
分离时间：2021-01-18
分离地址：中国上海市
分离基物：食物
致病名称：急性胃肠炎、腹泻、尿路感染
致病对象：人、动物
来源历史：中国食品药品检定研究院病原微生物菌（毒）种保藏中心←中国食品药品检定研究院生物检测室
用　　途：科研
联系单位：中国食品药品检定研究院
电子邮箱：cmcc@nifdc.org.cn

419. 埃希菌属

国家科技资源标识符：CSTR:16698.06.NPRC 1.9.173
平台资源号：NPRC 1.9.173
保藏编号：CMCC(B)43257
中文名称：大肠埃希菌
外文名称：*Escherichia coli*
分类学地位：Bacteria; Pseudomonadota; Gammaproteobacteria; Enterobacterales; Enterobacteriaceae; *Escherichia*
生物危害程度：第三类
分离时间：2021-01-18
分离地址：中国上海市
分离基物：食物
致病名称：急性胃肠炎、腹泻、尿路感染
致病对象：人、动物
来源历史：中国食品药品检定研究院病原微生物菌（毒）种保藏中心←中国食品药品检定研究院生物检测室
用　　途：科研
联系单位：中国食品药品检定研究院
电子邮箱：cmcc@nifdc.org.cn

420. 埃希菌属

国家科技资源标识符：CSTR:16698.06.NPRC 1.9.174
平台资源号：NPRC 1.9.174
保藏编号：CMCC(B)43256
中文名称：大肠埃希菌
外文名称：*Escherichia coli*
分类学地位：Bacteria; Pseudomonadota; Gammaproteobacteria; Enterobacterales; Enterobacteriaceae; *Escherichia*
生物危害程度：第三类
分离时间：2021-01-08
分离地址：中国上海市
分离基物：食物
致病名称：急性胃肠炎、腹泻、尿路感染
致病对象：人、动物
来源历史：中国食品药品检定研究院病原微生物菌（毒）种保藏中心←中国食品药品检定研究院生物检测室
用　　途：科研
联系单位：中国食品药品检定研究院
电子邮箱：cmcc@nifdc.org.cn

421. 埃希菌属

国家科技资源标识符：CSTR:16698.06.NPRC 1.9.175
平台资源号：NPRC 1.9.175
保藏编号：CMCC(B)43255
中文名称：大肠埃希菌
外文名称：*Escherichia coli*
分类学地位：Bacteria; Pseudomonadota; Gammaproteobacteria; Enterobacterales; Enterobacteriaceae; *Escherichia*
生物危害程度：第三类
分离时间：2021-02-08
分离地址：中国山西省
分离基物：食物
致病名称：急性胃肠炎、腹泻、尿路感染

致病对象：人、动物
来源历史：中国食品药品检定研究院病原微生物菌（毒）种保藏中心←中国食品药品检定研究院生物检测室
用　　途：科研
联系单位：中国食品药品检定研究院
电子邮箱：cmcc@nifdc.org.cn

422. 埃希菌属

国家科技资源标识符：CSTR:16698.06.NPRC 1.9.176
平台资源号：NPRC 1.9.176
保藏编号：CMCC(B)43254
中文名称：大肠埃希菌
外文名称：*Escherichia coli*
分类学地位：Bacteria; Pseudomonadota; Gammaproteobacteria; Enterobacterales; Enterobacteriaceae; *Escherichia*
生物危害程度：第三类
分离时间：2021-03-18
分离地址：中国山西省
分离基物：食物
致病名称：急性胃肠炎、腹泻、尿路感染
致病对象：人、动物
来源历史：中国食品药品检定研究院病原微生物菌（毒）种保藏中心←中国食品药品检定研究院生物检测室
用　　途：科研
联系单位：中国食品药品检定研究院
电子邮箱：cmcc@nifdc.org.cn

423. 埃希菌属

国家科技资源标识符：CSTR:16698.06.NPRC 1.9.177
平台资源号：NPRC 1.9.177
保藏编号：CMCC(B)43253
中文名称：大肠埃希菌
外文名称：*Escherichia coli*
分类学地位：Bacteria; Pseudomonadota; Gammaproteobacteria; Enterobacterales; Enterobacteriaceae; *Escherichia*
生物危害程度：第三类
分离时间：2021-03-18
分离地址：中国山西省
分离基物：食物
致病名称：急性胃肠炎、腹泻、尿路感染
致病对象：人、动物
来源历史：中国食品药品检定研究院病原微生物菌（毒）种保藏中心←中国食品药品检定研究院生物检测室
用　　途：科研
联系单位：中国食品药品检定研究院
电子邮箱：cmcc@nifdc.org.cn

424. 埃希菌属

国家科技资源标识符：CSTR:16698.06.NPRC 1.9.178
平台资源号：NPRC 1.9.178
保藏编号：CMCC(B)43252
中文名称：大肠埃希菌
外文名称：*Escherichia coli*
分类学地位：Bacteria; Pseudomonadota; Gammaproteobacteria; Enterobacterales; Enterobacteriaceae; *Escherichia*
生物危害程度：第三类
分离时间：2021-03-11
分离地址：中国山西省
分离基物：食物
致病名称：急性胃肠炎、腹泻、尿路感染
致病对象：人、动物
来源历史：中国食品药品检定研究院病原微生物菌（毒）种保藏中心←中国食品药品检定研究院生物检测室
用　　途：科研
联系单位：中国食品药品检定研究院
电子邮箱：cmcc@nifdc.org.cn

425. 埃希菌属

国家科技资源标识符：CSTR:16698.06.NPRC 1.9.179
平台资源号：NPRC 1.9.179
保藏编号：CMCC(B)43251
中文名称：大肠埃希菌
外文名称：*Escherichia coli*
分类学地位：Bacteria; Pseudomonadota; Gammaproteobacteria; Enterobacterales; Enterobacteriaceae; *Escherichia*
生物危害程度：第三类
分离时间：2021-02-27
分离地址：中国山东省
分离基物：食物
致病名称：急性胃肠炎、腹泻、尿路感染
致病对象：人、动物
来源历史：中国食品药品检定研究院病原微生物菌（毒）种保藏中心←中国食品药品检定研究院生物检测室
用　　途：科研
联系单位：中国食品药品检定研究院
电子邮箱：cmcc@nifdc.org.cn

426. 埃希菌属

国家科技资源标识符：CSTR:16698.06.NPRC 1.9.180
平台资源号：NPRC 1.9.180
保藏编号：CMCC(B)43250
中文名称：大肠埃希菌
外文名称：*Escherichia coli*
分类学地位：Bacteria; Pseudomonadota; Gammaproteobacteria; Enterobacterales; Enterobacteriaceae; *Escherichia*
生物危害程度：第三类
分离时间：2021-03-20
分离地址：中国河北省
分离基物：食物
致病名称：急性胃肠炎、腹泻、尿路感染
致病对象：人、动物
来源历史：中国食品药品检定研究院病原微生物菌（毒）种保藏中心←中国食品药品检定研究院生物检测室
用　　途：科研
联系单位：中国食品药品检定研究院
电子邮箱：cmcc@nifdc.org.cn

427. 埃希菌属

国家科技资源标识符：CSTR:16698.06.NPRC 1.9.181
平台资源号：NPRC 1.9.181
保藏编号：CMCC(B)43249
中文名称：大肠埃希菌
外文名称：*Escherichia coli*
分类学地位：Bacteria; Pseudomonadota; Gammaproteobacteria; Enterobacterales; Enterobacteriaceae; *Escherichia*
生物危害程度：第三类
分离时间：2020-11-05
分离地址：中国湖南省
分离基物：食物
致病名称：急性胃肠炎、腹泻、尿路感染
致病对象：人、动物
来源历史：中国食品药品检定研究院病原微生物菌（毒）种保藏中心←中国食品药品检定研究院生物检测室
用　　途：科研
联系单位：中国食品药品检定研究院
电子邮箱：cmcc@nifdc.org.cn

428. 埃希菌属

国家科技资源标识符：CSTR:16698.06.NPRC 1.9.182
平台资源号：NPRC 1.9.182
保藏编号：CMCC(B)43248
中文名称：大肠埃希菌
外文名称：*Escherichia coli*
分类学地位：Bacteria; Pseudomonadota; Gam-

maproteobacteria; Enterobacterales; Enterobacteriaceae; *Escherichia*

生物危害程度：第三类

分离时间：2021-01-09

分离地址：中国江西省

分离基物：食物

致病名称：急性胃肠炎、腹泻、尿路感染

致病对象：人、动物

来源历史：中国食品药品检定研究院病原微生物菌（毒）种保藏中心←中国食品药品检定研究院生物检测室

用　　途：科研

联系单位：中国食品药品检定研究院

电子邮箱：cmcc@nifdc.org.cn

429. 埃希菌属

国家科技资源标识符：CSTR:16698.06.NPRC 1.9.183

平台资源号：NPRC 1.9.183

保藏编号：CMCC(B)43247

中文名称：大肠埃希菌

外文名称：*Escherichia coli*

分类学地位：Bacteria; Pseudomonadota; Gammaproteobacteria; Enterobacterales; Enterobacteriaceae; *Escherichia*

生物危害程度：第三类

分离时间：2021-01-20

分离地址：中国四川省

分离基物：食物

致病名称：急性胃肠炎、腹泻、尿路感染

致病对象：人、动物

来源历史：中国食品药品检定研究院病原微生物菌（毒）种保藏中心←中国食品药品检定研究院生物检测室

用　　途：科研

联系单位：中国食品药品检定研究院

电子邮箱：cmcc@nifdc.org.cn

430. 埃希菌属

国家科技资源标识符：CSTR:16698.06.NPRC 1.9.184

平台资源号：NPRC 1.9.184

保藏编号：CMCC(B)43246

中文名称：大肠埃希菌

外文名称：*Escherichia coli*

分类学地位：Bacteria; Pseudomonadota; Gammaproteobacteria; Enterobacterales; Enterobacteriaceae; *Escherichia*

生物危害程度：第三类

分离时间：2020-11-04

分离地址：中国山东省

分离基物：食物

致病名称：急性胃肠炎、腹泻、尿路感染

致病对象：人、动物

来源历史：中国食品药品检定研究院病原微生物菌（毒）种保藏中心←中国食品药品检定研究院生物检测室

用　　途：科研

联系单位：中国食品药品检定研究院

电子邮箱：cmcc@nifdc.org.cn

431. 埃希菌属

国家科技资源标识符：CSTR:16698.06.NPRC 1.9.185

平台资源号：NPRC 1.9.185

保藏编号：CMCC(B)43221

中文名称：大肠埃希菌

外文名称：*Escherichia coli*

分类学地位：Bacteria; Pseudomonadota; Gammaproteobacteria; Enterobacterales; Enterobacteriaceae; *Escherichia*

生物危害程度：第三类

分离时间：2019-04-20

分离地址：中国广东省深圳市

分离基物：患者粪便

致病名称：急性胃肠炎、腹泻、尿路感染

致病对象：人、动物
来源历史：中国食品药品检定研究院病原微生物菌（毒）种保藏中心←中国食品药品检定研究院生物检测室
用　　途：制药、食品、涉水产品、化妆品、环境监测、科研及教学等领域的微生物学检验
联系单位：中国食品药品检定研究院
电子邮箱：cmcc@nifdc.org.cn

432. 埃希菌属

国家科技资源标识符：CSTR:16698.06.NPRC 1.9.186
平台资源号：NPRC 1.9.186
保藏编号：CMCC(B)44939
中文名称：大肠埃希菌
外文名称：*Escherichia coli*
分类学地位：Bacteria; Pseudomonadota; Gammaproteobacteria; Enterobacterales; Enterobacteriaceae; *Escherichia*
生物危害程度：第三类
分离时间：未知
分离地址：未知
分离基物：患者粪便
致病名称：急性胃肠炎、腹泻、尿路感染
致病对象：人、动物
来源历史：中国食品药品检定研究院病原微生物菌（毒）种保藏中心←中国食品药品检定研究院生物检测室
用　　途：制药、食品、涉水产品、化妆品、环境监测、科研及教学等领域的微生物学检验
联系单位：中国食品药品检定研究院
电子邮箱：cmcc@nifdc.org.cn

十六、变形杆菌属

433. 变形杆菌属

国家科技资源标识符：CSTR:16698.06.NPRC 1.7.127
平台资源号：NPRC 1.7.127
保藏编号：CCPM(A)-P-132401
中文名称：奇异变形杆菌
外文名称：*Proteus mirabilis*
分类学地位：Bacteria; Pseudomonadota; Gammaproteobacteria; Enterobacterales; Morganellaceae; *Proteus*
生物危害程度：第三类
分离时间：2023-02-27
分离地址：中国河北省张家口市
分离基物：患者尿液
致病名称：细菌性尿路感染、细菌性伤口感染、细菌性肺炎、细菌性败血症、细菌性肠炎
致病对象：人、动物
来源历史：←中国医学科学院病原微生物菌（毒）种保藏中心药用微生物相关菌（毒）种保藏分中心←中国医学科学院医药生物技术研究所
用　　途：科研、教学领域的微生物学检验
联系单位：中国医学科学院医药生物技术研究所
电子邮箱：xinxinhu@imb.cams.cn

434. 变形杆菌属

国家科技资源标识符：CSTR:16698.06.NPRC 1.7.128
平台资源号：NPRC 1.7.128
保藏编号：CCPM(A)-P-132402
中文名称：奇异变形杆菌
外文名称：*Proteus mirabilis*
分类学地位：Bacteria; Pseudomonadota; Gam-

maproteobacteria; Enterobacterales; Morganellaceae; *Proteus*
生物危害程度：第三类
分离时间：2023-02-27
分离地址：中国河北省张家口市
分离基物：患者引流液
致病名称：细菌性尿路感染、细菌性伤口感染、细菌性肺炎、细菌性败血症、细菌性肠炎
致病对象：人、动物
来源历史：←中国医学科学院病原微生物菌（毒）种保藏中心药用微生物相关菌（毒）种保藏分中心←中国医学科学院医药生物技术研究所
用　　途：科研、教学领域的微生物学检验
联系单位：中国医学科学院医药生物技术研究所
电子邮箱：xinxinhu@imb.cams.cn

435. 变形杆菌属

国家科技资源标识符：CSTR:16698.06.NPRC 1.7.129
平台资源号：NPRC 1.7.129
保藏编号：CCPM(A)-P-142402
中文名称：普通变形杆菌
外文名称：*Proteus vulgaris*
分类学地位：Bacteria; Pseudomonadota; Gammaproteobacteria; Enterobacterales; Morganellaceae; *Proteus*
生物危害程度：第三类
分离时间：2023-03-01
分离地址：中国河北省张家口市
分离基物：患者尿液
致病名称：尿路感染、伤口感染、肺炎、败血症、婴儿肠炎；食物中毒
致病对象：人、动物
来源历史：←中国医学科学院病原微生物菌（毒）种保藏中心药用微生物相关菌（毒）种保藏分中心←中国医学科学院医药生物技术研究所
用　　途：科研、教学领域的微生物学检验
联系单位：中国医学科学院医药生物技术研究所
电子邮箱：xinxinhu@imb.cams.cn

十七、假单胞菌属

436. 假单胞菌属

国家科技资源标识符：CSTR:16698.06.NPRC 1.7.140
平台资源号：NPRC 1.7.140
保藏编号：CCPM(A)-P-092408
中文名称：铜绿假单胞菌
外文名称：*Pseudomonas aeruginosa*
分类学地位：Bacteria; Pseudomonadota; Gammaproteobacteria; Pseudomonadales; Pseudomonadaceae; *Pseudomonas*
生物危害程度：第三类
分离时间：2023-02-27
分离地址：中国河北省张家口市
分离基物：患者尿液
致病名称：细菌性伤口感染、细菌性烧伤感染、菌血症、细菌性败血症
致病对象：人、动物
来源历史：←中国医学科学院病原微生物菌（毒）种保藏中心药用微生物相关菌（毒）种保藏分中心←中国医学科学院医药生物技术研究所
用　　途：科研、教学领域的微生物学检验
联系单位：中国医学科学院医药生物技术研究所
电子邮箱：xinxinhu@imb.cams.cn

437. 假单胞菌属

国家科技资源标识符：CSTR:16698.06.NPRC 1.7.141
平台资源号：NPRC 1.7.141
保藏编号：CCPM(A)-P-092409

中文名称：铜绿假单胞菌
外文名称：*Pseudomonas aeruginosa*
分类学地位：Bacteria; Pseudomonadota; Gammaproteobacteria; Pseudomonadales; Pseudomonadaceae; *Pseudomonas*
生物危害程度：第三类
分离时间：2023-02-27
分离地址：中国河北省张家口市
分离基物：患者痰液
致病名称：细菌性伤口感染、细菌性烧伤感染、菌血症、细菌性败血症
致病对象：人、动物
来源历史：←中国医学科学院病原微生物菌（毒）种保藏中心药用微生物相关菌（毒）种保藏分中心←中国医学科学院医药生物技术研究所
用　　途：科研、教学领域的微生物学检验
联系单位：中国医学科学院医药生物技术研究所
电子邮箱：xinxinhu@imb.cams.cn

438. 假单胞菌属

国家科技资源标识符：CSTR:16698.06.NPRC 1.7.142
平台资源号：NPRC 1.7.142
保藏编号：CCPM(A)-P-092410
中文名称：铜绿假单胞菌
外文名称：*Pseudomonas aeruginosa*
分类学地位：Bacteria; Pseudomonadota; Gammaproteobacteria; Pseudomonadales; Pseudomonadaceae; *Pseudomonas*
生物危害程度：第三类
分离时间：2023-02-27
分离地址：中国河北省张家口市
分离基物：患者痰液
致病名称：细菌性伤口感染、细菌性烧伤感染、菌血症、细菌性败血症
致病对象：人、动物
来源历史：←中国医学科学院病原微生物菌（毒）种保藏中心药用微生物相关菌（毒）种保藏分中心←中国医学科学院医药生物技术研究所
用　　途：科研、教学领域的微生物学检验
联系单位：中国医学科学院医药生物技术研究所
电子邮箱：xinxinhu@imb.cams.cn

439. 假单胞菌属

国家科技资源标识符：CSTR:16698.06.NPRC 1.7.143
平台资源号：NPRC 1.7.143
保藏编号：CCPM(A)-P-092411
中文名称：铜绿假单胞菌
外文名称：*Pseudomonas aeruginosa*
分类学地位：Bacteria; Pseudomonadota; Gammaproteobacteria; Pseudomonadales; Pseudomonadaceae; *Pseudomonas*
生物危害程度：第三类
分离时间：2023-02-27
分离地址：中国河北省张家口市
分离基物：患者胸腔积液
致病名称：细菌性伤口感染、细菌性烧伤感染、菌血症、细菌性败血症
致病对象：人、动物
来源历史：←中国医学科学院病原微生物菌（毒）种保藏中心药用微生物相关菌（毒）种保藏分中心←中国医学科学院医药生物技术研究所
用　　途：科研、教学领域的微生物学检验
联系单位：中国医学科学院医药生物技术研究所
电子邮箱：xinxinhu@imb.cams.cn

440. 假单胞菌属

国家科技资源标识符：CSTR:16698.06.NPRC 1.7.144
平台资源号：NPRC 1.7.144
保藏编号：CCPM(A)-P-092412
中文名称：铜绿假单胞菌
外文名称：*Pseudomonas aeruginosa*

分类学地位：Bacteria; Pseudomonadota; Gammaproteobacteria; Pseudomonadales; Pseudomonadaceae; *Pseudomonas*
生物危害程度：第三类
分离时间：2023-02-27
分离地址：中国河北省张家口市
分离基物：患者痰液
致病名称：细菌性伤口感染、细菌性烧伤感染、菌血症、细菌性败血症
致病对象：人、动物
来源历史：←中国医学科学院病原微生物菌(毒)种保藏中心药用微生物相关菌（毒）种保藏分中心←中国医学科学院医药生物技术研究所
用　　途：科研、教学领域的微生物学检验
联系单位：中国医学科学院医药生物技术研究所
电子邮箱：xinxinhu@imb.cams.cn

441. 假单胞菌属

国家科技资源标识符：CSTR:16698.06.NPRC 1.7.145
平台资源号：NPRC 1.7.145
保藏编号：CCPM(A)-P-092413
中文名称：铜绿假单胞菌
外文名称：*Pseudomonas aeruginosa*
分类学地位：Bacteria; Pseudomonadota; Gammaproteobacteria; Pseudomonadales; Pseudomonadaceae; *Pseudomonas*
生物危害程度：第三类
分离时间：2023-02-27
分离地址：中国河北省张家口市
分离基物：患者痰液
致病名称：细菌性伤口感染、细菌性烧伤感染、菌血症、细菌性败血症
致病对象：人、动物
来源历史：←中国医学科学院病原微生物菌(毒)种保藏中心药用微生物相关菌（毒）种保藏分中心←中国医学科学院医药生物技术研究所
用　　途：科研、教学领域的微生物学检验
联系单位：中国医学科学院医药生物技术研究所
电子邮箱：xinxinhu@imb.cams.cn

442. 假单胞菌属

国家科技资源标识符：CSTR:16698.06.NPRC 1.7.146
平台资源号：NPRC 1.7.146
保藏编号：CCPM(A)-P-092414
中文名称：铜绿假单胞菌
外文名称：*Pseudomonas aeruginosa*
分类学地位：Bacteria; Pseudomonadota; Gammaproteobacteria; Pseudomonadales; Pseudomonadaceae; *Pseudomonas*
生物危害程度：第三类
分离时间：2023-02-27
分离地址：中国河北省张家口市
分离基物：患者痰液
致病名称：细菌性伤口感染、细菌性烧伤感染、菌血症、细菌性败血症
致病对象：人、动物
来源历史：←中国医学科学院病原微生物菌(毒)种保藏中心药用微生物相关菌（毒）种保藏分中心←中国医学科学院医药生物技术研究所
用　　途：科研、教学领域的微生物学检验
联系单位：中国医学科学院医药生物技术研究所
电子邮箱：xinxinhu@imb.cams.cn

443. 假单胞菌属

国家科技资源标识符：CSTR:16698.06.NPRC 1.7.147
平台资源号：NPRC 1.7.147
保藏编号：CCPM(A)-P-092415
中文名称：铜绿假单胞菌
外文名称：*Pseudomonas aeruginosa*
分类学地位：Bacteria; Pseudomonadota; Gammaproteobacteria; Pseudomonadales;

Pseudomonadaceae; *Pseudomonas*
生物危害程度：第三类
分离时间：2023-02-27
分离地址：中国河北省张家口市
分离基物：患者血液
致病名称：细菌性伤口感染、细菌性烧伤感染、菌血症、细菌性败血症
致病对象：人、动物
来源历史：←中国医学科学院病原微生物菌（毒）种保藏中心药用微生物相关菌（毒）种保藏分中心←中国医学科学院医药生物技术研究所
用　　途：科研、教学领域的微生物学检验
联系单位：中国医学科学院医药生物技术研究所
电子邮箱：xinxinhu@imb.cams.cn

444. 假单胞菌属

国家科技资源标识符：CSTR:16698.06.NPRC 1.7.148
平台资源号：NPRC 1.7.148
保藏编号：CCPM(A)-P-092416
中文名称：铜绿假单胞菌
外文名称：*Pseudomonas aeruginosa*
分类学地位：Bacteria; Pseudomonadota; Gammaproteobacteria; Pseudomonadales; Pseudomonadaceae; *Pseudomonas*
生物危害程度：第三类
分离时间：2023-02-27
分离地址：中国河北省张家口市
分离基物：患者痰液
致病名称：细菌性伤口感染、细菌性烧伤感染、菌血症、细菌性败血症
致病对象：人、动物
来源历史：←中国医学科学院病原微生物菌（毒）种保藏中心药用微生物相关菌（毒）种保藏分中心←中国医学科学院医药生物技术研究所
用　　途：科研、教学领域的微生物学检验
联系单位：中国医学科学院医药生物技术研究所
电子邮箱：xinxinhu@imb.cams.cn

445. 假单胞菌属

国家科技资源标识符：CSTR:16698.06.NPRC 1.7.149
平台资源号：NPRC 1.7.149
保藏编号：CCPM(A)-P-092417
中文名称：铜绿假单胞菌
外文名称：*Pseudomonas aeruginosa*
分类学地位：Bacteria; Pseudomonadota; Gammaproteobacteria; Pseudomonadales; Pseudomonadaceae; *Pseudomonas*
生物危害程度：第三类
分离时间：2023-02-28
分离地址：中国河北省张家口市
分离基物：患者痰液
致病名称：细菌性伤口感染、细菌性烧伤感染、菌血症、细菌性败血症
致病对象：人、动物
来源历史：←中国医学科学院病原微生物菌（毒）种保藏中心药用微生物相关菌（毒）种保藏分中心←中国医学科学院医药生物技术研究所
用　　途：科研、教学领域的微生物学检验
联系单位：中国医学科学院医药生物技术研究所
电子邮箱：xinxinhu@imb.cams.cn

446. 假单胞菌属

国家科技资源标识符：CSTR:16698.06.NPRC 1.7.150
平台资源号：NPRC 1.7.150
保藏编号：CCPM(A)-P-332401
中文名称：恶臭假单胞菌
外文名称：*Pseudomonas putida*
分类学地位：Bacteria; Pseudomonadota; Gammaproteobacteria; Pseudomonadales; Pseudomonadaceae; *Pseudomonas*
生物危害程度：第三类

分离时间：2023-03-08
分离地址：中国河北省张家口市
分离基物：患者痰液
致病名称：细菌性伤口感染、泌尿系统感染、呼吸道感染、败血症
致病对象：人、动物
来源历史：←中国医学科学院病原微生物菌（毒）种保藏中心药用微生物相关菌（毒）种保藏分中心←中国医学科学院医药生物技术研究所
用　　途：科研、教学领域的微生物学检验
联系单位：中国医学科学院医药生物技术研究所
电子邮箱：xinxinhu@imb.cams.cn

十八、沙门菌属

447. 沙门菌属

国家科技资源标识符：CSTR:16698.06.NPRC 1.14.11
平台资源号：NPRC 1.14.11
保藏编号：SZCDC-WXSSP20230310
中文名称：鼠伤寒沙门菌
外文名称：*Salmonella typhimurium*
分类学地位：Bacteria; Pseudomonadota; Gammaproteobacteria; Enterobacterales; Enterobacteriaceae; *Salmonella*
生物危害程度：第三类
分离时间：2023-07-19
分离地址：中国广东省深圳市
分离基物：患者粪便
致病名称：食物中毒、腹泻
致病对象：人、动物
来源历史：←深圳市疾病预防控制中心←深圳市龙岗区人民医院
用　　途：传染病病原监测和溯源
联系单位：深圳市疾病预防控制中心病原微生物检测所
电子邮箱：pengbo@wjw.sz.gov.cn

448. 沙门菌属

国家科技资源标识符：CSTR:16698.06.NPRC 1.14.12
平台资源号：NPRC 1.14.12
保藏编号：SZCDC-WXSSP20230327
中文名称：肠炎沙门菌
外文名称：*Salmonella enteritidis*
分类学地位：Bacteria; Pseudomonadota; Gammaproteobacteria; Enterobacterales; Enterobacteriaceae; *Salmonella*
生物危害程度：第三类
分离时间：2023-07-13
分离地址：中国广东省深圳市
分离基物：患者粪便
致病名称：食物中毒、腹泻
致病对象：人、动物
来源历史：←深圳市疾病预防控制中心←深圳市龙岗区疾病预防控制中心
用　　途：传染病病原监测和溯源
联系单位：深圳市疾病预防控制中心病原微生物检测所
电子邮箱：pengbo@wjw.sz.gov.cn

449. 沙门菌属

国家科技资源标识符：CSTR:16698.06.NPRC 1.14.13
平台资源号：NPRC 1.14.13
保藏编号：SZCDC-WXSSP20230309
中文名称：德尔卑沙门菌
外文名称：*Salmonella derby*
分类学地位：Bacteria; Pseudomonadota; Gammaproteobacteria; Enterobacterales; Enterobacteriaceae; *Salmonella*
生物危害程度：第三类
分离时间：2023-07-16
分离地址：中国广东省深圳市

分离基物：患者粪便
致病名称：食物中毒、腹泻
致病对象：人
来源历史：←深圳市疾病预防控制中心←深圳市龙岗区人民医院
用　　途：传染病病原监测和溯源
联系单位：深圳市疾病预防控制中心病原微生物检测所
电子邮箱：pengbo@wjw.sz.gov.cn

450. 沙门菌属

国家科技资源标识符：CSTR:16698.06.NPRC 1.13.171
平台资源号：NPRC 1.13.171
保藏编号：GDPCC L-S2771
中文名称：肠沙门菌
外文名称：*Salmonella enterica*
分类学地位：Bacteria; Pseudomonadota; Gammaproteobacteria; Enterobacterales; Enterobacteriaceae; *Salmonella*
生物危害程度：第三类
分离时间：2014
分离地址：中国广东省广州市天河区
分离基物：鸡肛拭子
致病名称：胃肠炎、败血症
致病对象：人、动物
来源历史：←广东省人间传染的病原微生物菌(毒)种保藏中心←广东省疾病预防控制中心←华南农业大学兽医学院
用　　途：食品监测
联系单位：广东省疾病预防控制中心
电子邮箱：gdsjkzx_gdpcc@gd.gov.cn

451. 沙门菌属

国家科技资源标识符：CSTR:16698.06.NPRC 1.13.172
平台资源号：NPRC 1.13.172
保藏编号：GDPCC L-S2772
中文名称：肠沙门菌
外文名称：*Salmonella enterica*
分类学地位：Bacteria; Pseudomonadota; Gammaproteobacteria; Enterobacterales; Enterobacteriaceae; *Salmonella*
生物危害程度：第三类
分离时间：2014
分离地址：中国广东省广州市天河区
分离基物：鸡肛拭子
致病名称：胃肠炎、败血症
致病对象：人、动物
来源历史：←广东省人间传染的病原微生物菌(毒)种保藏中心←广东省疾病预防控制中心←华南农业大学兽医学院
用　　途：食品监测
联系单位：广东省疾病预防控制中心
电子邮箱：gdsjkzx_gdpcc@gd.gov.cn

452. 沙门菌属

国家科技资源标识符：CSTR:16698.06.NPRC 1.13.173
平台资源号：NPRC 1.13.173
保藏编号：GDPCC L-S2773
中文名称：鸡沙门菌
外文名称：*Salmonella gallinarum*
分类学地位：Bacteria; Pseudomonadota; Gammaproteobacteria; Enterobacterales; Enterobacteriaceae; *Salmonella*
生物危害程度：第三类
分离时间：2014
分离地址：中国广东省河源市源城区
分离基物：患者粪便
致病名称：禽伤寒、胃肠炎
致病对象：人、动物
来源历史：←广东省人间传染的病原微生物菌(毒)种保藏中心←广东省疾病预防控制中心←河源市疾病预防控制中心
用　　途：传染病病原监测和溯源
联系单位：广东省疾病预防控制中心

电子邮箱：gdsjkzx_gdpcc@gd.gov.cn

453. 沙门菌属

国家科技资源标识符：CSTR:16698.06.NPRC 1.13.174
平台资源号：NPRC 1.13.174
保藏编号：GDPCC L-S2774
中文名称：罗森沙门菌
外文名称：*Salmonella rosen*
分类学地位：Bacteria; Pseudomonadota; Gammaproteobacteria; Enterobacterales; Enterobacteriaceae; *Salmonella*
生物危害程度：第三类
分离时间：2014
分离地址：中国广东省中山市
分离基物：患者粪便
致病名称：胃肠炎
致病对象：人、动物
来源历史：←广东省人间传染的病原微生物菌（毒）种保藏中心←广东省疾病预防控制中心←中山市疾病预防控制中心←中山市陈星海医院
用　　途：传染病病原监测和溯源
联系单位：广东省疾病预防控制中心
电子邮箱：gdsjkzx_gdpcc@gd.gov.cn

454. 沙门菌属

国家科技资源标识符：CSTR:16698.06.NPRC 1.13.175
平台资源号：NPRC 1.13.175
保藏编号：GDPCC L-S2775
中文名称：圣保罗沙门菌
外文名称：*Salmonella Sao Paulo*
分类学地位：Bacteria; Pseudomonadota; Gammaproteobacteria; Enterobacterales; Enterobacteriaceae; *Salmonella*
生物危害程度：第三类
分离时间：2014
分离地址：中国广东省中山市
分离基物：患者血液
致病名称：胃肠炎
致病对象：人、动物
来源历史：←广东省人间传染的病原微生物菌（毒）种保藏中心←广东省疾病预防控制中心←中山市疾病预防控制中心←中山市陈星海医院
用　　途：传染病病原监测和溯源
联系单位：广东省疾病预防控制中心
电子邮箱：gdsjkzx_gdpcc@gd.gov.cn

455. 沙门菌属

国家科技资源标识符：CSTR:16698.06.NPRC 1.13.176
平台资源号：NPRC 1.13.176
保藏编号：GDPCC L-S2776
中文名称：猪霍乱沙门菌
外文名称：*Salmonella choleraesuis*
分类学地位：Bacteria; Pseudomonadota; Gammaproteobacteria; Enterobacterales; Enterobacteriaceae; *Salmonella*
生物危害程度：第三类
分离时间：2014
分离地址：中国广东省中山市
分离基物：患者血液
致病名称：败血症、菌血症、胃肠炎、肠热症
致病对象：人、动物
来源历史：←广东省人间传染的病原微生物菌（毒）种保藏中心←广东省疾病预防控制中心←中山市疾病预防控制中心←中山市陈星海医院
用　　途：传染病病原监测和溯源
联系单位：广东省疾病预防控制中心
电子邮箱：gdsjkzx_gdpcc@gd.gov.cn

456. 沙门菌属

国家科技资源标识符：CSTR:16698.06.NPRC 1.13.177
平台资源号：NPRC 1.13.177

保藏编号：GDPCC L-S2777
中文名称：肠沙门菌亚种 I 4,5,12:i:-
外文名称：*Salmonella enterica subsp.I 4,5,12:i:-*
分类学地位：Bacteria; Pseudomonadota; Gammaproteobacteria; Enterobacterales; Enterobacteriaceae; *Salmonella*
生物危害程度：第三类
分离时间：2014
分离地址：中国广东省广州市越秀区
分离基物：患者血液
致病名称：胃肠炎
致病对象：人、动物
来源历史：←广东省人间传染的病原微生物菌(毒)种保藏中心←广东省疾病预防控制中心←广州市疾病预防控制中心←广州医科大学附属第一医院
用　　途：传染病病原监测和溯源
联系单位：广东省疾病预防控制中心
电子邮箱：gdsjkzx_gdpcc@gd.gov.cn

457. 沙门菌属

国家科技资源标识符：CSTR:16698.06.NPRC 1.13.178
平台资源号：NPRC 1.13.178
保藏编号：GDPCC L-S2778
中文名称：鼠伤寒沙门菌
外文名称：*Salmonella typhimurium*
分类学地位：Bacteria; Pseudomonadota; Gammaproteobacteria; Enterobacterales; Enterobacteriaceae; *Salmonella*
生物危害程度：第三类
分离时间：2014
分离地址：中国广东省东莞市
分离基物：患者粪便
致病名称：败血症、胃肠炎
致病对象：人、动物
来源历史：←广东省人间传染的病原微生物菌(毒)种保藏中心←广东省疾病预防控制中心←东莞市疾病预防控制中心←东莞市东华医院
用　　途：传染病病原监测和溯源
联系单位：广东省疾病预防控制中心
电子邮箱：gdsjkzx_gdpcc@gd.gov.cn

458. 沙门菌属

国家科技资源标识符：CSTR:16698.06.NPRC 1.13.179
平台资源号：NPRC 1.13.179
保藏编号：GDPCC L-S2779
中文名称：利奇菲尔德沙门菌
外文名称：*Salmonella Litchfield*
分类学地位：Bacteria; Pseudomonadota; Gammaproteobacteria; Enterobacterales; Enterobacteriaceae; *Salmonella*
生物危害程度：第三类
分离时间：2014
分离地址：中国广东省东莞市
分离基物：患者粪便
致病名称：胃肠炎
致病对象：人、动物
来源历史：←广东省人间传染的病原微生物菌(毒)种保藏中心←广东省疾病预防控制中心←东莞市疾病预防控制中心←东莞市东华医院
用　　途：传染病病原监测和溯源
联系单位：广东省疾病预防控制中心
电子邮箱：gdsjkzx_gdpcc@gd.gov.cn

459. 沙门菌属

国家科技资源标识符：CSTR:16698.06.NPRC 1.13.180
平台资源号：NPRC 1.13.180
保藏编号：GDPCC L-S2780
中文名称：斯坦利沙门菌
外文名称：*Salmonella stanley*
分类学地位：Bacteria; Pseudomonadota; Gammaproteobacteria; Enterobacterales;

Enterobacteriaceae; *Salmonella*

生物危害程度：第三类

分离时间：2014

分离地址：中国广东省东莞市

分离基物：患者粪便

致病名称：胃肠炎

致病对象：人、动物

来源历史：←广东省人间传染的病原微生物菌（毒）种保藏中心←广东省疾病预防控制中心←东莞市疾病预防控制中心←东莞市妇幼保健院

用　　途：传染病病原监测和溯源

联系单位：广东省疾病预防控制中心

电子邮箱：gdsjkzx_gdpcc@gd.gov.cn

460. 沙门菌属

国家科技资源标识符：CSTR:16698.06.NPRC 1.13.181

平台资源号：NPRC 1.13.181

保藏编号：GDPCC L-S2781

中文名称：鼠伤寒沙门菌

外文名称：*Salmonella typhimurium*

分类学地位：Bacteria; Pseudomonadota; Gammaproteobacteria; Enterobacterales; Enterobacteriaceae; *Salmonella*

生物危害程度：第三类

分离时间：2014

分离地址：中国广东省东莞市

分离基物：患者粪便

致病名称：败血症、胃肠炎

致病对象：人、动物

来源历史：←广东省人间传染的病原微生物菌（毒）种保藏中心←广东省疾病预防控制中心←东莞市疾病预防控制中心←东莞市妇幼保健院

用　　途：传染病病原监测和溯源

联系单位：广东省疾病预防控制中心

电子邮箱：gdsjkzx_gdpcc@gd.gov.cn

461. 沙门菌属

国家科技资源标识符：CSTR:16698.06.NPRC 1.13.182

平台资源号：NPRC 1.13.182

保藏编号：GDPCC L-S2782

中文名称：阿邦尼沙门菌

外文名称：*Salmonella albany*

分类学地位：Bacteria; Pseudomonadota; Gammaproteobacteria; Enterobacterales; Enterobacteriaceae; *Salmonella*

生物危害程度：第三类

分离时间：2014

分离地址：中国广东省江门市蓬江区

分离基物：患者粪便

致病名称：胃肠炎

致病对象：人、动物

来源历史：←广东省人间传染的病原微生物菌（毒）种保藏中心←广东省疾病预防控制中心←江门市疾病预防控制中心←江门市中心医院

用　　途：传染病病原监测和溯源

联系单位：广东省疾病预防控制中心

电子邮箱：gdsjkzx_gdpcc@gd.gov.cn

462. 沙门菌属

国家科技资源标识符：CSTR:16698.06.NPRC 1.13.183

平台资源号：NPRC 1.13.183

保藏编号：GDPCC L-S2783

中文名称：肠沙门菌亚种 I 4,5,12:i:-

外文名称：*Salmonella enterica subsp.I 4,5,12:i:-*

分类学地位：Bacteria; Pseudomonadota; Gammaproteobacteria; Enterobacterales; Enterobacteriaceae; *Salmonella*

生物危害程度：第三类

分离时间：2014

分离地址：中国广东省江门市蓬江区

分离基物：患者粪便

致病名称：胃肠炎
致病对象：人、动物
来源历史：←广东省人间传染的病原微生物菌(毒)种保藏中心←广东省疾病预防控制中心←江门市疾病预防控制中心←江门市妇幼保健院
用　　途：传染病病原监测和溯源
联系单位：广东省疾病预防控制中心
电子邮箱：gdsjkzx_gdpcc@gd.gov.cn

463. 沙门菌属

国家科技资源标识符: CSTR:16698.06.NPRC 1.13.184
平台资源号：NPRC 1.13.184
保藏编号：GDPCC L-S2784
中文名称：纽波特沙门菌
外文名称：*Salmonella newport*
分类学地位：Bacteria; Pseudomonadota; Gammaproteobacteria; Enterobacterales; Enterobacteriaceae; *Salmonella*
生物危害程度：第三类
分离时间：2014
分离地址：中国广东省江门市蓬江区
分离基物：患者粪便
致病名称：胃肠炎
致病对象：人、动物
来源历史：←广东省人间传染的病原微生物菌(毒)种保藏中心←广东省疾病预防控制中心←江门市疾病预防控制中心←江门市妇幼保健院
用　　途：传染病病原监测和溯源
联系单位：广东省疾病预防控制中心
电子邮箱：gdsjkzx_gdpcc@gd.gov.cn

464. 沙门菌属

国家科技资源标识符: CSTR:16698.06.NPRC 1.13.185
平台资源号：NPRC 1.13.185
保藏编号：GDPCC L-S2785
中文名称：肠沙门菌亚种 I 4,5,12:i:-
外文名称：*Salmonella enterica subsp.I 4,5,12:i:-*
分类学地位：Bacteria; Pseudomonadota; Gammaproteobacteria; Enterobacterales; Enterobacteriaceae; *Salmonella*
生物危害程度：第三类
分离时间：2014
分离地址：中国广东省韶关市曲江区
分离基物：患者粪便
致病名称：胃肠炎
致病对象：人、动物
来源历史：←广东省人间传染的病原微生物菌(毒)种保藏中心←广东省疾病预防控制中心←韶关市疾病预防控制中心←曲江人民医院
用　　途：传染病病原监测和溯源
联系单位：广东省疾病预防控制中心
电子邮箱：gdsjkzx_gdpcc@gd.gov.cn

465. 沙门菌属

国家科技资源标识符: CSTR:16698.06.NPRC 1.13.186
平台资源号：NPRC 1.13.186
保藏编号：GDPCC L-S2786
中文名称：哈达尔沙门菌
外文名称：*Salmonella hadar*
分类学地位：Bacteria; Pseudomonadota; Gammaproteobacteria; Enterobacterales; Enterobacteriaceae; *Salmonella*
生物危害程度：第三类
分离时间：2014
分离地址：中国广东省中山市
分离基物：患者粪便
致病名称：胃肠炎
致病对象：人、动物
来源历史：←广东省人间传染的病原微生物菌(毒)种保藏中心←广东省疾病预防控制中心←中山市疾病预防控制中心←中山

市坦洲医院

用　　途：传染病病原监测和溯源

联系单位：广东省疾病预防控制中心

电子邮箱：gdsjkzx_gdpcc@gd.gov.cn

466. 沙门菌属

国家科技资源标识符：CSTR:16698.06.NPRC 1.13.187

平台资源号：NPRC 1.13.187

保藏编号：GDPCC L-S2787

中文名称：肠沙门菌亚种 I 4,5,12:i:-

外文名称：*Salmonella enterica* subsp.I 4,5,12:i:-

分类学地位：Bacteria; Pseudomonadota; Gammaproteobacteria; Enterobacterales; Enterobacteriaceae; *Salmonella*

生物危害程度：第三类

分离时间：2014

分离地址：中国广东省中山市

分离基物：患者粪便

致病名称：胃肠炎

致病对象：人、动物

来源历史：←广东省人间传染的病原微生物菌（毒）种保藏中心←广东省疾病预防控制中心←中山市疾病预防控制中心←中山市坦洲医院

用　　途：传染病病原监测和溯源

联系单位：广东省疾病预防控制中心

电子邮箱：gdsjkzx_gdpcc@gd.gov.cn

467. 沙门菌属

国家科技资源标识符：CSTR:16698.06.NPRC 1.13.188

平台资源号：NPRC 1.13.188

保藏编号：GDPCC L-S2788

中文名称：非丁伏斯沙门菌

外文名称：*Salmonella non-butoxvs*

分类学地位：Bacteria; Pseudomonadota; Gammaproteobacteria; Enterobacterales; Enterobacteriaceae; *Salmonella*

生物危害程度：第三类

分离时间：2014

分离地址：中国广东省韶关市武江区

分离基物：患者粪便

致病名称：胃肠炎

致病对象：人、动物

来源历史：←广东省人间传染的病原微生物菌（毒）种保藏中心←广东省疾病预防控制中心←韶关市疾病预防控制中心←韶关妇幼保健院

用　　途：传染病病原监测和溯源

联系单位：广东省疾病预防控制中心

电子邮箱：gdsjkzx_gdpcc@gd.gov.cn

468. 沙门菌属

国家科技资源标识符：CSTR:16698.06.NPRC 1.13.189

平台资源号：NPRC 1.13.189

保藏编号：GDPCC L-S2789

中文名称：肠沙门菌

外文名称：*Salmonella enterica*

分类学地位：Bacteria; Pseudomonadota; Gammaproteobacteria; Enterobacterales; Enterobacteriaceae; *Salmonella*

生物危害程度：第三类

分离时间：2014

分离地址：中国广东省东莞市

分离基物：患者粪便

致病名称：胃肠炎、败血症

致病对象：人、动物

来源历史：←广东省人间传染的病原微生物菌（毒）种保藏中心←广东省疾病预防控制中心←东莞市疾病预防控制中心←东莞市人民医院

用　　途：传染病病原监测和溯源

联系单位：广东省疾病预防控制中心

电子邮箱：gdsjkzx_gdpcc@gd.gov.cn

469. 沙门菌属

国家科技资源标识符：CSTR:16698.06.NPRC 1.13.190

平台资源号：NPRC 1.13.190

保藏编号：GDPCC L-S2790

中文名称：比斯拉沙门菌

外文名称：*Salmonella bisra*

分类学地位：Bacteria; Pseudomonadota; Gammaproteobacteria; Enterobacterales; Enterobacteriaceae; *Salmonella*

生物危害程度：第三类

分离时间：2014

分离地址：中国广东省东莞市

分离基物：患者粪便

致病名称：胃肠炎

致病对象：人、动物

来源历史：←广东省人间传染的病原微生物菌(毒)种保藏中心←广东省疾病预防控制中心←东莞市疾病预防控制中心←东莞市人民医院

用　　途：传染病病原监测和溯源

联系单位：广东省疾病预防控制中心

电子邮箱：gdsjkzx_gdpcc@gd.gov.cn

470. 沙门菌属

国家科技资源标识符：CSTR:16698.06.NPRC 1.13.191

平台资源号：NPRC 1.13.191

保藏编号：GDPCC L-S2791

中文名称：鼠伤寒沙门菌

外文名称：*Salmonella typhimurium*

分类学地位：Bacteria; Pseudomonadota; Gammaproteobacteria; Enterobacterales; Enterobacteriaceae; *Salmonella*

生物危害程度：第三类

分离时间：2014

分离地址：中国广东省东莞市

分离基物：患者粪便

致病名称：败血症、胃肠炎

致病对象：人、动物

来源历史：←广东省人间传染的病原微生物菌(毒)种保藏中心←广东省疾病预防控制中心←东莞市疾病预防控制中心←东莞市人民医院

用　　途：传染病病原监测和溯源

联系单位：广东省疾病预防控制中心

电子邮箱：gdsjkzx_gdpcc@gd.gov.cn

471. 沙门菌属

国家科技资源标识符：CSTR:16698.06.NPRC 1.13.192

平台资源号：NPRC 1.13.192

保藏编号：GDPCC L-S2792

中文名称：鼠伤寒沙门菌

外文名称：*Salmonella typhimurium*

分类学地位：Bacteria; Pseudomonadota; Gammaproteobacteria; Enterobacterales; Enterobacteriaceae; *Salmonella*

生物危害程度：第三类

分离时间：2014

分离地址：中国广东省东莞市

分离基物：患者粪便

致病名称：败血症、胃肠炎

致病对象：人、动物

来源历史：←广东省人间传染的病原微生物菌(毒)种保藏中心←广东省疾病预防控制中心←东莞市疾病预防控制中心←东莞市人民医院

用　　途：传染病病原监测和溯源

联系单位：广东省疾病预防控制中心

电子邮箱：gdsjkzx_gdpcc@gd.gov.cn

472. 沙门菌属

国家科技资源标识符：CSTR:16698.06.NPRC 1.13.193

平台资源号：NPRC 1.13.193

保藏编号：GDPCC L-S2793

中文名称：斯坦利沙门菌
外文名称：*Salmonella stanley*
分类学地位：Bacteria; Pseudomonadota; Gammaproteobacteria; Enterobacterales; Enterobacteriaceae; *Salmonella*
生物危害程度：第三类
分离时间：2014
分离地址：中国广东省东莞市
分离基物：患者粪便
致病名称：胃肠炎
致病对象：人、动物
来源历史：←广东省人间传染的病原微生物菌(毒)种保藏中心←广东省疾病预防控制中心←东莞市疾病预防控制中心←东莞市人民医院
用　　途：传染病病原监测和溯源
联系单位：广东省疾病预防控制中心
电子邮箱：gdsjkzx_gdpcc@gd.gov.cn

473. 沙门菌属

国家科技资源标识符: CSTR:16698.06.NPRC 1.13.194
平台资源号：NPRC 1.13.194
保藏编号：GDPCC L-S2794
中文名称：斯坦利沙门菌
外文名称：*Salmonella stanley*
分类学地位：Bacteria; Pseudomonadota; Gammaproteobacteria; Enterobacterales; Enterobacteriaceae; *Salmonella*
生物危害程度：第三类
分离时间：2014
分离地址：中国广东省东莞市
分离基物：患者粪便
致病名称：胃肠炎
致病对象：人、动物
来源历史：←广东省人间传染的病原微生物菌(毒)种保藏中心←广东省疾病预防控制中心←东莞市疾病预防控制中心←东莞市康华医院
用　　途：传染病病原监测和溯源
联系单位：广东省疾病预防控制中心
电子邮箱：gdsjkzx_gdpcc@gd.gov.cn

474. 沙门菌属

国家科技资源标识符: CSTR:16698.06.NPRC 1.13.195
平台资源号：NPRC 1.13.195
保藏编号：GDPCC L-S2795
中文名称：肠沙门菌
外文名称：*Salmonella enterica*
分类学地位：Bacteria; Pseudomonadota; Gammaproteobacteria; Enterobacterales; Enterobacteriaceae; *Salmonella*
生物危害程度：第三类
分离时间：2014
分离地址：中国广东省东莞市
分离基物：患者粪便
致病名称：胃肠炎、败血症
致病对象：人、动物
来源历史：←广东省人间传染的病原微生物菌(毒)种保藏中心←广东省疾病预防控制中心←东莞市疾病预防控制中心←东莞市康华医院
用　　途：传染病病原监测和溯源
联系单位：广东省疾病预防控制中心
电子邮箱：gdsjkzx_gdpcc@gd.gov.cn

475. 沙门菌属

国家科技资源标识符: CSTR:16698.06.NPRC 1.13.196
平台资源号：NPRC 1.13.196
保藏编号：GDPCC L-S2796
中文名称：利奇菲尔德沙门菌
外文名称：*Salmonella litchfield*
分类学地位：Bacteria; Pseudomonadota; Gammaproteobacteria; Enterobacterales; Enterobacteriaceae; *Salmonella*

生物危害程度：第三类
分离时间：2014
分离地址：中国广东省东莞市
分离基物：患者粪便
致病名称：胃肠炎
致病对象：人、动物
来源历史：←广东省人间传染的病原微生物菌(毒)种保藏中心←广东省疾病预防控制中心←东莞市疾病预防控制中心←东莞市妇幼保健院
用　　途：传染病病原监测和溯源
联系单位：广东省疾病预防控制中心
电子邮箱：gdsjkzx_gdpcc@gd.gov.cn

476. 沙门菌属

国家科技资源标识符：CSTR:16698.06.NPRC 1.13.197
平台资源号：NPRC 1.13.197
保藏编号：GDPCC L-S2797
中文名称：鼠伤寒沙门菌
外文名称：*Salmonella typhimurium*
分类学地位：Bacteria; Pseudomonadota; Gammaproteobacteria; Enterobacterales; Enterobacteriaceae; *Salmonella*
生物危害程度：第三类
分离时间：2014
分离地址：中国广东省东莞市
分离基物：患者粪便
致病名称：败血症、胃肠炎
致病对象：人、动物
来源历史：←广东省人间传染的病原微生物菌(毒)种保藏中心←广东省疾病预防控制中心←东莞市疾病预防控制中心←东莞市妇幼保健院
用　　途：传染病病原监测和溯源
联系单位：广东省疾病预防控制中心
电子邮箱：gdsjkzx_gdpcc@gd.gov.cn

477. 沙门菌属

国家科技资源标识符：CSTR:16698.06.NPRC 1.13.198
平台资源号：NPRC 1.13.198
保藏编号：GDPCC L-S2798
中文名称：鼠伤寒沙门菌
外文名称：*Salmonella typhimurium*
分类学地位：Bacteria; Pseudomonadota; Gammaproteobacteria; Enterobacterales; Enterobacteriaceae; *Salmonella*
生物危害程度：第三类
分离时间：2014
分离地址：中国广东省东莞市
分离基物：患者粪便
致病名称：败血症、胃肠炎
致病对象：人、动物
来源历史：←广东省人间传染的病原微生物菌(毒)种保藏中心←广东省疾病预防控制中心←东莞市疾病预防控制中心←东莞市东华医院
用　　途：传染病病原监测和溯源
联系单位：广东省疾病预防控制中心
电子邮箱：gdsjkzx_gdpcc@gd.gov.cn

478. 沙门菌属

国家科技资源标识符：CSTR:16698.06.NPRC 1.13.199
平台资源号：NPRC 1.13.199
保藏编号：GDPCC L-S2799
中文名称：伦敦沙门菌
外文名称：*Salmonella london*
分类学地位：Bacteria; Pseudomonadota; Gammaproteobacteria; Enterobacterales; Enterobacteriaceae; *Salmonella*
生物危害程度：第三类
分离时间：2014
分离地址：中国广东省东莞市
分离基物：患者粪便

致病名称：胃肠炎
致病对象：人、动物
来源历史：←广东省人间传染的病原微生物菌（毒）种保藏中心←广东省疾病预防控制中心←东莞市疾病预防控制中心←东莞市东华医院
用　　途：传染病病原监测和溯源
联系单位：广东省疾病预防控制中心
电子邮箱：gdsjkzx_gdpcc@gd.gov.cn

479. 沙门菌属

国家科技资源标识符：CSTR:16698.06.NPRC 1.13.200
平台资源号：NPRC 1.13.200
保藏编号：GDPCC L-S2800
中文名称：鼠伤寒沙门菌
外文名称：*Salmonella typhimurium*
分类学地位：Bacteria; Pseudomonadota; Gammaproteobacteria; Enterobacterales; Enterobacteriaceae; *Salmonella*
生物危害程度：第三类
分离时间：2014
分离地址：中国广东省东莞市
分离基物：患者粪便
致病名称：败血症、胃肠炎
致病对象：人、动物
来源历史：←广东省人间传染的病原微生物菌（毒）种保藏中心←广东省疾病预防控制中心←东莞市疾病预防控制中心←东莞市东华医院
用　　途：传染病病原监测和溯源
联系单位：广东省疾病预防控制中心
电子邮箱：gdsjkzx_gdpcc@gd.gov.cn

480. 沙门菌属

国家科技资源标识符：CSTR:16698.06.NPRC 1.12.210
平台资源号：NPRC 1.12.210
保藏编号：HB0201568
中文名称：肠沙门菌
外文名称：*Salmonella enterica*
分类学地位：Bacteria; Pseudomonadota; Gammaproteobacteria; Enterobacterales; Enterobacteriaceae; *Salmonella*
生物危害程度：第三类
分离时间：2022-01-26
分离地址：中国湖北省黄石市
分离基物：患者粪便
致病名称：胃肠炎
致病对象：人、动物
来源历史：←湖北省疾病预防控制中心←黄石市疾病预防控制中心←黄石市妇幼保健院
用　　途：临床检验
联系单位：湖北省疾病预防控制中心
电子邮箱：JDZBCZX@163.com

481. 沙门菌属

国家科技资源标识符：CSTR:16698.06.NPRC 1.12.211
平台资源号：NPRC 1.12.211
保藏编号：HB0201569
中文名称：肠沙门菌
外文名称：*Salmonella enterica*
分类学地位：Bacteria; Pseudomonadota; Gammaproteobacteria; Enterobacterales; Enterobacteriaceae; *Salmonella*
生物危害程度：第三类
分离时间：2022-02-13
分离地址：中国湖北省仙桃市
分离基物：患者粪便
致病名称：胃肠炎
致病对象：人、动物
来源历史：←湖北省疾病预防控制中心←仙桃市疾病预防控制中心←仙桃市第一人民医院
用　　途：临床检验
联系单位：湖北省疾病预防控制中心

电子邮箱：JDZBCZX@163.com

482. 沙门菌属

国家科技资源标识符：CSTR:16698.06.NPRC 1.12.212
平台资源号：NPRC 1.12.212
保藏编号：HB0201570
中文名称：肠沙门菌
外文名称：*Salmonella enterica*
分类学地位：Bacteria; Pseudomonadota; Gammaproteobacteria; Enterobacterales; Enterobacteriaceae; *Salmonella*
生物危害程度：第三类
分离时间：2022-01-05
分离地址：中国湖北省襄阳市
分离基物：患者粪便
致病名称：胃肠炎
致病对象：人、动物
来源历史：←湖北省疾病预防控制中心←襄阳市疾病预防控制中心←襄阳市第一人民医院
用　　途：临床检验
联系单位：湖北省疾病预防控制中心
电子邮箱：JDZBCZX@163.com

483. 沙门菌属

国家科技资源标识符：CSTR:16698.06.NPRC 1.12.213
平台资源号：NPRC 1.12.213
保藏编号：HB0201571
中文名称：肠沙门菌
外文名称：*Salmonella enterica*
分类学地位：Bacteria; Pseudomonadota; Gammaproteobacteria; Enterobacterales; Enterobacteriaceae; *Salmonella*
生物危害程度：第三类
分离时间：2022-01-14
分离地址：中国湖北省襄阳市
分离基物：患者粪便
致病名称：胃肠炎
致病对象：人、动物
来源历史：←湖北省疾病预防控制中心←襄阳市疾病预防控制中心←襄阳市中心医院
用　　途：临床检验
联系单位：湖北省疾病预防控制中心
电子邮箱：JDZBCZX@163.com

484. 沙门菌属

国家科技资源标识符：CSTR:16698.06.NPRC 1.12.214
平台资源号：NPRC 1.12.214
保藏编号：HB0201572
中文名称：肠沙门菌
外文名称：*Salmonella enterica*
分类学地位：Bacteria; Pseudomonadota; Gammaproteobacteria; Enterobacterales; Enterobacteriaceae; *Salmonella*
生物危害程度：第三类
分离时间：2022-02-15
分离地址：中国湖北省襄阳市
分离基物：患者粪便
致病名称：胃肠炎
致病对象：人、动物
来源历史：←湖北省疾病预防控制中心←襄阳市疾病预防控制中心←襄阳市第一人民医院
用　　途：临床检验
联系单位：湖北省疾病预防控制中心
电子邮箱：JDZBCZX@163.com

485. 沙门菌属

国家科技资源标识符：CSTR:16698.06.NPRC 1.12.215
平台资源号：NPRC 1.12.215
保藏编号：HB0201573
中文名称：肠沙门菌
外文名称：*Salmonella enterica*
分类学地位：Bacteria; Pseudomonadota; Gam-

maproteobacteria; Enterobacterales; Enterobacteriaceae; *Salmonella*

生物危害程度：第三类

分离时间：2022-02-07

分离地址：中国湖北省荆门市

分离基物：患者粪便

致病名称：胃肠炎

致病对象：人、动物

来源历史：←湖北省疾病预防控制中心←荆门市疾病预防控制中心←京山县人民医院

用　　途：临床检验

联系单位：湖北省疾病预防控制中心

电子邮箱：JDZBCZX@163.com

486. 沙门菌属

国家科技资源标识符：CSTR:16698.06.NPRC 1.12.216

平台资源号：NPRC 1.12.216

保藏编号：HB0201574

中文名称：肠沙门菌

外文名称：*Salmonella enterica*

分类学地位：Bacteria; Pseudomonadota; Gammaproteobacteria; Enterobacterales; Enterobacteriaceae; *Salmonella*

生物危害程度：第三类

分离时间：2022-02-21

分离地址：中国湖北省武汉市

分离基物：患者粪便

致病名称：胃肠炎

致病对象：人、动物

来源历史：←湖北省疾病预防控制中心←武汉市疾病预防控制中心←武汉儿童医院

用　　途：临床检验

联系单位：湖北省疾病预防控制中心

电子邮箱：JDZBCZX@163.com

487. 沙门菌属

国家科技资源标识符：CSTR:16698.06.NPRC 1.12.217

平台资源号：NPRC 1.12.217

保藏编号：HB0201575

中文名称：肠沙门菌

外文名称：*Salmonella enterica*

分类学地位：Bacteria; Pseudomonadota; Gammaproteobacteria; Enterobacterales; Enterobacteriaceae; *Salmonella*

生物危害程度：第三类

分离时间：2022-02-21

分离地址：中国湖北省武汉市

分离基物：患者粪便

致病名称：胃肠炎

致病对象：人、动物

来源历史：←湖北省疾病预防控制中心←武汉市疾病预防控制中心←华中科技大学同济医学院附属同济医院

用　　途：临床检验

联系单位：湖北省疾病预防控制中心

电子邮箱：JDZBCZX@163.com

488. 沙门菌属

国家科技资源标识符：CSTR:16698.06.NPRC 1.12.218

平台资源号：NPRC 1.12.218

保藏编号：HB0201576

中文名称：肠沙门菌

外文名称：*Salmonella enterica*

分类学地位：Bacteria; Pseudomonadota; Gammaproteobacteria; Enterobacterales; Enterobacteriaceae; *Salmonella*

生物危害程度：第三类

分离时间：2022-02-21

分离地址：中国湖北省武汉市

分离基物：患者粪便

致病名称：胃肠炎

致病对象：人、动物

来源历史：←湖北省疾病预防控制中心←武汉市疾病预防控制中心←华中科技大学同

济医学院附属同济医院
用　　途：临床检验
联系单位：湖北省疾病预防控制中心
电子邮箱：JDZBCZX@163.com

489. 沙门菌属

国家科技资源标识符：CSTR:16698.06.NPRC 1.12.219
平台资源号：NPRC 1.12.219
保藏编号：HB0201579
中文名称：肠沙门菌
外文名称：*Salmonella enterica*
分类学地位：Bacteria; Pseudomonadota; Gammaproteobacteria; Enterobacterales; Enterobacteriaceae; *Salmonella*
生物危害程度：第三类
分离时间：2022-02-20
分离地址：中国湖北省天门市
分离基物：患者粪便
致病名称：胃肠炎
致病对象：人、动物
来源历史：←湖北省疾病预防控制中心←天门市疾病预防控制中心←天门市第一人民医院
用　　途：临床检验
联系单位：湖北省疾病预防控制中心
电子邮箱：JDZBCZX@163.com

490. 沙门菌属

国家科技资源标识符：CSTR:16698.06.NPRC 1.12.220
平台资源号：NPRC 1.12.220
保藏编号：HB0201580
中文名称：肠沙门菌
外文名称：*Salmonella enterica*
分类学地位：Bacteria; Pseudomonadota; Gammaproteobacteria; Enterobacterales; Enterobacteriaceae; *Salmonella*
生物危害程度：第三类
分离时间：2022-03-10
分离地址：中国湖北省天门市
分离基物：患者粪便
致病名称：胃肠炎
致病对象：人、动物
来源历史：←湖北省疾病预防控制中心←天门市疾病预防控制中心←天门市第一人民医院
用　　途：临床检验
联系单位：湖北省疾病预防控制中心
电子邮箱：JDZBCZX@163.com

491. 沙门菌属

国家科技资源标识符：CSTR:16698.06.NPRC 1.12.221
平台资源号：NPRC 1.12.221
保藏编号：HB0201581
中文名称：肠沙门菌
外文名称：*Salmonella enterica*
分类学地位：Bacteria; Pseudomonadota; Gammaproteobacteria; Enterobacterales; Enterobacteriaceae; *Salmonella*
生物危害程度：第三类
分离时间：2022-03-14
分离地址：中国湖北省天门市
分离基物：患者粪便
致病名称：胃肠炎
致病对象：人、动物
来源历史：←湖北省疾病预防控制中心←天门市疾病预防控制中心←天门市第一人民医院
用　　途：临床检验
联系单位：湖北省疾病预防控制中心
电子邮箱：JDZBCZX@163.com

492. 沙门菌属

国家科技资源标识符：CSTR:16698.06.NPRC 1.12.222
平台资源号：NPRC 1.12.222

保藏编号：HB0201582
中文名称：肠沙门菌
外文名称：*Salmonella enterica*
分类学地位：Bacteria; Pseudomonadota; Gammaproteobacteria; Enterobacterales; Enterobacteriaceae; *Salmonella*
生物危害程度：第三类
分离时间：2022-03-20
分离地址：中国湖北省天门市
分离基物：患者粪便
致病名称：胃肠炎
致病对象：人、动物
来源历史：←湖北省疾病预防控制中心←天门市疾病预防控制中心←天门市第一人民医院
用　　途：临床检验
联系单位：湖北省疾病预防控制中心
电子邮箱：JDZBCZX@163.com

493. 沙门菌属

国家科技资源标识符：CSTR:16698.06.NPRC 1.12.223
平台资源号：NPRC 1.12.223
保藏编号：HB0201583
中文名称：肠沙门菌
外文名称：*Salmonella enterica*
分类学地位：Bacteria; Pseudomonadota; Gammaproteobacteria; Enterobacterales; Enterobacteriaceae; *Salmonella*
生物危害程度：第三类
分离时间：2022-03-23
分离地址：中国湖北省天门市
分离基物：患者粪便
致病名称：胃肠炎
致病对象：人、动物
来源历史：←湖北省疾病预防控制中心←天门市疾病预防控制中心←天门市第一人民医院
用　　途：临床检验
联系单位：湖北省疾病预防控制中心
电子邮箱：JDZBCZX@163.com

494. 沙门菌属

国家科技资源标识符：CSTR:16698.06.NPRC 1.12.224
平台资源号：NPRC 1.12.224
保藏编号：HB0201584
中文名称：肠沙门菌
外文名称：*Salmonella enterica*
分类学地位：Bacteria; Pseudomonadota; Gammaproteobacteria; Enterobacterales; Enterobacteriaceae; *Salmonella*
生物危害程度：第三类
分离时间：2022-03-19
分离地址：中国湖北省荆门市
分离基物：患者粪便
致病名称：胃肠炎
致病对象：人、动物
来源历史：←湖北省疾病预防控制中心←荆门市疾病预防控制中心←京山市人民医院
用　　途：临床检验
联系单位：湖北省疾病预防控制中心
电子邮箱：JDZBCZX@163.com

495. 沙门菌属

国家科技资源标识符：CSTR:16698.06.NPRC 1.12.225
平台资源号：NPRC 1.12.225
保藏编号：HB0201585
中文名称：肠沙门菌
外文名称：*Salmonella enterica*
分类学地位：Bacteria; Pseudomonadota; Gammaproteobacteria; Enterobacterales; Enterobacteriaceae; *Salmonella*
生物危害程度：第三类
分离时间：2022-03-25
分离地址：中国湖北省荆门市

分离基物：患者粪便
致病名称：胃肠炎
致病对象：人、动物
来源历史：←湖北省疾病预防控制中心←荆门市疾病预防控制中心←荆门市第一人民医院
用　　途：临床检验
联系单位：湖北省疾病预防控制中心
电子邮箱：JDZBCZX@163.com

496. 沙门菌属

国家科技资源标识符：CSTR:16698.06.NPRC 1.12.226
平台资源号：NPRC 1.12.226
保藏编号：HB0201597
中文名称：肠沙门菌
外文名称：*Salmonella enterica*
分类学地位：Bacteria; Pseudomonadota; Gammaproteobacteria; Enterobacterales; Enterobacteriaceae; *Salmonella*
生物危害程度：第三类
分离时间：2022-04-17
分离地址：中国湖北省武汉市
分离基物：患者粪便
致病名称：胃肠炎
致病对象：人、动物
来源历史：←湖北省疾病预防控制中心←武汉市疾病预防控制中心←华中科技大学同济医学院附属同济医院
用　　途：临床检验
联系单位：湖北省疾病预防控制中心
电子邮箱：JDZBCZX@163.com

497. 沙门菌属

国家科技资源标识符：CSTR:16698.06.NPRC 1.12.227
平台资源号：NPRC 1.12.227
保藏编号：HB0201598
中文名称：肠沙门菌
外文名称：*Salmonella enterica*
分类学地位：Bacteria; Pseudomonadota; Gammaproteobacteria; Enterobacterales; Enterobacteriaceae; *Salmonella*
生物危害程度：第三类
分离时间：2022-04-17
分离地址：中国湖北省武汉市
分离基物：患者粪便
致病名称：胃肠炎
致病对象：人、动物
来源历史：←湖北省疾病预防控制中心←武汉市疾病预防控制中心←华中科技大学同济医学院附属同济医院
用　　途：临床检验
联系单位：湖北省疾病预防控制中心
电子邮箱：JDZBCZX@163.com

498. 沙门菌属

国家科技资源标识符：CSTR:16698.06.NPRC 1.12.228
平台资源号：NPRC 1.12.228
保藏编号：HB0201599
中文名称：肠沙门菌
外文名称：*Salmonella enterica*
分类学地位：Bacteria; Pseudomonadota; Gammaproteobacteria; Enterobacterales; Enterobacteriaceae; *Salmonella*
生物危害程度：第三类
分离时间：2022-04-17
分离地址：中国湖北省武汉市
分离基物：患者粪便
致病名称：胃肠炎
致病对象：人、动物
来源历史：←湖北省疾病预防控制中心←武汉市疾病预防控制中心←华中科技大学同济医学院附属同济医院
用　　途：临床检验
联系单位：湖北省疾病预防控制中心

电子邮箱：JDZBCZX@163.com

499. 沙门菌属

国家科技资源标识符: CSTR:16698.06.NPRC 1.12.229
平台资源号：NPRC 1.12.229
保藏编号：HB0201600
中文名称：肠沙门菌
外文名称：*Salmonella enterica*
分类学地位：Bacteria; Pseudomonadota; Gammaproteobacteria; Enterobacterales; Enterobacteriaceae; *Salmonella*
生物危害程度：第三类
分离时间：2022-04-29
分离地址：中国湖北省鄂州市
分离基物：患者粪便
致病名称：胃肠炎
致病对象：人、动物
来源历史：←湖北省疾病预防控制中心←鄂州市疾病预防控制中心←鄂州市中心医院
用　　途：临床检验
联系单位：湖北省疾病预防控制中心
电子邮箱：JDZBCZX@163.com

500. 沙门菌属

国家科技资源标识符: CSTR:16698.06.NPRC 1.12.230
平台资源号：NPRC 1.12.230
保藏编号：HB0201601
中文名称：肠沙门菌
外文名称：*Salmonella enterica*
分类学地位：Bacteria; Pseudomonadota; Gammaproteobacteria; Enterobacterales; Enterobacteriaceae; *Salmonella*
生物危害程度：第三类
分离时间：2022-04-29
分离地址：中国湖北省鄂州市
分离基物：患者粪便
致病名称：胃肠炎
致病对象：人、动物
来源历史：←湖北省疾病预防控制中心←鄂州市疾病预防控制中心←鄂州市中心医院
用　　途：临床检验
联系单位：湖北省疾病预防控制中心
电子邮箱：JDZBCZX@163.com

501. 沙门菌属

国家科技资源标识符: CSTR:16698.06.NPRC 1.12.231
平台资源号：NPRC 1.12.231
保藏编号：HB0201602
中文名称：肠沙门菌
外文名称：*Salmonella enterica*
分类学地位：Bacteria; Pseudomonadota; Gammaproteobacteria; Enterobacterales; Enterobacteriaceae; *Salmonella*
生物危害程度：第三类
分离时间：2022-05-07
分离地址：中国湖北省鄂州市
分离基物：患者粪便
致病名称：胃肠炎
致病对象：人、动物
来源历史：←湖北省疾病预防控制中心←鄂州市疾病预防控制中心←鄂州市中心医院
用　　途：临床检验
联系单位：湖北省疾病预防控制中心
电子邮箱：JDZBCZX@163.com

502. 沙门菌属

国家科技资源标识符: CSTR:16698.06.NPRC 1.12.232
平台资源号：NPRC 1.12.232
保藏编号：HB0201603
中文名称：肠沙门菌
外文名称：*Salmonella enterica*
分类学地位：Bacteria; Pseudomonadota; Gammaproteobacteria; Enterobacterales; Enterobacteriaceae; *Salmonella*

生物危害程度：第三类
分离时间：2022-03-03
分离地址：中国湖北省咸宁市
分离基物：患者粪便
致病名称：胃肠炎
致病对象：人、动物
来源历史：←湖北省疾病预防控制中心←咸宁市疾病预防控制中心←咸宁市中心医院
用　　途：临床检验
联系单位：湖北省疾病预防控制中心
电子邮箱：JDZBCZX@163.com

503. 沙门菌属

国家科技资源标识符：CSTR:16698.06.NPRC 1.12.233
平台资源号：NPRC 1.12.233
保藏编号：HB0201604
中文名称：肠沙门菌
外文名称：*Salmonella enterica*
分类学地位：Bacteria; Pseudomonadota; Gammaproteobacteria; Enterobacterales; Enterobacteriaceae; *Salmonella*
生物危害程度：第三类
分离时间：2022-03-15
分离地址：中国湖北省咸宁市
分离基物：患者粪便
致病名称：胃肠炎
致病对象：人、动物
来源历史：←湖北省疾病预防控制中心←咸宁市疾病预防控制中心←咸宁市中心医院
用　　途：临床检验
联系单位：湖北省疾病预防控制中心
电子邮箱：JDZBCZX@163.com

504. 沙门菌属

国家科技资源标识符：CSTR:16698.06.NPRC 1.12.234
平台资源号：NPRC 1.12.234
保藏编号：HB0201605
中文名称：肠沙门菌
外文名称：*Salmonella enterica*
分类学地位：Bacteria; Pseudomonadota; Gammaproteobacteria; Enterobacterales; Enterobacteriaceae; *Salmonella*
生物危害程度：第三类
分离时间：2022-03-22
分离地址：中国湖北省咸宁市
分离基物：患者粪便
致病名称：胃肠炎
致病对象：人、动物
来源历史：←湖北省疾病预防控制中心←咸宁市疾病预防控制中心←咸宁市中心医院
用　　途：临床检验
联系单位：湖北省疾病预防控制中心
电子邮箱：JDZBCZX@163.com

505. 沙门菌属

国家科技资源标识符：CSTR:16698.06.NPRC 1.12.235
平台资源号：NPRC 1.12.235
保藏编号：HB0201606
中文名称：肠沙门菌
外文名称：*Salmonella enterica*
分类学地位：Bacteria; Pseudomonadota; Gammaproteobacteria; Enterobacterales; Enterobacteriaceae; *Salmonella*
生物危害程度：第三类
分离时间：2022-03-29
分离地址：中国湖北省咸宁市
分离基物：患者粪便
致病名称：胃肠炎
致病对象：人、动物
来源历史：←湖北省疾病预防控制中心←咸宁市疾病预防控制中心←咸宁市中心医院
用　　途：临床检验
联系单位：湖北省疾病预防控制中心
电子邮箱：JDZBCZX@163.com

506. 沙门菌属

国家科技资源标识符: CSTR:16698.06.NPRC 1.12.236
平台资源号：NPRC 1.12.236
保藏编号：HB0201607
中文名称：肠沙门菌
外文名称：*Salmonella enterica*
分类学地位：Bacteria; Pseudomonadota; Gammaproteobacteria; Enterobacterales; Enterobacteriaceae; *Salmonella*
生物危害程度：第三类
分离时间：2022-05-10
分离地址：中国湖北省咸宁市
分离基物：患者粪便
致病名称：胃肠炎
致病对象：人、动物
来源历史：←湖北省疾病预防控制中心←咸宁市疾病预防控制中心←咸宁市中心医院
用　　途：临床检验
联系单位：湖北省疾病预防控制中心
电子邮箱：JDZBCZX@163.com

507. 沙门菌属

国家科技资源标识符: CSTR:16698.06.NPRC 1.12.237
平台资源号：NPRC 1.12.237
保藏编号：HB0201645
中文名称：肠沙门菌
外文名称：*Salmonella enterica*
分类学地位：Bacteria; Pseudomonadota; Gammaproteobacteria; Enterobacterales; Enterobacteriaceae; *Salmonella*
生物危害程度：第三类
分离时间：2022-04-20
分离地址：中国湖北省仙桃市
分离基物：患者粪便
致病名称：胃肠炎
致病对象：人、动物
来源历史：←湖北省疾病预防控制中心←仙桃市疾病预防控制中心←仙桃市第一人民医院
用　　途：临床检验
联系单位：湖北省疾病预防控制中心
电子邮箱：JDZBCZX@163.com

508. 沙门菌属

国家科技资源标识符: CSTR:16698.06.NPRC 1.12.238
平台资源号：NPRC 1.12.238
保藏编号：HB0201646
中文名称：肠沙门菌
外文名称：*Salmonella enterica*
分类学地位：Bacteria; Pseudomonadota; Gammaproteobacteria; Enterobacterales; Enterobacteriaceae; *Salmonella*
生物危害程度：第三类
分离时间：2022-05-24
分离地址：中国湖北省仙桃市
分离基物：患者粪便
致病名称：胃肠炎
致病对象：人、动物
来源历史：←湖北省疾病预防控制中心←仙桃市疾病预防控制中心←仙桃市第一人民医院
用　　途：临床检验
联系单位：湖北省疾病预防控制中心
电子邮箱：JDZBCZX@163.com

509. 沙门菌属

国家科技资源标识符: CSTR:16698.06.NPRC 1.12.239
平台资源号：NPRC 1.12.239
保藏编号：HB0201647
中文名称：肠沙门菌
外文名称：*Salmonella enterica*
分类学地位：Bacteria; Pseudomonadota; Gammaproteobacteria; Enterobacterales;

Enterobacteriaceae; *Salmonella*
生物危害程度：第三类
分离时间：2022-05-19
分离地址：中国湖北省荆门市
分离基物：患者粪便
致病名称：胃肠炎
致病对象：人、动物
来源历史：←湖北省疾病预防控制中心←荆门市疾病预防控制中心←京山县人民医院
用　　途：临床检验
联系单位：湖北省疾病预防控制中心
电子邮箱：JDZBCZX@163.com

十九、沙雷菌属

510. 沙雷菌属

国家科技资源标识符：CSTR:16698.06.NPRC 1.7.132
平台资源号：NPRC 1.7.132
保藏编号：CCPM(A)-P-462401
中文名称：液化沙雷菌
外文名称：*Serratia liquefaciens*
分类学地位：Bacteria; Pseudomonadota; Gammaproteobacteria; Enterobacterales; Yersiniaceae; *Serratia*
生物危害程度：第三类
分离时间：2023-02-28
分离地址：中国河北省张家口市
分离基物：患者痰液
致病名称：细菌性尿路感染、细菌性呼吸道感染、细菌性脑膜炎、细菌性伤口感染、细菌性心内膜炎、败血症
致病对象：人、动物
来源历史：←中国医学科学院病原微生物菌（毒）种保藏中心药用微生物相关菌（毒）种保藏分中心←中国医学科学院医药生物技术研究所
用　　途：科研、教学领域的微生物学检验
联系单位：中国医学科学院医药生物技术研究所
电子邮箱：xinxinhu@imb.cams.cn

511. 沙雷菌属

国家科技资源标识符：CSTR:16698.06.NPRC 1.7.130
平台资源号：NPRC 1.7.130
保藏编号：CCPM(A)-P-192401
中文名称：褪色沙雷菌
外文名称：*Serratia marcescens*
分类学地位：Bacteria; Pseudomonadota; Gammaproteobacteria; Enterobacterales; Yersiniaceae; *Serratia*
生物危害程度：第三类
分离时间：2023-02-27
分离地址：中国河北省张家口市
分离基物：患者咽拭子
致病名称：细菌性尿路感染、呼吸道感染、细菌性婴儿肠炎细菌性婴儿肠炎脑膜炎、细菌性婴儿肠炎伤口感染、细菌性婴儿肠炎败血症、细菌性婴儿肠炎心内膜炎
致病对象：人、动物
来源历史：←中国医学科学院病原微生物菌（毒）种保藏中心药用微生物相关菌（毒）种保藏分中心←中国医学科学院医药生物技术研究所
用　　途：科研、教学领域的微生物学检验
联系单位：中国医学科学院医药生物技术研究所
电子邮箱：xinxinhu@imb.cams.cn

512. 沙雷菌属

国家科技资源标识符：CSTR:16698.06.NPRC 1.7.131
平台资源号：NPRC 1.7.131
保藏编号：CCPM(A)-P-192402
中文名称：褪色沙雷菌

外文名称：*Serratia marcescens*
分类学地位：Bacteria; Pseudomonadota; Gammaproteobacteria; Enterobacterales; Yersiniaceae; *Serratia*
生物危害程度：第三类
分离时间：2023-02-27
分离地址：中国河北省张家口市
分离基物：患者胸腔积液
致病名称：细菌性尿路感染、呼吸道感染、细菌性婴儿肠炎细菌性婴儿肠炎脑膜炎、细菌性婴儿肠炎伤口感染、细菌性婴儿肠炎败血症、细菌性婴儿肠炎心内膜炎
致病对象：人、动物
来源历史：←中国医学科学院病原微生物菌(毒)种保藏中心药用微生物相关菌（毒）种保藏分中心←中国医学科学院医药生物技术研究所
用　　途：科研、教学领域的微生物学检验
联系单位：中国医学科学院医药生物技术研究所
电子邮箱：xinxinhu@imb.cams.cn

二十、葡萄球菌属

513. 葡萄球菌属

国家科技资源标识符: CSTR:16698.06.NPRC 1.2.1555
平台资源号：NPRC 1.2.1555
保藏编号：CHPC 1.15402
中文名称：金黄色葡萄球菌
外文名称：*Staphylococcus aureus*
分类学地位：Bacteria; Bacillota; Bacilli; Caryophanales; Staphylococcaceae; *Staphylococcus*
生物危害程度：第三类
分离时间：2022-03-26
分离地址：中国新疆维吾尔自治区吐鲁番市
分离基物：患者痰液
致病名称：食物中毒、化脓性炎症
致病对象：人、动物
来源历史：←中国疾病预防控制中心病原微生物菌（毒）种保藏中心传染病所分中心←中国疾病预防控制中心传染病预防控制所
用　　途：临床检验
联系单位：中国疾病预防控制中心传染病预防控制所
电子邮箱：chpc@icdc.cn

514. 葡萄球菌属

国家科技资源标识符: CSTR:16698.06.NPRC 1.2.1556
平台资源号：NPRC 1.2.1556
保藏编号：CHPC 1.15403
中文名称：金黄色葡萄球菌
外文名称：*Staphylococcus aureus*
分类学地位：Bacteria; Bacillota; Bacilli; Caryophanales; Staphylococcaceae; *Staphylococcus*
生物危害程度：第三类
分离时间：2021-06-09
分离地址：中国新疆维吾尔自治区乌鲁木齐市
分离基物：食物（粮食制品）
致病名称：食物中毒、化脓性炎症
致病对象：人、动物
来源历史：←中国疾病预防控制中心病原微生物菌（毒）种保藏中心传染病所分中心←中国疾病预防控制中心传染病预防控制所
用　　途：临床检验
联系单位：中国疾病预防控制中心传染病预防控制所
电子邮箱：chpc@icdc.cn

515. 葡萄球菌属

国家科技资源标识符: CSTR:16698.06.NPRC 1.2.1557

平台资源号：NPRC 1.2.1557
保藏编号：CHPC 1.15404
中文名称：金黄色葡萄球菌
外文名称：*Staphylococcus aureus*
分类学地位：Bacteria; Bacillota; Bacilli; Caryophanales; Staphylococcaceae; *Staphylococcus*
生物危害程度：第三类
分离时间：2021-05-02
分离地址：中国新疆维吾尔自治区乌鲁木齐市
分离基物：生食操作台拭子
致病名称：食物中毒、化脓性炎症
致病对象：人、动物
来源历史：←中国疾病预防控制中心病原微生物菌（毒）种保藏中心传染病所分中心←中国疾病预防控制中心传染病预防控制所
用　　途：临床检验
联系单位：中国疾病预防控制中心传染病预防控制所
电子邮箱：chpc@icdc.cn

516. 葡萄球菌属

国家科技资源标识符：CSTR:16698.06.NPRC 1.2.1558
平台资源号：NPRC 1.2.1558
保藏编号：CHPC 1.15405
中文名称：金黄色葡萄球菌
外文名称：*Staphylococcus aureus*
分类学地位：Bacteria; Bacillota; Bacilli; Caryophanales; Staphylococcaceae; *Staphylococcus*
生物危害程度：第三类
分离时间：2021-05-02
分离地址：中国新疆维吾尔自治区乌鲁木齐市
分离基物：食物（熟肉制品）
致病名称：食物中毒、化脓性炎症
致病对象：人、动物
来源历史：←中国疾病预防控制中心病原微生物菌（毒）种保藏中心传染病所分中心←中国疾病预防控制中心传染病预防控制所
用　　途：临床检验
联系单位：中国疾病预防控制中心传染病预防控制所
电子邮箱：chpc@icdc.cn

517. 葡萄球菌属

国家科技资源标识符：CSTR:16698.06.NPRC 1.2.1559
平台资源号：NPRC 1.2.1559
保藏编号：CHPC 1.15406
中文名称：金黄色葡萄球菌
外文名称：*Staphylococcus aureus*
分类学地位：Bacteria; Bacillota; Bacilli; Caryophanales; Staphylococcaceae; *Staphylococcus*
生物危害程度：第三类
分离时间：2021-08-28
分离地址：中国山东省枣庄市
分离基物：患者呕吐物
致病名称：食物中毒、化脓性炎症
致病对象：人、动物
来源历史：←中国疾病预防控制中心病原微生物菌（毒）种保藏中心传染病所分中心←中国疾病预防控制中心传染病预防控制所
用　　途：临床检验
联系单位：中国疾病预防控制中心传染病预防控制所
电子邮箱：chpc@icdc.cn

518. 葡萄球菌属

国家科技资源标识符：CSTR:16698.06.NPRC 1.2.1560
平台资源号：NPRC 1.2.1560
保藏编号：CHPC 1.15407
中文名称：金黄色葡萄球菌
外文名称：*Staphylococcus aureus*
分类学地位：Bacteria; Bacillota; Bacilli; Caryophana-

les; Staphylococcaceae; *Staphylococcus*
生物危害程度：第三类
分离时间：2021-05-15
分离地址：中国山东省潍坊市
分离基物：患者痰液
致病名称：食物中毒、化脓性炎症
致病对象：人、动物
来源历史：←中国疾病预防控制中心病原微生物菌（毒）种保藏中心传染病所分中心←中国疾病预防控制中心传染病预防控制所
用　　途：临床检验
联系单位：中国疾病预防控制中心传染病预防控制所
电子邮箱：chpc@icdc.cn

519. 葡萄球菌属

国家科技资源标识符：CSTR:16698.06.NPRC 1.2.1561
平台资源号：NPRC 1.2.1561
保藏编号：CHPC 1.15408
中文名称：金黄色葡萄球菌
外文名称：*Staphylococcus aureus*
分类学地位：Bacteria; Bacillota; Bacilli; Caryophanales; Staphylococcaceae; *Staphylococcus*
生物危害程度：第三类
分离时间：2021-06-09
分离地址：中国山东省潍坊市
分离基物：患者痰液
致病名称：食物中毒、化脓性炎症
致病对象：人、动物
来源历史：←中国疾病预防控制中心病原微生物菌（毒）种保藏中心传染病所分中心←中国疾病预防控制中心传染病预防控制所
用　　途：临床检验
联系单位：中国疾病预防控制中心传染病预防控制所
电子邮箱：chpc@icdc.cn

520. 葡萄球菌属

国家科技资源标识符：CSTR:16698.06.NPRC 1.2.1562
平台资源号：NPRC 1.2.1562
保藏编号：CHPC 1.15409
中文名称：金黄色葡萄球菌
外文名称：*Staphylococcus aureus*
分类学地位：Bacteria; Bacillota; Bacilli; Caryophanales; Staphylococcaceae; *Staphylococcus*
生物危害程度：第三类
分离时间：2021-06-21
分离地址：中国山东省潍坊市
分离基物：患者痰液
致病名称：食物中毒、化脓性炎症
致病对象：人、动物
来源历史：←中国疾病预防控制中心病原微生物菌（毒）种保藏中心传染病所分中心←中国疾病预防控制中心传染病预防控制所
用　　途：临床检验
联系单位：中国疾病预防控制中心传染病预防控制所
电子邮箱：chpc@icdc.cn

521. 葡萄球菌属

国家科技资源标识符：CSTR:16698.06.NPRC 1.2.1563
平台资源号：NPRC 1.2.1563
保藏编号：CHPC 1.15410
中文名称：金黄色葡萄球菌
外文名称：*Staphylococcus aureus*
分类学地位：Bacteria; Bacillota; Bacilli; Caryophanales; Staphylococcaceae; *Staphylococcus*
生物危害程度：第三类
分离时间：2021-07-17
分离地址：中国山西省晋中市
分离基物：患者血液

致病名称：食物中毒、化脓性炎症
致病对象：人、动物
来源历史：←中国疾病预防控制中心病原微生物菌（毒）种保藏中心传染病所分中心←中国疾病预防控制中心传染病预防控制所
用 途：临床检验
联系单位：中国疾病预防控制中心传染病预防控制所
电子邮箱：chpc@icdc.cn

522. 葡萄球菌属

国家科技资源标识符：CSTR:16698.06.NPRC 1.2.1564
平台资源号：NPRC 1.2.1564
保藏编号：CHPC 1.15411
中文名称：金黄色葡萄球菌
外文名称：*Staphylococcus aureus*
分类学地位：Bacteria; Bacillota; Bacilli; Caryophanales; Staphylococcaceae; *Staphylococcus*
生物危害程度：第三类
分离时间：2021-01-20
分离地址：中国山西省太原市
分离基物：患者血液
致病名称：食物中毒、化脓性炎症
致病对象：人、动物
来源历史：←中国疾病预防控制中心病原微生物菌（毒）种保藏中心传染病所分中心←中国疾病预防控制中心传染病预防控制所
用 途：临床检验
联系单位：中国疾病预防控制中心传染病预防控制所
电子邮箱：chpc@icdc.cn

523. 葡萄球菌属

国家科技资源标识符：CSTR:16698.06.NPRC 1.2.1565
平台资源号：NPRC 1.2.1565
保藏编号：CHPC 1.15412
中文名称：金黄色葡萄球菌
外文名称：*Staphylococcus aureus*
分类学地位：Bacteria; Bacillota; Bacilli; Caryophanales; Staphylococcaceae; *Staphylococcus*
生物危害程度：第三类
分离时间：2022-01-05
分离地址：中国福建省泉州市
分离基物：患者痰液
致病名称：食物中毒、化脓性炎症
致病对象：人、动物
来源历史：←中国疾病预防控制中心病原微生物菌（毒）种保藏中心传染病所分中心←中国疾病预防控制中心传染病预防控制所
用 途：临床检验
联系单位：中国疾病预防控制中心传染病预防控制所
电子邮箱：chpc@icdc.cn

524. 葡萄球菌属

国家科技资源标识符：CSTR:16698.06.NPRC 1.2.1566
平台资源号：NPRC 1.2.1566
保藏编号：CHPC 1.15413
中文名称：金黄色葡萄球菌
外文名称：*Staphylococcus aureus*
分类学地位：Bacteria; Bacillota; Bacilli; Caryophanales; Staphylococcaceae; *Staphylococcus*
生物危害程度：第三类
分离时间：2022-01-05
分离地址：中国福建省泉州市
分离基物：患者呕吐物
致病名称：食物中毒、化脓性炎症
致病对象：人、动物
来源历史：←中国疾病预防控制中心病原微生物菌（毒）种保藏中心传染病所分中心←中国疾病预防控制中心传染病预防

控制所
用　　途：临床检验
联系单位：中国疾病预防控制中心传染病预防控制所
电子邮箱：chpc@icdc.cn

525. 葡萄球菌属

国家科技资源标识符：CSTR:16698.06.NPRC 1.2.1567
平台资源号：NPRC 1.2.1567
保藏编号：CHPC 1.15414
中文名称：金黄色葡萄球菌
外文名称：*Staphylococcus aureus*
分类学地位：Bacteria; Bacillota; Bacilli; Caryophanales; Staphylococcaceae; *Staphylococcus*
生物危害程度：第三类
分离时间：2022-01-05
分离地址：中国福建省泉州市
分离基物：患者分泌物
致病名称：食物中毒、化脓性炎症
致病对象：人、动物
来源历史：←中国疾病预防控制中心病原微生物菌（毒）种保藏中心传染病所分中心←中国疾病预防控制中心传染病预防控制所
用　　途：临床检验
联系单位：中国疾病预防控制中心传染病预防控制所
电子邮箱：chpc@icdc.cn

526. 葡萄球菌属

国家科技资源标识符：CSTR:16698.06.NPRC 1.2.1568
平台资源号：NPRC 1.2.1568
保藏编号：CHPC 1.15415
中文名称：金黄色葡萄球菌
外文名称：*Staphylococcus aureus*
分类学地位：Bacteria; Bacillota; Bacilli; Caryophanales; Staphylococcaceae; *Staphylococcus*
生物危害程度：第三类
分离时间：2022-01-11
分离地址：中国福建省泉州市
分离基物：患者分泌物
致病名称：食物中毒、化脓性炎症
致病对象：人、动物
来源历史：←中国疾病预防控制中心病原微生物菌（毒）种保藏中心传染病所分中心←中国疾病预防控制中心传染病预防控制所
用　　途：临床检验
联系单位：中国疾病预防控制中心传染病预防控制所
电子邮箱：chpc@icdc.cn

527. 葡萄球菌属

国家科技资源标识符：CSTR:16698.06.NPRC 1.2.1569
平台资源号：NPRC 1.2.1569
保藏编号：CHPC 1.15416
中文名称：金黄色葡萄球菌
外文名称：*Staphylococcus aureus*
分类学地位：Bacteria; Bacillota; Bacilli; Caryophanales; Staphylococcaceae; *Staphylococcus*
生物危害程度：第三类
分离时间：2022-01-03
分离地址：中国福建省泉州市
分离基物：患者分泌物
致病名称：食物中毒、化脓性炎症
致病对象：人、动物
来源历史：←中国疾病预防控制中心病原微生物菌（毒）种保藏中心传染病所分中心←中国疾病预防控制中心传染病预防控制所
用　　途：临床检验
联系单位：中国疾病预防控制中心传染病预防控制所
电子邮箱：chpc@icdc.cn

528. 葡萄球菌属

国家科技资源标识符: CSTR:16698.06.NPRC 1.2.1570
平台资源号：NPRC 1.2.1570
保藏编号：CHPC 1.15417
中文名称：金黄色葡萄球菌
外文名称：*Staphylococcus aureus*
分类学地位：Bacteria; Bacillota; Bacilli; Caryophanales; Staphylococcaceae; *Staphylococcus*
生物危害程度：第三类
分离时间：2022-01-13
分离地址：中国福建省泉州市
分离基物：患者分泌物
致病名称：食物中毒、化脓性炎症
致病对象：人、动物
来源历史：←中国疾病预防控制中心病原微生物菌（毒）种保藏中心传染病所分中心←中国疾病预防控制中心传染病预防控制所
用　　途：临床检验
联系单位：中国疾病预防控制中心传染病预防控制所
电子邮箱：chpc@icdc.cn

529. 葡萄球菌属

国家科技资源标识符: CSTR:16698.06.NPRC 1.2.1571
平台资源号：NPRC 1.2.1571
保藏编号：CHPC 1.15418
中文名称：金黄色葡萄球菌
外文名称：*Staphylococcus aureus*
分类学地位：Bacteria; Bacillota; Bacilli; Caryophanales; Staphylococcaceae; *Staphylococcus*
生物危害程度：第三类
分离时间：2022-01-13
分离地址：中国福建省泉州市
分离基物：患者分泌物
致病名称：食物中毒、化脓性炎症
致病对象：人、动物
来源历史：←中国疾病预防控制中心病原微生物菌（毒）种保藏中心传染病所分中心←中国疾病预防控制中心传染病预防控制所
用　　途：临床检验
联系单位：中国疾病预防控制中心传染病预防控制所
电子邮箱：chpc@icdc.cn

530. 葡萄球菌属

国家科技资源标识符: CSTR:16698.06.NPRC 1.2.1572
平台资源号：NPRC 1.2.1572
保藏编号：CHPC 1.15419
中文名称：金黄色葡萄球菌
外文名称：*Staphylococcus aureus*
分类学地位：Bacteria; Bacillota; Bacilli; Caryophanales; Staphylococcaceae; *Staphylococcus*
生物危害程度：第三类
分离时间：2019-06-07
分离地址：中国福建省漳州市
分离基物：患者分泌物
致病名称：食物中毒、化脓性炎症
致病对象：人、动物
来源历史：←中国疾病预防控制中心病原微生物菌（毒）种保藏中心传染病所分中心←中国疾病预防控制中心传染病预防控制所
用　　途：临床检验
联系单位：中国疾病预防控制中心传染病预防控制所
电子邮箱：chpc@icdc.cn

531. 葡萄球菌属

国家科技资源标识符: CSTR:16698.06.NPRC 1.2.1573
平台资源号：NPRC 1.2.1573
保藏编号：CHPC 1.15420

中文名称：金黄色葡萄球菌
外文名称：*Staphylococcus aureus*
分类学地位：Bacteria; Bacillota; Bacilli; Caryophanales; Staphylococcaceae; *Staphylococcus*
生物危害程度：第三类
分离时间：2022-06-19
分离地址：中国福建省漳州市
分离基物：患者分泌物
致病名称：食物中毒、化脓性炎症
致病对象：人、动物
来源历史：←中国疾病预防控制中心病原微生物菌（毒）种保藏中心传染病所分中心←中国疾病预防控制中心传染病预防控制所
用　　途：临床检验
联系单位：中国疾病预防控制中心传染病预防控制所
电子邮箱：chpc@icdc.cn

532. 葡萄球菌属

国家科技资源标识符：CSTR:16698.06.NPRC 1.2.1574
平台资源号：NPRC 1.2.1574
保藏编号：CHPC 1.15421
中文名称：金黄色葡萄球菌
外文名称：*Staphylococcus aureus*
分类学地位：Bacteria; Bacillota; Bacilli; Caryophanales; Staphylococcaceae; *Staphylococcus*
生物危害程度：第三类
分离时间：2022-07-27
分离地址：中国福建省漳州市
分离基物：患者分泌物
致病名称：食物中毒、化脓性炎症
致病对象：人、动物
来源历史：←中国疾病预防控制中心病原微生物菌（毒）种保藏中心传染病所分中心←中国疾病预防控制中心传染病预防控制所
用　　途：临床检验
联系单位：中国疾病预防控制中心传染病预防控制所
电子邮箱：chpc@icdc.cn

533. 葡萄球菌属

国家科技资源标识符：CSTR:16698.06.NPRC 1.2.1575
平台资源号：NPRC 1.2.1575
保藏编号：CHPC 1.15422
中文名称：金黄色葡萄球菌
外文名称：*Staphylococcus aureus*
分类学地位：Bacteria; Bacillota; Bacilli; Caryophanales; Staphylococcaceae; *Staphylococcus*
生物危害程度：第三类
分离时间：2022-09-04
分离地址：中国福建省漳州市
分离基物：患者分泌物
致病名称：食物中毒、化脓性炎症
致病对象：人、动物
来源历史：←中国疾病预防控制中心病原微生物菌（毒）种保藏中心传染病所分中心←中国疾病预防控制中心传染病预防控制所
用　　途：临床检验
联系单位：中国疾病预防控制中心传染病预防控制所
电子邮箱：chpc@icdc.cn

534. 葡萄球菌属

国家科技资源标识符：CSTR:16698.06.NPRC 1.2.1783
平台资源号：NPRC 1.2.1783
保藏编号：CHPC 1.15630
中文名称：金黄色葡萄球菌
外文名称：*Staphylococcus aureus*
分类学地位：Bacteria; Bacillota; Bacilli; Caryophanales; Staphylococcaceae; *Staphylococcus*
生物危害程度：第三类

分离时间：2022-12-31
分离地址：中国海南省海口市
分离基物：患者痰液
致病名称：食物中毒、化脓性炎症
致病对象：人、动物
来源历史：←中国疾病预防控制中心病原微生物菌（毒）种保藏中心传染病所分中心←中国疾病预防控制中心传染病预防控制所
用　　途：临床检验
联系单位：中国疾病预防控制中心传染病预防控制所
电子邮箱：chpc@icdc.cn

535. 葡萄球菌属

国家科技资源标识符：CSTR:16698.06.NPRC 1.2.1784
平台资源号：NPRC 1.2.1784
保藏编号：CHPC 1.15631
中文名称：金黄色葡萄球菌
外文名称：*Staphylococcus aureus*
分类学地位：Bacteria; Bacillota; Bacilli; Caryophanales; Staphylococcaceae; *Staphylococcus*
生物危害程度：第三类
分离时间：2020-12-31
分离地址：中国海南省琼海市
分离基物：患者痰液
致病名称：食物中毒、化脓性炎症
致病对象：人、动物
来源历史：←中国疾病预防控制中心病原微生物菌（毒）种保藏中心传染病所分中心←中国疾病预防控制中心传染病预防控制所
用　　途：临床检验
联系单位：中国疾病预防控制中心传染病预防控制所
电子邮箱：chpc@icdc.cn

536. 葡萄球菌属

国家科技资源标识符：CSTR:16698.06.NPRC 1.2.1785
平台资源号：NPRC 1.2.1785
保藏编号：CHPC 1.15632
中文名称：金黄色葡萄球菌
外文名称：*Staphylococcus aureus*
分类学地位：Bacteria; Bacillota; Bacilli; Caryophanales; Staphylococcaceae; *Staphylococcus*
生物危害程度：第三类
分离时间：2022-12-31
分离地址：中国海南省海口市
分离基物：患者痰液
致病名称：食物中毒、化脓性炎症
致病对象：人、动物
来源历史：←中国疾病预防控制中心病原微生物菌（毒）种保藏中心传染病所分中心←中国疾病预防控制中心传染病预防控制所
用　　途：临床检验
联系单位：中国疾病预防控制中心传染病预防控制所
电子邮箱：chpc@icdc.cn

537. 葡萄球菌属

国家科技资源标识符：CSTR:16698.06.NPRC 1.2.1786
平台资源号：NPRC 1.2.1786
保藏编号：CHPC 1.15633
中文名称：金黄色葡萄球菌
外文名称：*Staphylococcus aureus*
分类学地位：Bacteria; Bacillota; Bacilli; Caryophanales; Staphylococcaceae; *Staphylococcus*
生物危害程度：第三类
分离时间：2022-12-31
分离地址：中国海南省海口市
分离基物：患者痰液
致病名称：食物中毒、化脓性炎症

致病对象：人、动物
来源历史：←中国疾病预防控制中心病原微生物菌（毒）种保藏中心传染病所分中心←中国疾病预防控制中心传染病预防控制所
用　　途：临床检验
联系单位：中国疾病预防控制中心传染病预防控制所
电子邮箱：chpc@icdc.cn

538. 葡萄球菌属

国家科技资源标识符：CSTR:16698.06.NPRC 1.2.1787
平台资源号：NPRC 1.2.1787
保藏编号：CHPC 1.15634
中文名称：金黄色葡萄球菌
外文名称：*Staphylococcus aureus*
分类学地位：Bacteria; Bacillota; Bacilli; Caryophanales; Staphylococcaceae; *Staphylococcus*
生物危害程度：第三类
分离时间：2021-12-31
分离地址：中国吉林省延边朝鲜族自治州
分离基物：患者痰液
致病名称：食物中毒、化脓性炎症
致病对象：人、动物
来源历史：←中国疾病预防控制中心病原微生物菌（毒）种保藏中心传染病所分中心←中国疾病预防控制中心传染病预防控制所
用　　途：临床检验
联系单位：中国疾病预防控制中心传染病预防控制所
电子邮箱：chpc@icdc.cn

539. 葡萄球菌属

国家科技资源标识符：CSTR:16698.06.NPRC 1.2.1788
平台资源号：NPRC 1.2.1788
保藏编号：CHPC 1.15635
中文名称：金黄色葡萄球菌
外文名称：*Staphylococcus aureus*
分类学地位：Bacteria; Bacillota; Bacilli; Caryophanales; Staphylococcaceae; *Staphylococcus*
生物危害程度：第三类
分离时间：2021-12-31
分离地址：中国吉林省延边朝鲜族自治州
分离基物：患者痰液
致病名称：食物中毒、化脓性炎症
致病对象：人、动物
来源历史：←中国疾病预防控制中心病原微生物菌（毒）种保藏中心传染病所分中心←中国疾病预防控制中心传染病预防控制所
用　　途：临床检验
联系单位：中国疾病预防控制中心传染病预防控制所
电子邮箱：chpc@icdc.cn

540. 葡萄球菌属

国家科技资源标识符：CSTR:16698.06.NPRC 1.2.1789
平台资源号：NPRC 1.2.1789
保藏编号：CHPC 1.15636
中文名称：金黄色葡萄球菌
外文名称：*Staphylococcus aureus*
分类学地位：Bacteria; Bacillota; Bacilli; Caryophanales; Staphylococcaceae; *Staphylococcus*
生物危害程度：第三类
分离时间：2021-12-31
分离地址：中国吉林省延边朝鲜族自治州
分离基物：患者痰液
致病名称：食物中毒、化脓性炎症
致病对象：人、动物
来源历史：←中国疾病预防控制中心病原微生物菌（毒）种保藏中心传染病所分中心←中国疾病预防控制中心传染病预防控制所

用　　途：临床检验
联系单位：中国疾病预防控制中心传染病预防控制所
电子邮箱：chpc@icdc.cn

541. 葡萄球菌属

国家科技资源标识符：CSTR:16698.06.NPRC 1.2.1790
平台资源号：NPRC 1.2.1790
保藏编号：CHPC 1.15637
中文名称：金黄色葡萄球菌
外文名称：*Staphylococcus aureus*
分类学地位：Bacteria; Bacillota; Bacilli; Caryophanales; Staphylococcaceae; *Staphylococcus*
生物危害程度：第三类
分离时间：2020-12-31
分离地址：中国吉林省延边朝鲜族自治州
分离基物：患者分泌物
致病名称：食物中毒、化脓性炎症
致病对象：人、动物
来源历史：←中国疾病预防控制中心病原微生物菌（毒）种保藏中心传染病所分中心←中国疾病预防控制中心传染病预防控制所
用　　途：临床检验
联系单位：中国疾病预防控制中心传染病预防控制所
电子邮箱：chpc@icdc.cn

542. 葡萄球菌属

国家科技资源标识符：CSTR:16698.06.NPRC 1.2.1791
平台资源号：NPRC 1.2.1791
保藏编号：CHPC 1.15638
中文名称：金黄色葡萄球菌
外文名称：*Staphylococcus aureus*
分类学地位：Bacteria; Bacillota; Bacilli; Caryophanales; Staphylococcaceae; *Staphylococcus*
生物危害程度：第三类
分离时间：2020-12-31
分离地址：中国吉林省延边朝鲜族自治州
分离基物：患者分泌物
致病名称：食物中毒、化脓性炎症
致病对象：人、动物
来源历史：←中国疾病预防控制中心病原微生物菌（毒）种保藏中心传染病所分中心←中国疾病预防控制中心传染病预防控制所
用　　途：临床检验
联系单位：中国疾病预防控制中心传染病预防控制所
电子邮箱：chpc@icdc.cn

543. 葡萄球菌属

国家科技资源标识符：CSTR:16698.06.NPRC 1.2.1792
平台资源号：NPRC 1.2.1792
保藏编号：CHPC 1.15639
中文名称：金黄色葡萄球菌
外文名称：*Staphylococcus aureus*
分类学地位：Bacteria; Bacillota; Bacilli; Caryophanales; Staphylococcaceae; *Staphylococcus*
生物危害程度：第三类
分离时间：2020-12-31
分离地址：中国吉林省通化市
分离基物：患者分泌物
致病名称：食物中毒、化脓性炎症
致病对象：人、动物
来源历史：←中国疾病预防控制中心病原微生物菌（毒）种保藏中心传染病所分中心←中国疾病预防控制中心传染病预防控制所
用　　途：临床检验
联系单位：中国疾病预防控制中心传染病预防控制所
电子邮箱：chpc@icdc.cn

544. 葡萄球菌属

国家科技资源标识符: CSTR:16698.06.NPRC 1.2.1793
平台资源号：NPRC 1.2.1793
保藏编号：CHPC 1.15640
中文名称：金黄色葡萄球菌
外文名称：*Staphylococcus aureus*
分类学地位：Bacteria; Bacillota; Bacilli; Caryophanales; Staphylococcaceae; *Staphylococcus*
生物危害程度：第三类
分离时间：2020-12-31
分离地址：中国吉林省通化市
分离基物：患者分泌物
致病名称：食物中毒、化脓性炎症
致病对象：人、动物
来源历史：←中国疾病预防控制中心病原微生物菌（毒）种保藏中心传染病所分中心←中国疾病预防控制中心传染病预防控制所
用　　途：临床检验
联系单位：中国疾病预防控制中心传染病预防控制所
电子邮箱：chpc@icdc.cn

545. 葡萄球菌属

国家科技资源标识符: CSTR:16698.06.NPRC 1.2.1794
平台资源号：NPRC 1.2.1794
保藏编号：CHPC 1.15641
中文名称：金黄色葡萄球菌
外文名称：*Staphylococcus aureus*
分类学地位：Bacteria; Bacillota; Bacilli; Caryophanales; Staphylococcaceae; *Staphylococcus*
生物危害程度：第三类
分离时间：2020-12-31
分离地址：中国吉林省白山市
分离基物：患者痰液
致病名称：食物中毒、化脓性炎症
致病对象：人、动物
来源历史：←中国疾病预防控制中心病原微生物菌（毒）种保藏中心传染病所分中心←中国疾病预防控制中心传染病预防控制所
用　　途：临床检验
联系单位：中国疾病预防控制中心传染病预防控制所
电子邮箱：chpc@icdc.cn

546. 葡萄球菌属

国家科技资源标识符: CSTR:16698.06.NPRC 1.2.1795
平台资源号：NPRC 1.2.1795
保藏编号：CHPC 1.15642
中文名称：金黄色葡萄球菌
外文名称：*Staphylococcus aureus*
分类学地位：Bacteria; Bacillota; Bacilli; Caryophanales; Staphylococcaceae; *Staphylococcus*
生物危害程度：第三类
分离时间：2020-12-31
分离地址：中国吉林省白山市
分离基物：患者痰液
致病名称：食物中毒、化脓性炎症
致病对象：人、动物
来源历史：←中国疾病预防控制中心病原微生物菌（毒）种保藏中心传染病所分中心←中国疾病预防控制中心传染病预防控制所
用　　途：临床检验
联系单位：中国疾病预防控制中心传染病预防控制所
电子邮箱：chpc@icdc.cn

547. 葡萄球菌属

国家科技资源标识符: CSTR:16698.06.NPRC 1.2.1796
平台资源号：NPRC 1.2.1796
保藏编号：CHPC 1.15643

中文名称：金黄色葡萄球菌
外文名称：*Staphylococcus aureus*
分类学地位：Bacteria; Bacillota; Bacilli; Caryophanales; Staphylococcaceae; *Staphylococcus*
生物危害程度：第三类
分离时间：2020-12-31
分离地址：中国吉林省白山市
分离基物：患者痰液
致病名称：食物中毒、化脓性炎症
致病对象：人、动物
来源历史：←中国疾病预防控制中心病原微生物菌（毒）种保藏中心传染病所分中心←中国疾病预防控制中心传染病预防控制所
用　　途：临床检验
联系单位：中国疾病预防控制中心传染病预防控制所
电子邮箱：chpc@icdc.cn

548. 葡萄球菌属

国家科技资源标识符: CSTR:16698.06.NPRC 1.2.1797
平台资源号：NPRC 1.2.1797
保藏编号：CHPC 1.15644
中文名称：金黄色葡萄球菌
外文名称：*Staphylococcus aureus*
分类学地位：Bacteria; Bacillota; Bacilli; Caryophanales; Staphylococcaceae; *Staphylococcus*
生物危害程度：第三类
分离时间：2021-12-31
分离地址：中国吉林省长春市
分离基物：患者痰液
致病名称：食物中毒、化脓性炎症
致病对象：人、动物
来源历史：←中国疾病预防控制中心病原微生物菌（毒）种保藏中心传染病所分中心←中国疾病预防控制中心传染病预防控制所
用　　途：临床检验
联系单位：中国疾病预防控制中心传染病预防控制所
电子邮箱：chpc@icdc.cn

549. 葡萄球菌属

国家科技资源标识符: CSTR:16698.06.NPRC 1.2.1798
平台资源号：NPRC 1.2.1798
保藏编号：CHPC 1.15645
中文名称：金黄色葡萄球菌
外文名称：*Staphylococcus aureus*
分类学地位：Bacteria; Bacillota; Bacilli; Caryophanales; Staphylococcaceae; *Staphylococcus*
生物危害程度：第三类
分离时间：2021-12-31
分离地址：中国吉林省长春市
分离基物：患者痰液
致病名称：食物中毒、化脓性炎症
致病对象：人、动物
来源历史：←中国疾病预防控制中心病原微生物菌（毒）种保藏中心传染病所分中心←中国疾病预防控制中心传染病预防控制所
用　　途：临床检验
联系单位：中国疾病预防控制中心传染病预防控制所
电子邮箱：chpc@icdc.cn

550. 葡萄球菌属

国家科技资源标识符: CSTR:16698.06.NPRC 1.2.1799
平台资源号：NPRC 1.2.1799
保藏编号：CHPC 1.15646
中文名称：金黄色葡萄球菌
外文名称：*Staphylococcus aureus*
分类学地位：Bacteria; Bacillota; Bacilli; Caryophanales; Staphylococcaceae; *Staphylococcus*
生物危害程度：第三类

分离时间：2022-12-31
分离地址：中国辽宁省营口市
分离基物：患者分泌物
致病名称：食物中毒、化脓性炎症
致病对象：人、动物
来源历史：←中国疾病预防控制中心病原微生物菌（毒）种保藏中心传染病所分中心←中国疾病预防控制中心传染病预防控制所
用　　途：临床检验
联系单位：中国疾病预防控制中心传染病预防控制所
电子邮箱：chpc@icdc.cn

551. 葡萄球菌属

国家科技资源标识符: CSTR:16698.06.NPRC 1.2.1800
平台资源号：NPRC 1.2.1800
保藏编号：CHPC 1.15647
中文名称：金黄色葡萄球菌
外文名称：*Staphylococcus aureus*
分类学地位：Bacteria; Bacillota; Bacilli; Caryophanales; Staphylococcaceae; *Staphylococcus*
生物危害程度：第三类
分离时间：2022-12-31
分离地址：中国辽宁省营口市
分离基物：患者分泌物
致病名称：食物中毒、化脓性炎症
致病对象：人、动物
来源历史：←中国疾病预防控制中心病原微生物菌（毒）种保藏中心传染病所分中心←中国疾病预防控制中心传染病预防控制所
用　　途：临床检验
联系单位：中国疾病预防控制中心传染病预防控制所
电子邮箱：chpc@icdc.cn

552. 葡萄球菌属

国家科技资源标识符: CSTR:16698.06.NPRC 1.2.1801
平台资源号：NPRC 1.2.1801
保藏编号：CHPC 1.15648
中文名称：金黄色葡萄球菌
外文名称：*Staphylococcus aureus*
分类学地位：Bacteria; Bacillota; Bacilli; Caryophanales; Staphylococcaceae; *Staphylococcus*
生物危害程度：第三类
分离时间：2022-12-31
分离地址：中国辽宁省营口市
分离基物：患者痰液
致病名称：食物中毒、化脓性炎症
致病对象：人、动物
来源历史：←中国疾病预防控制中心病原微生物菌（毒）种保藏中心传染病所分中心←中国疾病预防控制中心传染病预防控制所
用　　途：临床检验
联系单位：中国疾病预防控制中心传染病预防控制所
电子邮箱：chpc@icdc.cn

553. 葡萄球菌属

国家科技资源标识符: CSTR:16698.06.NPRC 1.2.1802
平台资源号：NPRC 1.2.1802
保藏编号：CHPC 1.15649
中文名称：金黄色葡萄球菌
外文名称：*Staphylococcus aureus*
分类学地位：Bacteria; Bacillota; Bacilli; Caryophanales; Staphylococcaceae; *Staphylococcus*
生物危害程度：第三类
分离时间：2022-12-31
分离地址：中国辽宁省营口市
分离基物：患者痰液
致病名称：食物中毒、化脓性炎症

致病对象：人、动物
来源历史：←中国疾病预防控制中心病原微生物菌（毒）种保藏中心传染病所分中心←中国疾病预防控制中心传染病预防控制所
用　　途：临床检验
联系单位：中国疾病预防控制中心传染病预防控制所
电子邮箱：chpc@icdc.cn

554. 葡萄球菌属

国家科技资源标识符：CSTR:16698.06.NPRC 1.2.1803
平台资源号：NPRC 1.2.1803
保藏编号：CHPC 1.15650
中文名称：金黄色葡萄球菌
外文名称：*Staphylococcus aureus*
分类学地位：Bacteria; Bacillota; Bacilli; Caryophanales; Staphylococcaceae; *Staphylococcus*
生物危害程度：第三类
分离时间：2021-12-31
分离地址：中国辽宁省大连市
分离基物：患者呕吐物
致病名称：食物中毒、化脓性炎症
致病对象：人、动物
来源历史：←中国疾病预防控制中心病原微生物菌（毒）种保藏中心传染病所分中心←中国疾病预防控制中心传染病预防控制所
用　　途：临床检验
联系单位：中国疾病预防控制中心传染病预防控制所
电子邮箱：chpc@icdc.cn

555. 葡萄球菌属

国家科技资源标识符：CSTR:16698.06.NPRC 1.2.1804
平台资源号：NPRC 1.2.1804
保藏编号：CHPC 1.15651
中文名称：金黄色葡萄球菌
外文名称：*Staphylococcus aureus*
分类学地位：Bacteria; Bacillota; Bacilli; Caryophanales; Staphylococcaceae; *Staphylococcus*
生物危害程度：第三类
分离时间：2021-12-31
分离地址：中国辽宁省大连市
分离基物：患者呕吐物
致病名称：食物中毒、化脓性炎症
致病对象：人、动物
来源历史：←中国疾病预防控制中心病原微生物菌（毒）种保藏中心传染病所分中心←中国疾病预防控制中心传染病预防控制所
用　　途：临床检验
联系单位：中国疾病预防控制中心传染病预防控制所
电子邮箱：chpc@icdc.cn

556. 葡萄球菌属

国家科技资源标识符：CSTR:16698.06.NPRC 1.2.1805
平台资源号：NPRC 1.2.1805
保藏编号：CHPC 1.15652
中文名称：金黄色葡萄球菌
外文名称：*Staphylococcus aureus*
分类学地位：Bacteria; Bacillota; Bacilli; Caryophanales; Staphylococcaceae; *Staphylococcus*
生物危害程度：第三类
分离时间：2020-12-31
分离地址：中国上海市浦东新区
分离基物：患者粪便
致病名称：食物中毒、化脓性炎症
致病对象：人、动物
来源历史：←中国疾病预防控制中心病原微生物菌（毒）种保藏中心传染病所分中心←中国疾病预防控制中心传染病预防控制所

用　　途：临床检验
联系单位：中国疾病预防控制中心传染病预防控制所
电子邮箱：chpc@icdc.cn

557. 葡萄球菌属

国家科技资源标识符：CSTR:16698.06.NPRC 1.2.1806
平台资源号：NPRC 1.2.1806
保藏编号：CHPC 1.15653
中文名称：金黄色葡萄球菌
外文名称：*Staphylococcus aureus*
分类学地位：Bacteria; Bacillota; Bacilli; Caryophanales; Staphylococcaceae; *Staphylococcus*
生物危害程度：第三类
分离时间：2020-12-31
分离地址：中国上海市浦东新区
分离基物：患者粪便
致病名称：食物中毒、化脓性炎症
致病对象：人、动物
来源历史：←中国疾病预防控制中心病原微生物菌（毒）种保藏中心传染病所分中心←中国疾病预防控制中心传染病预防控制所
用　　途：临床检验
联系单位：中国疾病预防控制中心传染病预防控制所
电子邮箱：chpc@icdc.cn

558. 葡萄球菌属

国家科技资源标识符：CSTR:16698.06.NPRC 1.2.1807
平台资源号：NPRC 1.2.1807
保藏编号：CHPC 1.15654
中文名称：金黄色葡萄球菌
外文名称：*Staphylococcus aureus*
分类学地位：Bacteria; Bacillota; Bacilli; Caryophanales; Staphylococcaceae; *Staphylococcus*
生物危害程度：第三类
分离时间：2020-12-31
分离地址：中国上海市浦东新区
分离基物：患者粪便
致病名称：食物中毒、化脓性炎症
致病对象：人、动物
来源历史：←中国疾病预防控制中心病原微生物菌（毒）种保藏中心传染病所分中心←中国疾病预防控制中心传染病预防控制所
用　　途：临床检验
联系单位：中国疾病预防控制中心传染病预防控制所
电子邮箱：chpc@icdc.cn

559. 葡萄球菌属

国家科技资源标识符：CSTR:16698.06.NPRC 1.2.1808
平台资源号：NPRC 1.2.1808
保藏编号：CHPC 1.15655
中文名称：金黄色葡萄球菌
外文名称：*Staphylococcus aureus*
分类学地位：Bacteria; Bacillota; Bacilli; Caryophanales; Staphylococcaceae; *Staphylococcus*
生物危害程度：第三类
分离时间：2020-12-31
分离地址：中国上海市浦东新区
分离基物：患者粪便
致病名称：食物中毒、化脓性炎症
致病对象：人、动物
来源历史：←中国疾病预防控制中心病原微生物菌（毒）种保藏中心传染病所分中心←中国疾病预防控制中心传染病预防控制所
用　　途：临床检验
联系单位：中国疾病预防控制中心传染病预防控制所
电子邮箱：chpc@icdc.cn

560. 葡萄球菌属

国家科技资源标识符: CSTR:16698.06.NPRC 1.2.1809
平台资源号：NPRC 1.2.1809
保藏编号：CHPC 1.15656
中文名称：金黄色葡萄球菌
外文名称：*Staphylococcus aureus*
分类学地位：Bacteria; Bacillota; Bacilli; Caryophanales; Staphylococcaceae; *Staphylococcus*
生物危害程度：第三类
分离时间：2020-12-31
分离地址：中国上海市浦东新区
分离基物：患者粪便
致病名称：食物中毒、化脓性炎症
致病对象：人、动物
来源历史：←中国疾病预防控制中心病原微生物菌（毒）种保藏中心传染病所分中心←中国疾病预防控制中心传染病预防控制所
用　　途：临床检验
联系单位：中国疾病预防控制中心传染病预防控制所
电子邮箱：chpc@icdc.cn

561. 葡萄球菌属

国家科技资源标识符: CSTR:16698.06.NPRC 1.2.1810
平台资源号：NPRC 1.2.1810
保藏编号：CHPC 1.15657
中文名称：金黄色葡萄球菌
外文名称：*Staphylococcus aureus*
分类学地位：Bacteria; Bacillota; Bacilli; Caryophanales; Staphylococcaceae; *Staphylococcus*
生物危害程度：第三类
分离时间：2020-12-31
分离地址：中国上海市浦东新区
分离基物：患者粪便
致病名称：食物中毒、化脓性炎症
致病对象：人、动物
来源历史：←中国疾病预防控制中心病原微生物菌（毒）种保藏中心传染病所分中心←中国疾病预防控制中心传染病预防控制所
用　　途：临床检验
联系单位：中国疾病预防控制中心传染病预防控制所
电子邮箱：chpc@icdc.cn

562. 葡萄球菌属

国家科技资源标识符: CSTR:16698.06.NPRC 1.2.1811
平台资源号：NPRC 1.2.1811
保藏编号：CHPC 1.15658
中文名称：金黄色葡萄球菌
外文名称：*Staphylococcus aureus*
分类学地位：Bacteria; Bacillota; Bacilli; Caryophanales; Staphylococcaceae; *Staphylococcus*
生物危害程度：第三类
分离时间：2020-12-31
分离地址：中国上海市浦东新区
分离基物：患者粪便
致病名称：食物中毒、化脓性炎症
致病对象：人、动物
来源历史：←中国疾病预防控制中心病原微生物菌（毒）种保藏中心传染病所分中心←中国疾病预防控制中心传染病预防控制所
用　　途：临床检验
联系单位：中国疾病预防控制中心传染病预防控制所
电子邮箱：chpc@icdc.cn

563. 葡萄球菌属

国家科技资源标识符: CSTR:16698.06.NPRC 1.2.1812
平台资源号：NPRC 1.2.1812
保藏编号：CHPC 1.15659

中文名称：金黄色葡萄球菌
外文名称：*Staphylococcus aureus*
分类学地位：Bacteria; Bacillota; Bacilli; Caryophanales; Staphylococcaceae; *Staphylococcus*
生物危害程度：第三类
分离时间：2020-12-31
分离地址：中国上海市浦东新区
分离基物：患者粪便
致病名称：食物中毒、化脓性炎症
致病对象：人、动物
来源历史：←中国疾病预防控制中心病原微生物菌（毒）种保藏中心传染病所分中心←中国疾病预防控制中心传染病预防控制所
用　　途：临床检验
联系单位：中国疾病预防控制中心传染病预防控制所
电子邮箱：chpc@icdc.cn

564. 葡萄球菌属

国家科技资源标识符: CSTR:16698.06.NPRC 1.2.1813
平台资源号：NPRC 1.2.1813
保藏编号：CHPC 1.15660
中文名称：金黄色葡萄球菌
外文名称：*Staphylococcus aureus*
分类学地位：Bacteria; Bacillota; Bacilli; Caryophanales; Staphylococcaceae; *Staphylococcus*
生物危害程度：第三类
分离时间：2020-12-31
分离地址：中国上海市浦东新区
分离基物：患者粪便
致病名称：食物中毒、化脓性炎症
致病对象：人、动物
来源历史：←中国疾病预防控制中心病原微生物菌（毒）种保藏中心传染病所分中心←中国疾病预防控制中心传染病预防控制所
用　　途：临床检验
联系单位：中国疾病预防控制中心传染病预防控制所
电子邮箱：chpc@icdc.cn

565. 葡萄球菌属

国家科技资源标识符: CSTR:16698.06.NPRC 1.2.1814
平台资源号：NPRC 1.2.1814
保藏编号：CHPC 1.15661
中文名称：金黄色葡萄球菌
外文名称：*Staphylococcus aureus*
分类学地位：Bacteria; Bacillota; Bacilli; Caryophanales; Staphylococcaceae; *Staphylococcus*
生物危害程度：第三类
分离时间：2020-12-31
分离地址：中国上海市长宁区
分离基物：患者肛拭子
致病名称：食物中毒、化脓性炎症
致病对象：人、动物
来源历史：←中国疾病预防控制中心病原微生物菌（毒）种保藏中心传染病所分中心←中国疾病预防控制中心传染病预防控制所
用　　途：临床检验
联系单位：中国疾病预防控制中心传染病预防控制所
电子邮箱：chpc@icdc.cn

566. 葡萄球菌属

国家科技资源标识符: CSTR:16698.06.NPRC 1.2.1815
平台资源号：NPRC 1.2.1815
保藏编号：CHPC 1.15662
中文名称：金黄色葡萄球菌
外文名称：*Staphylococcus aureus*
分类学地位：Bacteria; Bacillota; Bacilli; Caryophanales; Staphylococcaceae; *Staphylococcus*
生物危害程度：第三类

分离时间：2020-12-31
分离地址：中国上海市长宁区
分离基物：患者肛拭子
致病名称：食物中毒、化脓性炎症
致病对象：人、动物
来源历史：←中国疾病预防控制中心病原微生物菌（毒）种保藏中心传染病所分中心←中国疾病预防控制中心传染病预防控制所
用　　途：临床检验
联系单位：中国疾病预防控制中心传染病预防控制所
电子邮箱：chpc@icdc.cn

567. 葡萄球菌属

国家科技资源标识符: CSTR:16698.06.NPRC 1.2.1816
平台资源号：NPRC 1.2.1816
保藏编号：CHPC 1.15663
中文名称：金黄色葡萄球菌
外文名称：*Staphylococcus aureus*
分类学地位：Bacteria; Bacillota; Bacilli; Caryophanales; Staphylococcaceae; *Staphylococcus*
生物危害程度：第三类
分离时间：2020-12-31
分离地址：中国上海市长宁区
分离基物：患者肛拭子
致病名称：食物中毒、化脓性炎症
致病对象：人、动物
来源历史：←中国疾病预防控制中心病原微生物菌（毒）种保藏中心传染病所分中心←中国疾病预防控制中心传染病预防控制所
用　　途：临床检验
联系单位：中国疾病预防控制中心传染病预防控制所
电子邮箱：chpc@icdc.cn

568. 葡萄球菌属

国家科技资源标识符: CSTR:16698.06.NPRC 1.2.1817
平台资源号：NPRC 1.2.1817
保藏编号：CHPC 1.15664
中文名称：金黄色葡萄球菌
外文名称：*Staphylococcus aureus*
分类学地位：Bacteria; Bacillota; Bacilli; Caryophanales; Staphylococcaceae; *Staphylococcus*
生物危害程度：第三类
分离时间：2020-12-31
分离地址：中国上海市长宁区
分离基物：患者肛拭子
致病名称：食物中毒、化脓性炎症
致病对象：人、动物
来源历史：←中国疾病预防控制中心病原微生物菌（毒）种保藏中心传染病所分中心←中国疾病预防控制中心传染病预防控制所
用　　途：临床检验
联系单位：中国疾病预防控制中心传染病预防控制所
电子邮箱：chpc@icdc.cn

569. 葡萄球菌属

国家科技资源标识符: CSTR:16698.06.NPRC 1.2.1818
平台资源号：NPRC 1.2.1818
保藏编号：CHPC 1.15665
中文名称：金黄色葡萄球菌
外文名称：*Staphylococcus aureus*
分类学地位：Bacteria; Bacillota; Bacilli; Caryophanales; Staphylococcaceae; *Staphylococcus*
生物危害程度：第三类
分离时间：2021-12-31
分离地址：中国湖北省十堰市
分离基物：患者分泌物
致病名称：食物中毒、化脓性炎症

致病对象：人、动物
来源历史：←中国疾病预防控制中心病原微生物菌（毒）种保藏中心传染病所分中心←中国疾病预防控制中心传染病预防控制所
用　　途：临床检验
联系单位：中国疾病预防控制中心传染病预防控制所
电子邮箱：chpc@icdc.cn

570. 葡球菌属

国家科技资源标识符: CSTR:16698.06.NPRC 1.2.1819
平台资源号：NPRC 1.2.1819
保藏编号：CHPC 1.15666
中文名称：金黄色葡萄球菌
外文名称：*Staphylococcus aureus*
分类学地位：Bacteria; Bacillota; Bacilli; Caryophanales; Staphylococcaceae; *Staphylococcus*
生物危害程度：第三类
分离时间：2021-12-31
分离地址：中国湖北省十堰市
分离基物：患者分泌物
致病名称：食物中毒、化脓性炎症
致病对象：人、动物
来源历史：←中国疾病预防控制中心病原微生物菌（毒）种保藏中心传染病所分中心←中国疾病预防控制中心传染病预防控制所
用　　途：临床检验
联系单位：中国疾病预防控制中心传染病预防控制所
电子邮箱：chpc@icdc.cn

571. 葡萄球菌属

国家科技资源标识符: CSTR:16698.06.NPRC 1.2.1820
平台资源号：NPRC 1.2.1820
保藏编号：CHPC 1.15667
中文名称：金黄色葡萄球菌
外文名称：*Staphylococcus aureus*
分类学地位：Bacteria; Bacillota; Bacilli; Caryophanales; Staphylococcaceae; *Staphylococcus*
生物危害程度：第三类
分离时间：2021-12-31
分离地址：中国湖北省随州市
分离基物：患者分泌物
致病名称：食物中毒、化脓性炎症
致病对象：人、动物
来源历史：←中国疾病预防控制中心病原微生物菌（毒）种保藏中心传染病所分中心←中国疾病预防控制中心传染病预防控制所
用　　途：临床检验
联系单位：中国疾病预防控制中心传染病预防控制所
电子邮箱：chpc@icdc.cn

572. 葡萄球菌属

国家科技资源标识符: CSTR:16698.06.NPRC 1.2.1821
平台资源号：NPRC 1.2.1821
保藏编号：CHPC 1.15668
中文名称：金黄色葡萄球菌
外文名称：*Staphylococcus aureus*
分类学地位：Bacteria; Bacillota; Bacilli; Caryophanales; Staphylococcaceae; *Staphylococcus*
生物危害程度：第三类
分离时间：2021-12-31
分离地址：中国湖北省随州市
分离基物：患者分泌物
致病名称：食物中毒、化脓性炎症
致病对象：人、动物
来源历史：←中国疾病预防控制中心病原微生物菌（毒）种保藏中心传染病所分中心←中国疾病预防控制中心传染病预防控制所

用　　途：临床检验
联系单位：中国疾病预防控制中心传染病预防控制所
电子邮箱：chpc@icdc.cn

573. 葡萄球菌属

国家科技资源标识符: CSTR:16698.06.NPRC 1.2.1822
平台资源号：NPRC 1.2.1822
保藏编号：CHPC 1.15669
中文名称：金黄色葡萄球菌
外文名称：*Staphylococcus aureus*
分类学地位：Bacteria; Bacillota; Bacilli; Caryophanales; Staphylococcaceae; *Staphylococcus*
生物危害程度：第三类
分离时间：2021-12-31
分离地址：中国湖北省随州市
分离基物：患者分泌物
致病名称：食物中毒、化脓性炎症
致病对象：人、动物
来源历史：←中国疾病预防控制中心病原微生物菌（毒）种保藏中心传染病所分中心←中国疾病预防控制中心传染病预防控制所
用　　途：临床检验
联系单位：中国疾病预防控制中心传染病预防控制所
电子邮箱：chpc@icdc.cn

574. 葡萄球菌属

国家科技资源标识符: CSTR:16698.06.NPRC 1.2.1823
平台资源号：NPRC 1.2.1823
保藏编号：CHPC 1.15670
中文名称：金黄色葡萄球菌
外文名称：*Staphylococcus aureus*
分类学地位：Bacteria; Bacillota; Bacilli; Caryophanales; Staphylococcaceae; *Staphylococcus*
生物危害程度：第三类
分离时间：2021-12-31
分离地址：中国湖北省随州市
分离基物：患者分泌物
致病名称：食物中毒、化脓性炎症
致病对象：人、动物
来源历史：←中国疾病预防控制中心病原微生物菌（毒）种保藏中心传染病所分中心←中国疾病预防控制中心传染病预防控制所
用　　途：临床检验
联系单位：中国疾病预防控制中心传染病预防控制所
电子邮箱：chpc@icdc.cn

575. 葡萄球菌属

国家科技资源标识符: CSTR:16698.06.NPRC 1.2.1824
平台资源号：NPRC 1.2.1824
保藏编号：CHPC 1.15671
中文名称：金黄色葡萄球菌
外文名称：*Staphylococcus aureus*
分类学地位：Bacteria; Bacillota; Bacilli; Caryophanales; Staphylococcaceae; *Staphylococcus*
生物危害程度：第三类
分离时间：2020-12-31
分离地址：中国广东省湛江市
分离基物：患者呕吐物
致病名称：食物中毒、化脓性炎症
致病对象：人、动物
来源历史：←中国疾病预防控制中心病原微生物菌（毒）种保藏中心传染病所分中心←中国疾病预防控制中心传染病预防控制所
用　　途：临床检验
联系单位：中国疾病预防控制中心传染病预防控制所
电子邮箱：chpc@icdc.cn

576. 葡萄球菌属

国家科技资源标识符: CSTR:16698.06.NPRC 1.2.1825
平台资源号：NPRC 1.2.1825
保藏编号：CHPC 1.15672
中文名称：金黄色葡萄球菌
外文名称：*Staphylococcus aureus*
分类学地位：Bacteria; Bacillota; Bacilli; Caryophanales; Staphylococcaceae; *Staphylococcus*
生物危害程度：第三类
分离时间：2020-12-31
分离地址：中国广东省湛江市
分离基物：患者呕吐物
致病名称：食物中毒、化脓性炎症
致病对象：人、动物
来源历史：←中国疾病预防控制中心病原微生物菌（毒）种保藏中心传染病所分中心←中国疾病预防控制中心传染病预防控制所
用　　途：临床检验
联系单位：中国疾病预防控制中心传染病预防控制所
电子邮箱：chpc@icdc.cn

577. 葡萄球菌属

国家科技资源标识符: CSTR:16698.06.NPRC 1.2.1826
平台资源号：NPRC 1.2.1826
保藏编号：CHPC 1.15673
中文名称：金黄色葡萄球菌
外文名称：*Staphylococcus aureus*
分类学地位：Bacteria; Bacillota; Bacilli; Caryophanales; Staphylococcaceae; *Staphylococcus*
生物危害程度：第三类
分离时间：2020-12-31
分离地址：中国广东省湛江市
分离基物：患者呕吐物
致病名称：食物中毒、化脓性炎症
致病对象：人、动物
来源历史：←中国疾病预防控制中心病原微生物菌（毒）种保藏中心传染病所分中心←中国疾病预防控制中心传染病预防控制所
用　　途：临床检验
联系单位：中国疾病预防控制中心传染病预防控制所
电子邮箱：chpc@icdc.cn

578. 葡萄球菌属

国家科技资源标识符: CSTR:16698.06.NPRC 1.2.1827
平台资源号：NPRC 1.2.1827
保藏编号：CHPC 1.15674
中文名称：金黄色葡萄球菌
外文名称：*Staphylococcus aureus*
分类学地位：Bacteria; Bacillota; Bacilli; Caryophanales; Staphylococcaceae; *Staphylococcus*
生物危害程度：第三类
分离时间：2020-12-31
分离地址：中国广东省湛江市
分离基物：患者呕吐物
致病名称：食物中毒、化脓性炎症
致病对象：人、动物
来源历史：←中国疾病预防控制中心病原微生物菌（毒）种保藏中心传染病所分中心←中国疾病预防控制中心传染病预防控制所
用　　途：临床检验
联系单位：中国疾病预防控制中心传染病预防控制所
电子邮箱：chpc@icdc.cn

579. 葡萄球菌属

国家科技资源标识符: CSTR:16698.06.NPRC 1.2.1828
平台资源号：NPRC 1.2.1828
保藏编号：CHPC 1.15675

592. 葡萄球菌属

国家科技资源标识符: CSTR:16698.06.NPRC 1.2.1841
平台资源号：NPRC 1.2.1841
保藏编号：CHPC 1.15688
中文名称：金黄色葡萄球菌
外文名称：*Staphylococcus aureus*
分类学地位：Bacteria; Bacillota; Bacilli; Caryophanales; Staphylococcaceae; *Staphylococcus*
生物危害程度：第三类
分离时间：2020-12-31
分离地址：中国广东省湛江市
分离基物：食物（熟食制品）
致病名称：食物中毒、化脓性炎症
致病对象：人、动物
来源历史：←中国疾病预防控制中心病原微生物菌（毒）种保藏中心传染病所分中心←中国疾病预防控制中心传染病预防控制所
用　　途：临床检验
联系单位：中国疾病预防控制中心传染病预防控制所
电子邮箱：chpc@icdc.cn

593. 葡萄球菌属

国家科技资源标识符: CSTR:16698.06.NPRC 1.2.1842
平台资源号：NPRC 1.2.1842
保藏编号：CHPC 1.15689
中文名称：金黄色葡萄球菌
外文名称：*Staphylococcus aureus*
分类学地位：Bacteria; Bacillota; Bacilli; Caryophanales; Staphylococcaceae; *Staphylococcus*
生物危害程度：第三类
分离时间：2020-12-31
分离地址：中国广东省湛江市
分离基物：食物（熟食制品）
致病名称：食物中毒、化脓性炎症
致病对象：人、动物
来源历史：←中国疾病预防控制中心病原微生物菌（毒）种保藏中心传染病所分中心←中国疾病预防控制中心传染病预防控制所
用　　途：临床检验
联系单位：中国疾病预防控制中心传染病预防控制所
电子邮箱：chpc@icdc.cn

594. 葡萄球菌属

国家科技资源标识符: CSTR:16698.06.NPRC 1.2.1843
平台资源号：NPRC 1.2.1843
保藏编号：CHPC 1.15690
中文名称：金黄色葡萄球菌
外文名称：*Staphylococcus aureus*
分类学地位：Bacteria; Bacillota; Bacilli; Caryophanales; Staphylococcaceae; *Staphylococcus*
生物危害程度：第三类
分离时间：2020-12-31
分离地址：中国广东省湛江市
分离基物：患者肛拭子
致病名称：食物中毒、化脓性炎症
致病对象：人、动物
来源历史：←中国疾病预防控制中心病原微生物菌（毒）种保藏中心传染病所分中心←中国疾病预防控制中心传染病预防控制所
用　　途：临床检验
联系单位：中国疾病预防控制中心传染病预防控制所
电子邮箱：chpc@icdc.cn

595. 葡萄球菌属

国家科技资源标识符: CSTR:16698.06.NPRC 1.2.1844
平台资源号：NPRC 1.2.1844
保藏编号：CHPC 1.15691

中文名称：金黄色葡萄球菌
外文名称：*Staphylococcus aureus*
分类学地位：Bacteria; Bacillota; Bacilli; Caryophanales; Staphylococcaceae; *Staphylococcus*
生物危害程度：第三类
分离时间：2020-12-31
分离地址：中国广东省湛江市
分离基物：患者肛拭子
致病名称：食物中毒、化脓性炎症
致病对象：人、动物
来源历史：←中国疾病预防控制中心病原微生物菌（毒）种保藏中心传染病所分中心←中国疾病预防控制中心传染病预防控制所
用　　途：临床检验
联系单位：中国疾病预防控制中心传染病预防控制所
电子邮箱：chpc@icdc.cn

596. 葡萄球菌属

国家科技资源标识符：CSTR:16698.06.NPRC 1.2.1845
平台资源号：NPRC 1.2.1845
保藏编号：CHPC 1.15692
中文名称：金黄色葡萄球菌
外文名称：*Staphylococcus aureus*
分类学地位：Bacteria; Bacillota; Bacilli; Caryophanales; Staphylococcaceae; *Staphylococcus*
生物危害程度：第三类
分离时间：2020-12-31
分离地址：中国广东省湛江市
分离基物：患者呕吐物
致病名称：食物中毒、化脓性炎症
致病对象：人、动物
来源历史：←中国疾病预防控制中心病原微生物菌（毒）种保藏中心传染病所分中心←中国疾病预防控制中心传染病预防控制所
用　　途：临床检验
联系单位：中国疾病预防控制中心传染病预防控制所
电子邮箱：chpc@icdc.cn

597. 葡萄球菌属

国家科技资源标识符：CSTR:16698.06.NPRC 1.2.1846
平台资源号：NPRC 1.2.1846
保藏编号：CHPC 1.15693
中文名称：金黄色葡萄球菌
外文名称：*Staphylococcus aureus*
分类学地位：Bacteria; Bacillota; Bacilli; Caryophanales; Staphylococcaceae; *Staphylococcus*
生物危害程度：第三类
分离时间：2020-12-31
分离地址：中国广东省湛江市
分离基物：患者呕吐物
致病名称：食物中毒、化脓性炎症
致病对象：人、动物
来源历史：←中国疾病预防控制中心病原微生物菌（毒）种保藏中心传染病所分中心←中国疾病预防控制中心传染病预防控制所
用　　途：临床检验
联系单位：中国疾病预防控制中心传染病预防控制所
电子邮箱：chpc@icdc.cn

598. 葡萄球菌属

国家科技资源标识符：CSTR:16698.06.NPRC 1.2.1847
平台资源号：NPRC 1.2.1847
保藏编号：CHPC 1.15694
中文名称：金黄色葡萄球菌
外文名称：*Staphylococcus aureus*
分类学地位：Bacteria; Bacillota; Bacilli; Caryophanales; Staphylococcaceae; *Staphylococcus*
生物危害程度：第三类

分离时间：2020-12-31
分离地址：中国广东省湛江市
分离基物：食物（熟食制品）
致病名称：食物中毒、化脓性炎症
致病对象：人、动物
来源历史：←中国疾病预防控制中心病原微生物菌（毒）种保藏中心传染病所分中心←中国疾病预防控制中心传染病预防控制所
用　　途：临床检验
联系单位：中国疾病预防控制中心传染病预防控制所
电子邮箱：chpc@icdc.cn

599. 葡萄球菌属

国家科技资源标识符：CSTR:16698.06.NPRC 1.2.1848
平台资源号：NPRC 1.2.1848
保藏编号：CHPC 1.15695
中文名称：金黄色葡萄球菌
外文名称：*Staphylococcus aureus*
分类学地位：Bacteria; Bacillota; Bacilli; Caryophanales; Staphylococcaceae; *Staphylococcus*
生物危害程度：第三类
分离时间：2020-12-31
分离地址：中国广东省湛江市
分离基物：患者肛拭子
致病名称：食物中毒、化脓性炎症
致病对象：人、动物
来源历史：←中国疾病预防控制中心病原微生物菌（毒）种保藏中心传染病所分中心←中国疾病预防控制中心传染病预防控制所
用　　途：临床检验
联系单位：中国疾病预防控制中心传染病预防控制所
电子邮箱：chpc@icdc.cn

600. 葡萄球菌属

国家科技资源标识符：CSTR:16698.06.NPRC 1.2.1849
平台资源号：NPRC 1.2.1849
保藏编号：CHPC 1.15696
中文名称：金黄色葡萄球菌
外文名称：*Staphylococcus aureus*
分类学地位：Bacteria; Bacillota; Bacilli; Caryophanales; Staphylococcaceae; *Staphylococcus*
生物危害程度：第三类
分离时间：2020-12-31
分离地址：中国广东省湛江市
分离基物：患者肛拭子
致病名称：食物中毒、化脓性炎症
致病对象：人、动物
来源历史：←中国疾病预防控制中心病原微生物菌（毒）种保藏中心传染病所分中心←中国疾病预防控制中心传染病预防控制所
用　　途：临床检验
联系单位：中国疾病预防控制中心传染病预防控制所
电子邮箱：chpc@icdc.cn

601. 葡萄球菌属

国家科技资源标识符：CSTR:16698.06.NPRC 1.2.1850
平台资源号：NPRC 1.2.1850
保藏编号：CHPC 1.15697
中文名称：金黄色葡萄球菌
外文名称：*Staphylococcus aureus*
分类学地位：Bacteria; Bacillota; Bacilli; Caryophanales; Staphylococcaceae; *Staphylococcus*
生物危害程度：第三类
分离时间：2020-12-31
分离地址：中国广东省湛江市
分离基物：患者肛拭子
致病名称：食物中毒、化脓性炎症

致病对象：人、动物
来源历史：←中国疾病预防控制中心病原微生物菌（毒）种保藏中心传染病所分中心←中国疾病预防控制中心传染病预防控制所
用　　途：临床检验
联系单位：中国疾病预防控制中心传染病预防控制所
电子邮箱：chpc@icdc.cn

602. 葡萄球菌属

国家科技资源标识符：CSTR:16698.06.NPRC 1.2.1851
平台资源号：NPRC 1.2.1851
保藏编号：CHPC 1.15698
中文名称：金黄色葡萄球菌
外文名称：*Staphylococcus aureus*
分类学地位：Bacteria; Bacillota; Bacilli; Caryophanales; Staphylococcaceae; *Staphylococcus*
生物危害程度：第三类
分离时间：2020-12-31
分离地址：中国广东省湛江市
分离基物：患者肛拭子
致病名称：食物中毒、化脓性炎症
致病对象：人、动物
来源历史：←中国疾病预防控制中心病原微生物菌（毒）种保藏中心传染病所分中心←中国疾病预防控制中心传染病预防控制所
用　　途：临床检验
联系单位：中国疾病预防控制中心传染病预防控制所
电子邮箱：chpc@icdc.cn

603. 葡萄球菌属

国家科技资源标识符：CSTR:16698.06.NPRC 1.2.1852
平台资源号：NPRC 1.2.1852
保藏编号：CHPC 1.15699
中文名称：金黄色葡萄球菌
外文名称：*Staphylococcus aureus*
分类学地位：Bacteria; Bacillota; Bacilli; Caryophanales; Staphylococcaceae; *Staphylococcus*
生物危害程度：第三类
分离时间：2020-12-31
分离地址：中国广东省湛江市
分离基物：患者呕吐物
致病名称：食物中毒、化脓性炎症
致病对象：人、动物
来源历史：←中国疾病预防控制中心病原微生物菌（毒）种保藏中心传染病所分中心←中国疾病预防控制中心传染病预防控制所
用　　途：临床检验
联系单位：中国疾病预防控制中心传染病预防控制所
电子邮箱：chpc@icdc.cn

604. 葡萄球菌属

国家科技资源标识符：CSTR:16698.06.NPRC 1.2.1853
平台资源号：NPRC 1.2.1853
保藏编号：CHPC 1.15700
中文名称：金黄色葡萄球菌
外文名称：*Staphylococcus aureus*
分类学地位：Bacteria; Bacillota; Bacilli; Caryophanales; Staphylococcaceae; *Staphylococcus*
生物危害程度：第三类
分离时间：2020-12-31
分离地址：中国广东省湛江市
分离基物：患者呕吐物
致病名称：食物中毒、化脓性炎症
致病对象：人、动物
来源历史：←中国疾病预防控制中心病原微生物菌（毒）种保藏中心传染病所分中心←中国疾病预防控制中心传染病预防控制所

用　　途：临床检验
联系单位：中国疾病预防控制中心传染病预防控制所
电子邮箱：chpc@icdc.cn

605. 葡萄球菌属

国家科技资源标识符：CSTR:16698.06.NPRC 1.2.1854
平台资源号：NPRC 1.2.1854
保藏编号：CHPC 1.15701
中文名称：金黄色葡萄球菌
外文名称：*Staphylococcus aureus*
分类学地位：Bacteria; Bacillota; Bacilli; Caryophanales; Staphylococcaceae; *Staphylococcus*
生物危害程度：第三类
分离时间：2020-12-31
分离地址：中国广东省韶关市
分离基物：厨具
致病名称：食物中毒、化脓性炎症
致病对象：人、动物
来源历史：←中国疾病预防控制中心病原微生物菌（毒）种保藏中心传染病所分中心←中国疾病预防控制中心传染病预防控制所
用　　途：临床检验
联系单位：中国疾病预防控制中心传染病预防控制所
电子邮箱：chpc@icdc.cn

606. 葡萄球菌属

国家科技资源标识符：CSTR:16698.06.NPRC 1.2.1855
平台资源号：NPRC 1.2.1855
保藏编号：CHPC 1.15702
中文名称：金黄色葡萄球菌
外文名称：*Staphylococcus aureus*
分类学地位：Bacteria; Bacillota; Bacilli; Caryophanales; Staphylococcaceae; *Staphylococcus*
生物危害程度：第三类
分离时间：2020-12-31
分离地址：中国广东省韶关市
分离基物：患者肛拭子
致病名称：食物中毒、化脓性炎症
致病对象：人、动物
来源历史：←中国疾病预防控制中心病原微生物菌（毒）种保藏中心传染病所分中心←中国疾病预防控制中心传染病预防控制所
用　　途：临床检验
联系单位：中国疾病预防控制中心传染病预防控制所
电子邮箱：chpc@icdc.cn

607. 葡萄球菌属

国家科技资源标识符：CSTR:16698.06.NPRC 1.2.1856
平台资源号：NPRC 1.2.1856
保藏编号：CHPC 1.15703
中文名称：金黄色葡萄球菌
外文名称：*Staphylococcus aureus*
分类学地位：Bacteria; Bacillota; Bacilli; Caryophanales; Staphylococcaceae; *Staphylococcus*
生物危害程度：第三类
分离时间：2020-12-31
分离地址：中国广东省韶关市
分离基物：患者肛拭子
致病名称：食物中毒、化脓性炎症
致病对象：人、动物
来源历史：←中国疾病预防控制中心病原微生物菌（毒）种保藏中心传染病所分中心←中国疾病预防控制中心传染病预防控制所
用　　途：临床检验
联系单位：中国疾病预防控制中心传染病预防控制所
电子邮箱：chpc@icdc.cn

608. 葡萄球菌属

国家科技资源标识符: CSTR:16698.06.NPRC 1.2.1857
平台资源号：NPRC 1.2.1857
保藏编号：CHPC 1.15704
中文名称：金黄色葡萄球菌
外文名称：*Staphylococcus aureus*
分类学地位：Bacteria; Bacillota; Bacilli; Caryophanales; Staphylococcaceae; *Staphylococcus*
生物危害程度：第三类
分离时间：2020-12-31
分离地址：中国广东省韶关市
分离基物：患者肛拭子
致病名称：食物中毒、化脓性炎症
致病对象：人、动物
来源历史：←中国疾病预防控制中心病原微生物菌（毒）种保藏中心传染病所分中心←中国疾病预防控制中心传染病预防控制所
用　　途：临床检验
联系单位：中国疾病预防控制中心传染病预防控制所
电子邮箱：chpc@icdc.cn

609. 葡萄球菌属

国家科技资源标识符: CSTR:16698.06.NPRC 1.2.1858
平台资源号：NPRC 1.2.1858
保藏编号：CHPC 1.15705
中文名称：金黄色葡萄球菌
外文名称：*Staphylococcus aureus*
分类学地位：Bacteria; Bacillota; Bacilli; Caryophanales; Staphylococcaceae; *Staphylococcus*
生物危害程度：第三类
分离时间：2020-12-31
分离地址：中国广东省韶关市
分离基物：患者肛拭子
致病名称：食物中毒、化脓性炎症
致病对象：人、动物
来源历史：←中国疾病预防控制中心病原微生物菌（毒）种保藏中心传染病所分中心←中国疾病预防控制中心传染病预防控制所
用　　途：临床检验
联系单位：中国疾病预防控制中心传染病预防控制所
电子邮箱：chpc@icdc.cn

610. 葡萄球菌属

国家科技资源标识符: CSTR:16698.06.NPRC 1.2.1859
平台资源号：NPRC 1.2.1859
保藏编号：CHPC 1.15706
中文名称：金黄色葡萄球菌
外文名称：*Staphylococcus aureus*
分类学地位：Bacteria; Bacillota; Bacilli; Caryophanales; Staphylococcaceae; *Staphylococcus*
生物危害程度：第三类
分离时间：2020-12-31
分离地址：中国广东省韶关市
分离基物：患者肛拭子
致病名称：食物中毒、化脓性炎症
致病对象：人、动物
来源历史：←中国疾病预防控制中心病原微生物菌（毒）种保藏中心传染病所分中心←中国疾病预防控制中心传染病预防控制所
用　　途：临床检验
联系单位：中国疾病预防控制中心传染病预防控制所
电子邮箱：chpc@icdc.cn

611. 葡萄球菌属

国家科技资源标识符: CSTR:16698.06.NPRC 1.2.1860
平台资源号：NPRC 1.2.1860
保藏编号：CHPC 1.15707

中文名称：金黄色葡萄球菌
外文名称：*Staphylococcus aureus*
分类学地位：Bacteria; Bacillota; Bacilli; Caryophanales; Staphylococcaceae; *Staphylococcus*
生物危害程度：第三类
分离时间：2020-12-31
分离地址：中国广东省珠海市
分离基物：厨具拭子
致病名称：食物中毒、化脓性炎症
致病对象：人、动物
来源历史：←中国疾病预防控制中心病原微生物菌（毒）种保藏中心传染病所分中心←中国疾病预防控制中心传染病预防控制所
用　　途：临床检验
联系单位：中国疾病预防控制中心传染病预防控制所
电子邮箱：chpc@icdc.cn

612. 葡萄球菌属

国家科技资源标识符: CSTR:16698.06.NPRC 1.2.1861
平台资源号：NPRC 1.2.1861
保藏编号：CHPC 1.15708
中文名称：金黄色葡萄球菌
外文名称：*Staphylococcus aureus*
分类学地位：Bacteria; Bacillota; Bacilli; Caryophanales; Staphylococcaceae; *Staphylococcus*
生物危害程度：第三类
分离时间：2020-12-31
分离地址：中国广东省珠海市
分离基物：厨具拭子
致病名称：食物中毒、化脓性炎症
致病对象：人、动物
来源历史：←中国疾病预防控制中心病原微生物菌（毒）种保藏中心传染病所分中心←中国疾病预防控制中心传染病预防控制所
用　　途：临床检验
联系单位：中国疾病预防控制中心传染病预防控制所
电子邮箱：chpc@icdc.cn

613. 葡萄球菌属

国家科技资源标识符: CSTR:16698.06.NPRC 1.2.1862
平台资源号：NPRC 1.2.1862
保藏编号：CHPC 1.15709
中文名称：金黄色葡萄球菌
外文名称：*Staphylococcus aureus*
分类学地位：Bacteria; Bacillota; Bacilli; Caryophanales; Staphylococcaceae; *Staphylococcus*
生物危害程度：第三类
分离时间：2020-12-31
分离地址：中国广东省珠海市
分离基物：患者肛拭子
致病名称：食物中毒、化脓性炎症
致病对象：人、动物
来源历史：←中国疾病预防控制中心病原微生物菌（毒）种保藏中心传染病所分中心←中国疾病预防控制中心传染病预防控制所
用　　途：临床检验
联系单位：中国疾病预防控制中心传染病预防控制所
电子邮箱：chpc@icdc.cn

614. 葡萄球菌属

国家科技资源标识符: CSTR:16698.06.NPRC 1.2.1863
平台资源号：NPRC 1.2.1863
保藏编号：CHPC 1.15710
中文名称：金黄色葡萄球菌
外文名称：*Staphylococcus aureus*
分类学地位：Bacteria; Bacillota; Bacilli; Caryophanales; Staphylococcaceae; *Staphylococcus*
生物危害程度：第三类

分离时间：2020-12-31
分离地址：中国广东省珠海市
分离基物：食物（蔬菜制品）
致病名称：食物中毒、化脓性炎症
致病对象：人、动物
来源历史：←中国疾病预防控制中心病原微生物菌（毒）种保藏中心传染病所分中心←中国疾病预防控制中心传染病预防控制所
用　　途：临床检验
联系单位：中国疾病预防控制中心传染病预防控制所
电子邮箱：chpc@icdc.cn

615. 葡萄球菌属

国家科技资源标识符：CSTR:16698.06.NPRC 1.2.1864
平台资源号：NPRC 1.2.1864
保藏编号：CHPC 1.15711
中文名称：金黄色葡萄球菌
外文名称：*Staphylococcus aureus*
分类学地位：Bacteria; Bacillota; Bacilli; Caryophanales; Staphylococcaceae; *Staphylococcus*
生物危害程度：第三类
分离时间：2020-12-31
分离地址：中国广东省珠海市
分离基物：食物（蔬菜制品）
致病名称：食物中毒、化脓性炎症
致病对象：人、动物
来源历史：←中国疾病预防控制中心病原微生物菌（毒）种保藏中心传染病所分中心←中国疾病预防控制中心传染病预防控制所
用　　途：临床检验
联系单位：中国疾病预防控制中心传染病预防控制所
电子邮箱：chpc@icdc.cn

616. 葡萄球菌属

国家科技资源标识符：CSTR:16698.06.NPRC 1.2.1865
平台资源号：NPRC 1.2.1865
保藏编号：CHPC 1.15712
中文名称：金黄色葡萄球菌
外文名称：*Staphylococcus aureus*
分类学地位：Bacteria; Bacillota; Bacilli; Caryophanales; Staphylococcaceae; *Staphylococcus*
生物危害程度：第三类
分离时间：2020-12-31
分离地址：中国广东省中山市
分离基物：食物（蔬菜制品）
致病名称：食物中毒、化脓性炎症
致病对象：人、动物
来源历史：←中国疾病预防控制中心病原微生物菌（毒）种保藏中心传染病所分中心←中国疾病预防控制中心传染病预防控制所
用　　途：临床检验
联系单位：中国疾病预防控制中心传染病预防控制所
电子邮箱：chpc@icdc.cn

617. 葡萄球菌属

国家科技资源标识符：CSTR:16698.06.NPRC 1.2.1866
平台资源号：NPRC 1.2.1866
保藏编号：CHPC 1.15713
中文名称：金黄色葡萄球菌
外文名称：*Staphylococcus aureus*
分类学地位：Bacteria; Bacillota; Bacilli; Caryophanales; Staphylococcaceae; *Staphylococcus*
生物危害程度：第三类
分离时间：2020-12-31
分离地址：中国广东省中山市
分离基物：患者呕吐物
致病名称：食物中毒、化脓性炎症

致病对象：人、动物
来源历史：←中国疾病预防控制中心病原微生物菌（毒）种保藏中心传染病所分中心←中国疾病预防控制中心传染病预防控制所
用　　途：临床检验
联系单位：中国疾病预防控制中心传染病预防控制所
电子邮箱：chpc@icdc.cn

618. 葡萄球菌属

国家科技资源标识符：CSTR:16698.06.NPRC 1.2.1867
平台资源号：NPRC 1.2.1867
保藏编号：CHPC 1.15714
中文名称：金黄色葡萄球菌
外文名称：*Staphylococcus aureus*
分类学地位：Bacteria; Bacillota; Bacilli; Caryophanales; Staphylococcaceae; *Staphylococcus*
生物危害程度：第三类
分离时间：2020-12-31
分离地址：中国广东省中山市
分离基物：患者肛拭子
致病名称：食物中毒、化脓性炎症
致病对象：人、动物
来源历史：←中国疾病预防控制中心病原微生物菌（毒）种保藏中心传染病所分中心←中国疾病预防控制中心传染病预防控制所
用　　途：临床检验
联系单位：中国疾病预防控制中心传染病预防控制所
电子邮箱：chpc@icdc.cn

619. 葡萄球菌属

国家科技资源标识符：CSTR:16698.06.NPRC 1.2.1868
平台资源号：NPRC 1.2.1868
保藏编号：CHPC 1.15715
中文名称：金黄色葡萄球菌
外文名称：*Staphylococcus aureus*
分类学地位：Bacteria; Bacillota; Bacilli; Caryophanales; Staphylococcaceae; *Staphylococcus*
生物危害程度：第三类
分离时间：2020-12-31
分离地址：中国广东省湛江市
分离基物：携带者肛拭子
致病名称：食物中毒、化脓性炎症
致病对象：人、动物
来源历史：←中国疾病预防控制中心病原微生物菌（毒）种保藏中心传染病所分中心←中国疾病预防控制中心传染病预防控制所
用　　途：临床检验
联系单位：中国疾病预防控制中心传染病预防控制所
电子邮箱：chpc@icdc.cn

620. 葡萄球菌属

国家科技资源标识符：CSTR:16698.06.NPRC 1.2.1869
平台资源号：NPRC 1.2.1869
保藏编号：CHPC 1.15716
中文名称：金黄色葡萄球菌
外文名称：*Staphylococcus aureus*
分类学地位：Bacteria; Bacillota; Bacilli; Caryophanales; Staphylococcaceae; *Staphylococcus*
生物危害程度：第三类
分离时间：2020-12-31
分离地址：中国广东省湛江市
分离基物：患者肛拭子
致病名称：食物中毒、化脓性炎症
致病对象：人、动物
来源历史：←中国疾病预防控制中心病原微生物菌（毒）种保藏中心传染病所分中心←中国疾病预防控制中心传染病预防控制所

用　　途：临床检验
联系单位：中国疾病预防控制中心传染病预防控制所
电子邮箱：chpc@icdc.cn

621. 葡萄球菌属

国家科技资源标识符: CSTR:16698.06.NPRC 1.2.1870
平台资源号：NPRC 1.2.1870
保藏编号：CHPC 1.15717
中文名称：金黄色葡萄球菌
外文名称：*Staphylococcus aureus*
分类学地位：Bacteria; Bacillota; Bacilli; Caryophanales; Staphylococcaceae; *Staphylococcus*
生物危害程度：第三类
分离时间：2020-12-31
分离地址：中国广东省湛江市
分离基物：患者肛拭子
致病名称：食物中毒、化脓性炎症
致病对象：人、动物
来源历史：←中国疾病预防控制中心病原微生物菌（毒）种保藏中心传染病所分中心←中国疾病预防控制中心传染病预防控制所
用　　途：临床检验
联系单位：中国疾病预防控制中心传染病预防控制所
电子邮箱：chpc@icdc.cn

622. 葡萄球菌属

国家科技资源标识符: CSTR:16698.06.NPRC 1.2.1871
平台资源号：NPRC 1.2.1871
保藏编号：CHPC 1.15718
中文名称：金黄色葡萄球菌
外文名称：*Staphylococcus aureus*
分类学地位：Bacteria; Bacillota; Bacilli; Caryophanales; Staphylococcaceae; *Staphylococcus*
生物危害程度：第三类
分离时间：2020-12-31
分离地址：中国广东省湛江市
分离基物：患者肛拭子
致病名称：食物中毒、化脓性炎症
致病对象：人、动物
来源历史：←中国疾病预防控制中心病原微生物菌（毒）种保藏中心传染病所分中心←中国疾病预防控制中心传染病预防控制所
用　　途：临床检验
联系单位：中国疾病预防控制中心传染病预防控制所
电子邮箱：chpc@icdc.cn

623. 葡萄球菌属

国家科技资源标识符: CSTR:16698.06.NPRC 1.2.1872
平台资源号：NPRC 1.2.1872
保藏编号：CHPC 1.15719
中文名称：金黄色葡萄球菌
外文名称：*Staphylococcus aureus*
分类学地位：Bacteria; Bacillota; Bacilli; Caryophanales; Staphylococcaceae; *Staphylococcus*
生物危害程度：第三类
分离时间：2020-12-31
分离地址：中国广东省湛江市
分离基物：患者肛拭子
致病名称：食物中毒、化脓性炎症
致病对象：人、动物
来源历史：←中国疾病预防控制中心病原微生物菌（毒）种保藏中心传染病所分中心←中国疾病预防控制中心传染病预防控制所
用　　途：临床检验
联系单位：中国疾病预防控制中心传染病预防控制所
电子邮箱：chpc@icdc.cn

624. 葡萄球菌属

国家科技资源标识符: CSTR:16698.06.NPRC 1.2.1873
平台资源号：NPRC 1.2.1873
保藏编号：CHPC 1.15720
中文名称：金黄色葡萄球菌
外文名称：*Staphylococcus aureus*
分类学地位：Bacteria; Bacillota; Bacilli; Caryophanales; Staphylococcaceae; *Staphylococcus*
生物危害程度：第三类
分离时间：2020-12-31
分离地址：中国广东省湛江市
分离基物：患者肛拭子
致病名称：食物中毒、化脓性炎症
致病对象：人、动物
来源历史：←中国疾病预防控制中心病原微生物菌（毒）种保藏中心传染病所分中心←中国疾病预防控制中心传染病预防控制所
用　　途：临床检验
联系单位：中国疾病预防控制中心传染病预防控制所
电子邮箱：chpc@icdc.cn

625. 葡萄球菌属

国家科技资源标识符: CSTR:16698.06.NPRC 1.2.1874
平台资源号：NPRC 1.2.1874
保藏编号：CHPC 1.15721
中文名称：金黄色葡萄球菌
外文名称：*Staphylococcus aureus*
分类学地位：Bacteria; Bacillota; Bacilli; Caryophanales; Staphylococcaceae; *Staphylococcus*
生物危害程度：第三类
分离时间：2020-12-31
分离地址：中国广东省湛江市
分离基物：患者肛拭子
致病名称：食物中毒、化脓性炎症
致病对象：人、动物
来源历史：←中国疾病预防控制中心病原微生物菌（毒）种保藏中心传染病所分中心←中国疾病预防控制中心传染病预防控制所
用　　途：临床检验
联系单位：中国疾病预防控制中心传染病预防控制所
电子邮箱：chpc@icdc.cn

626. 葡萄球菌属

国家科技资源标识符: CSTR:16698.06.NPRC 1.2.1875
平台资源号：NPRC 1.2.1875
保藏编号：CHPC 1.15722
中文名称：金黄色葡萄球菌
外文名称：*Staphylococcus aureus*
分类学地位：Bacteria; Bacillota; Bacilli; Caryophanales; Staphylococcaceae; *Staphylococcus*
生物危害程度：第三类
分离时间：2020-12-31
分离地址：中国广东省湛江市
分离基物：患者肛拭子
致病名称：食物中毒、化脓性炎症
致病对象：人、动物
来源历史：←中国疾病预防控制中心病原微生物菌（毒）种保藏中心传染病所分中心←中国疾病预防控制中心传染病预防控制所
用　　途：临床检验
联系单位：中国疾病预防控制中心传染病预防控制所
电子邮箱：chpc@icdc.cn

627. 葡萄球菌属

国家科技资源标识符: CSTR:16698.06.NPRC 1.2.1876
平台资源号：NPRC 1.2.1876
保藏编号：CHPC 1.15723

中文名称：金黄色葡萄球菌
外文名称：*Staphylococcus aureus*
分类学地位：Bacteria; Bacillota; Bacilli; Caryophanales; Staphylococcaceae; *Staphylococcus*
生物危害程度：第三类
分离时间：2020-12-31
分离地址：中国广东省湛江市
分离基物：患者肛拭子
致病名称：食物中毒、化脓性炎症
致病对象：人、动物
来源历史：←中国疾病预防控制中心病原微生物菌（毒）种保藏中心传染病所分中心←中国疾病预防控制中心传染病预防控制所
用　　途：临床检验
联系单位：中国疾病预防控制中心传染病预防控制所
电子邮箱：chpc@icdc.cn

628. 葡萄球菌属

国家科技资源标识符: CSTR:16698.06.NPRC 1.2.1877
平台资源号：NPRC 1.2.1877
保藏编号：CHPC 1.15724
中文名称：金黄色葡萄球菌
外文名称：*Staphylococcus aureus*
分类学地位：Bacteria; Bacillota; Bacilli; Caryophanales; Staphylococcaceae; *Staphylococcus*
生物危害程度：第三类
分离时间：2020-12-31
分离地址：中国广东省湛江市
分离基物：食物（熟肉制品）
致病名称：食物中毒、化脓性炎症
致病对象：人、动物
来源历史：←中国疾病预防控制中心病原微生物菌（毒）种保藏中心传染病所分中心←中国疾病预防控制中心传染病预防控制所
用　　途：临床检验
联系单位：中国疾病预防控制中心传染病预防控制所
电子邮箱：chpc@icdc.cn

629. 葡萄球菌属

国家科技资源标识符: CSTR:16698.06.NPRC 1.2.1878
平台资源号：NPRC 1.2.1878
保藏编号：CHPC 1.15725
中文名称：金黄色葡萄球菌
外文名称：*Staphylococcus aureus*
分类学地位：Bacteria; Bacillota; Bacilli; Caryophanales; Staphylococcaceae; *Staphylococcus*
生物危害程度：第三类
分离时间：2020-12-31
分离地址：中国广东省湛江市
分离基物：携带者手拭子
致病名称：食物中毒、化脓性炎症
致病对象：人、动物
来源历史：←中国疾病预防控制中心病原微生物菌（毒）种保藏中心传染病所分中心←中国疾病预防控制中心传染病预防控制所
用　　途：临床检验
联系单位：中国疾病预防控制中心传染病预防控制所
电子邮箱：chpc@icdc.cn

630. 葡萄球菌属

国家科技资源标识符: CSTR:16698.06.NPRC 1.2.1879
平台资源号：NPRC 1.2.1879
保藏编号：CHPC 1.15726
中文名称：金黄色葡萄球菌
外文名称：*Staphylococcus aureus*
分类学地位：Bacteria; Bacillota; Bacilli; Caryophanales; Staphylococcaceae; *Staphylococcus*
生物危害程度：第三类

分离时间：2022-12-31
分离地址：中国广东省湛江市
分离基物：患者分泌物
致病名称：食物中毒、化脓性炎症
致病对象：人、动物
来源历史：←中国疾病预防控制中心病原微生物菌（毒）种保藏中心传染病所分中心←中国疾病预防控制中心传染病预防控制所
用　　途：临床检验
联系单位：中国疾病预防控制中心传染病预防控制所
电子邮箱：chpc@icdc.cn

631. 葡萄球菌属

国家科技资源标识符：CSTR:16698.06.NPRC 1.2.1880
平台资源号：NPRC 1.2.1880
保藏编号：CHPC 1.15727
中文名称：金黄色葡萄球菌
外文名称：*Staphylococcus aureus*
分类学地位：Bacteria; Bacillota; Bacilli; Caryophanales; Staphylococcaceae; *Staphylococcus*
生物危害程度：第三类
分离时间：2021-12-31
分离地址：中国广东省湛江市
分离基物：患者分泌物
致病名称：食物中毒、化脓性炎症
致病对象：人、动物
来源历史：←中国疾病预防控制中心病原微生物菌（毒）种保藏中心传染病所分中心←中国疾病预防控制中心传染病预防控制所
用　　途：临床检验
联系单位：中国疾病预防控制中心传染病预防控制所
电子邮箱：chpc@icdc.cn

632. 葡萄球菌属

国家科技资源标识符：CSTR:16698.06.NPRC 1.2.1881
平台资源号：NPRC 1.2.1881
保藏编号：CHPC 1.15728
中文名称：金黄色葡萄球菌
外文名称：*Staphylococcus aureus*
分类学地位：Bacteria; Bacillota; Bacilli; Caryophanales; Staphylococcaceae; *Staphylococcus*
生物危害程度：第三类
分离时间：2022-12-31
分离地址：中国广东省江门市
分离基物：患者血液
致病名称：食物中毒、化脓性炎症
致病对象：人、动物
来源历史：←中国疾病预防控制中心病原微生物菌（毒）种保藏中心传染病所分中心←中国疾病预防控制中心传染病预防控制所
用　　途：临床检验
联系单位：中国疾病预防控制中心传染病预防控制所
电子邮箱：chpc@icdc.cn

633. 葡萄球菌属

国家科技资源标识符：CSTR:16698.06.NPRC 1.2.1882
平台资源号：NPRC 1.2.1882
保藏编号：CHPC 1.15729
中文名称：金黄色葡萄球菌
外文名称：*Staphylococcus aureus*
分类学地位：Bacteria; Bacillota; Bacilli; Caryophanales; Staphylococcaceae; *Staphylococcus*
生物危害程度：第三类
分离时间：2022-12-31
分离地址：中国广东省江门市
分离基物：患者痰液
致病名称：食物中毒、化脓性炎症

致病对象：人、动物
来源历史：←中国疾病预防控制中心病原微生物菌（毒）种保藏中心传染病所分中心←中国疾病预防控制中心传染病预防控制所
用　　途：临床检验
联系单位：中国疾病预防控制中心传染病预防控制所
电子邮箱：chpc@icdc.cn

634. 葡萄球菌属

国家科技资源标识符：CSTR:16698.06.NPRC 1.2.1883
平台资源号：NPRC 1.2.1883
保藏编号：CHPC 1.15730
中文名称：金黄色葡萄球菌
外文名称：*Staphylococcus aureus*
分类学地位：Bacteria; Bacillota; Bacilli; Caryophanales; Staphylococcaceae; *Staphylococcus*
生物危害程度：第三类
分离时间：2022-12-31
分离地址：中国广东省江门市
分离基物：患者分泌物
致病名称：食物中毒、化脓性炎症
致病对象：人、动物
来源历史：←中国疾病预防控制中心病原微生物菌（毒）种保藏中心传染病所分中心←中国疾病预防控制中心传染病预防控制所
用　　途：临床检验
联系单位：中国疾病预防控制中心传染病预防控制所
电子邮箱：chpc@icdc.cn

635. 葡萄球菌属

国家科技资源标识符：CSTR:16698.06.NPRC 1.2.1884
平台资源号：NPRC 1.2.1884
保藏编号：CHPC 1.15731
中文名称：金黄色葡萄球菌
外文名称：*Staphylococcus aureus*
分类学地位：Bacteria; Bacillota; Bacilli; Caryophanales; Staphylococcaceae; *Staphylococcus*
生物危害程度：第三类
分离时间：2022-12-31
分离地址：中国广东省江门市
分离基物：患者分泌物
致病名称：食物中毒、化脓性炎症
致病对象：人、动物
来源历史：←中国疾病预防控制中心病原微生物菌（毒）种保藏中心传染病所分中心←中国疾病预防控制中心传染病预防控制所
用　　途：临床检验
联系单位：中国疾病预防控制中心传染病预防控制所
电子邮箱：chpc@icdc.cn

636. 葡萄球菌属

国家科技资源标识符：CSTR:16698.06.NPRC 1.2.1885
平台资源号：NPRC 1.2.1885
保藏编号：CHPC 1.15732
中文名称：金黄色葡萄球菌
外文名称：*Staphylococcus aureus*
分类学地位：Bacteria; Bacillota; Bacilli; Caryophanales; Staphylococcaceae; *Staphylococcus*
生物危害程度：第三类
分离时间：2022-12-31
分离地址：中国广东省江门市
分离基物：患者分泌物
致病名称：食物中毒、化脓性炎症
致病对象：人、动物
来源历史：←中国疾病预防控制中心病原微生物菌（毒）种保藏中心传染病所分中心←中国疾病预防控制中心传染病预防控制所

用　　途：临床检验
联系单位：中国疾病预防控制中心传染病预防控制所
电子邮箱：chpc@icdc.cn

637. 葡萄球菌属

国家科技资源标识符：CSTR:16698.06.NPRC 1.2.1886
平台资源号：NPRC 1.2.1886
保藏编号：CHPC 1.15733
中文名称：金黄色葡萄球菌
外文名称：*Staphylococcus aureus*
分类学地位：Bacteria; Bacillota; Bacilli; Caryophanales; Staphylococcaceae; *Staphylococcus*
生物危害程度：第三类
分离时间：2022-12-31
分离地址：中国广东省江门市
分离基物：患者分泌物
致病名称：食物中毒、化脓性炎症
致病对象：人、动物
来源历史：←中国疾病预防控制中心病原微生物菌（毒）种保藏中心传染病所分中心←中国疾病预防控制中心传染病预防控制所
用　　途：临床检验
联系单位：中国疾病预防控制中心传染病预防控制所
电子邮箱：chpc@icdc.cn

638. 葡萄球菌属

国家科技资源标识符：CSTR:16698.06.NPRC 1.2.1887
平台资源号：NPRC 1.2.1887
保藏编号：CHPC 1.15734
中文名称：金黄色葡萄球菌
外文名称：*Staphylococcus aureus*
分类学地位：Bacteria; Bacillota; Bacilli; Caryophanales; Staphylococcaceae; *Staphylococcus*
生物危害程度：第三类
分离时间：2022-12-31
分离地址：中国广东省韶关市
分离基物：患者痰液
致病名称：食物中毒、化脓性炎症
致病对象：人、动物
来源历史：←中国疾病预防控制中心病原微生物菌（毒）种保藏中心传染病所分中心←中国疾病预防控制中心传染病预防控制所
用　　途：临床检验
联系单位：中国疾病预防控制中心传染病预防控制所
电子邮箱：chpc@icdc.cn

639. 葡萄球菌属

国家科技资源标识符：CSTR:16698.06.NPRC 1.2.1888
平台资源号：NPRC 1.2.1888
保藏编号：CHPC 1.15735
中文名称：金黄色葡萄球菌
外文名称：*Staphylococcus aureus*
分类学地位：Bacteria; Bacillota; Bacilli; Caryophanales; Staphylococcaceae; *Staphylococcus*
生物危害程度：第三类
分离时间：2021-12-31
分离地址：中国广东省云浮市
分离基物：患者分泌物
致病名称：食物中毒、化脓性炎症
致病对象：人、动物
来源历史：←中国疾病预防控制中心病原微生物菌（毒）种保藏中心传染病所分中心←中国疾病预防控制中心传染病预防控制所
用　　途：临床检验
联系单位：中国疾病预防控制中心传染病预防控制所
电子邮箱：chpc@icdc.cn

640. 葡萄球菌属

国家科技资源标识符: CSTR:16698.06.NPRC 1.2.1889
平台资源号：NPRC 1.2.1889
保藏编号：CHPC 1.15736
中文名称：金黄色葡萄球菌
外文名称：*Staphylococcus aureus*
分类学地位：Bacteria; Bacillota; Bacilli; Caryophanales; Staphylococcaceae; *Staphylococcus*
生物危害程度：第三类
分离时间：2021-12-31
分离地址：中国广东省湛江市
分离基物：患者分泌物
致病名称：食物中毒、化脓性炎症
致病对象：人、动物
来源历史：←中国疾病预防控制中心病原微生物菌（毒）种保藏中心传染病所分中心←中国疾病预防控制中心传染病预防控制所
用　　途：临床检验
联系单位：中国疾病预防控制中心传染病预防控制所
电子邮箱：chpc@icdc.cn

641. 葡萄球菌属

国家科技资源标识符: CSTR:16698.06.NPRC 1.2.1890
平台资源号：NPRC 1.2.1890
保藏编号：CHPC 1.15737
中文名称：金黄色葡萄球菌
外文名称：*Staphylococcus aureus*
分类学地位：Bacteria; Bacillota; Bacilli; Caryophanales; Staphylococcaceae; *Staphylococcus*
生物危害程度：第三类
分离时间：2020-12-31
分离地址：中国广东省中山市
分离基物：患者肛拭子
致病名称：食物中毒、化脓性炎症
致病对象：人、动物
来源历史：←中国疾病预防控制中心病原微生物菌（毒）种保藏中心传染病所分中心←中国疾病预防控制中心传染病预防控制所
用　　途：临床检验
联系单位：中国疾病预防控制中心传染病预防控制所
电子邮箱：chpc@icdc.cn

642. 葡萄球菌属

国家科技资源标识符: CSTR:16698.06.NPRC 1.2.1891
平台资源号：NPRC 1.2.1891
保藏编号：CHPC 1.15738
中文名称：金黄色葡萄球菌
外文名称：*Staphylococcus aureus*
分类学地位：Bacteria; Bacillota; Bacilli; Caryophanales; Staphylococcaceae; *Staphylococcus*
生物危害程度：第三类
分离时间：2021-12-31
分离地址：中国江苏省南京市
分离基物：患者粪便
致病名称：食物中毒、化脓性炎症
致病对象：人、动物
来源历史：←中国疾病预防控制中心病原微生物菌（毒）种保藏中心传染病所分中心←中国疾病预防控制中心传染病预防控制所
用　　途：临床检验
联系单位：中国疾病预防控制中心传染病预防控制所
电子邮箱：chpc@icdc.cn

643. 葡萄球菌属

国家科技资源标识符: CSTR:16698.06.NPRC 1.2.1892
平台资源号：NPRC 1.2.1892
保藏编号：CHPC 1.15739

中文名称：金黄色葡萄球菌
外文名称：*Staphylococcus aureus*
分类学地位：Bacteria; Bacillota; Bacilli; Caryophanales; Staphylococcaceae; *Staphylococcus*
生物危害程度：第三类
分离时间：2018-12-31
分离地址：中国江苏省南京市
分离基物：患者粪便
致病名称：食物中毒、化脓性炎症
致病对象：人、动物
来源历史：←中国疾病预防控制中心病原微生物菌（毒）种保藏中心传染病所分中心←中国疾病预防控制中心传染病预防控制所
用　　途：临床检验
联系单位：中国疾病预防控制中心传染病预防控制所
电子邮箱：chpc@icdc.cn

644. 葡萄球菌属

国家科技资源标识符: CSTR:16698.06.NPRC 1.2.1893
平台资源号：NPRC 1.2.1893
保藏编号：CHPC 1.15740
中文名称：金黄色葡萄球菌
外文名称：*Staphylococcus aureus*
分类学地位：Bacteria; Bacillota; Bacilli; Caryophanales; Staphylococcaceae; *Staphylococcus*
生物危害程度：第三类
分离时间：2022-12-31
分离地址：中国江苏省南京市
分离基物：患者粪便
致病名称：食物中毒、化脓性炎症
致病对象：人、动物
来源历史：←中国疾病预防控制中心病原微生物菌（毒）种保藏中心传染病所分中心←中国疾病预防控制中心传染病预防控制所
用　　途：临床检验
联系单位：中国疾病预防控制中心传染病预防控制所
电子邮箱：chpc@icdc.cn

645. 葡萄球菌属

国家科技资源标识符: CSTR:16698.06.NPRC 1.2.1894
平台资源号：NPRC 1.2.1894
保藏编号：CHPC 1.15741
中文名称：金黄色葡萄球菌
外文名称：*Staphylococcus aureus*
分类学地位：Bacteria; Bacillota; Bacilli; Caryophanales; Staphylococcaceae; *Staphylococcus*
生物危害程度：第三类
分离时间：2013-12-31
分离地址：中国江苏省南京市
分离基物：患者粪便
致病名称：食物中毒、化脓性炎症
致病对象：人、动物
来源历史：←中国疾病预防控制中心病原微生物菌（毒）种保藏中心传染病所分中心←中国疾病预防控制中心传染病预防控制所
用　　途：临床检验
联系单位：中国疾病预防控制中心传染病预防控制所
电子邮箱：chpc@icdc.cn

646. 葡萄球菌属

国家科技资源标识符: CSTR:16698.06.NPRC 1.2.1895
平台资源号：NPRC 1.2.1895
保藏编号：CHPC 1.15742
中文名称：金黄色葡萄球菌
外文名称：*Staphylococcus aureus*
分类学地位：Bacteria; Bacillota; Bacilli; Caryophanales; Staphylococcaceae; *Staphylococcus*
生物危害程度：第三类

分离时间：2022-12-31
分离地址：中国内蒙古自治区鄂尔多斯市
分离基物：患者痰液
致病名称：食物中毒、化脓性炎症
致病对象：人、动物
来源历史：←中国疾病预防控制中心病原微生物菌（毒）种保藏中心传染病所分中心←中国疾病预防控制中心传染病预防控制所
用　　途：临床检验
联系单位：中国疾病预防控制中心传染病预防控制所
电子邮箱：chpc@icdc.cn

647. 葡萄球菌属

国家科技资源标识符：CSTR:16698.06.NPRC 1.7.66
平台资源号：NPRC 1.7.66
保藏编号：CCPM(A)-P-012404
中文名称：金黄色葡萄球菌
外文名称：*Staphylococcus aureus*
分类学地位：Bacteria; Bacillota; Bacilli; Caryophanales; Staphylococcaceae; *Staphylococcus*
生物危害程度：第三类
分离时间：2023-02-27
分离地址：中国河北省张家口市
分离基物：患者痰液
致病名称：细菌性皮肤感染、细菌性心内膜炎、细菌性骨感染、菌血症
致病对象：人、动物
来源历史：←中国医学科学院病原微生物菌（毒）种保藏中心药用微生物相关菌（毒）种保藏分中心←中国医学科学院医药生物技术研究所
用　　途：科研、教学领域的微生物学检验
联系单位：中国医学科学院医药生物技术研究所
电子邮箱：xinxinhu@imb.cams.cn

648. 葡萄球菌属

国家科技资源标识符：CSTR:16698.06.NPRC 1.7.67
平台资源号：NPRC 1.7.67
保藏编号：CCPM(A)-P-012416
中文名称：金黄色葡萄球菌
外文名称：*Staphylococcus aureus*
分类学地位：Bacteria; Bacillota; Bacilli; Caryophanales; Staphylococcaceae; *Staphylococcus*
生物危害程度：第三类
分离时间：2023-02-28
分离地址：中国河北省张家口市
分离基物：患者引流液
致病名称：细菌性皮肤感染、细菌性心内膜炎、细菌性骨感染、菌血症
致病对象：人、动物
来源历史：←中国医学科学院病原微生物菌（毒）种保藏中心药用微生物相关菌（毒）种保藏分中心←中国医学科学院医药生物技术研究所
用　　途：科研、教学领域的微生物学检验
联系单位：中国医学科学院医药生物技术研究所
电子邮箱：xinxinhu@imb.cams.cn

649. 葡萄球菌属

国家科技资源标识符：CSTR:16698.06.NPRC 1.7.68
平台资源号：NPRC 1.7.68
保藏编号：CCPM(A)-P-012417
中文名称：金黄色葡萄球菌
外文名称：*Staphylococcus aureus*
分类学地位：Bacteria; Bacillota; Bacilli; Caryophanales; Staphylococcaceae; *Staphylococcus*
生物危害程度：第三类
分离时间：2023-02-28
分离地址：中国河北省张家口市
分离基物：患者分泌物
致病名称：细菌性皮肤感染、细菌性心内膜炎、

细菌性骨感染、菌血症
致病对象：人、动物
来源历史：←中国医学科学院病原微生物菌（毒）种保藏中心药用微生物相关菌（毒）种保藏分中心←中国医学科学院医药生物技术研究所
用　　途：科研、教学领域的微生物学检验
联系单位：中国医学科学院医药生物技术研究所
电子邮箱：xinxinhu@imb.cams.cn

650. 葡萄球菌属

国家科技资源标识符：CSTR:16698.06.NPRC 1.7.69
平台资源号：NPRC 1.7.69
保藏编号：CCPM(A)-P-012418
中文名称：金黄色葡萄球菌
外文名称：*Staphylococcus aureus*
分类学地位：Bacteria; Bacillota; Bacilli; Caryophanales; Staphylococcaceae; *Staphylococcus*
生物危害程度：第三类
分离时间：2023-02-28
分离地址：中国河北省张家口市
分离基物：患者血液
致病名称：细菌性皮肤感染、细菌性心内膜炎、细菌性骨感染、菌血症
致病对象：人、动物
来源历史：←中国医学科学院病原微生物菌（毒）种保藏中心药用微生物相关菌（毒）种保藏分中心←中国医学科学院医药生物技术研究所
用　　途：科研、教学领域的微生物学检验
联系单位：中国医学科学院医药生物技术研究所
电子邮箱：xinxinhu@imb.cams.cn

651. 葡萄球菌属

国家科技资源标识符：CSTR:16698.06.NPRC 1.7.70
平台资源号：NPRC 1.7.70
保藏编号：CCPM(A)-P-012419
中文名称：金黄色葡萄球菌
外文名称：*Staphylococcus aureus*
分类学地位：Bacteria; Bacillota; Bacilli; Caryophanales; Staphylococcaceae; *Staphylococcus*
生物危害程度：第三类
分离时间：2023-02-28
分离地址：中国河北省张家口市
分离基物：患者分泌物
致病名称：细菌性皮肤感染、细菌性心内膜炎、细菌性骨感染、菌血症
致病对象：人、动物
来源历史：←中国医学科学院病原微生物菌（毒）种保藏中心药用微生物相关菌（毒）种保藏分中心←中国医学科学院医药生物技术研究所
用　　途：科研、教学领域的微生物学检验
联系单位：中国医学科学院医药生物技术研究所
电子邮箱：xinxinhu@imb.cams.cn

652. 葡萄球菌属

国家科技资源标识符：CSTR:16698.06.NPRC 1.7.71
平台资源号：NPRC 1.7.71
保藏编号：CCPM(A)-P-012420
中文名称：金黄色葡萄球菌
外文名称：*Staphylococcus aureus*
分类学地位：Bacteria; Bacillota; Bacilli; Caryophanales; Staphylococcaceae; *Staphylococcus*
生物危害程度：第三类
分离时间：2023-02-28
分离地址：中国河北省张家口市
分离基物：患者肺泡灌洗液
致病名称：细菌性皮肤感染、细菌性心内膜炎、细菌性骨感染、菌血症
致病对象：人、动物
来源历史：←中国医学科学院病原微生物菌（毒）种保藏中心药用微生物相关菌（毒）种保藏分中心←中国医学科学院医药

生物技术研究所

用　　途：科研、教学领域的微生物学检验

联系单位：中国医学科学院医药生物技术研究所

电子邮箱：xinxinhu@imb.cams.cn

653. 葡萄球菌属

国家科技资源标识符：CSTR:16698.06.NPRC 1.7.72

平台资源号：NPRC 1.7.72

保藏编号：CCPM(A)-P-012421

中文名称：金黄色葡萄球菌

外文名称：*Staphylococcus aureus*

分类学地位：Bacteria; Bacillota; Bacilli; Caryophanales; Staphylococcaceae; *Staphylococcus*

生物危害程度：第三类

分离时间：2023-02-28

分离地址：中国河北省张家口市

分离基物：患者痰液

致病名称：细菌性皮肤感染、细菌性心内膜炎、细菌性骨感染、菌血症

致病对象：人、动物

来源历史：←中国医学科学院病原微生物菌（毒）种保藏中心药用微生物相关菌（毒）种保藏分中心←中国医学科学院医药生物技术研究所

用　　途：科研、教学领域的微生物学检验

联系单位：中国医学科学院医药生物技术研究所

电子邮箱：xinxinhu@imb.cams.cn

654. 葡萄球菌属

国家科技资源标识符：CSTR:16698.06.NPRC 1.7.73

平台资源号：NPRC 1.7.73

保藏编号：CCPM(A)-P-012422

中文名称：金黄色葡萄球菌

外文名称：*Staphylococcus aureus*

分类学地位：Bacteria; Bacillota; Bacilli; Caryophanales; Staphylococcaceae; *Staphylococcus*

生物危害程度：第三类

分离时间：2023-02-28

分离地址：中国河北省张家口市

分离基物：患者咽拭子

致病名称：细菌性皮肤感染、细菌性心内膜炎、细菌性骨感染、菌血症

致病对象：人、动物

来源历史：←中国医学科学院病原微生物菌（毒）种保藏中心药用微生物相关菌（毒）种保藏分中心←中国医学科学院医药生物技术研究所

用　　途：科研、教学领域的微生物学检验

联系单位：中国医学科学院医药生物技术研究所

电子邮箱：xinxinhu@imb.cams.cn

655. 葡萄球菌属

国家科技资源标识符：CSTR:16698.06.NPRC 1.7.74

平台资源号：NPRC 1.7.74

保藏编号：CCPM(A)-P-012423

中文名称：金黄色葡萄球菌

外文名称：*Staphylococcus aureus*

分类学地位：Bacteria; Bacillota; Bacilli; Caryophanales; Staphylococcaceae; *Staphylococcus*

生物危害程度：第三类

分离时间：2023-03-01

分离地址：中国河北省张家口市

分离基物：患者痰液

致病名称：细菌性皮肤感染、细菌性心内膜炎、细菌性骨感染、菌血症

致病对象：人、动物

来源历史：←中国医学科学院病原微生物菌（毒）种保藏中心药用微生物相关菌（毒）种保藏分中心←中国医学科学院医药生物技术研究所

用　　途：科研、教学领域的微生物学检验

联系单位：中国医学科学院医药生物技术研究所

电子邮箱：xinxinhu@imb.cams.cn

656. 葡萄球菌属

国家科技资源标识符：CSTR:16698.06.NPRC 1.7.75
平台资源号：NPRC 1.7.75
保藏编号：CCPM(A)-P-012424
中文名称：金黄色葡萄球菌
外文名称：*Staphylococcus aureus*
分类学地位：Bacteria; Bacillota; Bacilli; Caryophanales; Staphylococcaceae; *Staphylococcus*
生物危害程度：第三类
分离时间：2023-03-01
分离地址：中国河北省张家口市
分离基物：患者分泌物
致病名称：细菌性皮肤感染、细菌性心内膜炎、细菌性骨感染、菌血症
致病对象：人、动物
来源历史：←中国医学科学院病原微生物菌（毒）种保藏中心药用微生物相关菌（毒）种保藏分中心←中国医学科学院医药生物技术研究所
用　　途：科研、教学领域的微生物学检验
联系单位：中国医学科学院医药生物技术研究所
电子邮箱：xinxinhu@imb.cams.cn

657. 葡萄球菌属

国家科技资源标识符：CSTR:16698.06.NPRC 1.7.76
平台资源号：NPRC 1.7.76
保藏编号：CCPM(A)-P-022401
中文名称：表皮葡萄球菌
外文名称：*Staphylococcus epidermidis*
分类学地位：Bacteria; Bacillota; Bacilli; Caryophanales; Staphylococcaceae; *Staphylococcus*
生物危害程度：第三类
分离时间：2023-02-27
分离地址：中国河北省张家口市
分离基物：患者脑脊液
致病名称：细菌性尿路感染、细菌性心内膜炎、菌血症
致病对象：人、动物
来源历史：←中国医学科学院病原微生物菌（毒）种保藏中心药用微生物相关菌（毒）种保藏分中心←中国医学科学院医药生物技术研究所
用　　途：科研、教学领域的微生物学检验
联系单位：中国医学科学院医药生物技术研究所
电子邮箱：xinxinhu@imb.cams.cn

658. 葡萄球菌属

国家科技资源标识符：CSTR:16698.06.NPRC 1.7.77
平台资源号：NPRC 1.7.77
保藏编号：CCPM(A)-P-022402
中文名称：表皮葡萄球菌
外文名称：*Staphylococcus epidermidis*
分类学地位：Bacteria; Bacillota; Bacilli; Caryophanales; Staphylococcaceae; *Staphylococcus*
生物危害程度：第三类
分离时间：2023-02-28
分离地址：中国河北省张家口市
分离基物：患者脑脊液
致病名称：细菌性尿路感染、细菌性心内膜炎、菌血症
致病对象：人、动物
来源历史：←中国医学科学院病原微生物菌（毒）种保藏中心药用微生物相关菌（毒）种保藏分中心←中国医学科学院医药生物技术研究所
用　　途：科研、教学领域的微生物学检验
联系单位：中国医学科学院医药生物技术研究所
电子邮箱：xinxinhu@imb.cams.cn

659. 葡萄球菌属

国家科技资源标识符：CSTR:16698.06.NPRC 1.7.78
平台资源号：NPRC 1.7.78
保藏编号：CCPM(A)-P-022403

中文名称：表皮葡萄球菌
外文名称：*Staphylococcus epidermidis*
分类学地位：Bacteria; Bacillota; Bacilli; Caryophanales; Staphylococcaceae; *Staphylococcus*
生物危害程度：第三类
分离时间：2023-02-28
分离地址：中国河北省张家口市
分离基物：患者尿液
致病名称：细菌性尿路感染、细菌性心内膜炎、菌血症
致病对象：人、动物
来源历史：←中国医学科学院病原微生物菌（毒）种保藏中心药用微生物相关菌（毒）种保藏分中心←中国医学科学院医药生物技术研究所
用　　途：科研、教学领域的微生物学检验
联系单位：中国医学科学院医药生物技术研究所
电子邮箱：xinxinhu@imb.cams.cn

660. 葡萄球菌属

国家科技资源标识符：CSTR:16698.06.NPRC 1.7.79
平台资源号：NPRC 1.7.79
保藏编号：CCPM(A)-P-022404
中文名称：表皮葡萄球菌
外文名称：*Staphylococcus epidermidis*
分类学地位：Bacteria; Bacillota; Bacilli; Caryophanales; Staphylococcaceae; *Staphylococcus*
生物危害程度：第三类
分离时间：2023-03-01
分离地址：中国河北省张家口市
分离基物：患者分泌物
致病名称：细菌性尿路感染、细菌性心内膜炎、菌血症
致病对象：人、动物
来源历史：←中国医学科学院病原微生物菌（毒）种保藏中心药用微生物相关菌（毒）种保藏分中心←中国医学科学院医药生物技术研究所
用　　途：科研、教学领域的微生物学检验
联系单位：中国医学科学院医药生物技术研究所
电子邮箱：xinxinhu@imb.cams.cn

661. 葡萄球菌属

国家科技资源标识符：CSTR:16698.06.NPRC 1.7.80
平台资源号：NPRC 1.7.80
保藏编号：CCPM(A)-P-382401
中文名称：溶血葡萄球菌
外文名称：*Staphylococcus haemolyticus*
分类学地位：Bacteria; Bacillota; Bacilli; Caryophanales; Staphylococcaceae; *Staphylococcus*
生物危害程度：第三类
分离时间：2023-02-27
分离地址：中国河北省张家口市
分离基物：患者分泌物
致病名称：细菌性尿路感染、细菌性心内膜炎、菌血症、细菌性腹膜炎、细菌性伤口感染、细菌性骨感染
致病对象：人、动物
来源历史：←中国医学科学院病原微生物菌（毒）种保藏中心药用微生物相关菌（毒）种保藏分中心←中国医学科学院医药生物技术研究所
用　　途：科研、教学领域的微生物学检验
联系单位：中国医学科学院医药生物技术研究所
电子邮箱：xinxinhu@imb.cams.cn

662. 葡萄球菌属

国家科技资源标识符：CSTR:16698.06.NPRC 1.7.81
平台资源号：NPRC 1.7.81
保藏编号：CCPM(A)-P-382402
中文名称：溶血葡萄球菌
外文名称：*Staphylococcus haemolyticus*
分类学地位：Bacteria; Bacillota; Bacilli; Caryophanales; Staphylococcaceae; *Staphylococcus*

生物危害程度：第三类
分离时间：2023-02-27
分离地址：中国河北省张家口市
分离基物：患者引流液
致病名称：细菌性尿路感染、细菌性心内膜炎、菌血症、细菌性腹膜炎、细菌性伤口感染、细菌性骨感染
致病对象：人、动物
来源历史：←中国医学科学院病原微生物菌(毒)种保藏中心药用微生物相关菌（毒）种保藏分中心←中国医学科学院医药生物技术研究所
用 途：科研、教学领域的微生物学检验
联系单位：中国医学科学院医药生物技术研究所
电子邮箱：xinxinhu@imb.cams.cn

663. 葡萄球菌属

国家科技资源标识符：CSTR:16698.06.NPRC 1.7.82
平台资源号：NPRC 1.7.82
保藏编号：CCPM(A)-P-352401
中文名称：人葡萄球菌
外文名称：*Staphylococcus hominis*
分类学地位：Bacteria; Bacillota; Bacilli; Caryophanales; Staphylococcaceae; *Staphylococcus*
生物危害程度：第三类
分离时间：2023-02-28
分离地址：中国河北省张家口市
分离基物：患者血液
致病名称：细菌性皮肤感染、菌血症
致病对象：人、动物
来源历史：←中国医学科学院病原微生物菌(毒)种保藏中心药用微生物相关菌（毒）种保藏分中心←中国医学科学院医药生物技术研究所
用 途：科研、教学领域的微生物学检验
联系单位：中国医学科学院医药生物技术研究所
电子邮箱：xinxinhu@imb.cams.cn

664. 葡萄球菌属

国家科技资源标识符：CSTR:16698.06.NPRC 1.7.83
平台资源号：NPRC 1.7.83
保藏编号：CCPM(A)-P-352402
中文名称：人葡萄球菌
外文名称：*Staphylococcus hominis*
分类学地位：Bacteria; Bacillota; Bacilli; Caryophanales; Staphylococcaceae; *Staphylococcus*
生物危害程度：第三类
分离时间：2023-02-28
分离地址：中国河北省张家口市
分离基物：患者血液
致病名称：细菌性皮肤感染、菌血症
致病对象：人、动物
来源历史：←中国医学科学院病原微生物菌(毒)种保藏中心药用微生物相关菌（毒）种保藏分中心←中国医学科学院医药生物技术研究所
用 途：科研、教学领域的微生物学检验
联系单位：中国医学科学院医药生物技术研究所
电子邮箱：xinxinhu@imb.cams.cn

665. 葡萄球菌属

国家科技资源标识符：CSTR:16698.06.NPRC 1.7.84
平台资源号：NPRC 1.7.84
保藏编号：CCPM(A)-P-492401
中文名称：头状葡萄球菌
外文名称：*Staphylococcus capitis*
分类学地位：Bacteria; Bacillota; Bacilli; Caryophanales; Staphylococcaceae; *Staphylococcus*
生物危害程度：第三类
分离时间：2023-03-01
分离地址：中国河北省张家口市
分离基物：患者引流液
致病名称：细菌性皮肤软组织感染、败血症、心内膜炎、泌尿系统感染

致病对象：人、动物

来源历史：←中国医学科学院病原微生物菌（毒）种保藏中心药用微生物相关菌（毒）种保藏分中心←中国医学科学院医药生物技术研究所

用　　途：科研、教学领域的微生物学检验

联系单位：中国医学科学院医药生物技术研究所

电子邮箱：xinxinhu@imb.cams.cn

666. 葡萄球菌属

国家科技资源标识符：CSTR:16698.06.NPRC 1.7.85

平台资源号：NPRC 1.7.85

保藏编号：CCPM(A)-P-492402

中文名称：头状葡萄球菌

外文名称：*Staphylococcus capitis*

分类学地位：Bacteria; Bacillota; Bacilli; Caryophanales; Staphylococcaceae; *Staphylococcus*

生物危害程度：第三类

分离时间：2023-03-01

分离地址：中国河北省张家口市

分离基物：患者腹水

致病名称：细菌性皮肤软组织感染、败血症、心内膜炎、泌尿系统感染

致病对象：人、动物

来源历史：←中国医学科学院病原微生物菌（毒）种保藏中心药用微生物相关菌（毒）种保藏分中心←中国医学科学院医药生物技术研究所

用　　途：科研、教学领域的微生物学检验

联系单位：中国医学科学院医药生物技术研究所

电子邮箱：xinxinhu@imb.cams.cn

667. 葡萄球菌属

国家科技资源标识符：CSTR:16698.06.NPRC 1.7.86

平台资源号：NPRC 1.7.86

保藏编号：CCPM(A)-P-592401

中文名称：沃氏葡萄球菌

外文名称：*Staphylococcus warneri*

分类学地位：Bacteria; Bacillota; Bacilli; Caryophanales; Staphylococcaceae; *Staphylococcus*

生物危害程度：第三类

分离时间：2023-02-27

分离地址：中国河北省张家口市

分离基物：患者血液

致病名称：细菌性皮肤软组织感染、败血症、心内膜炎

致病对象：人、动物

来源历史：←中国医学科学院病原微生物菌（毒）种保藏中心药用微生物相关菌（毒）种保藏分中心←中国医学科学院医药生物技术研究所

用　　途：科研、教学领域的微生物学检验

联系单位：中国医学科学院医药生物技术研究所

电子邮箱：xinxinhu@imb.cams.cn

668. 葡萄球菌属

国家科技资源标识符：CSTR:16698.06.NPRC 1.12.277

平台资源号：NPRC 1.12.277

保藏编号：HB0702098

中文名称：金黄色葡萄球菌

外文名称：*Staphylococcus aureus*

分类学地位：Bacteria; Bacillota; Bacilli; Caryophanales; Staphylococcaceae; *Staphylococcus*

生物危害程度：第三类

分离时间：2022-08-03

分离地址：中国湖北省十堰市

分离基物：食物（水果）

致病名称：食物中毒、化脓性炎症

致病对象：人、动物

来源历史：←湖北省疾病预防控制中心←十堰市疾病预防控制中心

用　　途：食品检验

联系单位：湖北省疾病预防控制中心

电子邮箱：JDZBCZX@163.com

669. 葡萄球菌属

国家科技资源标识符: CSTR:16698.06.NPRC 1.12.278
平台资源号：NPRC 1.12.278
保藏编号：HB0702099
中文名称：金黄色葡萄球菌
外文名称：*Staphylococcus aureus*
分类学地位：Bacteria; Bacillota; Bacilli; Caryophanales; Staphylococcaceae; *Staphylococcus*
生物危害程度：第三类
分离时间：2022-08-02
分离地址：中国湖北省荆门市
分离基物：食物（水果）
致病名称：食物中毒、化脓性炎症
致病对象：人、动物
来源历史：←湖北省疾病预防控制中心←荆门市疾病预防控制中心←钟祥市疾病预防控制中心
用　　途：食品检验
联系单位：湖北省疾病预防控制中心
电子邮箱：JDZBCZX@163.com

670. 葡萄球菌属

国家科技资源标识符: CSTR:16698.06.NPRC 1.12.279
平台资源号：NPRC 1.12.279
保藏编号：HB0702100
中文名称：金黄色葡萄球菌
外文名称：*Staphylococcus aureus*
分类学地位：Bacteria; Bacillota; Bacilli; Caryophanales; Staphylococcaceae; *Staphylococcus*
生物危害程度：第三类
分离时间：2022-08-02
分离地址：中国湖北省荆门市
分离基物：食物（水果）
致病名称：食物中毒、化脓性炎症
致病对象：人、动物
来源历史：←湖北省疾病预防控制中心←荆门市疾病预防控制中心←钟祥市疾病预防控制中心
用　　途：食品检验
联系单位：湖北省疾病预防控制中心
电子邮箱：JDZBCZX@163.com

671. 葡萄球菌属

国家科技资源标识符: CSTR:16698.06.NPRC 1.12.280
平台资源号：NPRC 1.12.280
保藏编号：HB0702101
中文名称：金黄色葡萄球菌
外文名称：*Staphylococcus aureus*
分类学地位：Bacteria; Bacillota; Bacilli; Caryophanales; Staphylococcaceae; *Staphylococcus*
生物危害程度：第三类
分离时间：2022-08-02
分离地址：中国湖北省荆门市
分离基物：食物（水果）
致病名称：食物中毒、化脓性炎症
致病对象：人、动物
来源历史：←湖北省疾病预防控制中心←荆门市疾病预防控制中心←钟祥市疾病预防控制中心
用　　途：食品检验
联系单位：湖北省疾病预防控制中心
电子邮箱：JDZBCZX@163.com

672. 葡萄球菌属

国家科技资源标识符: CSTR:16698.06.NPRC 1.12.281
平台资源号：NPRC 1.12.281
保藏编号：HB0702102
中文名称：金黄色葡萄球菌
外文名称：*Staphylococcus aureus*
分类学地位：Bacteria; Bacillota; Bacilli; Caryophanales; Staphylococcaceae; *Staphylococcus*
生物危害程度：第三类
分离时间：2022-09-14

分离地址：中国湖北省荆州市

分离基物：食物（水果）

致病名称：食物中毒、化脓性炎症

致病对象：人、动物

来源历史：←湖北省疾病预防控制中心←荆州市疾病预防控制中心←洪湖市疾病预防控制中心

用　　途：食品检验

联系单位：湖北省疾病预防控制中心

电子邮箱：JDZBCZX@163.com

673. 葡萄球菌属

国家科技资源标识符：CSTR:16698.06.NPRC 1.12.282

平台资源号：NPRC 1.12.282

保藏编号：HB0702103

中文名称：金黄色葡萄球菌

外文名称：*Staphylococcus aureus*

分类学地位：Bacteria; Bacillota; Bacilli; Caryophanales; Staphylococcaceae; *Staphylococcus*

生物危害程度：第三类

分离时间：2022-09-14

分离地址：中国湖北省荆州市

分离基物：食物（水果）

致病名称：食物中毒、化脓性炎症

致病对象：人、动物

来源历史：←湖北省疾病预防控制中心←荆州市疾病预防控制中心←洪湖市疾病预防控制中心

用　　途：食品检验

联系单位：湖北省疾病预防控制中心

电子邮箱：JDZBCZX@163.com

674. 葡萄球菌属

国家科技资源标识符：CSTR:16698.06.NPRC 1.9.203

平台资源号：NPRC 1.9.203

保藏编号：CMCC(B)26628

中文名称：科氏葡萄球菌

外文名称：*Staphylococcus cohnii*

分类学地位：Bacteria; Bacillota; Bacilli; Caryophanales; Staphylococcaceae; *Staphylococcus*

生物危害程度：第三类

分离时间：2023-03-18

分离地址：中国北京市

分离基物：人皮肤组织

致病名称：菌血症

致病对象：人

来源历史：中国食品药品检定研究院病原微生物菌（毒）种保藏中心←中国食品药品检定研究院生物检测室

用　　途：科研

联系单位：中国食品药品检定研究院

电子邮箱：cmcc@nifdc.org.cn

675. 葡萄球菌属

国家科技资源标识符：CSTR:16698.06.NPRC 1.9.204

平台资源号：NPRC 1.9.204

保藏编号：CMCC(B)26627

中文名称：腐生葡萄球菌

外文名称：*Staphylococcus saprophyticus*

分类学地位：Bacteria; Bacillota; Bacilli; Caryophanales; Staphylococcaceae; *Staphylococcus*

生物危害程度：第三类

分离时间：2022-04-18

分离地址：中国北京市

分离基物：人皮肤组织

致病名称：感染

致病对象：人

来源历史：中国食品药品检定研究院病原微生物菌（毒）种保藏中心←中国食品药品检定研究院生物检测室

用　　途：科研

联系单位：中国食品药品检定研究院

电子邮箱：cmcc@nifdc.org.cn

676. 葡萄球菌属

国家科技资源标识符：CSTR:16698.06.NPRC 1.9.205
平台资源号：NPRC 1.9.205
保藏编号：CMCC(B)26626
中文名称：人葡萄球菌
外文名称：*Staphylococcus hominis*
分类学地位：Bacteria; Bacillota; Bacilli; Caryophanales; Staphylococcaceae; *Staphylococcus*
生物危害程度：第三类
分离时间：2022-04-18
分离地址：中国北京市
分离基物：人皮肤组织
致病名称：感染
致病对象：人
来源历史：中国食品药品检定研究院病原微生物菌（毒）种保藏中心←中国食品药品检定研究院生物检测室
用　　途：科研
联系单位：中国食品药品检定研究院
电子邮箱：cmcc@nifdc.org.cn

677. 葡萄球菌属

国家科技资源标识符：CSTR:16698.06.NPRC 1.9.206
平台资源号：NPRC 1.9.206
保藏编号：CMCC(B)26625
中文名称：路邓葡萄球菌
外文名称：*Staphylococcus lugdunensis*
分类学地位：Bacteria; Bacillota; Bacilli; Caryophanales; Staphylococcaceae; *Staphylococcus*
生物危害程度：第三类
分离时间：2022-04-18
分离地址：中国北京市
分离基物：人皮肤组织
致病名称：感染
致病对象：人
来源历史：中国食品药品检定研究院病原微生物菌（毒）种保藏中心←中国食品药品检定研究院生物检测室
用　　途：科研
联系单位：中国食品药品检定研究院
电子邮箱：cmcc@nifdc.org.cn

678. 葡萄球菌属

国家科技资源标识符：CSTR:16698.06.NPRC 1.9.207
平台资源号：NPRC 1.9.207
保藏编号：CMCC(B)26624
中文名称：金黄色葡萄球菌
外文名称：*Staphylococcus aureus*
分类学地位：Bacteria; Bacillota; Bacilli; Caryophanales; Staphylococcaceae; *Staphylococcus*
生物危害程度：第三类
分离时间：2023-01-06
分离地址：中国北京市
分离基物：人皮肤组织
致病名称：感染
致病对象：人、动物
来源历史：中国食品药品检定研究院病原微生物菌（毒）种保藏中心←中国食品药品检定研究院生物检测室
用　　途：科研
联系单位：中国食品药品检定研究院
电子邮箱：cmcc@nifdc.org.cn

679. 葡萄球菌属

国家科技资源标识符：CSTR:16698.06.NPRC 1.9.208
平台资源号：NPRC 1.9.208
保藏编号：CMCC(B)26623
中文名称：头状葡萄球菌
外文名称：*Staphylococcus capitis*
分类学地位：Bacteria; Bacillota; Bacilli; Caryophanales; Staphylococcaceae; *Staphylococcus*
生物危害程度：第三类
分离时间：2022-04-18

分离地址：中国北京市
分离基物：人皮肤组织
致病名称：感染
致病对象：人
来源历史：中国食品药品检定研究院病原微生物菌（毒）种保藏中心←中国食品药品检定研究院生物检测室
用　　途：科研
联系单位：中国食品药品检定研究院
电子邮箱：cmcc@nifdc.org.cn

680. 葡萄球菌属

国家科技资源标识符：CSTR:16698.06.NPRC 1.9.209
平台资源号：NPRC 1.9.209
保藏编号：CMCC(B)26622
中文名称：溶血葡萄球菌
外文名称：*Staphylococcus haemolyticus*
分类学地位：Bacteria; Bacillota; Bacilli; Caryophanales; Staphylococcaceae; *Staphylococcus*
生物危害程度：第三类
分离时间：2023-01-06
分离地址：中国北京市
分离基物：人皮肤组织
致病名称：感染
致病对象：人
来源历史：中国食品药品检定研究院病原微生物菌（毒）种保藏中心←中国食品药品检定研究院生物检测室
用　　途：科研
联系单位：中国食品药品检定研究院
电子邮箱：cmcc@nifdc.org.cn

681. 葡萄球菌属

国家科技资源标识符：CSTR:16698.06.NPRC 1.9.210
平台资源号：NPRC 1.9.210
保藏编号：CMCC(B)26621
中文名称：木糖葡萄球菌
外文名称：*Staphylococcus xylosus*
分类学地位：Bacteria; Bacillota; Bacilli; Caryophanales; Staphylococcaceae; *Staphylococcus*
生物危害程度：第三类
分离时间：2022-04-18
分离地址：中国北京市
分离基物：人皮肤组织
致病名称：感染
致病对象：人
来源历史：中国食品药品检定研究院病原微生物菌（毒）种保藏中心←中国食品药品检定研究院生物检测室
用　　途：科研
联系单位：中国食品药品检定研究院
电子邮箱：cmcc@nifdc.org.cn

682. 葡萄球菌属

国家科技资源标识符：CSTR:16698.06.NPRC 1.9.211
平台资源号：NPRC 1.9.211
保藏编号：CMCC(B)26620
中文名称：山羊葡萄球菌
外文名称：*Staphylococcus caprae*
分类学地位：Bacteria; Bacillota; Bacilli; Caryophanales; Staphylococcaceae; *Staphylococcus*
生物危害程度：第三类
分离时间：2022-04-18
分离地址：中国北京市
分离基物：人皮肤组织
致病名称：感染
致病对象：人
来源历史：中国食品药品检定研究院病原微生物菌（毒）种保藏中心←中国食品药品检定研究院生物检测室
用　　途：科研
联系单位：中国食品药品检定研究院
电子邮箱：cmcc@nifdc.org.cn

二十一、链球菌属

683. 链球菌属

国家科技资源标识符: CSTR:16698.06.NPRC 1.2.1576
平台资源号：NPRC 1.2.1576
保藏编号：CHPC 1.15423
中文名称：肺炎链球菌
外文名称：*Streptococcus pneumoniae*
分类学地位：Bacteria; Bacillota; Bacilli; Lactobacillales; Streptococcaceae; *Streptococcus*
生物危害程度：第三类
分离时间：2021-11-29
分离地址：中国新疆维吾尔自治区乌鲁木齐市
分离基物：患者痰液
致病名称：肺炎
致病对象：人
来源历史：←中国疾病预防控制中心病原微生物菌（毒）种保藏中心传染病所分中心←中国疾病预防控制中心传染病预防控制所
用　　途：临床检验
联系单位：中国疾病预防控制中心传染病预防控制所
电子邮箱：chpc@icdc.cn

684. 链球菌属

国家科技资源标识符: CSTR:16698.06.NPRC 1.2.1577
平台资源号：NPRC 1.2.1577
保藏编号：CHPC 1.15424
中文名称：肺炎链球菌
外文名称：*Streptococcus pneumoniae*
分类学地位：Bacteria; Bacillota; Bacilli; Lactobacillales; Streptococcaceae; *Streptococcus*
生物危害程度：第三类
分离时间：2022-04-12
分离地址：中国新疆维吾尔自治区乌鲁木齐市
分离基物：患者痰液
致病名称：肺炎
致病对象：人
来源历史：←中国疾病预防控制中心病原微生物菌（毒）种保藏中心传染病所分中心←中国疾病预防控制中心传染病预防控制所
用　　途：临床检验
联系单位：中国疾病预防控制中心传染病预防控制所
电子邮箱：chpc@icdc.cn

685. 链球菌属

国家科技资源标识符: CSTR:16698.06.NPRC 1.2.1578
平台资源号：NPRC 1.2.1578
保藏编号：CHPC 1.15425
中文名称：肺炎链球菌
外文名称：*Streptococcus pneumoniae*
分类学地位：Bacteria; Bacillota; Bacilli; Lactobacillales; Streptococcaceae; *Streptococcus*
生物危害程度：第三类
分离时间：2022-05-20
分离地址：中国新疆维吾尔自治区乌鲁木齐市
分离基物：患者痰液
致病名称：肺炎
致病对象：人
来源历史：←中国疾病预防控制中心病原微生物菌（毒）种保藏中心传染病所分中心←中国疾病预防控制中心传染病预防控制所
用　　途：临床检验
联系单位：中国疾病预防控制中心传染病预防控制所
电子邮箱：chpc@icdc.cn

686. 链球菌属

国家科技资源标识符: CSTR:16698.06.NPRC 1.2.1579
平台资源号：NPRC 1.2.1579
保藏编号：CHPC 1.15426
中文名称：肺炎链球菌
外文名称：*Streptococcus pneumoniae*
分类学地位：Bacteria; Bacillota; Bacilli; Lactobacillales; Streptococcaceae; *Streptococcus*
生物危害程度：第三类
分离时间：2021-12-27
分离地址：中国新疆维吾尔自治区乌鲁木齐市
分离基物：患者痰液
致病名称：肺炎
致病对象：人
来源历史：←中国疾病预防控制中心病原微生物菌（毒）种保藏中心传染病所分中心←中国疾病预防控制中心传染病预防控制所
用　　途：临床检验
联系单位：中国疾病预防控制中心传染病预防控制所
电子邮箱：chpc@icdc.cn

687. 链球菌属

国家科技资源标识符: CSTR:16698.06.NPRC 1.2.1580
平台资源号：NPRC 1.2.1580
保藏编号：CHPC 1.15427
中文名称：肺炎链球菌
外文名称：*Streptococcus pneumoniae*
分类学地位：Bacteria; Bacillota; Bacilli; Lactobacillales; Streptococcaceae; *Streptococcus*
生物危害程度：第三类
分离时间：2021-12-27
分离地址：中国新疆维吾尔自治区乌鲁木齐市
分离基物：患者痰液
致病名称：肺炎
致病对象：人
来源历史：←中国疾病预防控制中心病原微生物菌（毒）种保藏中心传染病所分中心←中国疾病预防控制中心传染病预防控制所
用　　途：临床检验
联系单位：中国疾病预防控制中心传染病预防控制所
电子邮箱：chpc@icdc.cn

688. 链球菌属

国家科技资源标识符: CSTR:16698.06.NPRC 1.2.1581
平台资源号：NPRC 1.2.1581
保藏编号：CHPC 1.15428
中文名称：肺炎链球菌
外文名称：*Streptococcus pneumoniae*
分类学地位：Bacteria; Bacillota; Bacilli; Lactobacillales; Streptococcaceae; *Streptococcus*
生物危害程度：第三类
分离时间：2022-06-08
分离地址：中国山东省青岛市
分离基物：患者痰液
致病名称：肺炎
致病对象：人
来源历史：←中国疾病预防控制中心病原微生物菌（毒）种保藏中心传染病所分中心←中国疾病预防控制中心传染病预防控制所
用　　途：临床检验
联系单位：中国疾病预防控制中心传染病预防控制所
电子邮箱：chpc@icdc.cn

689. 链球菌属

国家科技资源标识符: CSTR:16698.06.NPRC 1.2.1582
平台资源号：NPRC 1.2.1582
保藏编号：CHPC 1.15429

中文名称：肺炎链球菌
外文名称：*Streptococcus pneumoniae*
分类学地位：Bacteria; Bacillota; Bacilli; Lactobacillales; Streptococcaceae; *Streptococcus*
生物危害程度：第三类
分离时间：2022-07-16
分离地址：中国山东省青岛市
分离基物：患者痰液
致病名称：肺炎
致病对象：人
来源历史：←中国疾病预防控制中心病原微生物菌（毒）种保藏中心传染病所分中心←中国疾病预防控制中心传染病预防控制所
用 途：临床检验
联系单位：中国疾病预防控制中心传染病预防控制所
电子邮箱：chpc@icdc.cn

690. 链球菌属

国家科技资源标识符: CSTR:16698.06.NPRC 1.2.1583
平台资源号：NPRC 1.2.1583
保藏编号：CHPC 1.15430
中文名称：肺炎链球菌
外文名称：*Streptococcus pneumoniae*
分类学地位：Bacteria; Bacillota; Bacilli; Lactobacillales; Streptococcaceae; *Streptococcus*
生物危害程度：第三类
分离时间：2022-07-07
分离地址：中国山东省青岛市
分离基物：患者痰液
致病名称：肺炎
致病对象：人
来源历史：←中国疾病预防控制中心病原微生物菌（毒）种保藏中心传染病所分中心←中国疾病预防控制中心传染病预防控制所
用 途：临床检验
联系单位：中国疾病预防控制中心传染病预防控制所
电子邮箱：chpc@icdc.cn

691. 链球菌属

国家科技资源标识符: CSTR:16698.06.NPRC 1.2.1584
平台资源号：NPRC 1.2.1584
保藏编号：CHPC 1.15431
中文名称：肺炎链球菌
外文名称：*Streptococcus pneumoniae*
分类学地位：Bacteria; Bacillota; Bacilli; Lactobacillales; Streptococcaceae; *Streptococcus*
生物危害程度：第三类
分离时间：2022-07-06
分离地址：中国山东省青岛市
分离基物：患者痰液
致病名称：肺炎
致病对象：人
来源历史：←中国疾病预防控制中心病原微生物菌（毒）种保藏中心传染病所分中心←中国疾病预防控制中心传染病预防控制所
用 途：临床检验
联系单位：中国疾病预防控制中心传染病预防控制所
电子邮箱：chpc@icdc.cn

692. 链球菌属

国家科技资源标识符: CSTR:16698.06.NPRC 1.2.1585
平台资源号：NPRC 1.2.1585
保藏编号：CHPC 1.15432
中文名称：肺炎链球菌
外文名称：*Streptococcus pneumoniae*
分类学地位：Bacteria; Bacillota; Bacilli; Lactobacillales; Streptococcaceae; *Streptococcus*
生物危害程度：第三类

分离时间：2022-06-10
分离地址：中国山东省青岛市
分离基物：患者痰液
致病名称：肺炎
致病对象：人
来源历史：←中国疾病预防控制中心病原微生物菌（毒）种保藏中心传染病所分中心←中国疾病预防控制中心传染病预防控制所
用　　途：临床检验
联系单位：中国疾病预防控制中心传染病预防控制所
电子邮箱：chpc@icdc.cn

693. 链球菌属

国家科技资源标识符: CSTR:16698.06.NPRC 1.2.1586
平台资源号：NPRC 1.2.1586
保藏编号：CHPC 1.15433
中文名称：肺炎链球菌
外文名称：*Streptococcus pneumoniae*
分类学地位：Bacteria; Bacillota; Bacilli; Lactobacillales; Streptococcaceae; *Streptococcus*
生物危害程度：第三类
分离时间：2022-05-8
分离地址：中国山东省青岛市
分离基物：患者痰液
致病名称：肺炎
致病对象：人
来源历史：←中国疾病预防控制中心病原微生物菌（毒）种保藏中心传染病所分中心←中国疾病预防控制中心传染病预防控制所
用　　途：临床检验
联系单位：中国疾病预防控制中心传染病预防控制所
电子邮箱：chpc@icdc.cn

694. 链球菌属

国家科技资源标识符: CSTR:16698.06.NPRC 1.2.1587
平台资源号：NPRC 1.2.1587
保藏编号：CHPC 1.15434
中文名称：肺炎链球菌
外文名称：*Streptococcus pneumoniae*
分类学地位：Bacteria; Bacillota; Bacilli; Lactobacillales; Streptococcaceae; *Streptococcus*
生物危害程度：第三类
分离时间：2022-06-10
分离地址：中国山东省青岛市
分离基物：患者痰液
致病名称：肺炎
致病对象：人
来源历史：←中国疾病预防控制中心病原微生物菌（毒）种保藏中心传染病所分中心←中国疾病预防控制中心传染病预防控制所
用　　途：临床检验
联系单位：中国疾病预防控制中心传染病预防控制所
电子邮箱：chpc@icdc.cn

695. 链球菌属

国家科技资源标识符: CSTR:16698.06.NPRC 1.2.1588
平台资源号：NPRC 1.2.1588
保藏编号：CHPC 1.15435
中文名称：肺炎链球菌
外文名称：*Streptococcus pneumoniae*
分类学地位：Bacteria; Bacillota; Bacilli; Lactobacillales; Streptococcaceae; *Streptococcus*
生物危害程度：第三类
分离时间：2022-06-01
分离地址：中国山东省青岛市
分离基物：患者痰液
致病名称：肺炎

致病对象：人
来源历史：←中国疾病预防控制中心病原微生物菌（毒）种保藏中心传染病所分中心←中国疾病预防控制中心传染病预防控制所
用　　途：临床检验
联系单位：中国疾病预防控制中心传染病预防控制所
电子邮箱：chpc@icdc.cn

696. 链球菌属

国家科技资源标识符：CSTR:16698.06.NPRC 1.2.1589
平台资源号：NPRC 1.2.1589
保藏编号：CHPC 1.15436
中文名称：肺炎链球菌
外文名称：*Streptococcus pneumoniae*
分类学地位：Bacteria; Bacillota; Bacilli; Lactobacillales; Streptococcaceae; *Streptococcus*
生物危害程度：第三类
分离时间：2021-10-02
分离地址：中国山东省菏泽市
分离基物：患者痰液
致病名称：肺炎
致病对象：人
来源历史：←中国疾病预防控制中心病原微生物菌（毒）种保藏中心传染病所分中心←中国疾病预防控制中心传染病预防控制所
用　　途：临床检验
联系单位：中国疾病预防控制中心传染病预防控制所
电子邮箱：chpc@icdc.cn

697. 链球菌属

国家科技资源标识符：CSTR:16698.06.NPRC 1.2.1590
平台资源号：NPRC 1.2.1590
保藏编号：CHPC 1.15437
中文名称：肺炎链球菌
外文名称：*Streptococcus pneumoniae*
分类学地位：Bacteria; Bacillota; Bacilli; Lactobacillales; Streptococcaceae; *Streptococcus*
生物危害程度：第三类
分离时间：2020-12-03
分离地址：中国山东省烟台市
分离基物：患者痰液
致病名称：肺炎
致病对象：人
来源历史：←中国疾病预防控制中心病原微生物菌（毒）种保藏中心传染病所分中心←中国疾病预防控制中心传染病预防控制所
用　　途：临床检验
联系单位：中国疾病预防控制中心传染病预防控制所
电子邮箱：chpc@icdc.cn

698. 链球菌属

国家科技资源标识符：CSTR:16698.06.NPRC 1.2.1591
平台资源号：NPRC 1.2.1591
保藏编号：CHPC 1.15438
中文名称：肺炎链球菌
外文名称：*Streptococcus pneumoniae*
分类学地位：Bacteria; Bacillota; Bacilli; Lactobacillales; Streptococcaceae; *Streptococcus*
生物危害程度：第三类
分离时间：2021-04-12
分离地址：中国山东省烟台市
分离基物：患者痰液
致病名称：肺炎
致病对象：人
来源历史：←中国疾病预防控制中心病原微生物菌（毒）种保藏中心传染病所分中心←中国疾病预防控制中心传染病预防控制所

用　　途：临床检验
联系单位：中国疾病预防控制中心传染病预防控制所
电子邮箱：chpc@icdc.cn

699. 链球菌属

国家科技资源标识符：CSTR:16698.06.NPRC 1.2.1592
平台资源号：NPRC 1.2.1592
保藏编号：CHPC 1.15439
中文名称：肺炎链球菌
外文名称：*Streptococcus pneumoniae*
分类学地位：Bacteria; Bacillota; Bacilli; Lactobacillales; Streptococcaceae; *Streptococcus*
生物危害程度：第三类
分离时间：2021-04-14
分离地址：中国山东省烟台市
分离基物：患者痰液
致病名称：肺炎
致病对象：人
来源历史：←中国疾病预防控制中心病原微生物菌（毒）种保藏中心传染病所分中心←中国疾病预防控制中心传染病预防控制所
用　　途：临床检验
联系单位：中国疾病预防控制中心传染病预防控制所
电子邮箱：chpc@icdc.cn

700. 链球菌属

国家科技资源标识符：CSTR:16698.06.NPRC 1.2.1593
平台资源号：NPRC 1.2.1593
保藏编号：CHPC 1.15440
中文名称：肺炎链球菌
外文名称：*Streptococcus pneumoniae*
分类学地位：Bacteria; Bacillota; Bacilli; Lactobacillales; Streptococcaceae; *Streptococcus*
生物危害程度：第三类
分离时间：2021-04-28
分离地址：中国山东省烟台市
分离基物：患者痰液
致病名称：肺炎
致病对象：人
来源历史：←中国疾病预防控制中心病原微生物菌（毒）种保藏中心传染病所分中心←中国疾病预防控制中心传染病预防控制所
用　　途：临床检验
联系单位：中国疾病预防控制中心传染病预防控制所
电子邮箱：chpc@icdc.cn

701. 链球菌属

国家科技资源标识符：CSTR:16698.06.NPRC 1.2.1594
平台资源号：NPRC 1.2.1594
保藏编号：CHPC 1.15441
中文名称：肺炎链球菌
外文名称：*Streptococcus pneumoniae*
分类学地位：Bacteria; Bacillota; Bacilli; Lactobacillales; Streptococcaceae; *Streptococcus*
生物危害程度：第三类
分离时间：2021-05-12
分离地址：中国山东省烟台市
分离基物：患者痰液
致病名称：肺炎
致病对象：人
来源历史：←中国疾病预防控制中心病原微生物菌（毒）种保藏中心传染病所分中心←中国疾病预防控制中心传染病预防控制所
用　　途：临床检验
联系单位：中国疾病预防控制中心传染病预防控制所
电子邮箱：chpc@icdc.cn

702. 链球菌属

国家科技资源标识符: CSTR:16698.06.NPRC 1.2.1595
平台资源号：NPRC 1.2.1595
保藏编号：CHPC 1.15442
中文名称：肺炎链球菌
外文名称：*Streptococcus pneumoniae*
分类学地位：Bacteria; Bacillota; Bacilli; Lactobacillales; Streptococcaceae; *Streptococcus*
生物危害程度：第三类
分离时间：2021-05-17
分离地址：中国山东省烟台市
分离基物：患者痰液
致病名称：肺炎
致病对象：人
来源历史：←中国疾病预防控制中心病原微生物菌（毒）种保藏中心传染病所分中心←中国疾病预防控制中心传染病预防控制所
用 途：临床检验
联系单位：中国疾病预防控制中心传染病预防控制所
电子邮箱：chpc@icdc.cn

703. 链球菌属

国家科技资源标识符: CSTR:16698.06.NPRC 1.2.1596
平台资源号：NPRC 1.2.1596
保藏编号：CHPC 1.15443
中文名称：肺炎链球菌
外文名称：*Streptococcus pneumoniae*
分类学地位：Bacteria; Bacillota; Bacilli; Lactobacillales; Streptococcaceae; *Streptococcus*
生物危害程度：第三类
分离时间：2021-02-05
分离地址：中国山东省烟台市
分离基物：患者痰液
致病名称：肺炎
致病对象：人
来源历史：←中国疾病预防控制中心病原微生物菌（毒）种保藏中心传染病所分中心←中国疾病预防控制中心传染病预防控制所
用 途：临床检验
联系单位：中国疾病预防控制中心传染病预防控制所
电子邮箱：chpc@icdc.cn

704. 链球菌属

国家科技资源标识符: CSTR:16698.06.NPRC 1.2.1597
平台资源号：NPRC 1.2.1597
保藏编号：CHPC 1.15444
中文名称：肺炎链球菌
外文名称：*Streptococcus pneumoniae*
分类学地位：Bacteria; Bacillota; Bacilli; Lactobacillales; Streptococcaceae; *Streptococcus*
生物危害程度：第三类
分离时间：2021-08-18
分离地址：中国山东省潍坊市
分离基物：患者痰液
致病名称：肺炎
致病对象：人
来源历史：←中国疾病预防控制中心病原微生物菌（毒）种保藏中心传染病所分中心←中国疾病预防控制中心传染病预防控制所
用 途：临床检验
联系单位：中国疾病预防控制中心传染病预防控制所
电子邮箱：chpc@icdc.cn

705. 链球菌属

国家科技资源标识符: CSTR:16698.06.NPRC 1.2.1598
平台资源号：NPRC 1.2.1598
保藏编号：CHPC 1.15445

中文名称：肺炎链球菌
外文名称：*Streptococcus pneumoniae*
分类学地位：Bacteria; Bacillota; Bacilli; Lactobacillales; Streptococcaceae; *Streptococcus*
生物危害程度：第三类
分离时间：2022-01-12
分离地址：中国山东省潍坊市
分离基物：患者痰液
致病名称：肺炎
致病对象：人
来源历史：←中国疾病预防控制中心病原微生物菌（毒）种保藏中心传染病所分中心←中国疾病预防控制中心传染病预防控制所
用　　途：临床检验
联系单位：中国疾病预防控制中心传染病预防控制所
电子邮箱：chpc@icdc.cn

706. 链球菌属

国家科技资源标识符: CSTR:16698.06.NPRC 1.2.1599
平台资源号：NPRC 1.2.1599
保藏编号：CHPC 1.15446
中文名称：肺炎链球菌
外文名称：*Streptococcus pneumoniae*
分类学地位：Bacteria; Bacillota; Bacilli; Lactobacillales; Streptococcaceae; *Streptococcus*
生物危害程度：第三类
分离时间：2022-03-17
分离地址：中国山东省潍坊市
分离基物：患者痰液
致病名称：肺炎
致病对象：人
来源历史：←中国疾病预防控制中心病原微生物菌（毒）种保藏中心传染病所分中心←中国疾病预防控制中心传染病预防控制所
用　　途：临床检验
联系单位：中国疾病预防控制中心传染病预防控制所
电子邮箱：chpc@icdc.cn

707. 链球菌属

国家科技资源标识符: CSTR:16698.06.NPRC 1.2.1600
平台资源号：NPRC 1.2.1600
保藏编号：CHPC 1.15447
中文名称：肺炎链球菌
外文名称：*Streptococcus pneumoniae*
分类学地位：Bacteria; Bacillota; Bacilli; Lactobacillales; Streptococcaceae; *Streptococcus*
生物危害程度：第三类
分离时间：2022-07-22
分离地址：中国山东省潍坊市
分离基物：患者痰液
致病名称：肺炎
致病对象：人
来源历史：←中国疾病预防控制中心病原微生物菌（毒）种保藏中心传染病所分中心←中国疾病预防控制中心传染病预防控制所
用　　途：临床检验
联系单位：中国疾病预防控制中心传染病预防控制所
电子邮箱：chpc@icdc.cn

708. 链球菌属

国家科技资源标识符: CSTR:16698.06.NPRC 1.2.1601
平台资源号：NPRC 1.2.1601
保藏编号：CHPC 1.15448
中文名称：肺炎链球菌
外文名称：*Streptococcus pneumoniae*
分类学地位：Bacteria; Bacillota; Bacilli; Lactobacillales; Streptococcaceae; *Streptococcus*
生物危害程度：第三类

分离时间：2020-09-20
分离地址：中国山东省潍坊市
分离基物：患者痰液
致病名称：肺炎
致病对象：人
来源历史：←中国疾病预防控制中心病原微生物菌（毒）种保藏中心传染病所分中心←中国疾病预防控制中心传染病预防控制所
用　　途：临床检验
联系单位：中国疾病预防控制中心传染病预防控制所
电子邮箱：chpc@icdc.cn

709. 链球菌属

国家科技资源标识符：CSTR:16698.06.NPRC 1.2.1602
平台资源号：NPRC 1.2.1602
保藏编号：CHPC 1.15449
中文名称：肺炎链球菌
外文名称：*Streptococcus pneumoniae*
分类学地位：Bacteria; Bacillota; Bacilli; Lactobacillales; Streptococcaceae; *Streptococcus*
生物危害程度：第三类
分离时间：2020-09-26
分离地址：中国山东省潍坊市
分离基物：患者痰液
致病名称：肺炎
致病对象：人
来源历史：←中国疾病预防控制中心病原微生物菌（毒）种保藏中心传染病所分中心←中国疾病预防控制中心传染病预防控制所
用　　途：临床检验
联系单位：中国疾病预防控制中心传染病预防控制所
电子邮箱：chpc@icdc.cn

710. 链球菌属

国家科技资源标识符：CSTR:16698.06.NPRC 1.2.1603
平台资源号：NPRC 1.2.1603
保藏编号：CHPC 1.15450
中文名称：肺炎链球菌
外文名称：*Streptococcus pneumoniae*
分类学地位：Bacteria; Bacillota; Bacilli; Lactobacillales; Streptococcaceae; *Streptococcus*
生物危害程度：第三类
分离时间：2021-01-23
分离地址：中国山东省潍坊市
分离基物：患者痰液
致病名称：肺炎
致病对象：人
来源历史：←中国疾病预防控制中心病原微生物菌（毒）种保藏中心传染病所分中心←中国疾病预防控制中心传染病预防控制所
用　　途：临床检验
联系单位：中国疾病预防控制中心传染病预防控制所
电子邮箱：chpc@icdc.cn

711. 链球菌属

国家科技资源标识符：CSTR:16698.06.NPRC 1.2.1604
平台资源号：NPRC 1.2.1604
保藏编号：CHPC 1.15451
中文名称：肺炎链球菌
外文名称：*Streptococcus pneumoniae*
分类学地位：Bacteria; Bacillota; Bacilli; Lactobacillales; Streptococcaceae; *Streptococcus*
生物危害程度：第三类
分离时间：2021-04-28
分离地址：中国山东省潍坊市
分离基物：患者痰液
致病名称：肺炎

致病对象：人
来源历史：←中国疾病预防控制中心病原微生物菌（毒）种保藏中心传染病所分中心←中国疾病预防控制中心传染病预防控制所
用　　途：临床检验
联系单位：中国疾病预防控制中心传染病预防控制所
电子邮箱：chpc@icdc.cn

712. 链球菌属

国家科技资源标识符: CSTR:16698.06.NPRC 1.2.1605
平台资源号：NPRC 1.2.1605
保藏编号：CHPC 1.15452
中文名称：肺炎链球菌
外文名称：*Streptococcus pneumoniae*
分类学地位：Bacteria; Bacillota; Bacilli; Lactobacillales; Streptococcaceae; *Streptococcus*
生物危害程度：第三类
分离时间：2023-01-27
分离地址：中国山东省潍坊市
分离基物：患者痰液
致病名称：肺炎
致病对象：人
来源历史：←中国疾病预防控制中心病原微生物菌（毒）种保藏中心传染病所分中心←中国疾病预防控制中心传染病预防控制所
用　　途：临床检验
联系单位：中国疾病预防控制中心传染病预防控制所
电子邮箱：chpc@icdc.cn

713. 链球菌属

国家科技资源标识符: CSTR:16698.06.NPRC 1.2.1606
平台资源号：NPRC 1.2.1606
保藏编号：CHPC 1.15453
中文名称：肺炎链球菌
外文名称：*Streptococcus pneumoniae*
分类学地位：Bacteria; Bacillota; Bacilli; Lactobacillales; Streptococcaceae; *Streptococcus*
生物危害程度：第三类
分离时间：2022-06-12
分离地址：中国山东省济宁市
分离基物：患者痰液
致病名称：肺炎
致病对象：人
来源历史：←中国疾病预防控制中心病原微生物菌（毒）种保藏中心传染病所分中心←中国疾病预防控制中心传染病预防控制所
用　　途：临床检验
联系单位：中国疾病预防控制中心传染病预防控制所
电子邮箱：chpc@icdc.cn

714. 链球菌属

国家科技资源标识符: CSTR:16698.06.NPRC 1.2.1607
平台资源号：NPRC 1.2.1607
保藏编号：CHPC 1.15454
中文名称：肺炎链球菌
外文名称：*Streptococcus pneumoniae*
分类学地位：Bacteria; Bacillota; Bacilli; Lactobacillales; Streptococcaceae; *Streptococcus*
生物危害程度：第三类
分离时间：2022-02-24
分离地址：中国山东省日照市
分离基物：患者痰液
致病名称：肺炎
致病对象：人
来源历史：←中国疾病预防控制中心病原微生物菌（毒）种保藏中心传染病所分中心←中国疾病预防控制中心传染病预防控制所

用　　途：临床检验
联系单位：中国疾病预防控制中心传染病预防控制所
电子邮箱：chpc@icdc.cn

715. 链球菌属

国家科技资源标识符：CSTR:16698.06.NPRC 1.2.1608
平台资源号：NPRC 1.2.1608
保藏编号：CHPC 1.15455
中文名称：肺炎链球菌
外文名称：*Streptococcus pneumoniae*
分类学地位：Bacteria; Bacillota; Bacilli; Lactobacillales; Streptococcaceae; *Streptococcus*
生物危害程度：第三类
分离时间：2021-07-12
分离地址：中国山东省日照市
分离基物：患者痰液
致病名称：肺炎
致病对象：人
来源历史：←中国疾病预防控制中心病原微生物菌（毒）种保藏中心传染病所分中心←中国疾病预防控制中心传染病预防控制所
用　　途：临床检验
联系单位：中国疾病预防控制中心传染病预防控制所
电子邮箱：chpc@icdc.cn

716. 链球菌属

国家科技资源标识符：CSTR:16698.06.NPRC 1.2.1609
平台资源号：NPRC 1.2.1609
保藏编号：CHPC 1.15456
中文名称：肺炎链球菌
外文名称：*Streptococcus pneumoniae*
分类学地位：Bacteria; Bacillota; Bacilli; Lactobacillales; Streptococcaceae; *Streptococcus*
生物危害程度：第三类
分离时间：2022-01-23
分离地址：中国山东省德州市
分离基物：患者痰液
致病名称：肺炎
致病对象：人
来源历史：←中国疾病预防控制中心病原微生物菌（毒）种保藏中心传染病所分中心←中国疾病预防控制中心传染病预防控制所
用　　途：临床检验
联系单位：中国疾病预防控制中心传染病预防控制所
电子邮箱：chpc@icdc.cn

717. 链球菌属

国家科技资源标识符：CSTR:16698.06.NPRC 1.2.1610
平台资源号：NPRC 1.2.1610
保藏编号：CHPC 1.15457
中文名称：肺炎链球菌
外文名称：*Streptococcus pneumoniae*
分类学地位：Bacteria; Bacillota; Bacilli; Lactobacillales; Streptococcaceae; *Streptococcus*
生物危害程度：第三类
分离时间：2022-02-06
分离地址：中国山东省德州市
分离基物：患者痰液
致病名称：肺炎
致病对象：人
来源历史：←中国疾病预防控制中心病原微生物菌（毒）种保藏中心传染病所分中心←中国疾病预防控制中心传染病预防控制所
用　　途：临床检验
联系单位：中国疾病预防控制中心传染病预防控制所
电子邮箱：chpc@icdc.cn

718. 链球菌属

国家科技资源标识符: CSTR:16698.06.NPRC 1.2.1611
平台资源号：NPRC 1.2.1611
保藏编号：CHPC 1.15458
中文名称：肺炎链球菌
外文名称：*Streptococcus pneumoniae*
分类学地位：Bacteria; Bacillota; Bacilli; Lactobacillales; Streptococcaceae; *Streptococcus*
生物危害程度：第三类
分离时间：2021-03-29
分离地址：中国山东省德州市
分离基物：患者痰液
致病名称：肺炎
致病对象：人
来源历史：←中国疾病预防控制中心病原微生物菌（毒）种保藏中心传染病所分中心←中国疾病预防控制中心传染病预防控制所
用　　途：临床检验
联系单位：中国疾病预防控制中心传染病预防控制所
电子邮箱：chpc@icdc.cn

719. 链球菌属

国家科技资源标识符: CSTR:16698.06.NPRC 1.2.1612
平台资源号：NPRC 1.2.1612
保藏编号：CHPC 1.15459
中文名称：肺炎链球菌
外文名称：*Streptococcus pneumoniae*
分类学地位：Bacteria; Bacillota; Bacilli; Lactobacillales; Streptococcaceae; *Streptococcus*
生物危害程度：第三类
分离时间：2020-10-27
分离地址：中国山东省聊城市
分离基物：患者痰液
致病名称：肺炎
致病对象：人
来源历史：←中国疾病预防控制中心病原微生物菌（毒）种保藏中心传染病所分中心←中国疾病预防控制中心传染病预防控制所
用　　途：临床检验
联系单位：中国疾病预防控制中心传染病预防控制所
电子邮箱：chpc@icdc.cn

720. 链球菌属

国家科技资源标识符: CSTR:16698.06.NPRC 1.2.1613
平台资源号：NPRC 1.2.1613
保藏编号：CHPC 1.15460
中文名称：肺炎链球菌
外文名称：*Streptococcus pneumoniae*
分类学地位：Bacteria; Bacillota; Bacilli; Lactobacillales; Streptococcaceae; *Streptococcus*
生物危害程度：第三类
分离时间：2022-02-24
分离地址：中国山东省聊城市
分离基物：患者痰液
致病名称：肺炎
致病对象：人
来源历史：←中国疾病预防控制中心病原微生物菌（毒）种保藏中心传染病所分中心←中国疾病预防控制中心传染病预防控制所
用　　途：临床检验
联系单位：中国疾病预防控制中心传染病预防控制所
电子邮箱：chpc@icdc.cn

721. 链球菌属

国家科技资源标识符: CSTR:16698.06.NPRC 1.2.1614
平台资源号：NPRC 1.2.1614
保藏编号：CHPC 1.15461

中文名称：肺炎链球菌
外文名称：*Streptococcus pneumoniae*
分类学地位：Bacteria; Bacillota; Bacilli; Lactobacillales; Streptococcaceae; *Streptococcus*
生物危害程度：第三类
分离时间：2022-04-08
分离地址：中国山东省聊城市
分离基物：患者痰液
致病名称：肺炎
致病对象：人
来源历史：←中国疾病预防控制中心病原微生物菌（毒）种保藏中心传染病所分中心←中国疾病预防控制中心传染病预防控制所
用　　途：临床检验
联系单位：中国疾病预防控制中心传染病预防控制所
电子邮箱：chpc@icdc.cn

722. 链球菌属

国家科技资源标识符：CSTR:16698.06.NPRC 1.2.1615
平台资源号：NPRC 1.2.1615
保藏编号：CHPC 1.15462
中文名称：肺炎链球菌
外文名称：*Streptococcus pneumoniae*
分类学地位：Bacteria; Bacillota; Bacilli; Lactobacillales; Streptococcaceae; *Streptococcus*
生物危害程度：第三类
分离时间：2022-01-01
分离地址：中国山东省聊城市
分离基物：患者痰液
致病名称：肺炎
致病对象：人
来源历史：←中国疾病预防控制中心病原微生物菌（毒）种保藏中心传染病所分中心←中国疾病预防控制中心传染病预防控制所
用　　途：临床检验
联系单位：中国疾病预防控制中心传染病预防控制所
电子邮箱：chpc@icdc.cn

723. 链球菌属

国家科技资源标识符：CSTR:16698.06.NPRC 1.2.1616
平台资源号：NPRC 1.2.1616
保藏编号：CHPC 1.15463
中文名称：肺炎链球菌
外文名称：*Streptococcus pneumoniae*
分类学地位：Bacteria; Bacillota; Bacilli; Lactobacillales; Streptococcaceae; *Streptococcus*
生物危害程度：第三类
分离时间：2022-02-10
分离地址：中国山东省聊城市
分离基物：患者痰液
致病名称：肺炎
致病对象：人
来源历史：←中国疾病预防控制中心病原微生物菌（毒）种保藏中心传染病所分中心←中国疾病预防控制中心传染病预防控制所
用　　途：临床检验
联系单位：中国疾病预防控制中心传染病预防控制所
电子邮箱：chpc@icdc.cn

724. 链球菌属

国家科技资源标识符：CSTR:16698.06.NPRC 1.2.1617
平台资源号：NPRC 1.2.1617
保藏编号：CHPC 1.15464
中文名称：肺炎链球菌
外文名称：*Streptococcus pneumoniae*
分类学地位：Bacteria; Bacillota; Bacilli; Lactobacillales; Streptococcaceae; *Streptococcus*
生物危害程度：第三类

分离时间：2021-11-15
分离地址：中国山东省聊城市
分离基物：患者痰液
致病名称：肺炎
致病对象：人
来源历史：←中国疾病预防控制中心病原微生物菌（毒）种保藏中心传染病所分中心←中国疾病预防控制中心传染病预防控制所
用　　途：临床检验
联系单位：中国疾病预防控制中心传染病预防控制所
电子邮箱：chpc@icdc.cn

725. 链球菌属

国家科技资源标识符: CSTR:16698.06.NPRC 1.2.1618
平台资源号：NPRC 1.2.1618
保藏编号：CHPC 1.15465
中文名称：肺炎链球菌
外文名称：*Streptococcus pneumoniae*
分类学地位：Bacteria; Bacillota; Bacilli; Lactobacillales; Streptococcaceae; *Streptococcus*
生物危害程度：第三类
分离时间：2021-08-16
分离地址：中国山东省滨州市
分离基物：患者痰液
致病名称：肺炎
致病对象：人
来源历史：←中国疾病预防控制中心病原微生物菌（毒）种保藏中心传染病所分中心←中国疾病预防控制中心传染病预防控制所
用　　途：临床检验
联系单位：中国疾病预防控制中心传染病预防控制所
电子邮箱：chpc@icdc.cn

726. 链球菌属

国家科技资源标识符: CSTR:16698.06.NPRC 1.2.1619
平台资源号：NPRC 1.2.1619
保藏编号：CHPC 1.15466
中文名称：肺炎链球菌
外文名称：*Streptococcus pneumoniae*
分类学地位：Bacteria; Bacillota; Bacilli; Lactobacillales; Streptococcaceae; *Streptococcus*
生物危害程度：第三类
分离时间：2022-03-12
分离地址：中国山东省济南市
分离基物：患者痰液
致病名称：肺炎
致病对象：人
来源历史：←中国疾病预防控制中心病原微生物菌（毒）种保藏中心传染病所分中心←中国疾病预防控制中心传染病预防控制所
用　　途：临床检验
联系单位：中国疾病预防控制中心传染病预防控制所
电子邮箱：chpc@icdc.cn

727. 链球菌属

国家科技资源标识符: CSTR:16698.06.NPRC 1.2.1620
平台资源号：NPRC 1.2.1620
保藏编号：CHPC 1.15467
中文名称：肺炎链球菌
外文名称：*Streptococcus pneumoniae*
分类学地位：Bacteria; Bacillota; Bacilli; Lactobacillales; Streptococcaceae; *Streptococcus*
生物危害程度：第三类
分离时间：2022-04-03
分离地址：中国山东省济南市
分离基物：患者痰液
致病名称：肺炎

致病对象：人
来源历史：←中国疾病预防控制中心病原微生物菌（毒）种保藏中心传染病所分中心←中国疾病预防控制中心传染病预防控制所
用　　途：临床检验
联系单位：中国疾病预防控制中心传染病预防控制所
电子邮箱：chpc@icdc.cn

728. 链球菌属

国家科技资源标识符: CSTR:16698.06.NPRC 1.2.1621
平台资源号：NPRC 1.2.1621
保藏编号：CHPC 1.15468
中文名称：肺炎链球菌
外文名称：*Streptococcus pneumoniae*
分类学地位：Bacteria; Bacillota; Bacilli; Lactobacillales; Streptococcaceae; *Streptococcus*
生物危害程度：第三类
分离时间：2022-07-05
分离地址：中国山东省济南市
分离基物：患者痰液
致病名称：肺炎
致病对象：人
来源历史：←中国疾病预防控制中心病原微生物菌（毒）种保藏中心传染病所分中心←中国疾病预防控制中心传染病预防控制所
用　　途：临床检验
联系单位：中国疾病预防控制中心传染病预防控制所
电子邮箱：chpc@icdc.cn

729. 链球菌属

国家科技资源标识符: CSTR:16698.06.NPRC 1.2.1622
平台资源号：NPRC 1.2.1622
保藏编号：CHPC 1.15469
中文名称：肺炎链球菌
外文名称：*Streptococcus pneumoniae*
分类学地位：Bacteria; Bacillota; Bacilli; Lactobacillales; Streptococcaceae; *Streptococcus*
生物危害程度：第三类
分离时间：2022-08-21
分离地址：中国山东省潍坊市
分离基物：患者痰液
致病名称：肺炎
致病对象：人
来源历史：←中国疾病预防控制中心病原微生物菌（毒）种保藏中心传染病所分中心←中国疾病预防控制中心传染病预防控制所
用　　途：临床检验
联系单位：中国疾病预防控制中心传染病预防控制所
电子邮箱：chpc@icdc.cn

730. 链球菌属

国家科技资源标识符: CSTR:16698.06.NPRC 1.2.1623
平台资源号：NPRC 1.2.1623
保藏编号：CHPC 1.15470
中文名称：肺炎链球菌
外文名称：*Streptococcus pneumoniae*
分类学地位：Bacteria; Bacillota; Bacilli; Lactobacillales; Streptococcaceae; *Streptococcus*
生物危害程度：第三类
分离时间：2022-08-21
分离地址：中国山东省潍坊市
分离基物：患者痰液
致病名称：肺炎
致病对象：人
来源历史：←中国疾病预防控制中心病原微生物菌（毒）种保藏中心传染病所分中心←中国疾病预防控制中心传染病预防控制所

用　　途：临床检验
联系单位：中国疾病预防控制中心传染病预防控制所
电子邮箱：chpc@icdc.cn

731. 链球菌属

国家科技资源标识符：CSTR:16698.06.NPRC 1.2.1624
平台资源号：NPRC 1.2.1624
保藏编号：CHPC 1.15471
中文名称：肺炎链球菌
外文名称：*Streptococcus pneumoniae*
分类学地位：Bacteria; Bacillota; Bacilli; Lactobacillales; Streptococcaceae; *Streptococcus*
生物危害程度：第三类
分离时间：2022-03-28
分离地址：中国安徽省阜阳市
分离基物：患者痰液
致病名称：肺炎
致病对象：人
来源历史：←中国疾病预防控制中心病原微生物菌（毒）种保藏中心传染病所分中心←中国疾病预防控制中心传染病预防控制所
用　　途：临床检验
联系单位：中国疾病预防控制中心传染病预防控制所
电子邮箱：chpc@icdc.cn

732. 链球菌属

国家科技资源标识符：CSTR:16698.06.NPRC 1.2.1625
平台资源号：NPRC 1.2.1625
保藏编号：CHPC 1.15472
中文名称：肺炎链球菌
外文名称：*Streptococcus pneumoniae*
分类学地位：Bacteria; Bacillota; Bacilli; Lactobacillales; Streptococcaceae; *Streptococcus*
生物危害程度：第三类
分离时间：2022-03-31
分离地址：中国安徽省阜阳市
分离基物：患者痰液
致病名称：肺炎
致病对象：人
来源历史：←中国疾病预防控制中心病原微生物菌（毒）种保藏中心传染病所分中心←中国疾病预防控制中心传染病预防控制所
用　　途：临床检验
联系单位：中国疾病预防控制中心传染病预防控制所
电子邮箱：chpc@icdc.cn

733. 链球菌属

国家科技资源标识符：CSTR:16698.06.NPRC 1.2.1626
平台资源号：NPRC 1.2.1626
保藏编号：CHPC 1.15473
中文名称：肺炎链球菌
外文名称：*Streptococcus pneumoniae*
分类学地位：Bacteria; Bacillota; Bacilli; Lactobacillales; Streptococcaceae; *Streptococcus*
生物危害程度：第三类
分离时间：2022-04-02
分离地址：中国安徽省阜阳市
分离基物：患者痰液
致病名称：肺炎
致病对象：人
来源历史：←中国疾病预防控制中心病原微生物菌（毒）种保藏中心传染病所分中心←中国疾病预防控制中心传染病预防控制所
用　　途：临床检验
联系单位：中国疾病预防控制中心传染病预防控制所
电子邮箱：chpc@icdc.cn

734. 链球菌属

国家科技资源标识符: CSTR:16698.06.NPRC 1.2.1627
平台资源号：NPRC 1.2.1627
保藏编号：CHPC 1.15474
中文名称：肺炎链球菌
外文名称：*Streptococcus pneumoniae*
分类学地位：Bacteria; Bacillota; Bacilli; Lactobacillales; Streptococcaceae; *Streptococcus*
生物危害程度：第三类
分离时间：2022-04-05
分离地址：中国安徽省阜阳市
分离基物：患者痰液
致病名称：肺炎
致病对象：人
来源历史：←中国疾病预防控制中心病原微生物菌（毒）种保藏中心传染病所分中心←中国疾病预防控制中心传染病预防控制所
用　　途：临床检验
联系单位：中国疾病预防控制中心传染病预防控制所
电子邮箱：chpc@icdc.cn

735. 链球菌属

国家科技资源标识符: CSTR:16698.06.NPRC 1.2.1628
平台资源号：NPRC 1.2.1628
保藏编号：CHPC 1.15475
中文名称：肺炎链球菌
外文名称：*Streptococcus pneumoniae*
分类学地位：Bacteria; Bacillota; Bacilli; Lactobacillales; Streptococcaceae; *Streptococcus*
生物危害程度：第三类
分离时间：2022-07-14
分离地址：中国安徽省亳州市
分离基物：患者痰液
致病名称：肺炎
致病对象：人
来源历史：←中国疾病预防控制中心病原微生物菌（毒）种保藏中心传染病所分中心←中国疾病预防控制中心传染病预防控制所
用　　途：临床检验
联系单位：中国疾病预防控制中心传染病预防控制所
电子邮箱：chpc@icdc.cn

736. 链球菌属

国家科技资源标识符: CSTR:16698.06.NPRC 1.2.1629
平台资源号：NPRC 1.2.1629
保藏编号：CHPC 1.15476
中文名称：肺炎链球菌
外文名称：*Streptococcus pneumoniae*
分类学地位：Bacteria; Bacillota; Bacilli; Lactobacillales; Streptococcaceae; *Streptococcus*
生物危害程度：第三类
分离时间：2022-07-13
分离地址：中国安徽省亳州市
分离基物：患者痰液
致病名称：肺炎
致病对象：人
来源历史：←中国疾病预防控制中心病原微生物菌（毒）种保藏中心传染病所分中心←中国疾病预防控制中心传染病预防控制所
用　　途：临床检验
联系单位：中国疾病预防控制中心传染病预防控制所
电子邮箱：chpc@icdc.cn

737. 链球菌属

国家科技资源标识符: CSTR:16698.06.NPRC 1.2.1630
平台资源号：NPRC 1.2.1630
保藏编号：CHPC 1.15477

中文名称：肺炎链球菌
外文名称：*Streptococcus pneumoniae*
分类学地位：Bacteria; Bacillota; Bacilli; Lactobacillales; Streptococcaceae; *Streptococcus*
生物危害程度：第三类
分离时间：2022-07-22
分离地址：中国安徽省亳州市
分离基物：患者痰液
致病名称：肺炎
致病对象：人
来源历史：←中国疾病预防控制中心病原微生物菌（毒）种保藏中心传染病所分中心←中国疾病预防控制中心传染病预防控制所
用　　途：临床检验
联系单位：中国疾病预防控制中心传染病预防控制所
电子邮箱：chpc@icdc.cn

738. 链球菌属

国家科技资源标识符：CSTR:16698.06.NPRC 1.2.1631
平台资源号：NPRC 1.2.1631
保藏编号：CHPC 1.15478
中文名称：肺炎链球菌
外文名称：*Streptococcus pneumoniae*
分类学地位：Bacteria; Bacillota; Bacilli; Lactobacillales; Streptococcaceae; *Streptococcus*
生物危害程度：第三类
分离时间：2022-03-19
分离地址：中国安徽省亳州市
分离基物：患者痰液
致病名称：肺炎
致病对象：人
来源历史：←中国疾病预防控制中心病原微生物菌（毒）种保藏中心传染病所分中心←中国疾病预防控制中心传染病预防控制所
用　　途：临床检验
联系单位：中国疾病预防控制中心传染病预防控制所
电子邮箱：chpc@icdc.cn

739. 链球菌属

国家科技资源标识符：CSTR:16698.06.NPRC 1.2.1632
平台资源号：NPRC 1.2.1632
保藏编号：CHPC 1.15479
中文名称：肺炎链球菌
外文名称：*Streptococcus pneumoniae*
分类学地位：Bacteria; Bacillota; Bacilli; Lactobacillales; Streptococcaceae; *Streptococcus*
生物危害程度：第三类
分离时间：2022-04-12
分离地址：中国贵州省贵阳市
分离基物：患者痰液
致病名称：肺炎
致病对象：人
来源历史：←中国疾病预防控制中心病原微生物菌（毒）种保藏中心传染病所分中心←中国疾病预防控制中心传染病预防控制所
用　　途：临床检验
联系单位：中国疾病预防控制中心传染病预防控制所
电子邮箱：chpc@icdc.cn

740. 链球菌属

国家科技资源标识符：CSTR:16698.06.NPRC 1.2.1633
平台资源号：NPRC 1.2.1633
保藏编号：CHPC 1.15480
中文名称：肺炎链球菌
外文名称：*Streptococcus pneumoniae*
分类学地位：Bacteria; Bacillota; Bacilli; Lactobacillales; Streptococcaceae; *Streptococcus*
生物危害程度：第三类

分离时间：2021-04-22
分离地址：中国贵州省遵义市
分离基物：患者痰液
致病名称：肺炎
致病对象：人
来源历史：←中国疾病预防控制中心病原微生物菌（毒）种保藏中心传染病所分中心←中国疾病预防控制中心传染病预防控制所
用　　途：临床检验
联系单位：中国疾病预防控制中心传染病预防控制所
电子邮箱：chpc@icdc.cn

741. 链球菌属

国家科技资源标识符：CSTR:16698.06.NPRC 1.2.1634
平台资源号：NPRC 1.2.1634
保藏编号：CHPC 1.15481
中文名称：肺炎链球菌
外文名称：*Streptococcus pneumoniae*
分类学地位：Bacteria; Bacillota; Bacilli; Lactobacillales; Streptococcaceae; *Streptococcus*
生物危害程度：第三类
分离时间：2022-07-07
分离地址：中国福建省福州市
分离基物：患者痰液
致病名称：肺炎
致病对象：人
来源历史：←中国疾病预防控制中心病原微生物菌（毒）种保藏中心传染病所分中心←中国疾病预防控制中心传染病预防控制所
用　　途：临床检验
联系单位：中国疾病预防控制中心传染病预防控制所
电子邮箱：chpc@icdc.cn

742. 链球菌属

国家科技资源标识符：CSTR:16698.06.NPRC 1.2.1635
平台资源号：NPRC 1.2.1635
保藏编号：CHPC 1.15482
中文名称：肺炎链球菌
外文名称：*Streptococcus pneumoniae*
分类学地位：Bacteria; Bacillota; Bacilli; Lactobacillales; Streptococcaceae; *Streptococcus*
生物危害程度：第三类
分离时间：2022-07-14
分离地址：中国福建省福州市
分离基物：患者痰液
致病名称：肺炎
致病对象：人
来源历史：←中国疾病预防控制中心病原微生物菌（毒）种保藏中心传染病所分中心←中国疾病预防控制中心传染病预防控制所
用　　途：临床检验
联系单位：中国疾病预防控制中心传染病预防控制所
电子邮箱：chpc@icdc.cn

743. 链球菌属

国家科技资源标识符：CSTR:16698.06.NPRC 1.2.1636
平台资源号：NPRC 1.2.1636
保藏编号：CHPC 1.15483
中文名称：肺炎链球菌
外文名称：*Streptococcus pneumoniae*
分类学地位：Bacteria; Bacillota; Bacilli; Lactobacillales; Streptococcaceae; *Streptococcus*
生物危害程度：第三类
分离时间：2022-07-06
分离地址：中国福建省福州市
分离基物：患者痰液
致病名称：肺炎

致病对象：人
来源历史：←中国疾病预防控制中心病原微生物菌（毒）种保藏中心传染病所分中心←中国疾病预防控制中心传染病预防控制所
用　　途：临床检验
联系单位：中国疾病预防控制中心传染病预防控制所
电子邮箱：chpc@icdc.cn

744. 链球菌属

国家科技资源标识符: CSTR:16698.06.NPRC 1.2.1637
平台资源号：NPRC 1.2.1637
保藏编号：CHPC 1.15484
中文名称：肺炎链球菌
外文名称：*Streptococcus pneumoniae*
分类学地位：Bacteria; Bacillota; Bacilli; Lactobacillales; Streptococcaceae; *Streptococcus*
生物危害程度：第三类
分离时间：2022-07-07
分离地址：中国福建省福州市
分离基物：患者痰液
致病名称：肺炎
致病对象：人
来源历史：←中国疾病预防控制中心病原微生物菌（毒）种保藏中心传染病所分中心←中国疾病预防控制中心传染病预防控制所
用　　途：临床检验
联系单位：中国疾病预防控制中心传染病预防控制所
电子邮箱：chpc@icdc.cn

745. 链球菌属

国家科技资源标识符: CSTR:16698.06.NPRC 1.2.1638
平台资源号：NPRC 1.2.1638
保藏编号：CHPC 1.15485
中文名称：肺炎链球菌
外文名称：*Streptococcus pneumoniae*
分类学地位：Bacteria; Bacillota; Bacilli; Lactobacillales; Streptococcaceae; *Streptococcus*
生物危害程度：第三类
分离时间：2022-07-01
分离地址：中国福建省福州市
分离基物：患者痰液
致病名称：肺炎
致病对象：人
来源历史：←中国疾病预防控制中心病原微生物菌（毒）种保藏中心传染病所分中心←中国疾病预防控制中心传染病预防控制所
用　　途：临床检验
联系单位：中国疾病预防控制中心传染病预防控制所
电子邮箱：chpc@icdc.cn

746. 链球菌属

国家科技资源标识符: CSTR:16698.06.NPRC 1.2.1639
平台资源号：NPRC 1.2.1639
保藏编号：CHPC 1.15486
中文名称：肺炎链球菌
外文名称：*Streptococcus pneumoniae*
分类学地位：Bacteria; Bacillota; Bacilli; Lactobacillales; Streptococcaceae; *Streptococcus*
生物危害程度：第三类
分离时间：2022-07-05
分离地址：中国福建省福州市
分离基物：患者痰液
致病名称：肺炎
致病对象：人
来源历史：←中国疾病预防控制中心病原微生物菌（毒）种保藏中心传染病所分中心←中国疾病预防控制中心传染病预防控制所

用　　途：临床检验
联系单位：中国疾病预防控制中心传染病预防控制所
电子邮箱：chpc@icdc.cn

747. 链球菌属

国家科技资源标识符：CSTR:16698.06.NPRC 1.2.1640
平台资源号：NPRC 1.2.1640
保藏编号：CHPC 1.15487
中文名称：肺炎链球菌
外文名称：*Streptococcus pneumoniae*
分类学地位：Bacteria; Bacillota; Bacilli; Lactobacillales; Streptococcaceae; *Streptococcus*
生物危害程度：第三类
分离时间：2022-07-05
分离地址：中国福建省福州市
分离基物：患者痰液
致病名称：肺炎
致病对象：人
来源历史：←中国疾病预防控制中心病原微生物菌（毒）种保藏中心传染病所分中心←中国疾病预防控制中心传染病预防控制所
用　　途：临床检验
联系单位：中国疾病预防控制中心传染病预防控制所
电子邮箱：chpc@icdc.cn

748. 链球菌属

国家科技资源标识符：CSTR:16698.06.NPRC 1.2.1641
平台资源号：NPRC 1.2.1641
保藏编号：CHPC 1.15488
中文名称：肺炎链球菌
外文名称：*Streptococcus pneumoniae*
分类学地位：Bacteria; Bacillota; Bacilli; Lactobacillales; Streptococcaceae; *Streptococcus*
生物危害程度：第三类
分离时间：2022-07-09
分离地址：中国福建省福州市
分离基物：患者痰液
致病名称：肺炎
致病对象：人
来源历史：←中国疾病预防控制中心病原微生物菌（毒）种保藏中心传染病所分中心←中国疾病预防控制中心传染病预防控制所
用　　途：临床检验
联系单位：中国疾病预防控制中心传染病预防控制所
电子邮箱：chpc@icdc.cn

749. 链球菌属

国家科技资源标识符：CSTR:16698.06.NPRC 1.2.1642
平台资源号：NPRC 1.2.1642
保藏编号：CHPC 1.15489
中文名称：肺炎链球菌
外文名称：*Streptococcus pneumoniae*
分类学地位：Bacteria; Bacillota; Bacilli; Lactobacillales; Streptococcaceae; *Streptococcus*
生物危害程度：第三类
分离时间：2022-07-01
分离地址：中国福建省福州市
分离基物：患者痰液
致病名称：肺炎
致病对象：人
来源历史：←中国疾病预防控制中心病原微生物菌（毒）种保藏中心传染病所分中心←中国疾病预防控制中心传染病预防控制所
用　　途：临床检验
联系单位：中国疾病预防控制中心传染病预防控制所
电子邮箱：chpc@icdc.cn

750. 链球菌属

国家科技资源标识符: CSTR:16698.06.NPRC 1.2.1643
平台资源号：NPRC 1.2.1643
保藏编号：CHPC 1.15490
中文名称：肺炎链球菌
外文名称：*Streptococcus pneumoniae*
分类学地位：Bacteria; Bacillota; Bacilli; Lactobacillales; Streptococcaceae; *Streptococcus*
生物危害程度：第三类
分离时间：2022-07-06
分离地址：中国福建省福州市
分离基物：患者痰液
致病名称：肺炎
致病对象：人
来源历史：←中国疾病预防控制中心病原微生物菌（毒）种保藏中心传染病所分中心←中国疾病预防控制中心传染病预防控制所
用　　途：临床检验
联系单位：中国疾病预防控制中心传染病预防控制所
电子邮箱：chpc@icdc.cn

751. 链球菌属

国家科技资源标识符: CSTR:16698.06.NPRC 1.2.1644
平台资源号：NPRC 1.2.1644
保藏编号：CHPC 1.15491
中文名称：肺炎链球菌
外文名称：*Streptococcus pneumoniae*
分类学地位：Bacteria; Bacillota; Bacilli; Lactobacillales; Streptococcaceae; *Streptococcus*
生物危害程度：第三类
分离时间：2022-07-13
分离地址：中国福建省福州市
分离基物：患者痰液
致病名称：肺炎
致病对象：人
来源历史：←中国疾病预防控制中心病原微生物菌（毒）种保藏中心传染病所分中心←中国疾病预防控制中心传染病预防控制所
用　　途：临床检验
联系单位：中国疾病预防控制中心传染病预防控制所
电子邮箱：chpc@icdc.cn

752. 链球菌属

国家科技资源标识符: CSTR:16698.06.NPRC 1.2.1645
平台资源号：NPRC 1.2.1645
保藏编号：CHPC 1.15492
中文名称：肺炎链球菌
外文名称：*Streptococcus pneumoniae*
分类学地位：Bacteria; Bacillota; Bacilli; Lactobacillales; Streptococcaceae; *Streptococcus*
生物危害程度：第三类
分离时间：2022-08-02
分离地址：中国福建省福州市
分离基物：患者痰液
致病名称：肺炎
致病对象：人
来源历史：←中国疾病预防控制中心病原微生物菌（毒）种保藏中心传染病所分中心←中国疾病预防控制中心传染病预防控制所
用　　途：临床检验
联系单位：中国疾病预防控制中心传染病预防控制所
电子邮箱：chpc@icdc.cn

753. 链球菌属

国家科技资源标识符: CSTR:16698.06.NPRC 1.2.1646
平台资源号：NPRC 1.2.1646
保藏编号：CHPC 1.15493

中文名称：肺炎链球菌
外文名称：*Streptococcus pneumoniae*
分类学地位：Bacteria; Bacillota; Bacilli; Lactobacillales; Streptococcaceae; *Streptococcus*
生物危害程度：第三类
分离时间：2022-08-01
分离地址：中国福建省福州市
分离基物：患者痰液
致病名称：肺炎
致病对象：人
来源历史：←中国疾病预防控制中心病原微生物菌（毒）种保藏中心传染病所分中心←中国疾病预防控制中心传染病预防控制所
用　　途：临床检验
联系单位：中国疾病预防控制中心传染病预防控制所
电子邮箱：chpc@icdc.cn

754. 链球菌属

国家科技资源标识符: CSTR:16698.06.NPRC 1.2.1647
平台资源号：NPRC 1.2.1647
保藏编号：CHPC 1.15494
中文名称：肺炎链球菌
外文名称：*Streptococcus pneumoniae*
分类学地位：Bacteria; Bacillota; Bacilli; Lactobacillales; Streptococcaceae; *Streptococcus*
生物危害程度：第三类
分离时间：2022-08-01
分离地址：中国福建省福州市
分离基物：患者痰液
致病名称：肺炎
致病对象：人
来源历史：←中国疾病预防控制中心病原微生物菌（毒）种保藏中心传染病所分中心←中国疾病预防控制中心传染病预防控制所
用　　途：临床检验
联系单位：中国疾病预防控制中心传染病预防控制所
电子邮箱：chpc@icdc.cn

755. 链球菌属

国家科技资源标识符: CSTR:16698.06.NPRC 1.2.1648
平台资源号：NPRC 1.2.1648
保藏编号：CHPC 1.15495
中文名称：肺炎链球菌
外文名称：*Streptococcus pneumoniae*
分类学地位：Bacteria; Bacillota; Bacilli; Lactobacillales; Streptococcaceae; *Streptococcus*
生物危害程度：第三类
分离时间：2022-06-01
分离地址：中国福建省福州市
分离基物：患者痰液
致病名称：肺炎
致病对象：人
来源历史：←中国疾病预防控制中心病原微生物菌（毒）种保藏中心传染病所分中心←中国疾病预防控制中心传染病预防控制所
用　　途：临床检验
联系单位：中国疾病预防控制中心传染病预防控制所
电子邮箱：chpc@icdc.cn

756. 链球菌属

国家科技资源标识符: CSTR:16698.06.NPRC 1.2.1649
平台资源号：NPRC 1.2.1649
保藏编号：CHPC 1.15496
中文名称：肺炎链球菌
外文名称：*Streptococcus pneumoniae*
分类学地位：Bacteria; Bacillota; Bacilli; Lactobacillales; Streptococcaceae; *Streptococcus*
生物危害程度：第三类

分离时间：2022-07-04
分离地址：中国福建省福州市
分离基物：患者痰液
致病名称：肺炎
致病对象：人
来源历史：←中国疾病预防控制中心病原微生物菌（毒）种保藏中心传染病所分中心←中国疾病预防控制中心传染病预防控制所
用　　途：临床检验
联系单位：中国疾病预防控制中心传染病预防控制所
电子邮箱：chpc@icdc.cn

757. 链球菌属

国家科技资源标识符: CSTR:16698.06.NPRC 1.2.1650
平台资源号：NPRC 1.2.1650
保藏编号：CHPC 1.15497
中文名称：肺炎链球菌
外文名称：*Streptococcus pneumoniae*
分类学地位：Bacteria; Bacillota; Bacilli; Lactobacillales; Streptococcaceae; *Streptococcus*
生物危害程度：第三类
分离时间：2021-11-08
分离地址：中国山西省晋中市
分离基物：患者痰液
致病名称：肺炎
致病对象：人
来源历史：←中国疾病预防控制中心病原微生物菌（毒）种保藏中心传染病所分中心←中国疾病预防控制中心传染病预防控制所
用　　途：临床检验
联系单位：中国疾病预防控制中心传染病预防控制所
电子邮箱：chpc@icdc.cn

758. 链球菌属

国家科技资源标识符: CSTR:16698.06.NPRC 1.2.1651
平台资源号：NPRC 1.2.1651
保藏编号：CHPC 1.15498
中文名称：肺炎链球菌
外文名称：*Streptococcus pneumoniae*
分类学地位：Bacteria; Bacillota; Bacilli; Lactobacillales; Streptococcaceae; *Streptococcus*
生物危害程度：第三类
分离时间：2021-03-30
分离地址：中国山西省太原市
分离基物：患者痰液
致病名称：肺炎
致病对象：人
来源历史：←中国疾病预防控制中心病原微生物菌（毒）种保藏中心传染病所分中心←中国疾病预防控制中心传染病预防控制所
用　　途：临床检验
联系单位：中国疾病预防控制中心传染病预防控制所
电子邮箱：chpc@icdc.cn

759. 链球菌属

国家科技资源标识符: CSTR:16698.06.NPRC 1.2.1652
平台资源号：NPRC 1.2.1652
保藏编号：CHPC 1.15499
中文名称：肺炎链球菌
外文名称：*Streptococcus pneumoniae*
分类学地位：Bacteria; Bacillota; Bacilli; Lactobacillales; Streptococcaceae; *Streptococcus*
生物危害程度：第三类
分离时间：2021-05-27
分离地址：中国山西省太原市
分离基物：患者痰液
致病名称：肺炎

致病对象：人
来源历史：←中国疾病预防控制中心病原微生物菌（毒）种保藏中心传染病所分中心←中国疾病预防控制中心传染病预防控制所
用 途：临床检验
联系单位：中国疾病预防控制中心传染病预防控制所
电子邮箱：chpc@icdc.cn

760. 链球菌属

国家科技资源标识符: CSTR:16698.06.NPRC 1.2.1653
平台资源号：NPRC 1.2.1653
保藏编号：CHPC 1.15500
中文名称：肺炎链球菌
外文名称：*Streptococcus pneumoniae*
分类学地位：Bacteria; Bacillota; Bacilli; Lactobacillales; Streptococcaceae; *Streptococcus*
生物危害程度：第三类
分离时间：2021-12-17
分离地址：中国山西省晋城市
分离基物：患者痰液
致病名称：肺炎
致病对象：人
来源历史：←中国疾病预防控制中心病原微生物菌（毒）种保藏中心传染病所分中心←中国疾病预防控制中心传染病预防控制所
用 途：临床检验
联系单位：中国疾病预防控制中心传染病预防控制所
电子邮箱：chpc@icdc.cn

761. 链球菌属

国家科技资源标识符: CSTR:16698.06.NPRC 1.2.1654
平台资源号：NPRC 1.2.1654
保藏编号：CHPC 1.15501
中文名称：肺炎链球菌
外文名称：*Streptococcus pneumoniae*
分类学地位：Bacteria; Bacillota; Bacilli; Lactobacillales; Streptococcaceae; *Streptococcus*
生物危害程度：第三类
分离时间：2021-11-18
分离地址：中国山西省晋城市
分离基物：患者痰液
致病名称：肺炎
致病对象：人
来源历史：←中国疾病预防控制中心病原微生物菌（毒）种保藏中心传染病所分中心←中国疾病预防控制中心传染病预防控制所
用 途：临床检验
联系单位：中国疾病预防控制中心传染病预防控制所
电子邮箱：chpc@icdc.cn

762. 链球菌属

国家科技资源标识符: CSTR:16698.06.NPRC 1.2.1655
平台资源号：NPRC 1.2.1655
保藏编号：CHPC 1.15502
中文名称：肺炎链球菌
外文名称：*Streptococcus pneumoniae*
分类学地位：Bacteria; Bacillota; Bacilli; Lactobacillales; Streptococcaceae; *Streptococcus*
生物危害程度：第三类
分离时间：2021-09-07
分离地址：中国山西省晋中市
分离基物：患者痰液
致病名称：肺炎
致病对象：人
来源历史：←中国疾病预防控制中心病原微生物菌（毒）种保藏中心传染病所分中心←中国疾病预防控制中心传染病预防控制所

用　　途：临床检验

联系单位：中国疾病预防控制中心传染病预防控制所

电子邮箱：chpc@icdc.cn

763. 链球菌属

国家科技资源标识符: CSTR:16698.06.NPRC 1.2.1656

平台资源号：NPRC 1.2.1656

保藏编号：CHPC 1.15503

中文名称：肺炎链球菌

外文名称：*Streptococcus pneumoniae*

分类学地位：Bacteria; Bacillota; Bacilli; Lactobacillales; Streptococcaceae; *Streptococcus*

生物危害程度：第三类

分离时间：2021-09-28

分离地址：中国山西省晋中市

分离基物：患者痰液

致病名称：肺炎

致病对象：人

来源历史：←中国疾病预防控制中心病原微生物菌（毒）种保藏中心传染病所分中心←中国疾病预防控制中心传染病预防控制所

用　　途：临床检验

联系单位：中国疾病预防控制中心传染病预防控制所

电子邮箱：chpc@icdc.cn

764. 链球菌属

国家科技资源标识符: CSTR:16698.06.NPRC 1.2.1657

平台资源号：NPRC 1.2.1657

保藏编号：CHPC 1.15504

中文名称：肺炎链球菌

外文名称：*Streptococcus pneumoniae*

分类学地位：Bacteria; Bacillota; Bacilli; Lactobacillales; Streptococcaceae; *Streptococcus*

生物危害程度：第三类

分离时间：2022-01-26

分离地址：中国山西省晋中市

分离基物：患者痰液

致病名称：肺炎

致病对象：人

来源历史：←中国疾病预防控制中心病原微生物菌（毒）种保藏中心传染病所分中心←中国疾病预防控制中心传染病预防控制所

用　　途：临床检验

联系单位：中国疾病预防控制中心传染病预防控制所

电子邮箱：chpc@icdc.cn

765. 链球菌属

国家科技资源标识符: CSTR:16698.06.NPRC 1.2.1658

平台资源号：NPRC 1.2.1658

保藏编号：CHPC 1.15505

中文名称：肺炎链球菌

外文名称：*Streptococcus pneumoniae*

分类学地位：Bacteria; Bacillota; Bacilli; Lactobacillales; Streptococcaceae; *Streptococcus*

生物危害程度：第三类

分离时间：2022-02-16

分离地址：中国山西省晋中市

分离基物：患者痰液

致病名称：肺炎

致病对象：人

来源历史：←中国疾病预防控制中心病原微生物菌（毒）种保藏中心传染病所分中心←中国疾病预防控制中心传染病预防控制所

用　　途：临床检验

联系单位：中国疾病预防控制中心传染病预防控制所

电子邮箱：chpc@icdc.cn

766. 链球菌属

国家科技资源标识符: CSTR:16698.06.NPRC 1.2.1659
平台资源号：NPRC 1.2.1659
保藏编号：CHPC 1.15506
中文名称：肺炎链球菌
外文名称：*Streptococcus pneumoniae*
分类学地位：Bacteria; Bacillota; Bacilli; Lactobacillales; Streptococcaceae; *Streptococcus*
生物危害程度：第三类
分离时间：2022-07-01
分离地址：中国青海省海东市
分离基物：患者痰液
致病名称：肺炎
致病对象：人
来源历史：←中国疾病预防控制中心病原微生物菌（毒）种保藏中心传染病所分中心←中国疾病预防控制中心传染病预防控制所
用　　途：临床检验
联系单位：中国疾病预防控制中心传染病预防控制所
电子邮箱：chpc@icdc.cn

767. 链球菌属

国家科技资源标识符: CSTR:16698.06.NPRC 1.2.1660
平台资源号：NPRC 1.2.1660
保藏编号：CHPC 1.15507
中文名称：肺炎链球菌
外文名称：*Streptococcus pneumoniae*
分类学地位：Bacteria; Bacillota; Bacilli; Lactobacillales; Streptococcaceae; *Streptococcus*
生物危害程度：第三类
分离时间：2022-07-01
分离地址：中国青海省海东市
分离基物：患者痰液
致病名称：肺炎
致病对象：人
来源历史：←中国疾病预防控制中心病原微生物菌（毒）种保藏中心传染病所分中心←中国疾病预防控制中心传染病预防控制所
用　　途：临床检验
联系单位：中国疾病预防控制中心传染病预防控制所
电子邮箱：chpc@icdc.cn

768. 链球菌属

国家科技资源标识符: CSTR:16698.06.NPRC 1.2.1661
平台资源号：NPRC 1.2.1661
保藏编号：CHPC 1.15508
中文名称：肺炎链球菌
外文名称：*Streptococcus pneumoniae*
分类学地位：Bacteria; Bacillota; Bacilli; Lactobacillales; Streptococcaceae; *Streptococcus*
生物危害程度：第三类
分离时间：2022-03-11
分离地址：中国江西省赣州市
分离基物：患者痰液
致病名称：肺炎
致病对象：人
来源历史：←中国疾病预防控制中心病原微生物菌（毒）种保藏中心传染病所分中心←中国疾病预防控制中心传染病预防控制所
用　　途：临床检验
联系单位：中国疾病预防控制中心传染病预防控制所
电子邮箱：chpc@icdc.cn

769. 链球菌属

国家科技资源标识符: CSTR:16698.06.NPRC 1.2.1662
平台资源号：NPRC 1.2.1662
保藏编号：CHPC 1.15509

中文名称：肺炎链球菌
外文名称：*Streptococcus pneumoniae*
分类学地位：Bacteria; Bacillota; Bacilli; Lactobacillales; Streptococcaceae; *Streptococcus*
生物危害程度：第三类
分离时间：2022-04-05
分离地址：中国江西省赣州市
分离基物：患者痰液
致病名称：肺炎
致病对象：人
来源历史：←中国疾病预防控制中心病原微生物菌（毒）种保藏中心传染病所分中心←中国疾病预防控制中心传染病预防控制所
用　　途：临床检验
联系单位：中国疾病预防控制中心传染病预防控制所
电子邮箱：chpc@icdc.cn

770. 链球菌属

国家科技资源标识符: CSTR:16698.06.NPRC 1.2.1663
平台资源号：NPRC 1.2.1663
保藏编号：CHPC 1.15510
中文名称：肺炎链球菌
外文名称：*Streptococcus pneumoniae*
分类学地位：Bacteria; Bacillota; Bacilli; Lactobacillales; Streptococcaceae; *Streptococcus*
生物危害程度：第三类
分离时间：2022-01-01
分离地址：中国江西省九江市
分离基物：患者痰液
致病名称：肺炎
致病对象：人
来源历史：←中国疾病预防控制中心病原微生物菌（毒）种保藏中心传染病所分中心←中国疾病预防控制中心传染病预防控制所
用　　途：临床检验
联系单位：中国疾病预防控制中心传染病预防控制所
电子邮箱：chpc@icdc.cn

771. 链球菌属

国家科技资源标识符: CSTR:16698.06.NPRC 1.2.1664
平台资源号：NPRC 1.2.1664
保藏编号：CHPC 1.15511
中文名称：肺炎链球菌
外文名称：*Streptococcus pneumoniae*
分类学地位：Bacteria; Bacillota; Bacilli; Lactobacillales; Streptococcaceae; *Streptococcus*
生物危害程度：第三类
分离时间：2022-01-13
分离地址：中国江西省九江市
分离基物：患者痰液
致病名称：肺炎
致病对象：人
来源历史：←中国疾病预防控制中心病原微生物菌（毒）种保藏中心传染病所分中心←中国疾病预防控制中心传染病预防控制所
用　　途：临床检验
联系单位：中国疾病预防控制中心传染病预防控制所
电子邮箱：chpc@icdc.cn

772. 链球菌属

国家科技资源标识符: CSTR:16698.06.NPRC 1.2.1665
平台资源号：NPRC 1.2.1665
保藏编号：CHPC 1.15512
中文名称：肺炎链球菌
外文名称：*Streptococcus pneumoniae*
分类学地位：Bacteria; Bacillota; Bacilli; Lactobacillales; Streptococcaceae; *Streptococcus*
生物危害程度：第三类

分离时间：2022-01-15
分离地址：中国江西省九江市
分离基物：患者痰液
致病名称：肺炎
致病对象：人
来源历史：←中国疾病预防控制中心病原微生物菌（毒）种保藏中心传染病所分中心←中国疾病预防控制中心传染病预防控制所
用　　途：临床检验
联系单位：中国疾病预防控制中心传染病预防控制所
电子邮箱：chpc@icdc.cn

773. 链球菌属

国家科技资源标识符：CSTR:16698.06.NPRC 1.2.1896
平台资源号：NPRC 1.2.1896
保藏编号：CHPC 1.15743
中文名称：肺炎链球菌
外文名称：*Streptococcus pneumoniae*
分类学地位：Bacteria; Bacillota; Bacilli; Lactobacillales; Streptococcaceae; *Streptococcus*
生物危害程度：第三类
分离时间：2022-12-31
分离地址：中国湖北省荆州市
分离基物：患者痰液
致病名称：肺炎
致病对象：人、动物
来源历史：←中国疾病预防控制中心病原微生物菌（毒）种保藏中心传染病所分中心←中国疾病预防控制中心传染病预防控制所
用　　途：临床检验
联系单位：中国疾病预防控制中心传染病预防控制所
电子邮箱：chpc@icdc.cn

774. 链球菌属

国家科技资源标识符：CSTR:16698.06.NPRC 1.2.1897
平台资源号：NPRC 1.2.1897
保藏编号：CHPC 1.15744
中文名称：肺炎链球菌
外文名称：*Streptococcus pneumoniae*
分类学地位：Bacteria; Bacillota; Bacilli; Lactobacillales; Streptococcaceae; *Streptococcus*
生物危害程度：第三类
分离时间：2021-12-31
分离地址：中国湖北省荆州市
分离基物：患者痰液
致病名称：肺炎
致病对象：人、动物
来源历史：←中国疾病预防控制中心病原微生物菌（毒）种保藏中心传染病所分中心←中国疾病预防控制中心传染病预防控制所
用　　途：临床检验
联系单位：中国疾病预防控制中心传染病预防控制所
电子邮箱：chpc@icdc.cn

775. 链球菌属

国家科技资源标识符：CSTR:16698.06.NPRC 1.2.1898
平台资源号：NPRC 1.2.1898
保藏编号：CHPC 1.15745
中文名称：肺炎链球菌
外文名称：*Streptococcus pneumoniae*
分类学地位：Bacteria; Bacillota; Bacilli; Lactobacillales; Streptococcaceae; *Streptococcus*
生物危害程度：第三类
分离时间：2020-12-31
分离地址：中国湖北省荆州市
分离基物：患者痰液
致病名称：肺炎

致病对象：人、动物

来源历史：←中国疾病预防控制中心病原微生物菌（毒）种保藏中心传染病所分中心←中国疾病预防控制中心传染病预防控制所

用　　途：临床检验

联系单位：中国疾病预防控制中心传染病预防控制所

电子邮箱：chpc@icdc.cn

776. 链球菌属

国家科技资源标识符: CSTR:16698.06.NPRC 1.2.1899

平台资源号：NPRC 1.2.1899

保藏编号：CHPC 1.15746

中文名称：肺炎链球菌

外文名称：*Streptococcus pneumoniae*

分类学地位：Bacteria; Bacillota; Bacilli; Lactobacillales; Streptococcaceae; *Streptococcus*

生物危害程度：第三类

分离时间：2021-12-31

分离地址：中国湖北省荆州市

分离基物：患者痰液

致病名称：肺炎

致病对象：人、动物

来源历史：←中国疾病预防控制中心病原微生物菌（毒）种保藏中心传染病所分中心←中国疾病预防控制中心传染病预防控制所

用　　途：临床检验

联系单位：中国疾病预防控制中心传染病预防控制所

电子邮箱：chpc@icdc.cn

777. 链球菌属

国家科技资源标识符: CSTR:16698.06.NPRC 1.2.1900

平台资源号：NPRC 1.2.1900

保藏编号：CHPC 1.15747

中文名称：肺炎链球菌

外文名称：*Streptococcus pneumoniae*

分类学地位：Bacteria; Bacillota; Bacilli; Lactobacillales; Streptococcaceae; *Streptococcus*

生物危害程度：第三类

分离时间：2021-12-31

分离地址：中国湖北省荆州市

分离基物：患者痰液

致病名称：肺炎

致病对象：人、动物

来源历史：←中国疾病预防控制中心病原微生物菌（毒）种保藏中心传染病所分中心←中国疾病预防控制中心传染病预防控制所

用　　途：临床检验

联系单位：中国疾病预防控制中心传染病预防控制所

电子邮箱：chpc@icdc.cn

778. 链球菌属

国家科技资源标识符: CSTR:16698.06.NPRC 1.2.1901

平台资源号：NPRC 1.2.1901

保藏编号：CHPC 1.15748

中文名称：肺炎链球菌

外文名称：*Streptococcus pneumoniae*

分类学地位：Bacteria; Bacillota; Bacilli; Lactobacillales; Streptococcaceae; *Streptococcus*

生物危害程度：第三类

分离时间：2019-12-31

分离地址：中国湖北省宜昌市

分离基物：患者痰液

致病名称：肺炎

致病对象：人、动物

来源历史：←中国疾病预防控制中心病原微生物菌（毒）种保藏中心传染病所分中心←中国疾病预防控制中心传染病预防控制所

用　　途：临床检验
联系单位：中国疾病预防控制中心传染病预防控制所
电子邮箱：chpc@icdc.cn

779. 链球菌属

国家科技资源标识符：CSTR:16698.06.NPRC 1.2.1902
平台资源号：NPRC 1.2.1902
保藏编号：CHPC 1.15749
中文名称：肺炎链球菌
外文名称：*Streptococcus pneumoniae*
分类学地位：Bacteria; Bacillota; Bacilli; Lactobacillales; Streptococcaceae; *Streptococcus*
生物危害程度：第三类
分离时间：2021-12-31
分离地址：中国湖北省宜昌市
分离基物：患者痰液
致病名称：肺炎
致病对象：人、动物
来源历史：←中国疾病预防控制中心病原微生物菌（毒）种保藏中心传染病所分中心←中国疾病预防控制中心传染病预防控制所
用　　途：临床检验
联系单位：中国疾病预防控制中心传染病预防控制所
电子邮箱：chpc@icdc.cn

780. 链球菌属

国家科技资源标识符：CSTR:16698.06.NPRC 1.2.1903
平台资源号：NPRC 1.2.1903
保藏编号：CHPC 1.15750
中文名称：肺炎链球菌
外文名称：*Streptococcus pneumoniae*
分类学地位：Bacteria; Bacillota; Bacilli; Lactobacillales; Streptococcaceae; *Streptococcus*
生物危害程度：第三类
分离时间：2021-12-31
分离地址：中国湖北省宜昌市
分离基物：患者痰液
致病名称：肺炎
致病对象：人、动物
来源历史：←中国疾病预防控制中心病原微生物菌（毒）种保藏中心传染病所分中心←中国疾病预防控制中心传染病预防控制所
用　　途：临床检验
联系单位：中国疾病预防控制中心传染病预防控制所
电子邮箱：chpc@icdc.cn

781. 链球菌属

国家科技资源标识符：CSTR:16698.06.NPRC 1.2.1904
平台资源号：NPRC 1.2.1904
保藏编号：CHPC 1.15751
中文名称：肺炎链球菌
外文名称：*Streptococcus pneumoniae*
分类学地位：Bacteria; Bacillota; Bacilli; Lactobacillales; Streptococcaceae; *Streptococcus*
生物危害程度：第三类
分离时间：2022-12-31
分离地址：中国湖北省宜昌市
分离基物：患者痰液
致病名称：肺炎
致病对象：人、动物
来源历史：←中国疾病预防控制中心病原微生物菌（毒）种保藏中心传染病所分中心←中国疾病预防控制中心传染病预防控制所
用　　途：临床检验
联系单位：中国疾病预防控制中心传染病预防控制所
电子邮箱：chpc@icdc.cn

782. 链球菌属

国家科技资源标识符: CSTR:16698.06.NPRC 1.2.1905
平台资源号：NPRC 1.2.1905
保藏编号：CHPC 1.15752
中文名称：肺炎链球菌
外文名称：*Streptococcus pneumoniae*
分类学地位：Bacteria; Bacillota; Bacilli; Lactobacillales; Streptococcaceae; *Streptococcus*
生物危害程度：第三类
分离时间：2022-12-31
分离地址：中国湖北省宜昌市
分离基物：患者痰液
致病名称：肺炎
致病对象：人、动物
来源历史：←中国疾病预防控制中心病原微生物菌（毒）种保藏中心传染病所分中心←中国疾病预防控制中心传染病预防控制所
用　　途：临床检验
联系单位：中国疾病预防控制中心传染病预防控制所
电子邮箱：chpc@icdc.cn

783. 链球菌属

国家科技资源标识符: CSTR:16698.06.NPRC 1.2.1906
平台资源号：NPRC 1.2.1906
保藏编号：CHPC 1.15753
中文名称：肺炎链球菌
外文名称：*Streptococcus pneumoniae*
分类学地位：Bacteria; Bacillota; Bacilli; Lactobacillales; Streptococcaceae; *Streptococcus*
生物危害程度：第三类
分离时间：2022-12-31
分离地址：中国湖北省宜昌市
分离基物：患者痰液
致病名称：肺炎
致病对象：人、动物
来源历史：←中国疾病预防控制中心病原微生物菌（毒）种保藏中心传染病所分中心←中国疾病预防控制中心传染病预防控制所
用　　途：临床检验
联系单位：中国疾病预防控制中心传染病预防控制所
电子邮箱：chpc@icdc.cn

784. 链球菌属

国家科技资源标识符: CSTR:16698.06.NPRC 1.2.1907
平台资源号：NPRC 1.2.1907
保藏编号：CHPC 1.15754
中文名称：肺炎链球菌
外文名称：*Streptococcus pneumoniae*
分类学地位：Bacteria; Bacillota; Bacilli; Lactobacillales; Streptococcaceae; *Streptococcus*
生物危害程度：第三类
分离时间：2018-12-31
分离地址：中国广东省湛江市
分离基物：患者痰液
致病名称：肺炎
致病对象：人、动物
来源历史：←中国疾病预防控制中心病原微生物菌（毒）种保藏中心传染病所分中心←中国疾病预防控制中心传染病预防控制所
用　　途：临床检验
联系单位：中国疾病预防控制中心传染病预防控制所
电子邮箱：chpc@icdc.cn

785. 链球菌属

国家科技资源标识符: CSTR:16698.06.NPRC 1.2.1908
平台资源号：NPRC 1.2.1908
保藏编号：CHPC 1.15755

中文名称：肺炎链球菌
外文名称：*Streptococcus pneumoniae*
分类学地位：Bacteria; Bacillota; Bacilli; Lactobacillales; Streptococcaceae; *Streptococcus*
生物危害程度：第三类
分离时间：2018-12-31
分离地址：中国广东省湛江市
分离基物：患者痰液
致病名称：肺炎
致病对象：人、动物
来源历史：←中国疾病预防控制中心病原微生物菌（毒）种保藏中心传染病所分中心←中国疾病预防控制中心传染病预防控制所
用　　途：临床检验
联系单位：中国疾病预防控制中心传染病预防控制所
电子邮箱：chpc@icdc.cn

786. 链球菌属

国家科技资源标识符：CSTR:16698.06.NPRC 1.2.1909
平台资源号：NPRC 1.2.1909
保藏编号：CHPC 1.15756
中文名称：肺炎链球菌
外文名称：*Streptococcus pneumoniae*
分类学地位：Bacteria; Bacillota; Bacilli; Lactobacillales; Streptococcaceae; *Streptococcus*
生物危害程度：第三类
分离时间：2018-12-31
分离地址：中国广东省湛江市
分离基物：患者痰液
致病名称：肺炎
致病对象：人、动物
来源历史：←中国疾病预防控制中心病原微生物菌（毒）种保藏中心传染病所分中心←中国疾病预防控制中心传染病预防控制所
用　　途：临床检验
联系单位：中国疾病预防控制中心传染病预防控制所
电子邮箱：chpc@icdc.cn

787. 链球菌属

国家科技资源标识符：CSTR:16698.06.NPRC 1.2.1910
平台资源号：NPRC 1.2.1910
保藏编号：CHPC 1.15757
中文名称：肺炎链球菌
外文名称：*Streptococcus pneumoniae*
分类学地位：Bacteria; Bacillota; Bacilli; Lactobacillales; Streptococcaceae; *Streptococcus*
生物危害程度：第三类
分离时间：2018-12-31
分离地址：中国广东省湛江市
分离基物：患者痰液
致病名称：肺炎
致病对象：人、动物
来源历史：←中国疾病预防控制中心病原微生物菌（毒）种保藏中心传染病所分中心←中国疾病预防控制中心传染病预防控制所
用　　途：临床检验
联系单位：中国疾病预防控制中心传染病预防控制所
电子邮箱：chpc@icdc.cn

788. 链球菌属

国家科技资源标识符：CSTR:16698.06.NPRC 1.2.1911
平台资源号：NPRC 1.2.1911
保藏编号：CHPC 1.15758
中文名称：肺炎链球菌
外文名称：*Streptococcus pneumoniae*
分类学地位：Bacteria; Bacillota; Bacilli; Lactobacillales; Streptococcaceae; *Streptococcus*
生物危害程度：第三类

分离时间：2021-12-31
分离地址：中国广东省广州市
分离基物：患者痰液
致病名称：肺炎
致病对象：人、动物
来源历史：←中国疾病预防控制中心病原微生物菌（毒）种保藏中心传染病所分中心←中国疾病预防控制中心传染病预防控制所
用　　途：临床检验
联系单位：中国疾病预防控制中心传染病预防控制所
电子邮箱：chpc@icdc.cn

789. 链球菌属

国家科技资源标识符: CSTR:16698.06.NPRC 1.2.1912
平台资源号：NPRC 1.2.1912
保藏编号：CHPC 1.15759
中文名称：肺炎链球菌
外文名称：*Streptococcus pneumoniae*
分类学地位：Bacteria; Bacillota; Bacilli; Lactobacillales; Streptococcaceae; *Streptococcus*
生物危害程度：第三类
分离时间：2018-12-31
分离地址：中国广东省湛江市
分离基物：患者痰液
致病名称：肺炎
致病对象：人、动物
来源历史：←中国疾病预防控制中心病原微生物菌（毒）种保藏中心传染病所分中心←中国疾病预防控制中心传染病预防控制所
用　　途：临床检验
联系单位：中国疾病预防控制中心传染病预防控制所
电子邮箱：chpc@icdc.cn

790. 链球菌属

国家科技资源标识符: CSTR:16698.06.NPRC 1.2.1913
平台资源号：NPRC 1.2.1913
保藏编号：CHPC 1.15760
中文名称：肺炎链球菌
外文名称：*Streptococcus pneumoniae*
分类学地位：Bacteria; Bacillota; Bacilli; Lactobacillales; Streptococcaceae; *Streptococcus*
生物危害程度：第三类
分离时间：2021-12-31
分离地址：中国广东省广州市
分离基物：患者痰液
致病名称：肺炎
致病对象：人、动物
来源历史：←中国疾病预防控制中心病原微生物菌（毒）种保藏中心传染病所分中心←中国疾病预防控制中心传染病预防控制所
用　　途：临床检验
联系单位：中国疾病预防控制中心传染病预防控制所
电子邮箱：chpc@icdc.cn

791. 链球菌属

国家科技资源标识符: CSTR:16698.06.NPRC 1.2.1914
平台资源号：NPRC 1.2.1914
保藏编号：CHPC 1.15761
中文名称：肺炎链球菌
外文名称：*Streptococcus pneumoniae*
分类学地位：Bacteria; Bacillota; Bacilli; Lactobacillales; Streptococcaceae; *Streptococcus*
生物危害程度：第三类
分离时间：2021-12-31
分离地址：中国广东省广州市
分离基物：患者痰液
致病名称：肺炎

致病对象：人、动物
来源历史：←中国疾病预防控制中心病原微生物菌（毒）种保藏中心传染病所分中心←中国疾病预防控制中心传染病预防控制所
用　　途：临床检验
联系单位：中国疾病预防控制中心传染病预防控制所
电子邮箱：chpc@icdc.cn

792. 链球菌属

国家科技资源标识符：CSTR:16698.06.NPRC 1.2.1915
平台资源号：NPRC 1.2.1915
保藏编号：CHPC 1.15762
中文名称：肺炎链球菌
外文名称：*Streptococcus pneumoniae*
分类学地位：Bacteria; Bacillota; Bacilli; Lactobacillales; Streptococcaceae; *Streptococcus*
生物危害程度：第三类
分离时间：2018-12-31
分离地址：中国广东省阳江市
分离基物：患者痰液
致病名称：肺炎
致病对象：人、动物
来源历史：←中国疾病预防控制中心病原微生物菌（毒）种保藏中心传染病所分中心←中国疾病预防控制中心传染病预防控制所
用　　途：临床检验
联系单位：中国疾病预防控制中心传染病预防控制所
电子邮箱：chpc@icdc.cn

793. 链球菌属

国家科技资源标识符：CSTR:16698.06.NPRC 1.2.1916
平台资源号：NPRC 1.2.1916
保藏编号：CHPC 1.15763
中文名称：肺炎链球菌
外文名称：*Streptococcus pneumoniae*
分类学地位：Bacteria; Bacillota; Bacilli; Lactobacillales; Streptococcaceae; *Streptococcus*
生物危害程度：第三类
分离时间：2018-12-31
分离地址：中国广东省阳江市
分离基物：患者痰液
致病名称：肺炎
致病对象：人、动物
来源历史：←中国疾病预防控制中心病原微生物菌（毒）种保藏中心传染病所分中心←中国疾病预防控制中心传染病预防控制所
用　　途：临床检验
联系单位：中国疾病预防控制中心传染病预防控制所
电子邮箱：chpc@icdc.cn

794. 链球菌属

国家科技资源标识符：CSTR:16698.06.NPRC 1.2.1917
平台资源号：NPRC 1.2.1917
保藏编号：CHPC 1.15764
中文名称：肺炎链球菌
外文名称：*Streptococcus pneumoniae*
分类学地位：Bacteria; Bacillota; Bacilli; Lactobacillales; Streptococcaceae; *Streptococcus*
生物危害程度：第三类
分离时间：2022-12-31
分离地址：中国广东省广州市
分离基物：患者痰液
致病名称：肺炎
致病对象：人、动物
来源历史：←中国疾病预防控制中心病原微生物菌（毒）种保藏中心传染病所分中心←中国疾病预防控制中心传染病预防控制所

用　　途：临床检验
联系单位：中国疾病预防控制中心传染病预防控制所
电子邮箱：chpc@icdc.cn

795. 链球菌属

国家科技资源标识符: CSTR:16698.06.NPRC 1.2.1918
平台资源号：NPRC 1.2.1918
保藏编号：CHPC 1.15765
中文名称：肺炎链球菌
外文名称：*Streptococcus pneumoniae*
分类学地位：Bacteria; Bacillota; Bacilli; Lactobacillales; Streptococcaceae; *Streptococcus*
生物危害程度：第三类
分离时间：2022-12-31
分离地址：中国广东省广州市
分离基物：患者痰液
致病名称：肺炎
致病对象：人、动物
来源历史：←中国疾病预防控制中心病原微生物菌（毒）种保藏中心传染病所分中心←中国疾病预防控制中心传染病预防控制所
用　　途：临床检验
联系单位：中国疾病预防控制中心传染病预防控制所
电子邮箱：chpc@icdc.cn

796. 链球菌属

国家科技资源标识符: CSTR:16698.06.NPRC 1.2.1919
平台资源号：NPRC 1.2.1919
保藏编号：CHPC 1.15766
中文名称：肺炎链球菌
外文名称：*Streptococcus pneumoniae*
分类学地位：Bacteria; Bacillota; Bacilli; Lactobacillales; Streptococcaceae; *Streptococcus*
生物危害程度：第三类
分离时间：2022-12-31
分离地址：中国广东省广州市
分离基物：患者痰液
致病名称：肺炎
致病对象：人、动物
来源历史：←中国疾病预防控制中心病原微生物菌（毒）种保藏中心传染病所分中心←中国疾病预防控制中心传染病预防控制所
用　　途：临床检验
联系单位：中国疾病预防控制中心传染病预防控制所
电子邮箱：chpc@icdc.cn

797. 链球菌属

国家科技资源标识符: CSTR:16698.06.NPRC 1.2.1920
平台资源号：NPRC 1.2.1920
保藏编号：CHPC 1.15767
中文名称：肺炎链球菌
外文名称：*Streptococcus pneumoniae*
分类学地位：Bacteria; Bacillota; Bacilli; Lactobacillales; Streptococcaceae; *Streptococcus*
生物危害程度：第三类
分离时间：2018-12-31
分离地址：中国广东省肇庆市
分离基物：患者痰液
致病名称：肺炎
致病对象：人、动物
来源历史：←中国疾病预防控制中心病原微生物菌（毒）种保藏中心传染病所分中心←中国疾病预防控制中心传染病预防控制所
用　　途：临床检验
联系单位：中国疾病预防控制中心传染病预防控制所
电子邮箱：chpc@icdc.cn

798. 链球菌属

国家科技资源标识符: CSTR:16698.06.NPRC 1.2.1921
平台资源号：NPRC 1.2.1921
保藏编号：CHPC 1.15768
中文名称：肺炎链球菌
外文名称：*Streptococcus pneumoniae*
分类学地位：Bacteria; Bacillota; Bacilli; Lactobacillales; Streptococcaceae; *Streptococcus*
生物危害程度：第三类
分离时间：2022-12-31
分离地址：中国广东省广州市
分离基物：患者痰液
致病名称：肺炎
致病对象：人、动物
来源历史：←中国疾病预防控制中心病原微生物菌（毒）种保藏中心传染病所分中心←中国疾病预防控制中心传染病预防控制所
用　　途：临床检验
联系单位：中国疾病预防控制中心传染病预防控制所
电子邮箱：chpc@icdc.cn

799. 链球菌属

国家科技资源标识符: CSTR:16698.06.NPRC 1.2.1922
平台资源号：NPRC 1.2.1922
保藏编号：CHPC 1.15769
中文名称：肺炎链球菌
外文名称：*Streptococcus pneumoniae*
分类学地位：Bacteria; Bacillota; Bacilli; Lactobacillales; Streptococcaceae; *Streptococcus*
生物危害程度：第三类
分离时间：2019-12-31
分离地址：中国广东省江门市
分离基物：患者痰液
致病名称：肺炎
致病对象：人、动物
来源历史：←中国疾病预防控制中心病原微生物菌（毒）种保藏中心传染病所分中心←中国疾病预防控制中心传染病预防控制所
用　　途：临床检验
联系单位：中国疾病预防控制中心传染病预防控制所
电子邮箱：chpc@icdc.cn

800. 链球菌属

国家科技资源标识符: CSTR:16698.06.NPRC 1.2.1923
平台资源号：NPRC 1.2.1923
保藏编号：CHPC 1.15770
中文名称：肺炎链球菌
外文名称：*Streptococcus pneumoniae*
分类学地位：Bacteria; Bacillota; Bacilli; Lactobacillales; Streptococcaceae; *Streptococcus*
生物危害程度：第三类
分离时间：2019-12-31
分离地址：中国广东省江门市
分离基物：患者痰液
致病名称：肺炎
致病对象：人、动物
来源历史：←中国疾病预防控制中心病原微生物菌（毒）种保藏中心传染病所分中心←中国疾病预防控制中心传染病预防控制所
用　　途：临床检验
联系单位：中国疾病预防控制中心传染病预防控制所
电子邮箱：chpc@icdc.cn

801. 链球菌属

国家科技资源标识符: CSTR:16698.06.NPRC 1.2.1924
平台资源号：NPRC 1.2.1924
保藏编号：CHPC 1.15771

中文名称：肺炎链球菌

外文名称：*Streptococcus pneumoniae*

分类学地位：Bacteria; Bacillota; Bacilli; Lactobacillales; Streptococcaceae; *Streptococcus*

生物危害程度：第三类

分离时间：2019-12-31

分离地址：中国广东省阳江市

分离基物：患者痰液

致病名称：肺炎

致病对象：人、动物

来源历史：←中国疾病预防控制中心病原微生物菌（毒）种保藏中心传染病所分中心←中国疾病预防控制中心传染病预防控制所

用　　途：临床检验

联系单位：中国疾病预防控制中心传染病预防控制所

电子邮箱：chpc@icdc.cn

802. 链球菌属

国家科技资源标识符：CSTR:16698.06.NPRC 1.2.1925

平台资源号：NPRC 1.2.1925

保藏编号：CHPC 1.15772

中文名称：肺炎链球菌

外文名称：*Streptococcus pneumoniae*

分类学地位：Bacteria; Bacillota; Bacilli; Lactobacillales; Streptococcaceae; *Streptococcus*

生物危害程度：第三类

分离时间：2021-12-31

分离地址：中国广东省广州市

分离基物：患者痰液

致病名称：肺炎

致病对象：人、动物

来源历史：←中国疾病预防控制中心病原微生物菌（毒）种保藏中心传染病所分中心←中国疾病预防控制中心传染病预防控制所

用　　途：临床检验

联系单位：中国疾病预防控制中心传染病预防控制所

电子邮箱：chpc@icdc.cn

803. 链球菌属

国家科技资源标识符：CSTR:16698.06.NPRC 1.2.1926

平台资源号：NPRC 1.2.1926

保藏编号：CHPC 1.15773

中文名称：肺炎链球菌

外文名称：*Streptococcus pneumoniae*

分类学地位：Bacteria; Bacillota; Bacilli; Lactobacillales; Streptococcaceae; *Streptococcus*

生物危害程度：第三类

分离时间：2021-12-31

分离地址：中国广东省广州市

分离基物：患者痰液

致病名称：肺炎

致病对象：人、动物

来源历史：←中国疾病预防控制中心病原微生物菌（毒）种保藏中心传染病所分中心←中国疾病预防控制中心传染病预防控制所

用　　途：临床检验

联系单位：中国疾病预防控制中心传染病预防控制所

电子邮箱：chpc@icdc.cn

804. 链球菌属

国家科技资源标识符：CSTR:16698.06.NPRC 1.2.1927

平台资源号：NPRC 1.2.1927

保藏编号：CHPC 1.15774

中文名称：肺炎链球菌

外文名称：*Streptococcus pneumoniae*

分类学地位：Bacteria; Bacillota; Bacilli; Lactobacillales; Streptococcaceae; *Streptococcus*

生物危害程度：第三类

分离时间：2019-12-31
分离地址：中国广东省湛江市
分离基物：患者痰液
致病名称：肺炎
致病对象：人、动物
来源历史：←中国疾病预防控制中心病原微生物菌（毒）种保藏中心传染病所分中心←中国疾病预防控制中心传染病预防控制所
用　　途：临床检验
联系单位：中国疾病预防控制中心传染病预防控制所
电子邮箱：chpc@icdc.cn

805. 链球菌属

国家科技资源标识符: CSTR:16698.06.NPRC 1.2.1928
平台资源号：NPRC 1.2.1928
保藏编号：CHPC 1.15775
中文名称：肺炎链球菌
外文名称：*Streptococcus pneumoniae*
分类学地位：Bacteria; Bacillota; Bacilli; Lactobacillales; Streptococcaceae; *Streptococcus*
生物危害程度：第三类
分离时间：2021-12-31
分离地址：中国广东省肇庆市
分离基物：患者痰液
致病名称：肺炎
致病对象：人、动物
来源历史：←中国疾病预防控制中心病原微生物菌（毒）种保藏中心传染病所分中心←中国疾病预防控制中心传染病预防控制所
用　　途：临床检验
联系单位：中国疾病预防控制中心传染病预防控制所
电子邮箱：chpc@icdc.cn

806. 链球菌属

国家科技资源标识符: CSTR:16698.06.NPRC 1.2.1929
平台资源号：NPRC 1.2.1929
保藏编号：CHPC 1.15776
中文名称：肺炎链球菌
外文名称：*Streptococcus pneumoniae*
分类学地位：Bacteria; Bacillota; Bacilli; Lactobacillales; Streptococcaceae; *Streptococcus*
生物危害程度：第三类
分离时间：2021-12-31
分离地址：中国广东省肇庆市
分离基物：患者痰液
致病名称：肺炎
致病对象：人、动物
来源历史：←中国疾病预防控制中心病原微生物菌（毒）种保藏中心传染病所分中心←中国疾病预防控制中心传染病预防控制所
用　　途：临床检验
联系单位：中国疾病预防控制中心传染病预防控制所
电子邮箱：chpc@icdc.cn

807. 链球菌属

国家科技资源标识符: CSTR:16698.06.NPRC 1.2.1930
平台资源号：NPRC 1.2.1930
保藏编号：CHPC 1.15777
中文名称：肺炎链球菌
外文名称：*Streptococcus pneumoniae*
分类学地位：Bacteria; Bacillota; Bacilli; Lactobacillales; Streptococcaceae; *Streptococcus*
生物危害程度：第三类
分离时间：2022-12-31
分离地址：中国广东省肇庆市
分离基物：患者痰液
致病名称：肺炎

致病对象：人、动物
来源历史：←中国疾病预防控制中心病原微生物菌（毒）种保藏中心传染病所分中心←中国疾病预防控制中心传染病预防控制所
用　　途：临床检验
联系单位：中国疾病预防控制中心传染病预防控制所
电子邮箱：chpc@icdc.cn

808. 链球菌属

国家科技资源标识符：CSTR:16698.06.NPRC 1.2.1931
平台资源号：NPRC 1.2.1931
保藏编号：CHPC 1.15778
中文名称：肺炎链球菌
外文名称：*Streptococcus pneumoniae*
分类学地位：Bacteria; Bacillota; Bacilli; Lactobacillales; Streptococcaceae; *Streptococcus*
生物危害程度：第三类
分离时间：2019-12-31
分离地址：中国广东省韶关市
分离基物：患者痰液
致病名称：肺炎
致病对象：人、动物
来源历史：←中国疾病预防控制中心病原微生物菌（毒）种保藏中心传染病所分中心←中国疾病预防控制中心传染病预防控制所
用　　途：临床检验
联系单位：中国疾病预防控制中心传染病预防控制所
电子邮箱：chpc@icdc.cn

809. 链球菌属

国家科技资源标识符：CSTR:16698.06.NPRC 1.2.1932
平台资源号：NPRC 1.2.1932
保藏编号：CHPC 1.15779
中文名称：肺炎链球菌
外文名称：*Streptococcus pneumoniae*
分类学地位：Bacteria; Bacillota; Bacilli; Lactobacillales; Streptococcaceae; *Streptococcus*
生物危害程度：第三类
分离时间：2021-12-31
分离地址：中国广东省肇庆市
分离基物：患者痰液
致病名称：肺炎
致病对象：人、动物
来源历史：←中国疾病预防控制中心病原微生物菌（毒）种保藏中心传染病所分中心←中国疾病预防控制中心传染病预防控制所
用　　途：临床检验
联系单位：中国疾病预防控制中心传染病预防控制所
电子邮箱：chpc@icdc.cn

810. 链球菌属

国家科技资源标识符：CSTR:16698.06.NPRC 1.2.1933
平台资源号：NPRC 1.2.1933
保藏编号：CHPC 1.15780
中文名称：肺炎链球菌
外文名称：*Streptococcus pneumoniae*
分类学地位：Bacteria; Bacillota; Bacilli; Lactobacillales; Streptococcaceae; *Streptococcus*
生物危害程度：第三类
分离时间：2019-12-31
分离地址：中国广东省中山市
分离基物：患者痰液
致病名称：肺炎
致病对象：人、动物
来源历史：←中国疾病预防控制中心病原微生物菌（毒）种保藏中心传染病所分中心←中国疾病预防控制中心传染病预防控制所

用　　途：临床检验
联系单位：中国疾病预防控制中心传染病预防控制所
电子邮箱：chpc@icdc.cn

811. 链球菌属

国家科技资源标识符：CSTR:16698.06.NPRC 1.2.1934
平台资源号：NPRC 1.2.1934
保藏编号：CHPC 1.15781
中文名称：肺炎链球菌
外文名称：*Streptococcus pneumoniae*
分类学地位：Bacteria; Bacillota; Bacilli; Lactobacillales; Streptococcaceae; *Streptococcus*
生物危害程度：第三类
分离时间：2019-12-31
分离地址：中国广东省韶关市
分离基物：患者痰液
致病名称：肺炎
致病对象：人、动物
来源历史：←中国疾病预防控制中心病原微生物菌（毒）种保藏中心传染病所分中心←中国疾病预防控制中心传染病预防控制所
用　　途：临床检验
联系单位：中国疾病预防控制中心传染病预防控制所
电子邮箱：chpc@icdc.cn

812. 链球菌属

国家科技资源标识符：CSTR:16698.06.NPRC 1.2.1935
平台资源号：NPRC 1.2.1935
保藏编号：CHPC 1.15782
中文名称：肺炎链球菌
外文名称：*Streptococcus pneumoniae*
分类学地位：Bacteria; Bacillota; Bacilli; Lactobacillales; Streptococcaceae; *Streptococcus*
生物危害程度：第三类
分离时间：2019-12-31
分离地址：中国广东省韶关市
分离基物：患者痰液
致病名称：肺炎
致病对象：人、动物
来源历史：←中国疾病预防控制中心病原微生物菌（毒）种保藏中心传染病所分中心←中国疾病预防控制中心传染病预防控制所
用　　途：临床检验
联系单位：中国疾病预防控制中心传染病预防控制所
电子邮箱：chpc@icdc.cn

813. 链球菌属

国家科技资源标识符：CSTR:16698.06.NPRC 1.2.1936
平台资源号：NPRC 1.2.1936
保藏编号：CHPC 1.15783
中文名称：肺炎链球菌
外文名称：*Streptococcus pneumoniae*
分类学地位：Bacteria; Bacillota; Bacilli; Lactobacillales; Streptococcaceae; *Streptococcus*
生物危害程度：第三类
分离时间：2019-12-31
分离地址：中国广东省韶关市
分离基物：患者痰液
致病名称：肺炎
致病对象：人、动物
来源历史：←中国疾病预防控制中心病原微生物菌（毒）种保藏中心传染病所分中心←中国疾病预防控制中心传染病预防控制所
用　　途：临床检验
联系单位：中国疾病预防控制中心传染病预防控制所
电子邮箱：chpc@icdc.cn

814. 链球菌属

国家科技资源标识符: CSTR:16698.06.NPRC 1.2.1937
平台资源号：NPRC 1.2.1937
保藏编号：CHPC 1.15784
中文名称：肺炎链球菌
外文名称：*Streptococcus pneumoniae*
分类学地位：Bacteria; Bacillota; Bacilli; Lactobacillales; Streptococcaceae; *Streptococcus*
生物危害程度：第三类
分离时间：2020-12-31
分离地址：中国广东省肇庆市
分离基物：患者痰液
致病名称：肺炎
致病对象：人、动物
来源历史：←中国疾病预防控制中心病原微生物菌（毒）种保藏中心传染病所分中心←中国疾病预防控制中心传染病预防控制所
用　　途：临床检验
联系单位：中国疾病预防控制中心传染病预防控制所
电子邮箱：chpc@icdc.cn

815. 链球菌属

国家科技资源标识符: CSTR:16698.06.NPRC 1.2.1938
平台资源号：NPRC 1.2.1938
保藏编号：CHPC 1.15785
中文名称：肺炎链球菌
外文名称：*Streptococcus pneumoniae*
分类学地位：Bacteria; Bacillota; Bacilli; Lactobacillales; Streptococcaceae; *Streptococcus*
生物危害程度：第三类
分离时间：2020-12-31
分离地址：中国广东省肇庆市
分离基物：患者痰液
致病名称：肺炎
致病对象：人、动物
来源历史：←中国疾病预防控制中心病原微生物菌（毒）种保藏中心传染病所分中心←中国疾病预防控制中心传染病预防控制所
用　　途：临床检验
联系单位：中国疾病预防控制中心传染病预防控制所
电子邮箱：chpc@icdc.cn

816. 链球菌属

国家科技资源标识符: CSTR:16698.06.NPRC 1.2.1939
平台资源号：NPRC 1.2.1939
保藏编号：CHPC 1.15786
中文名称：肺炎链球菌
外文名称：*Streptococcus pneumoniae*
分类学地位：Bacteria; Bacillota; Bacilli; Lactobacillales; Streptococcaceae; *Streptococcus*
生物危害程度：第三类
分离时间：2020-12-31
分离地址：中国广东省珠海市
分离基物：患者痰液
致病名称：肺炎
致病对象：人、动物
来源历史：←中国疾病预防控制中心病原微生物菌（毒）种保藏中心传染病所分中心←中国疾病预防控制中心传染病预防控制所
用　　途：临床检验
联系单位：中国疾病预防控制中心传染病预防控制所
电子邮箱：chpc@icdc.cn

817. 链球菌属

国家科技资源标识符: CSTR:16698.06.NPRC 1.2.1940
平台资源号：NPRC 1.2.1940
保藏编号：CHPC 1.15787

中文名称：肺炎链球菌
外文名称：*Streptococcus pneumoniae*
分类学地位：Bacteria; Bacillota; Bacilli; Lactobacillales; Streptococcaceae; *Streptococcus*
生物危害程度：第三类
分离时间：2020-12-31
分离地址：中国广东省珠海市
分离基物：患者痰液
致病名称：肺炎
致病对象：人、动物
来源历史：←中国疾病预防控制中心病原微生物菌（毒）种保藏中心传染病所分中心←中国疾病预防控制中心传染病预防控制所
用　　途：临床检验
联系单位：中国疾病预防控制中心传染病预防控制所
电子邮箱：chpc@icdc.cn

818. 链球菌属

国家科技资源标识符: CSTR:16698.06.NPRC 1.2.1941
平台资源号：NPRC 1.2.1941
保藏编号：CHPC 1.15788
中文名称：肺炎链球菌
外文名称：*Streptococcus pneumoniae*
分类学地位：Bacteria; Bacillota; Bacilli; Lactobacillales; Streptococcaceae; *Streptococcus*
生物危害程度：第三类
分离时间：2020-12-31
分离地址：中国广东省珠海市
分离基物：患者痰液
致病名称：肺炎
致病对象：人、动物
来源历史：←中国疾病预防控制中心病原微生物菌（毒）种保藏中心传染病所分中心←中国疾病预防控制中心传染病预防控制所
用　　途：临床检验
联系单位：中国疾病预防控制中心传染病预防控制所
电子邮箱：chpc@icdc.cn

819. 链球菌属

国家科技资源标识符: CSTR:16698.06.NPRC 1.2.1942
平台资源号：NPRC 1.2.1942
保藏编号：CHPC 1.15789
中文名称：肺炎链球菌
外文名称：*Streptococcus pneumoniae*
分类学地位：Bacteria; Bacillota; Bacilli; Lactobacillales; Streptococcaceae; *Streptococcus*
生物危害程度：第三类
分离时间：2020-12-31
分离地址：中国广东省珠海市
分离基物：患者痰液
致病名称：肺炎
致病对象：人、动物
来源历史：←中国疾病预防控制中心病原微生物菌（毒）种保藏中心传染病所分中心←中国疾病预防控制中心传染病预防控制所
用　　途：临床检验
联系单位：中国疾病预防控制中心传染病预防控制所
电子邮箱：chpc@icdc.cn

820. 链球菌属

国家科技资源标识符: CSTR:16698.06.NPRC 1.2.1943
平台资源号：NPRC 1.2.1943
保藏编号：CHPC 1.15790
中文名称：肺炎链球菌
外文名称：*Streptococcus pneumoniae*
分类学地位：Bacteria; Bacillota; Bacilli; Lactobacillales; Streptococcaceae; *Streptococcus*
生物危害程度：第三类

分离时间：2020-12-31
分离地址：中国广东省珠海市
分离基物：患者痰液
致病名称：肺炎
致病对象：人、动物
来源历史：←中国疾病预防控制中心病原微生物菌（毒）种保藏中心传染病所分中心←中国疾病预防控制中心传染病预防控制所
用　　途：临床检验
联系单位：中国疾病预防控制中心传染病预防控制所
电子邮箱：chpc@icdc.cn

821. 链球菌属

国家科技资源标识符：CSTR:16698.06.NPRC 1.2.1944
平台资源号：NPRC 1.2.1944
保藏编号：CHPC 1.15791
中文名称：肺炎链球菌
外文名称：*Streptococcus pneumoniae*
分类学地位：Bacteria; Bacillota; Bacilli; Lactobacillales; Streptococcaceae; *Streptococcus*
生物危害程度：第三类
分离时间：2020-12-31
分离地址：中国广东省珠海市
分离基物：患者痰液
致病名称：肺炎
致病对象：人、动物
来源历史：←中国疾病预防控制中心病原微生物菌（毒）种保藏中心传染病所分中心←中国疾病预防控制中心传染病预防控制所
用　　途：临床检验
联系单位：中国疾病预防控制中心传染病预防控制所
电子邮箱：chpc@icdc.cn

822. 链球菌属

国家科技资源标识符：CSTR:16698.06.NPRC 1.2.1945
平台资源号：NPRC 1.2.1945
保藏编号：CHPC 1.15792
中文名称：肺炎链球菌
外文名称：*Streptococcus pneumoniae*
分类学地位：Bacteria; Bacillota; Bacilli; Lactobacillales; Streptococcaceae; *Streptococcus*
生物危害程度：第三类
分离时间：2020-12-31
分离地址：中国广东省阳江市
分离基物：患者痰液
致病名称：肺炎
致病对象：人、动物
来源历史：←中国疾病预防控制中心病原微生物菌（毒）种保藏中心传染病所分中心←中国疾病预防控制中心传染病预防控制所
用　　途：临床检验
联系单位：中国疾病预防控制中心传染病预防控制所
电子邮箱：chpc@icdc.cn

823. 链球菌属

国家科技资源标识符：CSTR:16698.06.NPRC 1.2.1946
平台资源号：NPRC 1.2.1946
保藏编号：CHPC 1.15793
中文名称：肺炎链球菌
外文名称：*Streptococcus pneumoniae*
分类学地位：Bacteria; Bacillota; Bacilli; Lactobacillales; Streptococcaceae; *Streptococcus*
生物危害程度：第三类
分离时间：2020-12-31
分离地址：中国广东省珠海市
分离基物：患者痰液
致病名称：肺炎

致病对象：人、动物
来源历史：←中国疾病预防控制中心病原微生物菌（毒）种保藏中心传染病所分中心←中国疾病预防控制中心传染病预防控制所
用　　途：临床检验
联系单位：中国疾病预防控制中心传染病预防控制所
电子邮箱：chpc@icdc.cn

824. 链球菌属

国家科技资源标识符：CSTR:16698.06.NPRC 1.2.1947
平台资源号：NPRC 1.2.1947
保藏编号：CHPC 1.15794
中文名称：肺炎链球菌
外文名称：*Streptococcus pneumoniae*
分类学地位：Bacteria; Bacillota; Bacilli; Lactobacillales; Streptococcaceae; *Streptococcus*
生物危害程度：第三类
分离时间：2021-12-31
分离地址：中国广东省云浮市
分离基物：患者痰液
致病名称：肺炎
致病对象：人、动物
来源历史：←中国疾病预防控制中心病原微生物菌（毒）种保藏中心传染病所分中心←中国疾病预防控制中心传染病预防控制所
用　　途：临床检验
联系单位：中国疾病预防控制中心传染病预防控制所
电子邮箱：chpc@icdc.cn

825. 链球菌属

国家科技资源标识符：CSTR:16698.06.NPRC 1.2.1948
平台资源号：NPRC 1.2.1948
保藏编号：CHPC 1.15795
中文名称：肺炎链球菌
外文名称：*Streptococcus pneumoniae*
分类学地位：Bacteria; Bacillota; Bacilli; Lactobacillales; Streptococcaceae; *Streptococcus*
生物危害程度：第三类
分离时间：2021-12-31
分离地址：中国广东省云浮市
分离基物：患者痰液
致病名称：肺炎
致病对象：人、动物
来源历史：←中国疾病预防控制中心病原微生物菌（毒）种保藏中心传染病所分中心←中国疾病预防控制中心传染病预防控制所
用　　途：临床检验
联系单位：中国疾病预防控制中心传染病预防控制所
电子邮箱：chpc@icdc.cn

826. 链球菌属

国家科技资源标识符：CSTR:16698.06.NPRC 1.2.1949
平台资源号：NPRC 1.2.1949
保藏编号：CHPC 1.15796
中文名称：肺炎链球菌
外文名称：*Streptococcus pneumoniae*
分类学地位：Bacteria; Bacillota; Bacilli; Lactobacillales; Streptococcaceae; *Streptococcus*
生物危害程度：第三类
分离时间：2021-12-31
分离地址：中国广东省广州市
分离基物：患者痰液
致病名称：肺炎
致病对象：人、动物
来源历史：←中国疾病预防控制中心病原微生物菌（毒）种保藏中心传染病所分中心←中国疾病预防控制中心传染病预防控制所

用　　途：临床检验
联系单位：中国疾病预防控制中心传染病预防控制所
电子邮箱：chpc@icdc.cn

827. 链球菌属

国家科技资源标识符: CSTR:16698.06.NPRC 1.2.1950
平台资源号：NPRC 1.2.1950
保藏编号：CHPC 1.15797
中文名称：肺炎链球菌
外文名称：*Streptococcus pneumoniae*
分类学地位：Bacteria; Bacillota; Bacilli; Lactobacillales; Streptococcaceae; *Streptococcus*
生物危害程度：第三类
分离时间：2021-12-31
分离地址：中国广东省云浮市
分离基物：患者痰液
致病名称：肺炎
致病对象：人、动物
来源历史：←中国疾病预防控制中心病原微生物菌（毒）种保藏中心传染病所分中心←中国疾病预防控制中心传染病预防控制所
用　　途：临床检验
联系单位：中国疾病预防控制中心传染病预防控制所
电子邮箱：chpc@icdc.cn

828. 链球菌属

国家科技资源标识符: CSTR:16698.06.NPRC 1.2.1951
平台资源号：NPRC 1.2.1951
保藏编号：CHPC 1.15798
中文名称：肺炎链球菌
外文名称：*Streptococcus pneumoniae*
分类学地位：Bacteria; Bacillota; Bacilli; Lactobacillales; Streptococcaceae; *Streptococcus*
生物危害程度：第三类
分离时间：2022-12-31
分离地址：中国广东省江门市
分离基物：患者痰液
致病名称：肺炎
致病对象：人、动物
来源历史：←中国疾病预防控制中心病原微生物菌（毒）种保藏中心传染病所分中心←中国疾病预防控制中心传染病预防控制所
用　　途：临床检验
联系单位：中国疾病预防控制中心传染病预防控制所
电子邮箱：chpc@icdc.cn

829. 链球菌属

国家科技资源标识符: CSTR:16698.06.NPRC 1.2.1952
平台资源号：NPRC 1.2.1952
保藏编号：CHPC 1.15799
中文名称：肺炎链球菌
外文名称：*Streptococcus pneumoniae*
分类学地位：Bacteria; Bacillota; Bacilli; Lactobacillales; Streptococcaceae; *Streptococcus*
生物危害程度：第三类
分离时间：2022-12-31
分离地址：中国广东省河源市
分离基物：患者痰液
致病名称：肺炎
致病对象：人、动物
来源历史：←中国疾病预防控制中心病原微生物菌（毒）种保藏中心传染病所分中心←中国疾病预防控制中心传染病预防控制所
用　　途：临床检验
联系单位：中国疾病预防控制中心传染病预防控制所
电子邮箱：chpc@icdc.cn

830. 链球菌属

国家科技资源标识符: CSTR:16698.06.NPRC 1.2.1953
平台资源号：NPRC 1.2.1953
保藏编号：CHPC 1.15800
中文名称：肺炎链球菌
外文名称：*Streptococcus pneumoniae*
分类学地位：Bacteria; Bacillota; Bacilli; Lactobacillales; Streptococcaceae; *Streptococcus*
生物危害程度：第三类
分离时间：2021-12-31
分离地址：中国广东省云浮市
分离基物：患者痰液
致病名称：肺炎
致病对象：人、动物
来源历史：←中国疾病预防控制中心病原微生物菌（毒）种保藏中心传染病所分中心←中国疾病预防控制中心传染病预防控制所
用　　途：临床检验
联系单位：中国疾病预防控制中心传染病预防控制所
电子邮箱：chpc@icdc.cn

831. 链球菌属

国家科技资源标识符: CSTR:16698.06.NPRC 1.2.1954
平台资源号：NPRC 1.2.1954
保藏编号：CHPC 1.15801
中文名称：肺炎链球菌
外文名称：*Streptococcus pneumoniae*
分类学地位：Bacteria; Bacillota; Bacilli; Lactobacillales; Streptococcaceae; *Streptococcus*
生物危害程度：第三类
分离时间：2021-12-31
分离地址：中国广东省阳江市
分离基物：患者痰液
致病名称：肺炎
致病对象：人、动物
来源历史：←中国疾病预防控制中心病原微生物菌（毒）种保藏中心传染病所分中心←中国疾病预防控制中心传染病预防控制所
用　　途：临床检验
联系单位：中国疾病预防控制中心传染病预防控制所
电子邮箱：chpc@icdc.cn

832. 链球菌属

国家科技资源标识符: CSTR:16698.06.NPRC 1.2.1955
平台资源号：NPRC 1.2.1955
保藏编号：CHPC 1.15802
中文名称：肺炎链球菌
外文名称：*Streptococcus pneumoniae*
分类学地位：Bacteria; Bacillota; Bacilli; Lactobacillales; Streptococcaceae; *Streptococcus*
生物危害程度：第三类
分离时间：2019-12-31
分离地址：中国广东省湛江市
分离基物：患者痰液
致病名称：肺炎
致病对象：人、动物
来源历史：←中国疾病预防控制中心病原微生物菌（毒）种保藏中心传染病所分中心←中国疾病预防控制中心传染病预防控制所
用　　途：临床检验
联系单位：中国疾病预防控制中心传染病预防控制所
电子邮箱：chpc@icdc.cn

833. 链球菌属

国家科技资源标识符: CSTR:16698.06.NPRC 1.2.1956
平台资源号：NPRC 1.2.1956
保藏编号：CHPC 1.15803

中文名称：肺炎链球菌
外文名称：*Streptococcus pneumoniae*
分类学地位：Bacteria; Bacillota; Bacilli; Lactobacillales; Streptococcaceae; *Streptococcus*
生物危害程度：第三类
分离时间：2021-12-31
分离地址：中国广东省阳江市
分离基物：患者痰液
致病名称：肺炎
致病对象：人、动物
来源历史：←中国疾病预防控制中心病原微生物菌（毒）种保藏中心传染病所分中心←中国疾病预防控制中心传染病预防控制所
用　　途：临床检验
联系单位：中国疾病预防控制中心传染病预防控制所
电子邮箱：chpc@icdc.cn

834. 链球菌属

国家科技资源标识符: CSTR:16698.06.NPRC 1.2.1957
平台资源号：NPRC 1.2.1957
保藏编号：CHPC 1.15804
中文名称：肺炎链球菌
外文名称：*Streptococcus pneumoniae*
分类学地位：Bacteria; Bacillota; Bacilli; Lactobacillales; Streptococcaceae; *Streptococcus*
生物危害程度：第三类
分离时间：2021-12-31
分离地址：中国广东省云浮市
分离基物：患者痰液
致病名称：肺炎
致病对象：人、动物
来源历史：←中国疾病预防控制中心病原微生物菌（毒）种保藏中心传染病所分中心←中国疾病预防控制中心传染病预防控制所
用　　途：临床检验
联系单位：中国疾病预防控制中心传染病预防控制所
电子邮箱：chpc@icdc.cn

835. 链球菌属

国家科技资源标识符: CSTR:16698.06.NPRC 1.2.1958
平台资源号：NPRC 1.2.1958
保藏编号：CHPC 1.15805
中文名称：肺炎链球菌
外文名称：*Streptococcus pneumoniae*
分类学地位：Bacteria; Bacillota; Bacilli; Lactobacillales; Streptococcaceae; *Streptococcus*
生物危害程度：第三类
分离时间：2018-12-31
分离地址：中国广东省肇庆市
分离基物：患者痰液
致病名称：肺炎
致病对象：人、动物
来源历史：←中国疾病预防控制中心病原微生物菌（毒）种保藏中心传染病所分中心←中国疾病预防控制中心传染病预防控制所
用　　途：临床检验
联系单位：中国疾病预防控制中心传染病预防控制所
电子邮箱：chpc@icdc.cn

836. 链球菌属

国家科技资源标识符: CSTR:16698.06.NPRC 1.2.1959
平台资源号：NPRC 1.2.1959
保藏编号：CHPC 1.15806
中文名称：肺炎链球菌
外文名称：*Streptococcus pneumoniae*
分类学地位：Bacteria; Bacillota; Bacilli; Lactobacillales; Streptococcaceae; *Streptococcus*
生物危害程度：第三类

分离时间：2021-12-31
分离地址：中国广西壮族自治区柳州市
分离基物：患者痰液
致病名称：肺炎
致病对象：人、动物
来源历史：←中国疾病预防控制中心病原微生物菌（毒）种保藏中心传染病所分中心←中国疾病预防控制中心传染病预防控制所
用　　途：临床检验
联系单位：中国疾病预防控制中心传染病预防控制所
电子邮箱：chpc@icdc.cn

837. 链球菌属

国家科技资源标识符：CSTR:16698.06.NPRC 1.2.1960
平台资源号：NPRC 1.2.1960
保藏编号：CHPC 1.15807
中文名称：肺炎链球菌
外文名称：*Streptococcus pneumoniae*
分类学地位：Bacteria; Bacillota; Bacilli; Lactobacillales; Streptococcaceae; *Streptococcus*
生物危害程度：第三类
分离时间：2022-12-31
分离地址：中国内蒙古自治区鄂尔多斯市
分离基物：患者痰液
致病名称：肺炎
致病对象：人、动物
来源历史：←中国疾病预防控制中心病原微生物菌（毒）种保藏中心传染病所分中心←中国疾病预防控制中心传染病预防控制所
用　　途：临床检验
联系单位：中国疾病预防控制中心传染病预防控制所
电子邮箱：chpc@icdc.cn

838. 链球菌属

国家科技资源标识符：CSTR:16698.06.NPRC 1.2.1961
平台资源号：NPRC 1.2.1961
保藏编号：CHPC 1.15808
中文名称：肺炎链球菌
外文名称：*Streptococcus pneumoniae*
分类学地位：Bacteria; Bacillota; Bacilli; Lactobacillales; Streptococcaceae; *Streptococcus*
生物危害程度：第三类
分离时间：2021-12-31
分离地址：中国广西壮族自治区柳州市
分离基物：患者痰液
致病名称：肺炎
致病对象：人
来源历史：←中国疾病预防控制中心病原微生物菌（毒）种保藏中心传染病所分中心←中国疾病预防控制中心传染病预防控制所
用　　途：临床检验
联系单位：中国疾病预防控制中心传染病预防控制所
电子邮箱：chpc@icdc.cn

839. 链球菌属

国家科技资源标识符：CSTR:16698.06.NPRC 1.2.1377
平台资源号：NPRC 1.2.1377
保藏编号：CHPC 1.15164
中文名称：酿脓链球菌
外文名称：*Streptococcus pyogenes*
分类学地位：Bacteria; Bacillota; Bacilli; Lactobacillales; Streptococcaceae; *Streptococcus*
生物危害程度：第三类
分离时间：2023-12-31
分离地址：中国四川省自贡市
分离基物：患者咽拭子
致病名称：咽炎、猩红热

致病对象：人
来源历史：←中国疾病预防控制中心病原微生物菌（毒）种保藏中心传染病所分中心←中国疾病预防控制中心传染病预防控制所
用　　途：临床检验
联系单位：中国疾病预防控制中心传染病预防控制所
电子邮箱：chpc@icdc.cn

840. 链球菌属

国家科技资源标识符：CSTR:16698.06.NPRC 1.2.1378
平台资源号：NPRC 1.2.1378
保藏编号：CHPC 1.15165
中文名称：酿脓链球菌
外文名称：*Streptococcus pyogenes*
分类学地位：Bacteria; Bacillota; Bacilli; Lactobacillales; Streptococcaceae; *Streptococcus*
生物危害程度：第三类
分离时间：2023-12-31
分离地址：中国四川省自贡市
分离基物：患者咽拭子
致病名称：咽炎、猩红热
致病对象：人
来源历史：←中国疾病预防控制中心病原微生物菌（毒）种保藏中心传染病所分中心←中国疾病预防控制中心传染病预防控制所
用　　途：临床检验
联系单位：中国疾病预防控制中心传染病预防控制所
电子邮箱：chpc@icdc.cn

841. 链球菌属

国家科技资源标识符：CSTR:16698.06.NPRC 1.2.1536
平台资源号：NPRC 1.2.1536
保藏编号：CHPC 1.15383
中文名称：酿脓链球菌
外文名称：*Streptococcus pyogenes*
分类学地位：Bacteria; Bacillota; Bacilli; Lactobacillales; Streptococcaceae; *Streptococcus*
生物危害程度：第三类
分离时间：2021-11-22
分离地址：中国新疆维吾尔自治区乌鲁木齐市
分离基物：患者咽拭子
致病名称：咽炎、猩红热
致病对象：人
来源历史：←中国疾病预防控制中心病原微生物菌（毒）种保藏中心传染病所分中心←中国疾病预防控制中心传染病预防控制所
用　　途：临床检验
联系单位：中国疾病预防控制中心传染病预防控制所
电子邮箱：chpc@icdc.cn

842. 链球菌属

国家科技资源标识符：CSTR:16698.06.NPRC 1.2.1537
平台资源号：NPRC 1.2.1537
保藏编号：CHPC 1.15384
中文名称：酿脓链球菌
外文名称：*Streptococcus pyogenes*
分类学地位：Bacteria; Bacillota; Bacilli; Lactobacillales; Streptococcaceae; *Streptococcus*
生物危害程度：第三类
分离时间：2022-04-19
分离地址：中国新疆维吾尔自治区乌鲁木齐市
分离基物：患者咽拭子
致病名称：咽炎、猩红热
致病对象：人
来源历史：←中国疾病预防控制中心病原微生物菌（毒）种保藏中心传染病所分中心←中国疾病预防控制中心传染病预防控制所

用　　途：临床检验
联系单位：中国疾病预防控制中心传染病预防控制所
电子邮箱：chpc@icdc.cn

843. 链球菌属

国家科技资源标识符：CSTR:16698.06.NPRC 1.2.1538
平台资源号：NPRC 1.2.1538
保藏编号：CHPC 1.15385
中文名称：酿脓链球菌
外文名称：*Streptococcus pyogenes*
分类学地位：Bacteria; Bacillota; Bacilli; Lactobacillales; Streptococcaceae; *Streptococcus*
生物危害程度：第三类
分离时间：2022-04-15
分离地址：中国新疆维吾尔自治区乌鲁木齐市
分离基物：患者咽拭子
致病名称：咽炎、猩红热
致病对象：人
来源历史：←中国疾病预防控制中心病原微生物菌（毒）种保藏中心传染病所分中心←中国疾病预防控制中心传染病预防控制所
用　　途：临床检验
联系单位：中国疾病预防控制中心传染病预防控制所
电子邮箱：chpc@icdc.cn

844. 链球菌属

国家科技资源标识符：CSTR:16698.06.NPRC 1.2.1539
平台资源号：NPRC 1.2.1539
保藏编号：CHPC 1.15386
中文名称：酿脓链球菌
外文名称：*Streptococcus pyogenes*
分类学地位：Bacteria; Bacillota; Bacilli; Lactobacillales; Streptococcaceae; *Streptococcus*
生物危害程度：第三类
分离时间：2022-06-12
分离地址：中国新疆维吾尔自治区乌鲁木齐市
分离基物：患者咽拭子
致病名称：咽炎、猩红热
致病对象：人
来源历史：←中国疾病预防控制中心病原微生物菌（毒）种保藏中心传染病所分中心←中国疾病预防控制中心传染病预防控制所
用　　途：临床检验
联系单位：中国疾病预防控制中心传染病预防控制所
电子邮箱：chpc@icdc.cn

845. 链球菌属

国家科技资源标识符：CSTR:16698.06.NPRC 1.2.1540
平台资源号：NPRC 1.2.1540
保藏编号：CHPC 1.15387
中文名称：酿脓链球菌
外文名称：*Streptococcus pyogenes*
分类学地位：Bacteria; Bacillota; Bacilli; Lactobacillales; Streptococcaceae; *Streptococcus*
生物危害程度：第三类
分离时间：2022-06-19
分离地址：中国新疆维吾尔自治区乌鲁木齐市
分离基物：患者咽拭子
致病名称：咽炎、猩红热
致病对象：人
来源历史：←中国疾病预防控制中心病原微生物菌（毒）种保藏中心传染病所分中心←中国疾病预防控制中心传染病预防控制所
用　　途：临床检验
联系单位：中国疾病预防控制中心传染病预防控制所
电子邮箱：chpc@icdc.cn

846. 链球菌属

国家科技资源标识符: CSTR:16698.06.NPRC 1.2.1541
平台资源号：NPRC 1.2.1541
保藏编号：CHPC 1.15388
中文名称：酿脓链球菌
外文名称：*Streptococcus pyogenes*
分类学地位：Bacteria; Bacillota; Bacilli; Lactobacillales; Streptococcaceae; *Streptococcus*
生物危害程度：第三类
分离时间：2022-06-21
分离地址：中国新疆维吾尔自治区乌鲁木齐市
分离基物：患者咽拭子
致病名称：咽炎、猩红热
致病对象：人
来源历史：←中国疾病预防控制中心病原微生物菌（毒）种保藏中心传染病所分中心←中国疾病预防控制中心传染病预防控制所
用　　途：临床检验
联系单位：中国疾病预防控制中心传染病预防控制所
电子邮箱：chpc@icdc.cn

847. 链球菌属

国家科技资源标识符: CSTR:16698.06.NPRC 1.2.1542
平台资源号：NPRC 1.2.1542
保藏编号：CHPC 1.15389
中文名称：酿脓链球菌
外文名称：*Streptococcus pyogenes*
分类学地位：Bacteria; Bacillota; Bacilli; Lactobacillales; Streptococcaceae; *Streptococcus*
生物危害程度：第三类
分离时间：2022-07-02
分离地址：中国新疆维吾尔自治区乌鲁木齐市
分离基物：患者咽拭子
致病名称：咽炎、猩红热
致病对象：人
来源历史：←中国疾病预防控制中心病原微生物菌（毒）种保藏中心传染病所分中心←中国疾病预防控制中心传染病预防控制所
用　　途：临床检验
联系单位：中国疾病预防控制中心传染病预防控制所
电子邮箱：chpc@icdc.cn

848. 链球菌属

国家科技资源标识符: CSTR:16698.06.NPRC 1.2.1543
平台资源号：NPRC 1.2.1543
保藏编号：CHPC 1.15390
中文名称：酿脓链球菌
外文名称：*Streptococcus pyogenes*
分类学地位：Bacteria; Bacillota; Bacilli; Lactobacillales; Streptococcaceae; *Streptococcus*
生物危害程度：第三类
分离时间：2022-07-16
分离地址：中国新疆维吾尔自治区阿克苏地区
分离基物：患者咽拭子
致病名称：咽炎、猩红热
致病对象：人
来源历史：←中国疾病预防控制中心病原微生物菌（毒）种保藏中心传染病所分中心←中国疾病预防控制中心传染病预防控制所
用　　途：临床检验
联系单位：中国疾病预防控制中心传染病预防控制所
电子邮箱：chpc@icdc.cn

849. 链球菌属

国家科技资源标识符: CSTR:16698.06.NPRC 1.2.1544
平台资源号：NPRC 1.2.1544
保藏编号：CHPC 1.15391

中文名称：酿脓链球菌
外文名称：*Streptococcus pyogenes*
分类学地位：Bacteria; Bacillota; Bacilli; Lactobacillales; Streptococcaceae; *Streptococcus*
生物危害程度：第三类
分离时间：2021-01-07
分离地址：中国山东省烟台市
分离基物：患者血液
致病名称：咽炎、猩红热
致病对象：人
来源历史：←中国疾病预防控制中心病原微生物菌（毒）种保藏中心传染病所分中心←中国疾病预防控制中心传染病预防控制所
用　　途：临床检验
联系单位：中国疾病预防控制中心传染病预防控制所
电子邮箱：chpc@icdc.cn

850. 链球菌属

国家科技资源标识符: CSTR:16698.06.NPRC 1.2.1545
平台资源号：NPRC 1.2.1545
保藏编号：CHPC 1.15392
中文名称：酿脓链球菌
外文名称：*Streptococcus pyogenes*
分类学地位：Bacteria; Bacillota; Bacilli; Lactobacillales; Streptococcaceae; *Streptococcus*
生物危害程度：第三类
分离时间：2021-05-12
分离地址：中国山东省烟台市
分离基物：患者血液
致病名称：咽炎、猩红热
致病对象：人
来源历史：←中国疾病预防控制中心病原微生物菌（毒）种保藏中心传染病所分中心←中国疾病预防控制中心传染病预防控制所
用　　途：临床检验
联系单位：中国疾病预防控制中心传染病预防控制所
电子邮箱：chpc@icdc.cn

851. 链球菌属

国家科技资源标识符: CSTR:16698.06.NPRC 1.2.1546
平台资源号：NPRC 1.2.1546
保藏编号：CHPC 1.15393
中文名称：酿脓链球菌
外文名称：*Streptococcus pyogenes*
分类学地位：Bacteria; Bacillota; Bacilli; Lactobacillales; Streptococcaceae; *Streptococcus*
生物危害程度：第三类
分离时间：2021-05-14
分离地址：中国山东省烟台市
分离基物：患者血液
致病名称：咽炎、猩红热
致病对象：人
来源历史：←中国疾病预防控制中心病原微生物菌（毒）种保藏中心传染病所分中心←中国疾病预防控制中心传染病预防控制所
用　　途：临床检验
联系单位：中国疾病预防控制中心传染病预防控制所
电子邮箱：chpc@icdc.cn

852. 链球菌属

国家科技资源标识符: CSTR:16698.06.NPRC 1.2.1547
平台资源号：NPRC 1.2.1547
保藏编号：CHPC 1.15394
中文名称：酿脓链球菌
外文名称：*Streptococcus pyogenes*
分类学地位：Bacteria; Bacillota; Bacilli; Lactobacillales; Streptococcaceae; *Streptococcus*
生物危害程度：第三类

分离时间：2021-05-17
分离地址：中国贵州省遵义市
分离基物：患者尿液
致病名称：咽炎、猩红热
致病对象：人
来源历史：←中国疾病预防控制中心病原微生物菌（毒）种保藏中心传染病所分中心←中国疾病预防控制中心传染病预防控制所
用　　途：临床检验
联系单位：中国疾病预防控制中心传染病预防控制所
电子邮箱：chpc@icdc.cn

853. 链球菌属

国家科技资源标识符: CSTR:16698.06.NPRC 1.2.1548
平台资源号：NPRC 1.2.1548
保藏编号：CHPC 1.15395
中文名称：酿脓链球菌
外文名称：*Streptococcus pyogenes*
分类学地位：Bacteria; Bacillota; Bacilli; Lactobacillales; Streptococcaceae; *Streptococcus*
生物危害程度：第三类
分离时间：2022-01-23
分离地址：中国贵州省遵义市
分离基物：患者咽拭子
致病名称：咽炎、猩红热
致病对象：人
来源历史：←中国疾病预防控制中心病原微生物菌（毒）种保藏中心传染病所分中心←中国疾病预防控制中心传染病预防控制所
用　　途：临床检验
联系单位：中国疾病预防控制中心传染病预防控制所
电子邮箱：chpc@icdc.cn

854. 链球菌属

国家科技资源标识符: CSTR:16698.06.NPRC 1.2.1549
平台资源号：NPRC 1.2.1549
保藏编号：CHPC 1.15396
中文名称：酿脓链球菌
外文名称：*Streptococcus pyogenes*
分类学地位：Bacteria; Bacillota; Bacilli; Lactobacillales; Streptococcaceae; *Streptococcus*
生物危害程度：第三类
分离时间：2021-10-05
分离地址：中国山西省晋城市
分离基物：患者咽拭子
致病名称：咽炎、猩红热
致病对象：人
来源历史：←中国疾病预防控制中心病原微生物菌（毒）种保藏中心传染病所分中心←中国疾病预防控制中心传染病预防控制所
用　　途：临床检验
联系单位：中国疾病预防控制中心传染病预防控制所
电子邮箱：chpc@icdc.cn

855. 链球菌属

国家科技资源标识符: CSTR:16698.06.NPRC 1.2.1550
平台资源号：NPRC 1.2.1550
保藏编号：CHPC 1.15397
中文名称：酿脓链球菌
外文名称：*Streptococcus pyogenes*
分类学地位：Bacteria; Bacillota; Bacilli; Lactobacillales; Streptococcaceae; *Streptococcus*
生物危害程度：第三类
分离时间：2021-10-14
分离地址：中国山西省晋城市
分离基物：患者咽拭子
致病名称：咽炎、猩红热

致病对象：人
来源历史：←中国疾病预防控制中心病原微生物菌（毒）种保藏中心传染病所分中心←中国疾病预防控制中心传染病预防控制所
用　　途：临床检验
联系单位：中国疾病预防控制中心传染病预防控制所
电子邮箱：chpc@icdc.cn

856. 链球菌属

国家科技资源标识符：CSTR:16698.06.NPRC 1.2.1551
平台资源号：NPRC 1.2.1551
保藏编号：CHPC 1.15398
中文名称：酿脓链球菌
外文名称：*Streptococcus pyogenes*
分类学地位：Bacteria; Bacillota; Bacilli; Lactobacillales; Streptococcaceae; *Streptococcus*
生物危害程度：第三类
分离时间：2021-10-28
分离地址：中国山西省晋城市
分离基物：患者粪便
致病名称：咽炎、猩红热
致病对象：人
来源历史：←中国疾病预防控制中心病原微生物菌（毒）种保藏中心传染病所分中心←中国疾病预防控制中心传染病预防控制所
用　　途：临床检验
联系单位：中国疾病预防控制中心传染病预防控制所
电子邮箱：chpc@icdc.cn

857. 链球菌属

国家科技资源标识符：CSTR:16698.06.NPRC 1.2.1552
平台资源号：NPRC 1.2.1552
保藏编号：CHPC 1.15399
中文名称：酿脓链球菌
外文名称：*Streptococcus pyogenes*
分类学地位：Bacteria; Bacillota; Bacilli; Lactobacillales; Streptococcaceae; *Streptococcus*
生物危害程度：第三类
分离时间：2021-11-16
分离地址：中国山西省晋城市
分离基物：患者咽拭子
致病名称：咽炎、猩红热
致病对象：人
来源历史：←中国疾病预防控制中心病原微生物菌（毒）种保藏中心传染病所分中心←中国疾病预防控制中心传染病预防控制所
用　　途：临床检验
联系单位：中国疾病预防控制中心传染病预防控制所
电子邮箱：chpc@icdc.cn

858. 链球菌属

国家科技资源标识符：CSTR:16698.06.NPRC 1.2.1553
平台资源号：NPRC 1.2.1553
保藏编号：CHPC 1.15400
中文名称：酿脓链球菌
外文名称：*Streptococcus pyogenes*
分类学地位：Bacteria; Bacillota; Bacilli; Lactobacillales; Streptococcaceae; *Streptococcus*
生物危害程度：第三类
分离时间：2021-11-27
分离地址：中国山西省晋城市
分离基物：患者咽拭子
致病名称：咽炎、猩红热
致病对象：人
来源历史：←中国疾病预防控制中心病原微生物菌（毒）种保藏中心传染病所分中心←中国疾病预防控制中心传染病预防控制所

用　　途：临床检验
联系单位：中国疾病预防控制中心传染病预防控制所
电子邮箱：chpc@icdc.cn

859. 链球菌属

国家科技资源标识符：CSTR:16698.06.NPRC 1.2.1554
平台资源号：NPRC 1.2.1554
保藏编号：CHPC 1.15401
中文名称：酿脓链球菌
外文名称：*Streptococcus pyogenes*
分类学地位：Bacteria; Bacillota; Bacilli; Lactobacillales; Streptococcaceae; *Streptococcus*
生物危害程度：第三类
分离时间：2022-02-09
分离地址：中国江西省九江市
分离基物：患者脓液
致病名称：咽炎、猩红热
致病对象：人
来源历史：←中国疾病预防控制中心病原微生物菌（毒）种保藏中心传染病所分中心←中国疾病预防控制中心传染病预防控制所
用　　途：临床检验
联系单位：中国疾病预防控制中心传染病预防控制所
电子邮箱：chpc@icdc.cn

860. 链球菌属

国家科技资源标识符：CSTR:16698.06.NPRC 1.2.1775
平台资源号：NPRC 1.2.1775
保藏编号：CHPC 1.15622
中文名称：酿脓链球菌
外文名称：*Streptococcus pyogenes*
分类学地位：Bacteria; Bacillota; Bacilli; Lactobacillales; Streptococcaceae; *Streptococcus*
生物危害程度：第三类
分离时间：2021-12-31
分离地址：中国湖北省黄石市
分离基物：患者痰液
致病名称：咽炎、猩红热
致病对象：人
来源历史：←中国疾病预防控制中心病原微生物菌（毒）种保藏中心传染病所分中心←中国疾病预防控制中心传染病预防控制所
用　　途：临床检验
联系单位：中国疾病预防控制中心传染病预防控制所
电子邮箱：chpc@icdc.cn

861. 链球菌属

国家科技资源标识符：CSTR:16698.06.NPRC 1.2.1776
平台资源号：NPRC 1.2.1776
保藏编号：CHPC 1.15623
中文名称：酿脓链球菌
外文名称：*Streptococcus pyogenes*
分类学地位：Bacteria; Bacillota; Bacilli; Lactobacillales; Streptococcaceae; *Streptococcus*
生物危害程度：第三类
分离时间：2019-12-31
分离地址：中国湖北省随州市
分离基物：患者分泌物
致病名称：咽炎、猩红热
致病对象：人
来源历史：←中国疾病预防控制中心病原微生物菌（毒）种保藏中心传染病所分中心←中国疾病预防控制中心传染病预防控制所
用　　途：临床检验
联系单位：中国疾病预防控制中心传染病预防控制所
电子邮箱：chpc@icdc.cn

862. 链球菌属

国家科技资源标识符: CSTR:16698.06.NPRC 1.2.1777
平台资源号：NPRC 1.2.1777
保藏编号：CHPC 1.15624
中文名称：酿脓链球菌
外文名称：*Streptococcus pyogenes*
分类学地位：Bacteria; Bacillota; Bacilli; Lactobacillales; Streptococcaceae; *Streptococcus*
生物危害程度：第三类
分离时间：2021-12-31
分离地址：中国广东省东莞市
分离基物：患者咽拭子
致病名称：咽炎、猩红热
致病对象：人
来源历史：←中国疾病预防控制中心病原微生物菌（毒）种保藏中心传染病所分中心←中国疾病预防控制中心传染病预防控制所
用 途：临床检验
联系单位：中国疾病预防控制中心传染病预防控制所
电子邮箱：chpc@icdc.cn

863. 链球菌属

国家科技资源标识符: CSTR:16698.06.NPRC 1.2.1778
平台资源号：NPRC 1.2.1778
保藏编号：CHPC 1.15625
中文名称：酿脓链球菌
外文名称：*Streptococcus pyogenes*
分类学地位：Bacteria; Bacillota; Bacilli; Lactobacillales; Streptococcaceae; *Streptococcus*
生物危害程度：第三类
分离时间：2022-12-31
分离地址：中国广东省广州市
分离基物：患者咽拭子
致病名称：咽炎、猩红热
致病对象：人
来源历史：←中国疾病预防控制中心病原微生物菌（毒）种保藏中心传染病所分中心←中国疾病预防控制中心传染病预防控制所
用 途：临床检验
联系单位：中国疾病预防控制中心传染病预防控制所
电子邮箱：chpc@icdc.cn

864. 链球菌属

国家科技资源标识符: CSTR:16698.06.NPRC 1.2.1779
平台资源号：NPRC 1.2.1779
保藏编号：CHPC 1.15626
中文名称：酿脓链球菌
外文名称：*Streptococcus pyogenes*
分类学地位：Bacteria; Bacillota; Bacilli; Lactobacillales; Streptococcaceae; *Streptococcus*
生物危害程度：第三类
分离时间：2019-12-31
分离地址：中国广东省肇庆市
分离基物：患者血液
致病名称：咽炎、猩红热
致病对象：人
来源历史：←中国疾病预防控制中心病原微生物菌（毒）种保藏中心传染病所分中心←中国疾病预防控制中心传染病预防控制所
用 途：临床检验
联系单位：中国疾病预防控制中心传染病预防控制所
电子邮箱：chpc@icdc.cn

865. 链球菌属

国家科技资源标识符: CSTR:16698.06.NPRC 1.2.1780
平台资源号：NPRC 1.2.1780
保藏编号：CHPC 1.15627

中文名称：酿脓链球菌
外文名称：*Streptococcus pyogenes*
分类学地位：Bacteria; Bacillota; Bacilli; Lactobacillales; Streptococcaceae; *Streptococcus*
生物危害程度：第三类
分离时间：2019-12-31
分离地址：中国广东省肇庆市
分离基物：患者血液
致病名称：咽炎、猩红热
致病对象：人
来源历史：←中国疾病预防控制中心病原微生物菌（毒）种保藏中心传染病所分中心←中国疾病预防控制中心传染病预防控制所
用　　途：临床检验
联系单位：中国疾病预防控制中心传染病预防控制所
电子邮箱：chpc@icdc.cn

866. 链球菌属

国家科技资源标识符：CSTR:16698.06.NPRC 1.2.1781
平台资源号：NPRC 1.2.1781
保藏编号：CHPC 1.15628
中文名称：酿脓链球菌
外文名称：*Streptococcus pyogenes*
分类学地位：Bacteria; Bacillota; Bacilli; Lactobacillales; Streptococcaceae; *Streptococcus*
生物危害程度：第三类
分离时间：2022-12-31
分离地址：中国广东省惠州市
分离基物：患者血液
致病名称：咽炎、猩红热
致病对象：人
来源历史：←中国疾病预防控制中心病原微生物菌（毒）种保藏中心传染病所分中心←中国疾病预防控制中心传染病预防控制所
用　　途：临床检验
联系单位：中国疾病预防控制中心传染病预防控制所
电子邮箱：chpc@icdc.cn

867. 链球菌属

国家科技资源标识符：CSTR:16698.06.NPRC 1.2.1782
平台资源号：NPRC 1.2.1782
保藏编号：CHPC 1.15629
中文名称：酿脓链球菌
外文名称：*Streptococcus pyogenes*
分类学地位：Bacteria; Bacillota; Bacilli; Lactobacillales; Streptococcaceae; *Streptococcus*
生物危害程度：第三类
分离时间：2020-12-31
分离地址：中国广东省肇庆市
分离基物：患者血液
致病名称：咽炎、猩红热
致病对象：人
来源历史：←中国疾病预防控制中心病原微生物菌（毒）种保藏中心传染病所分中心←中国疾病预防控制中心传染病预防控制所
用　　途：临床检验
联系单位：中国疾病预防控制中心传染病预防控制所
电子邮箱：chpc@icdc.cn

868. 链球菌属

国家科技资源标识符：CSTR:16698.06.NPRC 1.7.95
平台资源号：NPRC 1.7.95
保藏编号：CCPM(A)-P-402401
中文名称：无乳链球菌
外文名称：*Streptococcus agalactiae*
分类学地位：Bacteria; Bacillota; Bacilli; Lactobacillales; Streptococcaceae; *Streptococcus*
生物危害程度：第三类

分离时间：2023-02-27
分离地址：中国河北省张家口市
分离基物：患者尿液
致病名称：细菌性脑膜炎、细菌性心内膜炎、细菌性皮肤软组织感染、细菌性骨髓炎、产褥期脓毒血症、菌血症
致病对象：人、动物
来源历史：←中国医学科学院病原微生物菌（毒）种保藏中心药用微生物相关菌（毒）种保藏分中心←中国医学科学院医药生物技术研究所
用　　途：科研、教学领域的微生物学检验
联系单位：中国医学科学院医药生物技术研究所
电子邮箱：xinxinhu@imb.cams.cn

869. 链球菌属

国家科技资源标识符：CSTR:16698.06.NPRC 1.7.96
平台资源号：NPRC 1.7.96
保藏编号：CCPM(A)-P-402402
中文名称：无乳链球菌
外文名称：*Streptococcus agalactiae*
分类学地位：Bacteria; Bacillota; Bacilli; Lactobacillales; Streptococcaceae; *Streptococcus*
生物危害程度：第三类
分离时间：2023-02-28
分离地址：中国河北省张家口市
分离基物：患者血液
致病名称：细菌性脑膜炎、细菌性心内膜炎、细菌性皮肤软组织感染、细菌性骨髓炎、产褥期脓毒血症、菌血症
致病对象：人、动物
来源历史：←中国医学科学院病原微生物菌（毒）种保藏中心药用微生物相关菌（毒）种保藏分中心←中国医学科学院医药生物技术研究所
用　　途：科研、教学领域的微生物学检验
联系单位：中国医学科学院医药生物技术研究所
电子邮箱：xinxinhu@imb.cams.cn

870. 链球菌属

国家科技资源标识符：CSTR:16698.06.NPRC 1.9.197
平台资源号：NPRC 1.9.197
保藏编号：CMCC(B)32433
中文名称：戈氏链球菌
外文名称：*Streptococcus gordonii*
分类学地位：Bacteria; Bacillota; Bacilli; Lactobacillales; Streptococcaceae; *Streptococcus*
生物危害程度：第三类
分离时间：2023-03-18
分离地址：中国北京市
分离基物：人皮肤组织
致病名称：感染性疾病
致病对象：人
来源历史：中国食品药品检定研究院病原微生物菌（毒）种保藏中心←中国食品药品检定研究院生物检测室
用　　途：科研
联系单位：中国食品药品检定研究院
电子邮箱：cmcc@nifdc.org.cn

二十二、弧菌属

871. 弧菌属

国家科技资源标识符：CSTR:16698.06.NPRC 1.13.157
平台资源号：NPRC 1.13.157
保藏编号：GDPCC 1.00347
中文名称：创伤弧菌
外文名称：*Vibrio vulnificus*
分类学地位：Bacteria; Pseudomonadota; Gammaproteobacteria; Vibrionales; Vibrionaceae; *Vibrio*
生物危害程度：第三类

分离时间：2021-05-12
分离地址：中国广东省阳江市江城区
分离基物：患者血液
致病名称：腹痛、呕吐、腹泻
致病对象：人、动物
来源历史：←广东省人间传染的病原微生物菌(毒)种保藏中心←广东省疾病预防控制中心←阳江市人民医院
用　　途：传染病病原监测和溯源
联系单位：广东省疾病预防控制中心病原微生物检验所
电子邮箱：gdsjkzx_gdpcc@gd.gov.cn

872. 弧菌属

国家科技资源标识符: CSTR:16698.06.NPRC 1.13.158
平台资源号：NPRC 1.13.158
保藏编号：GDPCC 1.00348
中文名称：创伤弧菌
外文名称：*Vibrio vulnificus*
分类学地位：Bacteria; Pseudomonadota; Gammaproteobacteria; Vibrionales; Vibrionaceae; *Vibrio*
生物危害程度：第三类
分离时间：2021-06-06
分离地址：中国广东省珠海市香洲区
分离基物：患者血液
致病名称：腹痛、呕吐、腹泻
致病对象：人、动物
来源历史：←广东省人间传染的病原微生物菌(毒)种保藏中心←广东省疾病预防控制中心←中山大学第五附属医院
用　　途：传染病病原监测和溯源
联系单位：广东省疾病预防控制中心病原微生物检验所
电子邮箱：gdsjkzx_gdpcc@gd.gov.cn

873. 弧菌属

国家科技资源标识符: CSTR:16698.06.NPRC 1.13.159
平台资源号：NPRC 1.13.159
保藏编号：GDPCC 1.00349
中文名称：创伤弧菌
外文名称：*Vibrio vulnificus*
分类学地位：Bacteria; Pseudomonadota; Gammaproteobacteria; Vibrionales; Vibrionaceae; *Vibrio*
生物危害程度：第三类
分离时间：2021-08-24
分离地址：中国广东省阳江市江城区
分离基物：患者血液
致病名称：腹痛、呕吐、腹泻
致病对象：人、动物
来源历史：←广东省人间传染的病原微生物菌(毒)种保藏中心←广东省疾病预防控制中心←阳江市人民医院
用　　途：传染病病原监测和溯源
联系单位：广东省疾病预防控制中心病原微生物检验所
电子邮箱：gdsjkzx_gdpcc@gd.gov.cn

874. 弧菌属

国家科技资源标识符: CSTR:16698.06.NPRC 1.13.160
平台资源号：NPRC 1.13.160
保藏编号：GDPCC 1.00350
中文名称：创伤弧菌
外文名称：*Vibrio vulnificus*
分类学地位：Bacteria; Pseudomonadota; Gammaproteobacteria; Vibrionales; Vibrionaceae; *Vibrio*
生物危害程度：第三类
分离时间：2021-10-02
分离地址：中国广东省珠海市香洲区
分离基物：患者血液

致病名称：腹痛、呕吐、腹泻
致病对象：人、动物
来源历史：←广东省人间传染的病原微生物菌(毒)种保藏中心←广东省疾病预防控制中心←中山大学第五附属医院
用 途：传染病病原监测和溯源
联系单位：广东省疾病预防控制中心病原微生物检验所
电子邮箱：gdsjkzx_gdpcc@gd.gov.cn

875. 弧菌属

国家科技资源标识符：CSTR:16698.06.NPRC 1.13.161
平台资源号：NPRC 1.13.161
保藏编号：GDPCC 1.00351
中文名称：创伤弧菌
外文名称：*Vibrio vulnificus*
分类学地位：Bacteria; Pseudomonadota; Gammaproteobacteria; Vibrionales; Vibrionaceae; *Vibrio*
生物危害程度：第三类
分离时间：2021-09-20
分离地址：中国广东省汕尾市城区
分离基物：患者血液
致病名称：腹痛、呕吐、腹泻
致病对象：人、动物
来源历史：←广东省人间传染的病原微生物菌(毒)种保藏中心←广东省疾病预防控制中心←汕尾市第一人民医院
用 途：传染病病原监测和溯源
联系单位：广东省疾病预防控制中心病原微生物检验所
电子邮箱：gdsjkzx_gdpcc@gd.gov.cn

876. 弧菌属

国家科技资源标识符：CSTR:16698.06.NPRC 1.13.126
平台资源号：NPRC 1.13.126
保藏编号：GDPCC 1.00246
中文名称：副溶血弧菌 O3:K6
外文名称：*Vibrio parahaemolyticus* O3:K6
分类学地位：Bacteria; Pseudomonadota; Gammaproteobacteria; Vibrionales; Vibrionaceae; *Vibrio*
生物危害程度：第三类
分离时间：2022
分离地址：中国广东省阳江市江城区
分离基物：患者肛拭子
致病名称：腹痛、呕吐、腹泻
致病对象：人、动物
来源历史：←广东省人间传染的病原微生物菌(毒)种保藏中心←广东省疾病预防控制中心←阳江市疾病预防控制中心
用 途：传染病病原监测和溯源
联系单位：广东省疾病预防控制中心病原微生物检验所
电子邮箱：gdsjkzx_gdpcc@gd.gov.cn

877. 弧菌属

国家科技资源标识符：CSTR:16698.06.NPRC 1.13.127
平台资源号：NPRC 1.13.127
保藏编号：GDPCC 1.00247
中文名称：副溶血弧菌 O10:KUT
外文名称：*Vibrio parahaemolyticus* O10:KUT
分类学地位：Bacteria; Pseudomonadota; Gammaproteobacteria; Vibrionales; Vibrionaceae; *Vibrio*
生物危害程度：第三类
分离时间：2022-09
分离地址：中国广东省广州市天河区
分离基物：患者肛拭子
致病名称：腹痛、呕吐、腹泻
致病对象：人、动物
来源历史：←广东省人间传染的病原微生物菌(毒)种保藏中心←广东省疾病预防控制中心←天河区疾病预防控制中心

用　　途：传染病病原监测和溯源
联系单位：广东省疾病预防控制中心病原微生物检验所
电子邮箱：gdsjkzx_gdpcc@gd.gov.cn

878. 弧菌属

国家科技资源标识符：CSTR:16698.06.NPRC 1.13.128
平台资源号：NPRC 1.13.128
保藏编号：GDPCC 1.00248
中文名称：副溶血弧菌 O10:K4
外文名称：*Vibrio parahaemolyticus* O10:K4
分类学地位：Bacteria; Pseudomonadota; Gammaproteobacteria; Vibrionales; Vibrionaceae; *Vibrio*
生物危害程度：第三类
分离时间：2022-09
分离地址：中国广东省广州市天河区
分离基物：患者肛拭子
致病名称：腹痛、呕吐、腹泻
致病对象：人、动物
来源历史：←广东省人间传染的病原微生物菌（毒）种保藏中心←广东省疾病预防控制中心←天河区疾病预防控制中心
用　　途：传染病病原监测和溯源
联系单位：广东省疾病预防控制中心病原微生物检验所
电子邮箱：gdsjkzx_gdpcc@gd.gov.cn

879. 弧菌属

国家科技资源标识符：CSTR:16698.06.NPRC 1.13.129
平台资源号：NPRC 1.13.129
保藏编号：GDPCC 1.00249
中文名称：副溶血弧菌 O10:KUT
外文名称：*Vibrio parahaemolyticus* O10:KUT
分类学地位：Bacteria; Pseudomonadota; Gammaproteobacteria; Vibrionales; Vibrionaceae; *Vibrio*
生物危害程度：第三类
分离时间：2022-09
分离地址：中国广东省广州市天河区
分离基物：环境涂抹拭子（熟食冰箱）
致病名称：腹痛、呕吐、腹泻
致病对象：人、动物
来源历史：←广东省人间传染的病原微生物菌（毒）种保藏中心←广东省疾病预防控制中心←天河区疾病预防控制中心
用　　途：传染病病原监测和溯源
联系单位：广东省疾病预防控制中心病原微生物检验所
电子邮箱：gdsjkzx_gdpcc@gd.gov.cn

880. 弧菌属

国家科技资源标识符：CSTR:16698.06.NPRC 1.13.130
平台资源号：NPRC 1.13.130
保藏编号：GDPCC 1.00250
中文名称：副溶血弧菌 OUT:KUT
外文名称：*Vibrio parahaemolyticus* O10:KUT
分类学地位：Bacteria; Pseudomonadota; Gammaproteobacteria; Vibrionales; Vibrionaceae; *Vibrio*
生物危害程度：第三类
分离时间：2022
分离地址：中国广东省阳江市江城区
分离基物：患者伤口分泌物（腕和手的开放性伤口）
致病名称：腹痛、呕吐、腹泻
致病对象：人、动物
来源历史：←广东省人间传染的病原微生物菌（毒）种保藏中心←广东省疾病预防控制中心←阳江市人民医院
用　　途：传染病病原监测和溯源
联系单位：广东省疾病预防控制中心病原微生物检验所
电子邮箱：gdsjkzx_gdpcc@gd.gov.cn

881. 弧菌属

国家科技资源标识符：CSTR:16698.06.NPRC 1.13.131
平台资源号：NPRC 1.13.131
保藏编号：GDPCC 1.00251
中文名称：副溶血弧菌 OUT:K56
外文名称：*Vibrio parahaemolyticus* O10:K56
分类学地位：Bacteria; Pseudomonadota; Gammaproteobacteria; Vibrionales; Vibrionaceae; *Vibrio*
生物危害程度：第三类
分离时间：2022
分离地址：中国广东省雷州市
分离基物：患者分泌物
致病名称：腹痛、呕吐、腹泻
致病对象：人、动物
来源历史：←广东省人间传染的病原微生物菌（毒）种保藏中心←广东省疾病预防控制中心←湛江中心人民医院
用　　途：传染病病原监测和溯源
联系单位：广东省疾病预防控制中心病原微生物检验所
电子邮箱：gdsjkzx_gdpcc@gd.gov.cn

882. 弧菌属

国家科技资源标识符：CSTR:16698.06.NPRC 1.13.132
平台资源号：NPRC 1.13.132
保藏编号：GDPCC 1.00252
中文名称：副溶血弧菌 O3:K6
外文名称：*Vibrio parahaemolyticus* O3:K6
分类学地位：Bacteria; Pseudomonadota; Gammaproteobacteria; Vibrionales; Vibrionaceae; *Vibrio*
生物危害程度：第三类
分离时间：2022
分离地址：中国广东省珠海市斗门区
分离基物：患者粪便
致病名称：腹痛、呕吐、腹泻
致病对象：人、动物
来源历史：←广东省人间传染的病原微生物菌（毒）种保藏中心←广东省疾病预防控制中心←遵义医科大学第五附属医院
用　　途：传染病病原监测和溯源
联系单位：广东省疾病预防控制中心病原微生物检验所
电子邮箱：gdsjkzx_gdpcc@gd.gov.cn

883. 弧菌属

国家科技资源标识符：CSTR:16698.06.NPRC 1.13.133
平台资源号：NPRC 1.13.133
保藏编号：GDPCC 1.00265
中文名称：副溶血弧菌 OUT:KV
外文名称：*Vibrio parahaemolyticus* OUT:KV
分类学地位：Bacteria; Pseudomonadota; Gammaproteobacteria; Vibrionales; Vibrionaceae; *Vibrio*
生物危害程度：第三类
分离时间：2022-09-18
分离地址：中国广东省阳江市江城区
分离基物：患者肛拭子
致病名称：腹痛、呕吐、腹泻
致病对象：人、动物
来源历史：←广东省人间传染的病原微生物菌（毒）种保藏中心←广东省疾病预防控制中心←阳江市疾病预防控制中心
用　　途：传染病病原监测和溯源
联系单位：广东省疾病预防控制中心病原微生物检验所
电子邮箱：gdsjkzx_gdpcc@gd.gov.cn

884. 弧菌属

国家科技资源标识符：CSTR:16698.06.NPRC 1.13.134
平台资源号：NPRC 1.13.134
保藏编号：GDPCC 1.00324

中文名称：副溶血弧菌
外文名称：*Vibrio parahaemolyticus*
分类学地位：Bacteria; Pseudomonadota; Gammaproteobacteria; Vibrionales; Vibrionaceae; *Vibrio*
生物危害程度：第三类
分离时间：2021-09-12
分离地址：中国广东省东莞市南城街道
分离基物：食物（水果）
致病名称：腹痛、呕吐、腹泻
致病对象：人、动物
来源历史：←广东省人间传染的病原微生物菌（毒）种保藏中心←广东省疾病预防控制中心←东莞市疾病预防控制中心
用　　途：传染病病原监测和溯源
联系单位：广东省疾病预防控制中心病原微生物检验所
电子邮箱：gdsjkzx_gdpcc@gd.gov.cn

885. 弧菌属

国家科技资源标识符：CSTR:16698.06.NPRC 1.13.135
平台资源号：NPRC 1.13.135
保藏编号：GDPCC 1.00325
中文名称：副溶血弧菌 O10:K4
外文名称：*Vibrio parahaemolyticus* O10:K4
分类学地位：Bacteria; Pseudomonadota; Gammaproteobacteria; Vibrionales; Vibrionaceae; *Vibrio*
生物危害程度：第三类
分离时间：2021-09
分离地址：中国广东省广州市海珠区
分离基物：患者肛拭子
致病名称：腹痛、呕吐、腹泻
致病对象：人、动物
来源历史：←广东省人间传染的病原微生物菌（毒）种保藏中心←广东省疾病预防控制中心←海珠区疾病预防控制中心
用　　途：传染病病原监测和溯源
联系单位：广东省疾病预防控制中心病原微生物检验所
电子邮箱：gdsjkzx_gdpcc@gd.gov.cn

886. 弧菌属

国家科技资源标识符：CSTR:16698.06.NPRC 1.13.136
平台资源号：NPRC 1.13.136
保藏编号：GDPCC 1.00326
中文名称：副溶血弧菌 O10:K4
外文名称：*Vibrio parahaemolyticus* O10:K4
分类学地位：Bacteria; Pseudomonadota; Gammaproteobacteria; Vibrionales; Vibrionaceae; *Vibrio*
生物危害程度：第三类
分离时间：2021-09
分离地址：中国广东省广州市海珠区
分离基物：患者肛拭子
致病名称：腹痛、呕吐、腹泻
致病对象：人、动物
来源历史：←广东省人间传染的病原微生物菌（毒）种保藏中心←广东省疾病预防控制中心←海珠区疾病预防控制中心
用　　途：传染病病原监测和溯源
联系单位：广东省疾病预防控制中心病原微生物检验所
电子邮箱：gdsjkzx_gdpcc@gd.gov.cn

887. 弧菌属

国家科技资源标识符：CSTR:16698.06.NPRC 1.13.137
平台资源号：NPRC 1.13.137
保藏编号：GDPCC 1.00327
中文名称：副溶血弧菌 O4:KUT
外文名称：*Vibrio parahaemolyticus* O4:KUT
分类学地位：Bacteria; Pseudomonadota; Gammaproteobacteria; Vibrionales; Vibrionaceae; *Vibrio*

生物危害程度：第三类
分离时间：2021-09
分离地址：中国广东省广州市越秀区
分离基物：患者肛拭子
致病名称：腹痛、呕吐、腹泻
致病对象：人、动物
来源历史：←广东省人间传染的病原微生物菌(毒)种保藏中心←广东省疾病预防控制中心←越秀区疾病预防控制中心
用 途：传染病病原监测和溯源
联系单位：广东省疾病预防控制中心病原微生物检验所
电子邮箱：gdsjkzx_gdpcc@gd.gov.cn

888. 弧菌属

国家科技资源标识符：CSTR:16698.06.NPRC 1.13.138
平台资源号：NPRC 1.13.138
保藏编号：GDPCC 1.00328
中文名称：副溶血弧菌 O2:KUT
外文名称：*Vibrio parahaemolyticus* O2:KUT
分类学地位：Bacteria; Pseudomonadota; Gammaproteobacteria; Vibrionales; Vibrionaceae; *Vibrio*
生物危害程度：第三类
分离时间：2021-09
分离地址：中国广东省广州市越秀区
分离基物：环境涂抹拭子（生食操作台）
致病名称：腹痛、呕吐、腹泻
致病对象：人、动物
来源历史：←广东省人间传染的病原微生物菌(毒)种保藏中心←广东省疾病预防控制中心←越秀区疾病预防控制中心
用 途：传染病病原监测和溯源
联系单位：广东省疾病预防控制中心病原微生物检验所
电子邮箱：gdsjkzx_gdpcc@gd.gov.cn

889. 弧菌属

国家科技资源标识符：CSTR:16698.06.NPRC 1.13.139
平台资源号：NPRC 1.13.139
保藏编号：GDPCC 1.00329
中文名称：副溶血弧菌 O1:KUT
外文名称：*Vibrio parahaemolyticus* O1:KUT
分类学地位：Bacteria; Pseudomonadota; Gammaproteobacteria; Vibrionales; Vibrionaceae; *Vibrio*
生物危害程度：第三类
分离时间：2021-09
分离地址：中国广东省广州市越秀区
分离基物：环境涂抹拭子（熟食菜板）
致病名称：腹痛、呕吐、腹泻
致病对象：人、动物
来源历史：←广东省人间传染的病原微生物菌(毒)种保藏中心←广东省疾病预防控制中心←越秀区疾病预防控制中心
用 途：传染病病原监测和溯源
联系单位：广东省疾病预防控制中心病原微生物检验所
电子邮箱：gdsjkzx_gdpcc@gd.gov.cn

890. 弧菌属

国家科技资源标识符：CSTR:16698.06.NPRC 1.13.140
平台资源号：NPRC 1.13.140
保藏编号：GDPCC 1.00330
中文名称：副溶血弧菌 O10:K4
外文名称：*Vibrio parahaemolyticus* O10:K4
分类学地位：Bacteria; Pseudomonadota; Gammaproteobacteria; Vibrionales; Vibrionaceae; *Vibrio*
生物危害程度：第三类
分离时间：2021-09-12
分离地址：中国广东省东莞市南城街道
分离基物：患者肛拭子

致病名称：腹痛、呕吐、腹泻

致病对象：人、动物

来源历史：←广东省人间传染的病原微生物菌(毒)种保藏中心←广东省疾病预防控制中心←东莞市疾病预防控制中心

用　　途：传染病病原监测和溯源

联系单位：广东省疾病预防控制中心病原微生物检验所

电子邮箱：gdsjkzx_gdpcc@gd.gov.cn

891. 弧菌属

国家科技资源标识符：CSTR:16698.06.NPRC 1.13.141

平台资源号：NPRC 1.13.141

保藏编号：GDPCC 1.00331

中文名称：副溶血弧菌 O4:KUT

外文名称：*Vibrio parahaemolyticus* O4:KUT

分类学地位：Bacteria; Pseudomonadota; Gammaproteobacteria; Vibrionales; Vibrionaceae; *Vibrio*

生物危害程度：第三类

分离时间：2021-09

分离地址：中国广东省广州市越秀区

分离基物：患者肛拭子

致病名称：腹痛、呕吐、腹泻

致病对象：人、动物

来源历史：←广东省人间传染的病原微生物菌(毒)种保藏中心←广东省疾病预防控制中心←越秀区疾病预防控制中心

用　　途：传染病病原监测和溯源

联系单位：广东省疾病预防控制中心病原微生物检验所

电子邮箱：gdsjkzx_gdpcc@gd.gov.cn

892. 弧菌属

国家科技资源标识符：CSTR:16698.06.NPRC 1.13.142

平台资源号：NPRC 1.13.142

保藏编号：GDPCC 1.00332

中文名称：副溶血弧菌 O2:KUT

外文名称：*Vibrio parahaemolyticus* O2:KUT

分类学地位：Bacteria; Pseudomonadota; Gammaproteobacteria; Vibrionales; Vibrionaceae; *Vibrio*

生物危害程度：第三类

分离时间：2021-09

分离地址：中国广东省广州市越秀区

分离基物：环境涂抹拭子（生菜板和菜刀）

致病名称：腹痛、呕吐、腹泻

致病对象：人、动物

来源历史：←广东省人间传染的病原微生物菌(毒)种保藏中心←广东省疾病预防控制中心←越秀区疾病预防控制中心

用　　途：传染病病原监测和溯源

联系单位：广东省疾病预防控制中心病原微生物检验所

电子邮箱：gdsjkzx_gdpcc@gd.gov.cn

893. 弧菌属

国家科技资源标识符：CSTR:16698.06.NPRC 1.13.143

平台资源号：NPRC 1.13.143

保藏编号：GDPCC 1.00333

中文名称：副溶血弧菌 O10:K4

外文名称：*Vibrio parahaemolyticus* O10:K4

分类学地位：Bacteria; Pseudomonadota; Gammaproteobacteria; Vibrionales; Vibrionaceae; *Vibrio*

生物危害程度：第三类

分离时间：2021-10

分离地址：中国广东省广州市南沙区

分离基物：患者肛拭子

致病名称：腹痛、呕吐、腹泻

致病对象：人、动物

来源历史：←广东省人间传染的病原微生物菌(毒)种保藏中心←广东省疾病预防控制中心←南沙区疾病预防控制中心

用　　途：传染病病原监测和溯源
联系单位：广东省疾病预防控制中心病原微生物检验所
电子邮箱：gdsjkzx_gdpcc@gd.gov.cn

894. 弧菌属

国家科技资源标识符：CSTR:16698.06.NPRC 1.13.144
平台资源号：NPRC 1.13.144
保藏编号：GDPCC 1.00334
中文名称：副溶血弧菌 O10:K4
外文名称：*Vibrio parahaemolyticus* O10:K4
分类学地位：Bacteria; Pseudomonadota; Gammaproteobacteria; Vibrionales; Vibrionaceae; *Vibrio*
生物危害程度：第三类
分离时间：2021-10
分离地址：中国广东省广州市南沙区
分离基物：患者肛拭子
致病名称：腹痛、呕吐、腹泻
致病对象：人、动物
来源历史：←广东省人间传染的病原微生物菌（毒）种保藏中心←广东省疾病预防控制中心←南沙区疾病预防控制中心
用　　途：传染病病原监测和溯源
联系单位：广东省疾病预防控制中心病原微生物检验所
电子邮箱：gdsjkzx_gdpcc@gd.gov.cn

895. 弧菌属

国家科技资源标识符：CSTR:16698.06.NPRC 1.13.145
平台资源号：NPRC 1.13.145
保藏编号：GDPCC 1.00335
中文名称：副溶血弧菌 O10:K4
外文名称：*Vibrio parahaemolyticus* O10:K4
分类学地位：Bacteria; Pseudomonadota; Gammaproteobacteria; Vibrionales; Vibrionaceae; *Vibrio*
生物危害程度：第三类
分离时间：2021-10
分离地址：中国广东省广州市南沙区
分离基物：患者肛拭子
致病名称：腹痛、呕吐、腹泻
致病对象：人、动物
来源历史：←广东省人间传染的病原微生物菌（毒）种保藏中心←广东省疾病预防控制中心←南沙区疾病预防控制中心
用　　途：传染病病原监测和溯源
联系单位：广东省疾病预防控制中心病原微生物检验所
电子邮箱：gdsjkzx_gdpcc@gd.gov.cn

896. 弧菌属

国家科技资源标识符：CSTR:16698.06.NPRC 1.13.146
平台资源号：NPRC 1.13.146
保藏编号：GDPCC 1.00336
中文名称：副溶血弧菌 O10:K4
外文名称：*Vibrio parahaemolyticus* O10:K4
分类学地位：Bacteria; Pseudomonadota; Gammaproteobacteria; Vibrionales; Vibrionaceae; *Vibrio*
生物危害程度：第三类
分离时间：2021-10
分离地址：中国广东省广州市南沙区
分离基物：患者肛拭子
致病名称：腹痛、呕吐、腹泻
致病对象：人、动物
来源历史：←广东省人间传染的病原微生物菌（毒）种保藏中心←广东省疾病预防控制中心←南沙区疾病预防控制中心
用　　途：传染病病原监测和溯源
联系单位：广东省疾病预防控制中心病原微生物检验所
电子邮箱：gdsjkzx_gdpcc@gd.gov.cn

897. 弧菌属

国家科技资源标识符: CSTR:16698.06.NPRC 1.13.147
平台资源号：NPRC 1.13.147
保藏编号：GDPCC 1.00337
中文名称：副溶血弧菌 O10:K4
外文名称：*Vibrio parahaemolyticus* O10:K4
分类学地位：Bacteria; Pseudomonadota; Gammaproteobacteria; Vibrionales; Vibrionaceae; *Vibrio*
生物危害程度：第三类
分离时间：2021-10
分离地址：中国广东省广州市南沙区
分离基物：患者肛拭子
致病名称：腹痛、呕吐、腹泻
致病对象：人、动物
来源历史：←广东省人间传染的病原微生物菌(毒)种保藏中心←广东省疾病预防控制中心←南沙区疾病预防控制中心
用　　途：传染病病原监测和溯源
联系单位：广东省疾病预防控制中心病原微生物检验所
电子邮箱：gdsjkzx_gdpcc@gd.gov.cn

898. 弧菌属

国家科技资源标识符: CSTR:16698.06.NPRC 1.13.148
平台资源号：NPRC 1.13.148
保藏编号：GDPCC 1.00338
中文名称：副溶血弧菌 O10:K4
外文名称：*Vibrio parahaemolyticus* O10:K4
分类学地位：Bacteria; Pseudomonadota; Gammaproteobacteria; Vibrionales; Vibrionaceae; *Vibrio*
生物危害程度：第三类
分离时间：2021-10
分离地址：中国广东省广州市南沙区
分离基物：患者肛拭子
致病名称：腹痛、呕吐、腹泻
致病对象：人、动物
来源历史：←广东省人间传染的病原微生物菌(毒)种保藏中心←广东省疾病预防控制中心←南沙区疾病预防控制中心
用　　途：传染病病原监测和溯源
联系单位：广东省疾病预防控制中心病原微生物检验所
电子邮箱：gdsjkzx_gdpcc@gd.gov.cn

899. 弧菌属

国家科技资源标识符: CSTR:16698.06.NPRC 1.13.149
平台资源号：NPRC 1.13.149
保藏编号：GDPCC 1.00339
中文名称：副溶血弧菌 O10:K4
外文名称：*Vibrio parahaemolyticus* O10:K4
分类学地位：Bacteria; Pseudomonadota; Gammaproteobacteria; Vibrionales; Vibrionaceae; *Vibrio*
生物危害程度：第三类
分离时间：2021-10
分离地址：中国广东省广州市白云区
分离基物：患者肛拭子
致病名称：腹痛、呕吐、腹泻
致病对象：人、动物
来源历史：←广东省人间传染的病原微生物菌(毒)种保藏中心←广东省疾病预防控制中心←白云区疾病预防控制中心
用　　途：传染病病原监测和溯源
联系单位：广东省疾病预防控制中心病原微生物检验所
电子邮箱：gdsjkzx_gdpcc@gd.gov.cn

900. 弧菌属

国家科技资源标识符: CSTR:16698.06.NPRC 1.13.150
平台资源号：NPRC 1.13.150
保藏编号：GDPCC 1.00340

中文名称：副溶血弧菌 O10:K4
外文名称：*Vibrio parahaemolyticus* O10:K4
分类学地位：Bacteria; Pseudomonadota; Gammaproteobacteria; Vibrionales; Vibrionaceae; *Vibrio*
生物危害程度：第三类
分离时间：2021-10
分离地址：中国广东省广州市白云区
分离基物：患者肛拭子
致病名称：腹痛、呕吐、腹泻
致病对象：人、动物
来源历史：←广东省人间传染的病原微生物菌(毒)种保藏中心←广东省疾病预防控制中心←白云区疾病预防控制中心
用　　途：传染病病原监测和溯源
联系单位：广东省疾病预防控制中心病原微生物检验所
电子邮箱：gdsjkzx_gdpcc@gd.gov.cn

901. 弧菌属

国家科技资源标识符：CSTR:16698.06.NPRC 1.13.151
平台资源号：NPRC 1.13.151
保藏编号：GDPCC 1.00341
中文名称：副溶血弧菌 O10:K4
外文名称：*Vibrio parahaemolyticus* O10:K4
分类学地位：Bacteria; Pseudomonadota; Gammaproteobacteria; Vibrionales; Vibrionaceae; *Vibrio*
生物危害程度：第三类
分离时间：2021-10
分离地址：中国广东省广州市白云区
分离基物：患者肛拭子
致病名称：腹痛、呕吐、腹泻
致病对象：人、动物
来源历史：←广东省人间传染的病原微生物菌(毒)种保藏中心←广东省疾病预防控制中心←白云区疾病预防控制中心
用　　途：传染病病原监测和溯源
联系单位：广东省疾病预防控制中心病原微生物检验所
电子邮箱：gdsjkzx_gdpcc@gd.gov.cn

902. 弧菌属

国家科技资源标识符：CSTR:16698.06.NPRC 1.13.152
平台资源号：NPRC 1.13.152
保藏编号：GDPCC 1.00342
中文名称：副溶血弧菌 O10:K4
外文名称：*Vibrio parahaemolyticus* O10:K4
分类学地位：Bacteria; Pseudomonadota; Gammaproteobacteria; Vibrionales; Vibrionaceae; *Vibrio*
生物危害程度：第三类
分离时间：2021-10
分离地址：中国广东省广州市白云区
分离基物：患者肛拭子
致病名称：腹痛、呕吐、腹泻
致病对象：人、动物
来源历史：←广东省人间传染的病原微生物菌(毒)种保藏中心←广东省疾病预防控制中心←白云区疾病预防控制中心
用　　途：传染病病原监测和溯源
联系单位：广东省疾病预防控制中心病原微生物检验所
电子邮箱：gdsjkzx_gdpcc@gd.gov.cn

903. 弧菌属

国家科技资源标识符：CSTR:16698.06.NPRC 1.13.153
平台资源号：NPRC 1.13.153
保藏编号：GDPCC 1.00343
中文名称：副溶血弧菌 O10:K4
外文名称：*Vibrio parahaemolyticus* O10:K4
分类学地位：Bacteria; Pseudomonadota; Gammaproteobacteria; Vibrionales; Vibrionaceae; *Vibrio*

生物危害程度：第三类
分离时间：2021-10
分离地址：中国广东省广州市海珠区
分离基物：患者肛拭子
致病名称：腹痛、呕吐、腹泻
致病对象：人、动物
来源历史：←广东省人间传染的病原微生物菌(毒)种保藏中心←广东省疾病预防控制中心←海珠区疾病预防控制中心
用　　途：传染病病原监测和溯源
联系单位：广东省疾病预防控制中心病原微生物检验所
电子邮箱：gdsjkzx_gdpcc@gd.gov.cn

904. 弧菌属

国家科技资源标识符：CSTR:16698.06.NPRC 1.13.154
平台资源号：NPRC 1.13.154
保藏编号：GDPCC 1.00344
中文名称：副溶血弧菌 O10:K4
外文名称：*Vibrio parahaemolyticus* O10:K4
分类学地位：Bacteria; Pseudomonadota; Gammaproteobacteria; Vibrionales; Vibrionaceae; *Vibrio*
生物危害程度：第三类
分离时间：2021-10
分离地址：中国广东省广州市海珠区
分离基物：患者肛拭子
致病名称：腹痛、呕吐、腹泻
致病对象：人、动物
来源历史：←广东省人间传染的病原微生物菌(毒)种保藏中心←广东省疾病预防控制中心←海珠区疾病预防控制中心
用　　途：传染病病原监测和溯源
联系单位：广东省疾病预防控制中心病原微生物检验所
电子邮箱：gdsjkzx_gdpcc@gd.gov.cn

905. 弧菌属

国家科技资源标识符：CSTR:16698.06.NPRC 1.13.155
平台资源号：NPRC 1.13.155
保藏编号：GDPCC 1.00345
中文名称：副溶血弧菌 O10:K4
外文名称：*Vibrio parahaemolyticus* O10:K4
分类学地位：Bacteria; Pseudomonadota; Gammaproteobacteria; Vibrionales; Vibrionaceae; *Vibrio*
生物危害程度：第三类
分离时间：2021-10
分离地址：中国广东省广州市海珠区
分离基物：患者肛拭子
致病名称：腹痛、呕吐、腹泻
致病对象：人、动物
来源历史：←广东省人间传染的病原微生物菌(毒)种保藏中心←广东省疾病预防控制中心←海珠区疾病预防控制中心
用　　途：传染病病原监测和溯源
联系单位：广东省疾病预防控制中心病原微生物检验所
电子邮箱：gdsjkzx_gdpcc@gd.gov.cn

906. 弧菌属

国家科技资源标识符：CSTR:16698.06.NPRC 1.13.156
平台资源号：NPRC 1.13.156
保藏编号：GDPCC 1.00346
中文名称：副溶血弧菌 O4:KUT
外文名称：*Vibrio parahaemolyticus* O4:KUT
分类学地位：Bacteria; Pseudomonadota; Gammaproteobacteria; Vibrionales; Vibrionaceae; *Vibrio*
生物危害程度：第三类
分离时间：2021-12
分离地址：中国广东省广州市越秀区
分离基物：患者粪便

致病名称：腹痛、呕吐、腹泻
致病对象：人、动物
来源历史：←广东省人间传染的病原微生物菌(毒)种保藏中心←广东省疾病预防控制中心←越秀区疾病预防控制中心
用　　途：传染病病原监测和溯源
联系单位：广东省疾病预防控制中心病原微生物检验所
电子邮箱：gdsjkzx_gdpcc@gd.gov.cn

907. 弧菌属

国家科技资源标识符：CSTR:16698.06.NPRC 1.13.162
平台资源号：NPRC 1.13.162
保藏编号：GDPCC 1.00352
中文名称：副溶血弧菌 O10:K4
外文名称：*Vibrio parahaemolyticus* O10:K4
分类学地位：Bacteria; Pseudomonadota; Gammaproteobacteria; Vibrionales; Vibrionaceae; *Vibrio*
生物危害程度：第三类
分离时间：2021-10
分离地址：中国广东省广州市南沙区
分离基物：患者肛拭子
致病名称：腹痛、呕吐、腹泻
致病对象：人、动物
来源历史：←广东省人间传染的病原微生物菌(毒)种保藏中心←广东省疾病预防控制中心←南沙区疾病预防控制中心
用　　途：传染病病原监测和溯源
联系单位：广东省疾病预防控制中心病原微生物检验所
电子邮箱：gdsjkzx_gdpcc@gd.gov.cn

908. 弧菌属

国家科技资源标识符：CSTR:16698.06.NPRC 1.13.163
平台资源号：NPRC 1.13.163
保藏编号：GDPCC 1.00353
中文名称：副溶血弧菌 O4:KUT
外文名称：*Vibrio parahaemolyticus* O4:KUT
分类学地位：Bacteria; Pseudomonadota; Gammaproteobacteria; Vibrionales; Vibrionaceae; *Vibrio*
生物危害程度：第三类
分离时间：2021-10
分离地址：中国广东省广州市白云区
分离基物：患者肛拭子
致病名称：腹痛、呕吐、腹泻
致病对象：人、动物
来源历史：←广东省人间传染的病原微生物菌(毒)种保藏中心←广东省疾病预防控制中心←白云区疾病预防控制中心
用　　途：传染病病原监测和溯源
联系单位：广东省疾病预防控制中心病原微生物检验所
电子邮箱：gdsjkzx_gdpcc@gd.gov.cn

二十三、耶尔森菌属

909. 耶尔森菌属

国家科技资源标识符：CSTR:16698.06.NPRC 1.12.302
平台资源号：NPRC 1.12.302
保藏编号：HB1002007
中文名称：小肠结肠炎耶尔森菌
外文名称：*Yersinia enterocolitica*
分类学地位：Bacteria; Pseudomonadota; Gammaproteobacteria; Enterobacterales; Yersiniaceae; *Yersinia*
生物危害程度：第三类
分离时间：2022-06-07
分离地址：中国湖北省十堰市
分离基物：食物（鸡肉）
致病名称：食物中毒

致病对象：人、动物
来源历史：←湖北省疾病预防控制中心←十堰市疾病预防控制中心
用　　途：食品检验
联系单位：湖北省疾病预防控制中心
电子邮箱：JDZBCZX@163.com

910. 耶尔森菌属

国家科技资源标识符：CSTR:16698.06.NPRC 1.12.303
平台资源号：NPRC 1.12.303
保藏编号：HB1002008
中文名称：小肠结肠炎耶尔森菌
外文名称：*Yersinia enterocolitica*
分类学地位：Bacteria; Pseudomonadota; Gammaproteobacteria; Enterobacterales; Yersiniaceae; *Yersinia*
生物危害程度：第三类
分离时间：2022-06-07
分离地址：中国湖北省十堰市
分离基物：食物（鸡肉）
致病名称：食物中毒
致病对象：人、动物
来源历史：←湖北省疾病预防控制中心←十堰市疾病预防控制中心
用　　途：食品检验
联系单位：湖北省疾病预防控制中心
电子邮箱：JDZBCZX@163.com

911. 耶尔森菌属

国家科技资源标识符：CSTR:16698.06.NPRC 1.12.304
平台资源号：NPRC 1.12.304
保藏编号：HB1002009
中文名称：小肠结肠炎耶尔森菌
外文名称：*Yersinia enterocolitica*
分类学地位：Bacteria; Pseudomonadota; Gammaproteobacteria; Enterobacterales; Yersiniaceae; *Yersinia*
生物危害程度：第三类
分离时间：2022-06-07
分离地址：中国湖北省十堰市
分离基物：食物（鸡肉）
致病名称：食物中毒
致病对象：人、动物
来源历史：←湖北省疾病预防控制中心←十堰市疾病预防控制中心
用　　途：食品检验
联系单位：湖北省疾病预防控制中心
电子邮箱：JDZBCZX@163.com

912. 耶尔森菌属

国家科技资源标识符：CSTR:16698.06.NPRC 1.12.305
平台资源号：NPRC 1.12.305
保藏编号：HB1002010
中文名称：小肠结肠炎耶尔森菌
外文名称：*Yersinia enterocolitica*
分类学地位：Bacteria; Pseudomonadota; Gammaproteobacteria; Enterobacterales; Yersiniaceae; *Yersinia*
生物危害程度：第三类
分离时间：2022-06-25
分离地址：中国湖北省咸宁市
分离基物：食物（猪肉）
致病名称：食物中毒
致病对象：人、动物
来源历史：←湖北省疾病预防控制中心←咸宁市疾病预防控制中心
用　　途：食品检验
联系单位：湖北省疾病预防控制中心
电子邮箱：JDZBCZX@163.com

913. 耶尔森菌属

国家科技资源标识符：CSTR:16698.06.NPRC 1.12.306
平台资源号：NPRC 1.12.306
保藏编号：HB1002011

中文名称：小肠结肠炎耶尔森菌
外文名称：*Yersinia enterocolitica*
分类学地位：Bacteria; Pseudomonadota; Gammaproteobacteria; Enterobacterales; Yersiniaceae; *Yersinia*
生物危害程度：第三类
分离时间：2022-06-25
分离地址：中国湖北省咸宁市
分离基物：食物（猪肉）
致病名称：食物中毒
致病对象：人、动物
来源历史：←湖北省疾病预防控制中心←咸宁市疾病预防控制中心
用　　途：食品检验
联系单位：湖北省疾病预防控制中心
电子邮箱：JDZBCZX@163.com

914. 耶尔森菌属

国家科技资源标识符：CSTR:16698.06.NPRC 1.12.307
平台资源号：NPRC 1.12.307
保藏编号：HB1002012
中文名称：小肠结肠炎耶尔森菌
外文名称：*Yersinia enterocolitica*
分类学地位：Bacteria; Pseudomonadota; Gammaproteobacteria; Enterobacterales; Yersiniaceae; *Yersinia*
生物危害程度：第三类
分离时间：2022-06-25
分离地址：中国湖北省咸宁市
分离基物：食物（猪肉）
致病名称：食物中毒
致病对象：人、动物
来源历史：←湖北省疾病预防控制中心←咸宁市疾病预防控制中心
用　　途：食品检验
联系单位：湖北省疾病预防控制中心
电子邮箱：JDZBCZX@163.com

915. 耶尔森菌属

国家科技资源标识符：CSTR:16698.06.NPRC 1.12.308
平台资源号：NPRC 1.12.308
保藏编号：HB1002013
中文名称：小肠结肠炎耶尔森菌
外文名称：*Yersinia enterocolitica*
分类学地位：Bacteria; Pseudomonadota; Gammaproteobacteria; Enterobacterales; Yersiniaceae; *Yersinia*
生物危害程度：第三类
分离时间：2022-03-21
分离地址：中国湖北省咸宁市
分离基物：食物（猪肉）
致病名称：食物中毒
致病对象：人、动物
来源历史：←湖北省疾病预防控制中心←咸宁市疾病预防控制中心←通城县疾病预防控制中心
用　　途：食品检验
联系单位：湖北省疾病预防控制中心
电子邮箱：JDZBCZX@163.com

916. 耶尔森菌属

国家科技资源标识符：CSTR:16698.06.NPRC 1.12.309
平台资源号：NPRC 1.12.309
保藏编号：HB1002014
中文名称：小肠结肠炎耶尔森菌
外文名称：*Yersinia enterocolitica*
分类学地位：Bacteria; Pseudomonadota; Gammaproteobacteria; Enterobacterales; Yersiniaceae; *Yersinia*
生物危害程度：第三类
分离时间：2022-03-21
分离地址：中国湖北省咸宁市
分离基物：食物（猪肉）
致病名称：食物中毒

致病对象：人、动物
来源历史：←湖北省疾病预防控制中心←咸宁市疾病预防控制中心←通城县疾病预防控制中心
用　　途：食品检验
联系单位：湖北省疾病预防控制中心
电子邮箱：JDZBCZX@163.com

二十四、克罗诺杆菌属

917. 克罗诺杆菌属

国家科技资源标识符：CSTR:16698.06.NPRC 1.13.169
平台资源号：NPRC 1.13.169
保藏编号：GDPCC 1.00359
中文名称：克罗诺杆菌属
外文名称：*Cronobacter* spp.
分类学地位：Bacteria; Pseudomonadota; Gammaproteobacteria; Enterobacterales; Enterobacteriaceae; *Cronobacter*
生物危害程度：第三类
分离时间：2023-06-02
分离地址：中国广东省东莞市南城街道
分离基物：食物（水果）
致病名称：菌血症、脑膜炎、坏死性小肠结肠炎
致病对象：人
来源历史：←广东省人间传染的病原微生物菌（毒）种保藏中心←广东省疾病预防控制中心←东莞市疾病预防控制中心
用　　途：传染病病原监测和溯源
联系单位：广东省疾病预防控制中心病原微生物检验所
电子邮箱：gdsjkzx_gdpcc@gd.gov.cn

918. 克罗诺杆菌属

国家科技资源标识符：CSTR:16698.06.NPRC 1.13.170
平台资源号：NPRC 1.13.170
保藏编号：GDPCC 1.00360
中文名称：克罗诺杆菌属
外文名称：*Cronobacter* spp.
分类学地位：Bacteria; Pseudomonadota; Gammaproteobacteria; Enterobacterales; Enterobacteriaceae; *Cronobacter*
生物危害程度：第三类
分离时间：2023-05-24
分离地址：中国广东省汕头市龙湖区
分离基物：食物（水果）
致病名称：菌血症、脑膜炎、坏死性小肠结肠炎
致病对象：人
来源历史：←广东省人间传染的病原微生物菌（毒）种保藏中心←广东省疾病预防控制中心←汕头市疾病预防控制中心
用　　途：传染病病原监测和溯源
联系单位：广东省疾病预防控制中心病原微生物检验所
电子邮箱：gdsjkzx_gdpcc@gd.gov.cn

919. 克罗诺杆菌属

国家科技资源标识符：CSTR:16698.06.NPRC 1.9.195
平台资源号：NPRC 1.9.195
保藏编号：CMCC(B)45407
中文名称：阪崎克罗诺杆菌
外文名称：*Cronobacter sakszaki*
分类学地位：Bacteria; Pseudomonadota; Gammaproteobacteria; Enterobacterales; Enterobacteriaceae; *Cronobacter*
生物危害程度：第三类
分离时间：2015-07-12
分离地址：中国北京市
分离基物：食物（婴幼儿配方食品）
致病名称：未知
致病对象：未知
来源历史：中国食品药品检定研究院病原微生物

菌（毒）种保藏中心←中国食品药品检定研究院生物检测室

用　　途：制药、食品、涉水产品、化妆品、环境监测、科研及教学等领域的微生物学检验

联系单位：中国食品药品检定研究院

电子邮箱：cmcc@nifdc.org.cn

二十五、柠檬酸杆菌属

920. 柠檬酸杆菌属

国家科技资源标识符：CSTR:16698.06.NPRC 1.7.133

平台资源号：NPRC 1.7.133

保藏编号：CCPM(A)-P-152401

中文名称：弗氏柠檬酸杆菌

外文名称：*Citrobacter freundii*

分类学地位：Bacteria; Pseudomonadota; Gammaproteobacteria; Enterobacterales; Enterobacteriaceae; *Citrobacter*

生物危害程度：第三类

分离时间：2023-02-27

分离地址：中国河北省张家口市

分离基物：患者痰液

致病名称：细菌性尿路感染、细菌性胆囊炎、细菌性胃肠道感染、细菌性皮肤感染、细菌性伤口感染

致病对象：人、动物

来源历史：←中国医学科学院病原微生物菌(毒)种保藏中心药用微生物相关菌（毒）种保藏分中心←中国医学科学院医药生物技术研究所

用　　途：科研、教学领域的微生物学检验

联系单位：中国医学科学院医药生物技术研究所

电子邮箱：xinxinhu@imb.cams.cn

921. 柠檬酸杆菌属

国家科技资源标识符：CSTR:16698.06.NPRC 1.7.134

平台资源号：NPRC 1.7.134

保藏编号：CCPM(A)-P-152402

中文名称：弗氏柠檬酸杆菌

外文名称：*Citrobacter freundii*

分类学地位：Bacteria; Pseudomonadota; Gammaproteobacteria; Enterobacterales; Enterobacteriaceae; *Citrobacter*

生物危害程度：第三类

分离时间：2023-02-28

分离地址：中国河北省张家口市

分离基物：患者血液

致病名称：细菌性尿路感染、细菌性胆囊炎、细菌性胃肠道感染、细菌性皮肤感染、细菌性伤口感染

致病对象：人、动物

来源历史：←中国医学科学院病原微生物菌(毒)种保藏中心药用微生物相关菌（毒）种保藏分中心←中国医学科学院医药生物技术研究所

用　　途：科研、教学领域的微生物学检验

联系单位：中国医学科学院医药生物技术研究所

电子邮箱：xinxinhu@imb.cams.cn

922. 柠檬酸杆菌属

国家科技资源标识符：CSTR:16698.06.NPRC 1.7.135

平台资源号：NPRC 1.7.135

保藏编号：CCPM(A)-P-162401

中文名称：柯氏柠檬酸杆菌

外文名称：*Citrobacter koseri*

分类学地位：Bacteria; Pseudomonadota; Gammaproteobacteria; Enterobacterales; Enterobacteriaceae; *Citrobacter*

生物危害程度：第三类

分离时间：2023-02-27

分离地址：中国河北省张家口市
分离基物：患者痰液
致病名称：细菌性尿路感染、细菌性胃肠道感染、细菌性脑膜炎、细菌性败血症、菌血症
致病对象：人、动物
来源历史：←中国医学科学院病原微生物菌（毒）种保藏中心药用微生物相关菌（毒）种保藏分中心←中国医学科学院医药生物技术研究所
用　　途：科研、教学领域的微生物学检验
联系单位：中国医学科学院医药生物技术研究所
电子邮箱：xinxinhu@imb.cams.cn

923. 柠檬酸杆菌属

国家科技资源标识符：CSTR:16698.06.NPRC 1.7.136
平台资源号：NPRC 1.7.136
保藏编号：CCPM(A)-P-162402
中文名称：柯氏柠檬酸杆菌
外文名称：*Citrobacter koseri*
分类学地位：Bacteria; Pseudomonadota; Gammaproteobacteria; Enterobacterales; Enterobacteriaceae; *Citrobacter*
生物危害程度：第三类
分离时间：2023-02-27
分离地址：中国河北省张家口市
分离基物：患者痰液
致病名称：细菌性尿路感染、细菌性胃肠道感染、细菌性脑膜炎、细菌性败血症、菌血症
致病对象：人、动物
来源历史：←中国医学科学院病原微生物菌（毒）种保藏中心药用微生物相关菌（毒）种保藏分中心←中国医学科学院医药生物技术研究所
用　　途：科研、教学领域的微生物学检验
联系单位：中国医学科学院医药生物技术研究所
电子邮箱：xinxinhu@imb.cams.cn

924. 柠檬酸杆菌属

国家科技资源标识符：CSTR:16698.06.NPRC 1.7.137
平台资源号：NPRC 1.7.137
保藏编号：CCPM(A)-P-302401
中文名称：布氏柠檬酸杆菌
外文名称：*Citrobacter braakii*
分类学地位：Bacteria; Pseudomonadota; Gammaproteobacteria; Enterobacterales; Enterobacteriaceae; *Citrobacter*
生物危害程度：第三类
分离时间：2023-03-08
分离地址：中国河北省张家口市
分离基物：患者痰液
致病名称：菌血症、肠胃炎、新生儿脑膜炎、败血症、脑脓肿、尿路感染
致病对象：人、动物
来源历史：←中国医学科学院病原微生物菌（毒）种保藏中心药用微生物相关菌（毒）种保藏分中心←中国医学科学院医药生物技术研究所
用　　途：科研、教学领域的微生物学检验
联系单位：中国医学科学院医药生物技术研究所
电子邮箱：xinxinhu@imb.cams.cn

二十六、伯克霍尔德菌属

925. 伯克霍尔德菌属

国家科技资源标识符：CSTR:16698.06.NPRC 1.7.162
平台资源号：NPRC 1.7.162
保藏编号：CCPM(A)-P-282401
中文名称：洋葱伯克霍尔德菌
外文名称：*Burkholderia cepacia*
分类学地位：Bacteria; Pseudomonadota; Betaproteobacteria; Burkholderiales; Burk-

holderiaceae; *Burkholderia*
生物危害程度：第三类
分离时间：2023-03-22
分离地址：中国河北省张家口市
分离基物：患者痰液
致病名称：尿路感染、下呼吸道感染、烧伤创面感染、手术切口感染、败血症
致病对象：人、动物
来源历史：←中国医学科学院病原微生物菌（毒）种保藏中心药用微生物相关菌（毒）种保藏分中心←中国医学科学院医药生物技术研究所
用 途：科研、教学领域的微生物学检验
联系单位：中国医学科学院医药生物技术研究所
电子邮箱：xinxinhu@imb.cams.cn

二十七、肠球菌属

926. 肠球菌属

国家科技资源标识符：CSTR:16698.06.NPRC 1.14.14
平台资源号：NPRC 1.14.14
保藏编号：SZCDC-ZXSYS20180001
中文名称：粪肠球菌
外文名称：*Enterococcus faecalis*
分类学地位：Bacteria; Bacillota; Bacilli; Lactobacillales; Enterococcaceae; *Enterococcus*
生物危害程度：第三类
分离时间：2018
分离地址：中国广东省深圳市
分离基物：患者粪便
致病名称：泌尿道感染、菌血症、心内膜炎、憩室炎和脑膜炎
致病对象：人
来源历史：←深圳市疾病预防控制中心
用 途：耐药菌筛查
联系单位：深圳市疾病预防控制中心中心实验室
电子邮箱：fyl199287@163.com

927. 肠球菌属

国家科技资源标识符：CSTR:16698.06.NPRC 1.7.87
平台资源号：NPRC 1.7.87
保藏编号：CCPM(A)-P-052401
中文名称：粪肠球菌
外文名称：*Enterococcus faecalis*
分类学地位：Bacteria; Bacillota; Bacilli; Lactobacillales; Enterococcaceae; *Enterococcus*
生物危害程度：第三类
分离时间：2023-02-27
分离地址：中国河北省张家口市
分离基物：患者尿液
致病名称：细菌性心内膜炎、细菌性尿路感染、细菌性腹膜炎
致病对象：人、动物
来源历史：←中国医学科学院病原微生物菌（毒）种保藏中心药用微生物相关菌（毒）种保藏分中心←中国医学科学院医药生物技术研究所
用 途：科研、教学领域的微生物学检验
联系单位：中国医学科学院医药生物技术研究所
电子邮箱：xinxinhu@imb.cams.cn

928. 肠球菌属

国家科技资源标识符：CSTR:16698.06.NPRC 1.7.88
平台资源号：NPRC 1.7.88
保藏编号：CCPM(A)-P-052402
中文名称：粪肠球菌
外文名称：*Enterococcus faecalis*
分类学地位：Bacteria; Bacillota; Bacilli; Lactobacillales; Enterococcaceae; *Enterococcus*
生物危害程度：第三类
分离时间：2023-02-27
分离地址：中国河北省张家口市

分离基物：患者尿液
致病名称：细菌性心内膜炎、细菌性尿路感染、细菌性腹膜炎
致病对象：人、动物
来源历史：←中国医学科学院病原微生物菌（毒）种保藏中心药用微生物相关菌（毒）种保藏分中心←中国医学科学院医药生物技术研究所
用　　途：科研、教学领域的微生物学检验
联系单位：中国医学科学院医药生物技术研究所
电子邮箱：xinxinhu@imb.cams.cn

929. 肠球菌属

国家科技资源标识符：CSTR:16698.06.NPRC 1.7.89
平台资源号：NPRC 1.7.89
保藏编号：CCPM(A)-P-052403
中文名称：粪肠球菌
外文名称：*Enterococcus faecalis*
分类学地位：Bacteria; Bacillota; Bacilli; Lactobacillales; Enterococcaceae; *Enterococcus*
生物危害程度：第三类
分离时间：2023-02-27
分离地址：中国河北省张家口市
分离基物：患者尿液
致病名称：细菌性心内膜炎、细菌性尿路感染、细菌性腹膜炎
致病对象：人、动物
来源历史：←中国医学科学院病原微生物菌（毒）种保藏中心药用微生物相关菌（毒）种保藏分中心←中国医学科学院医药生物技术研究所
用　　途：科研、教学领域的微生物学检验
联系单位：中国医学科学院医药生物技术研究所
电子邮箱：xinxinhu@imb.cams.cn

930. 肠球菌属

国家科技资源标识符：CSTR:16698.06.NPRC 1.7.90
平台资源号：NPRC 1.7.90
保藏编号：CCPM(A)-P-052404
中文名称：粪肠球菌
外文名称：*Enterococcus faecalis*
分类学地位：Bacteria; Bacillota; Bacilli; Lactobacillales; Enterococcaceae; *Enterococcus*
生物危害程度：第三类
分离时间：2023-02-28
分离地址：中国河北省张家口市
分离基物：患者脓液
致病名称：细菌性心内膜炎、细菌性尿路感染、细菌性腹膜炎
致病对象：人、动物
来源历史：←中国医学科学院病原微生物菌（毒）种保藏中心药用微生物相关菌（毒）种保藏分中心←中国医学科学院医药生物技术研究所
用　　途：科研、教学领域的微生物学检验
联系单位：中国医学科学院医药生物技术研究所
电子邮箱：xinxinhu@imb.cams.cn

931. 肠球菌属

国家科技资源标识符：CSTR:16698.06.NPRC 1.9.189
平台资源号：NPRC 1.9.189
保藏编号：CMCC(B)32480
中文名称：粪肠球菌
外文名称：*Enterococcus faecalis*
分类学地位：Bacteria; Bacillota; Bacilli; Lactobacillales; Enterococcaceae; *Enterococcus*
生物危害程度：第三类
分离时间：2012-01-13
分离地址：中国北京市
分离基物：食物
致病名称：尿路感染
致病对象：人
来源历史：中国食品药品检定研究院病原微生物菌（毒）种保藏中心←中国食品药品

检定研究院生物检测室
用 途：制药、食品、涉水产品、化妆品、环境监测、科研及教学等领域的微生物学检验
联系单位：中国食品药品检定研究院
电子邮箱：cmcc@nifdc.org.cn

932. 肠球菌属

国家科技资源标识符：CSTR:16698.06.NPRC 1.14.15
平台资源号：NPRC 1.14.15
保藏编号：SZCDC-ZXSYS20180002
中文名称：粪肠球菌
外文名称：*Enterococcus faecalis*
分类学地位：Bacteria; Bacillota; Bacilli; Lactobacillales; Enterococcaceae; *Enterococcus*
生物危害程度：第三类
分离时间：2018
分离地址：中国广东省深圳市
分离基物：患者粪便
致病名称：泌尿道感染、菌血症、心内膜炎、憩室炎和脑膜炎
致病对象：人
来源历史：←深圳市疾病预防控制中心
用 途：耐药菌筛查
联系单位：深圳市疾病预防控制中心中心实验室
电子邮箱：fyl199287@163.com

933. 肠球菌属

国家科技资源标识符：CSTR:16698.06.NPRC 1.7.91
平台资源号：NPRC 1.7.91
保藏编号：CCPM(A)-P-062402
中文名称：屎肠球菌
外文名称：*Enterococcus faecium*
分类学地位：Bacteria; Bacillota; Bacilli; Lactobacillales; Enterococcaceae; *Enterococcus*
生物危害程度：第三类
分离时间：2023-02-27
分离地址：中国河北省张家口市
分离基物：患者血液
致病名称：细菌性心内膜炎、细菌性尿路感染、细菌性腹膜炎
致病对象：人、动物
来源历史：←中国医学科学院病原微生物菌（毒）种保藏中心药用微生物相关菌（毒）种保藏分中心←中国医学科学院医药生物技术研究所
用 途：科研、教学领域的微生物学检验
联系单位：中国医学科学院医药生物技术研究所
电子邮箱：xinxinhu@imb.cams.cn

934. 肠球菌属

国家科技资源标识符：CSTR:16698.06.NPRC 1.7.92
平台资源号：NPRC 1.7.92
保藏编号：CCPM(A)-P-062403
中文名称：屎肠球菌
外文名称：*Enterococcus faecium*
分类学地位：Bacteria; Bacillota; Bacilli; Lactobacillales; Enterococcaceae; *Enterococcus*
生物危害程度：第三类
分离时间：2023-02-27
分离地址：中国河北省张家口市
分离基物：患者尿液
致病名称：细菌性心内膜炎、细菌性尿路感染、细菌性腹膜炎
致病对象：人、动物
来源历史：←中国医学科学院病原微生物菌（毒）种保藏中心药用微生物相关菌（毒）种保藏分中心←中国医学科学院医药生物技术研究所
用 途：科研、教学领域的微生物学检验
联系单位：中国医学科学院医药生物技术研究所
电子邮箱：xinxinhu@imb.cams.cn

935. 肠球菌属

国家科技资源标识符：CSTR:16698.06.NPRC 1.7.93
平台资源号：NPRC 1.7.93
保藏编号：CCPM(A)-P-062404
中文名称：屎肠球菌
外文名称：*Enterococcus faecium*
分类学地位：Bacteria; Bacillota; Bacilli; Lactobacillales; Enterococcaceae; *Enterococcus*
生物危害程度：第三类
分离时间：2023-02-28
分离地址：中国河北省张家口市
分离基物：患者尿液
致病名称：细菌性心内膜炎、细菌性尿路感染、细菌性腹膜炎
致病对象：人、动物
来源历史：←中国医学科学院病原微生物菌(毒)种保藏中心药用微生物相关菌(毒)种保藏分中心←中国医学科学院医药生物技术研究所
用　　途：科研、教学领域的微生物学检验
联系单位：中国医学科学院医药生物技术研究所
电子邮箱：xinxinhu@imb.cams.cn

936. 肠球菌属

国家科技资源标识符：CSTR:16698.06.NPRC 1.7.94
平台资源号：NPRC 1.7.94
保藏编号：CCPM(A)-P-062405
中文名称：屎肠球菌
外文名称：*Enterococcus faecium*
分类学地位：Bacteria; Bacillota; Bacilli; Lactobacillales; Enterococcaceae; *Enterococcus*
生物危害程度：第三类
分离时间：2023-02-28
分离地址：中国河北省张家口市
分离基物：患者引流液
致病名称：细菌性心内膜炎、细菌性尿路感染、细菌性腹膜炎
致病对象：人、动物
来源历史：←中国医学科学院病原微生物菌(毒)种保藏中心药用微生物相关菌(毒)种保藏分中心←中国医学科学院医药生物技术研究所
用　　途：科研、教学领域的微生物学检验
联系单位：中国医学科学院医药生物技术研究所
电子邮箱：xinxinhu@imb.cams.cn

二十八、棒杆菌属

937. 棒杆菌属

国家科技资源标识符：CSTR:16698.06.NPRC 1.9.187
平台资源号：NPRC 1.9.187
保藏编号：CMCC(B)38301
中文名称：模仿棒杆菌
外文名称：*Corynebacterium simulans*
分类学地位：Bacteria; Actinomycetota; Actinomycetes; Mycobacteriales; Corynebacteriaceae; *Corynebacterium*
生物危害程度：第三类
分离时间：2023-03-08
分离地址：中国北京市
分离基物：人皮肤组织
致病名称：感染性疾病
致病对象：人
来源历史：中国食品药品检定研究院病原微生物菌（毒）种保藏中心←中国食品药品检定研究院生物检测室
用　　途：科研
联系单位：中国食品药品检定研究院
电子邮箱：cmcc@nifdc.org.cn

二十九、泛菌属

938. 泛菌属

国家科技资源标识符：CSTR:16698.06.NPRC 1.7.139
平台资源号：NPRC 1.7.139
保藏编号：CCPM(A)-P-202402
中文名称：成团泛菌
外文名称：*Pantoea agglomerans*
分类学地位：Bacteria; Pseudomonadota; Gammaproteobacteria; Enterobacterales; Erwiniaceae; *Pantoea*
生物危害程度：第三类
分离时间：2023-03-22
分离地址：中国河北省张家口市
分离基物：患者痰液
致病名称：细菌性肺炎、细菌性腹膜炎、细菌性脑膜炎、细菌性败血症、细菌性伤口感染、细菌性烧伤感染
致病对象：人、动物
来源历史：←中国医学科学院病原微生物菌（毒）种保藏中心药用微生物相关菌（毒）种保藏分中心←中国医学科学院医药生物技术研究所
用　　途：科研、教学领域的微生物学检验
联系单位：中国医学科学院医药生物技术研究所
电子邮箱：xinxinhu@imb.cams.cn

三十、寡养单胞菌属

939. 寡养单胞菌属

国家科技资源标识符：CSTR:16698.06.NPRC 1.7.163
平台资源号：NPRC 1.7.163
保藏编号：CCPM(A)-P-232401
中文名称：嗜麦芽寡养单胞菌
外文名称：*Stenotrophomonas maltophilia*
分类学地位：Bacteria; Pseudomonadota; Gammaproteobacteria; Lysobacterales; Lysobacteraceae; *Stenotrophomonas*
生物危害程度：第三类
分离时间：2023-02-27
分离地址：中国河北省张家口市
分离基物：患者肺泡灌洗液
致病名称：尿路感染、下呼吸道感染、烧伤创面感染、手术切口感染、败血症
致病对象：人、动物
来源历史：←中国医学科学院病原微生物菌（毒）种保藏中心药用微生物相关菌（毒）种保藏分中心←中国医学科学院医药生物技术研究所
用　　途：科研、教学领域的微生物学检验
联系单位：中国医学科学院医药生物技术研究所
电子邮箱：xinxinhu@imb.cams.cn

940. 寡养单胞菌属

国家科技资源标识符：CSTR:16698.06.NPRC 1.7.164
平台资源号：NPRC 1.7.164
保藏编号：CCPM(A)-P-232402
中文名称：嗜麦芽寡养单胞菌
外文名称：*Stenotrophomonas maltophilia*
分类学地位：Bacteria; Pseudomonadota; Gammaproteobacteria; Lysobacterales; Lysobacteraceae; *Stenotrophomonas*
生物危害程度：第三类
分离时间：2023-02-27
分离地址：中国河北省张家口市
分离基物：患者痰液
致病名称：尿路感染、下呼吸道感染、烧伤创面感染、手术切口感染、败血症
致病对象：人、动物

来源历史：←中国医学科学院病原微生物菌（毒）种保藏中心药用微生物相关菌（毒）种保藏分中心←中国医学科学院医药生物技术研究所
用　　途：科研、教学领域的微生物学检验
联系单位：中国医学科学院医药生物技术研究所
电子邮箱：xinxinhu@imb.cams.cn

三十一、鞘氨醇单胞菌属

941. 鞘氨醇单胞菌属

国家科技资源标识符：CSTR:16698.06.NPRC 1.7.165
平台资源号：NPRC 1.7.165
保藏编号：CCPM(A)-P-292401
中文名称：少动鞘氨醇单胞菌
外文名称：*Sphingomonas paucimobilis*
分类学地位：Bacteria; Pseudomonadota; Alphaproteobacteria; Sphingomonadales; Sphingomonadaceae; *Sphingomonas*
生物危害程度：第三类
分离时间：2023-03-27
分离地址：中国河北省张家口市
分离基物：患者痰液
致病名称：呼吸道感染、中心导管相关性菌血症、腹腔导管相关性腹膜炎、脑膜炎、脑室腹腔分流感染、脑脓肿、软组织感染、伤口感染、术后眼内炎、腺炎、尿路感染、各种内脏脓肿
致病对象：人、动物
来源历史：←中国医学科学院病原微生物菌（毒）种保藏中心药用微生物相关菌（毒）种保藏分中心←中国医学科学院医药生物技术研究所
用　　途：科研、教学领域的微生物学检验
联系单位：中国医学科学院医药生物技术研究所
电子邮箱：xinxinhu@imb.cams.cn

三十二、表皮杆状菌属

942. 表皮杆状菌属

国家科技资源标识符：CSTR:16698.06.NPRC 1.9.188
平台资源号：NPRC 1.9.188
保藏编号：CMCC(B)70003
中文名称：贪婪疮疱表皮杆状菌
外文名称：*Cutibacterium avidum*
分类学地位：Bacteria; Actinomycetota; Actinomycetes; Propionibacteriales; Propionibacteriaceae; *Cutibacterium*
生物危害程度：第三类
分离时间：2023-03-18
分离地址：中国北京市
分离基物：人皮肤组织
致病名称：皮肤痤疮
致病对象：人
来源历史：中国食品药品检定研究院病原微生物菌（毒）种保藏中心←中国食品药品检定研究院生物检测室
用　　途：科研
联系单位：中国食品药品检定研究院
电子邮箱：cmcc@nifdc.org.cn

三十三、考克菌属

943. 考克菌属

国家科技资源标识符：CSTR:16698.06.NPRC 1.9.191
平台资源号：NPRC 1.9.191
保藏编号：CMCC(B)28016
中文名称：嗜根考克菌

外文名称：*Kocuria rhizophila*
分类学地位：Bacteria; Actinomycetota; Actinomycetes; Micrococcales; Micrococcaceae; *Kocuria*
生物危害程度：第四类
分离时间：2023-03-18
分离地址：中国北京市
分离基物：人皮肤组织
致病名称：未知
致病对象：人
来源历史：中国食品药品检定研究院病原微生物菌（毒）种保藏中心←中国食品药品检定研究院生物检测室
用　　途：科研
联系单位：中国食品药品检定研究院
电子邮箱：cmcc@nifdc.org.cn

944. 考克菌属

国家科技资源标识符：CSTR:16698.06.NPRC 1.9.194
平台资源号：NPRC 1.9.194
保藏编号：CMCC(B)28001
中文名称：嗜根考克菌
外文名称：*Kocuria rhizophila*
分类学地位：Bacteria; Actinomycetota; Actinomycetes; Micrococcales; Micrococcaceae; *Kocuria*
生物危害程度：第四类
分离时间：未知
分离地址：未知
分离基物：未知
致病名称：局部组织感染
致病对象：未知
来源历史：中国食品药品检定研究院病原微生物菌（毒）种保藏中心←北京生物制品研究所有限责任公司←美国食品药品监督管理局
用　　途：制药、食品、涉水产品、化妆品、环境监测、科研及教学等领域的微生物学检验
联系单位：中国食品药品检定研究院
电子邮箱：cmcc@nifdc.org.cn

945. 考克菌属

国家科技资源标识符：CSTR:16698.06.NPRC 1.9.192
平台资源号：NPRC 1.9.192
保藏编号：CMCC(B)28017
中文名称：海生考克菌
外文名称：*Kocuria marina*
分类学地位：Bacteria; Actinomycetota; Actinomycetes; Micrococcales; Micrococcaceae; *Kocuria*
生物危害程度：第三类
分离时间：2023-03-08
分离地址：中国北京市
分离基物：人皮肤组织
致病名称：未知
致病对象：人
来源历史：中国食品药品检定研究院病原微生物菌（毒）种保藏中心←中国食品药品检定研究院生物检测室
用　　途：科研
联系单位：中国食品药品检定研究院
电子邮箱：cmcc@nifdc.org.cn

946. 考克菌属

国家科技资源标识符：CSTR:16698.06.NPRC 1.9.193
平台资源号：NPRC 1.9.193
保藏编号：CMCC(B)28018
中文名称：沼泽考克菌
外文名称：*Kocuria palustris*
分类学地位：Bacteria; Actinomycetota; Actinomycetes; Micrococcales; Micrococcaceae; *Kocuria*
生物危害程度：第三类

分离时间：2023-03-08
分离地址：中国北京市
分离基物：人皮肤组织
致病名称：未知
致病对象：人
来源历史：中国食品药品检定研究院病原微生物菌（毒）种保藏中心←中国食品药品检定研究院生物检测室
用　　途：科研
联系单位：中国食品药品检定研究院
电子邮箱：cmcc@nifdc.org.cn

三十四、地芽孢杆菌属

947. 地芽孢杆菌属

国家科技资源标识符：CSTR:16698.06.NPRC 1.9.190
平台资源号：NPRC 1.9.190
保藏编号：CMCC(B)63509
中文名称：嗜热嗜脂肪地芽孢杆菌
外文名称：*Geobacillus stearothermophilus*
分类学地位：Bacteria; Bacillota; Bacilli; Caryophanales; Bacillaceae; *Geobacillus*
生物危害程度：第四类
分离时间：未知
分离地址：未知
分离基物：未知
致病名称：未知
致病对象：未知
来源历史：中国食品药品检定研究院病原微生物菌（毒）种保藏中心← ATCC（美国典型培养物保藏中心）
用　　途：制药、食品、涉水产品、化妆品、环境监测、科研及教学等领域的微生物学检验
联系单位：中国食品药品检定研究院
电子邮箱：cmcc@nifdc.org.cn

三十五、类芽孢杆菌属

948. 类芽孢杆菌属

国家科技资源标识符：CSTR:16698.06.NPRC 1.9.196
平台资源号：NPRC 1.9.196
保藏编号：CMCC(B)63704
中文名称：提蒙类芽孢杆菌
外文名称：*Paenibacillus timonensis*
分类学地位：Bacteria; Bacillota; Bacilli; Caryophanales; Paenibacillaceae; *Paenibacillus*
生物危害程度：第四类
分离时间：2023-03-18
分离地址：中国北京市
分离基物：人皮肤组织
致病名称：未知
致病对象：人
来源历史：中国食品药品检定研究院病原微生物菌（毒）种保藏中心←中国食品药品检定研究院生物检测室
用　　途：科研
联系单位：中国食品药品检定研究院
电子邮箱：cmcc@nifdc.org.cn

三十六、玫瑰单胞菌属

949. 玫瑰单胞菌属

国家科技资源标识符：CSTR:16698.06.NPRC 1.9.200
平台资源号：NPRC 1.9.200
保藏编号：CMCC(B)10717
中文名称：黏液玫瑰单胞菌
外文名称：*Roseomonas mucosa*

分类学地位：Bacteria; Pseudomonadota; Alphaproteobacteria; Rhodospirillales; Acetobacteraceae; *Roseomonas*
生物危害程度：第三类
分离时间：2023-03-08
分离地址：中国北京市
分离基物：人皮肤组织
致病名称：菌血症
致病对象：人
来源历史：中国食品药品检定研究院病原微生物菌（毒）种保藏中心←中国食品药品检定研究院生物检测室
用　　途：科研
联系单位：中国食品药品检定研究院
电子邮箱：cmcc@nifdc.org.cn

三十七、皮生球菌属

950. 皮生球菌属

国家科技资源标识符：CSTR:16698.06.NPRC 1.9.202
平台资源号：NPRC 1.9.202
保藏编号：CMCC(B)70002
中文名称：西宫皮生球菌
外文名称：*Dermacoccus nishinomiyaensis*
分类学地位：Bacteria; Actinomycetota; Actinomycetes; Micrococcales; Dermacoccaceae; *Dermacoccus*
生物危害程度：第三类
分离时间：2023-03-08
分离地址：中国北京市
分离基物：人皮肤组织
致病名称：菌血症
致病对象：人
来源历史：中国食品药品检定研究院病原微生物菌（毒）种保藏中心←中国食品药品检定研究院生物检测室
用　　途：科研
联系单位：中国食品药品检定研究院
电子邮箱：cmcc@nifdc.org.cn

三十八、普里斯特菌属

951. 普里斯特菌属

国家科技资源标识符：CSTR:16698.06.NPRC 1.9.217
平台资源号：NPRC 1.9.217
保藏编号：CMCC(B)63555
中文名称：巨兽普里斯特菌
外文名称：*Priestia megaterium*
分类学地位：Bacteria; Bacillota; Bacilli; Caryophanales; Bacillaceae; *Priestia*
生物危害程度：第三类
分离时间：2022-04-18
分离地址：中国北京市
分离基物：人皮肤组织
致病名称：未知
致病对象：人
来源历史：中国食品药品检定研究院病原微生物菌（毒）种保藏中心←中国食品药品检定研究院生物检测室
用　　途：科研
联系单位：中国食品药品检定研究院
电子邮箱：cmcc@nifdc.org.cn

三十九、乳杆菌属

952. 乳杆菌属

国家科技资源标识符：CSTR:16698.06.NPRC 1.9.212
平台资源号：NPRC 1.9.212

保藏编号：CMCC(B)34131
中文名称：德氏乳杆菌保加利亚亚种
外文名称：*Lactobacillus delbrueckii subsp. bulgaricus*
分类学地位：Bacteria; Bacillota; Bacilli; Lactobacillales; Lactobacillaceae; *Lactobacillus*
生物危害程度：第四类
分离时间：2016-10-01
分离地址：中国北京市
分离基物：菌粉
致病名称：未知
致病对象：未知
来源历史：中国食品药品检定研究院病原微生物菌（毒）种保藏中心←中国食品药品检定研究院生物检测室
用　　途：制药、食品、涉水产品、化妆品、环境监测、科研及教学等领域的微生物学检验
联系单位：中国食品药品检定研究院
电子邮箱：cmcc@nifdc.org.cn

四十、乳植杆菌属

953. 乳植杆菌属

国家科技资源标识符：CSTR:16698.06.NPRC 1.9.213
平台资源号：NPRC 1.9.213
保藏编号：CMCC(B)34133
中文名称：戊糖乳植杆菌
外文名称：*Lactiplantibacillus pentosus*
分类学地位：Bacteria; Bacillota; Bacilli; Lactobacillales; Lactobacillaceae; *Lactiplantibacillus*
生物危害程度：第四类
分离时间：未知
分离地址：中国四川省
分离基物：泡菜（辣椒）
致病名称：未知
致病对象：未知
来源历史：中国食品药品检定研究院病原微生物菌（毒）种保藏中心←中国食品药品检定研究院生物检测室←中国工业微生物菌种保藏管理中心←四川省食品发酵工业研究设计院（1.406）←四川农业大学微生物系
用　　途：制药、食品、涉水产品、化妆品、环境监测、科研及教学等领域的微生物学检验
联系单位：中国食品药品检定研究院
电子邮箱：cmcc@nifdc.org.cn

四十一、乳酪杆菌属

954. 乳酪杆菌属

国家科技资源标识符：CSTR:16698.06.NPRC 1.9.214
平台资源号：NPRC 1.9.214
保藏编号：CMCC(B)34135
中文名称：奶酪乳酪杆菌
外文名称：*Lacticaseibacillus casei*
分类学地位：Bacteria; Bacillota; Bacilli; Lactobacillales; Lactobacillaceae; *Lacticaseibacillus*
生物危害程度：第四类
分离时间：2017-02-18
分离地址：中国北京市
分离基物：菌粉
致病名称：未知
致病对象：未知
来源历史：中国食品药品检定研究院病原微生物菌（毒）种保藏中心←中国食品药品检定研究院

检定研究院生物检测室

用　　途：制药、食品、涉水产品、化妆品、环境监测、科研及教学等领域的微生物学检验

联系单位：中国食品药品检定研究院

电子邮箱：cmcc@nifdc.org.cn

955. 乳植杆菌属

国家科技资源标识符：CSTR:16698.06.NPRC 1.9.215

平台资源号：NPRC 1.9.215

保藏编号：CMCC(B)34134

中文名称：植物乳植杆菌

外文名称：*Lactiplantibacillus plantarum*

分类学地位：Bacteria; Bacillota; Bacilli; Lactobacillales; Lactobacillaceae; *Lactiplantibacillus*

生物危害程度：未知

分离时间：未知

分离地址：未知

分离基物：未知

致病名称：未知

致病对象：未知

来源历史：中国食品药品检定研究院病原微生物菌（毒）种保藏中心←中国食品药品检定研究院生物检测室

用　　途：制药、食品、涉水产品、化妆品、环境监测、科研及教学等领域的微生物学检验

联系单位：中国食品药品检定研究院

电子邮箱：cmcc@nifdc.org.cn

四十二、双歧杆菌属

956. 双歧杆菌属

国家科技资源标识符：CSTR:16698.06.NPRC 1.9.216

平台资源号：NPRC 1.9.216

保藏编号：CMCC(B)93905

中文名称：长双歧杆菌婴儿亚种

外文名称：*Bifidobacterium longum subsp. infantis*

分类学地位：Bacteria; Actinomycetota; Actinomycetes; Bifidobacteriales; Bifidobacteriaceae; *Bifidobacterium*

生物危害程度：未知

分离时间：2016-07-06

分离地址：未知

分离基物：食物

致病名称：未知

致病对象：未知

来源历史：中国食品药品检定研究院病原微生物菌（毒）种保藏中心←中国食品药品检定研究院生物检测室

用　　途：制药、食品、涉水产品、化妆品、环境监测、科研及教学等领域的微生物学检验

联系单位：中国食品药品检定研究院

电子邮箱：cmcc@nifdc.org.cn

第二部分

真　菌

一、假禾谷镰刀菌

1. 假禾谷镰刀菌

国家科技资源标识符：CSTR:16698.06.NPRC 3.8.703
平台资源号：NPRC 3.8.703
保藏编号：CAMS-CCPM-D 05889
中文名称：假禾谷镰刀菌
外文名称：*Fusarium pseudograminearum*
分类学地位：Fungi; Basidiomycota; Agaricomycotina; Hypocreales; Nectriaceae; *Fusarium*
生物危害程度：第三类
分离时间：2024-02-06
分离地址：中国江苏省南京市
分离基物：植物
致病名称：透明丝孢霉病
致病对象：人、动物
来源历史：←中国医学科学院病原微生物菌(毒)种保藏中心医学真菌保藏分中心←中国医学科学院皮肤病医院（中国医学科学院皮肤病研究所）←江苏省农业科学院
用　　途：临床检验
联系单位：中国医学科学院皮肤病医院（中国医学科学院皮肤病研究所）
电子邮箱：meih@pumcderm.cams.cn

二、斯洛菲马拉色菌

2. 斯洛菲马拉色菌

国家科技资源标识符：CSTR:16698.06.NPRC 3.8.704
平台资源号：NPRC 3.8.704
保藏编号：CAMS-CCPM-D 52479
中文名称：斯洛菲马拉色菌
外文名称：*Malassezia slooffiae*
分类学地位：Fungi; Basidiomycota; Ustilaginomycotina; Malasseziales; Malasseziaceae; *Malassezia*
生物危害程度：第三类
分离时间：2023-02-06
分离地址：未知
分离基物：人皮肤组织
致病名称：毛囊炎、脂溢性皮炎
致病对象：人、动物
来源历史：←中国医学科学院病原微生物菌(毒)种保藏中心医学真菌保藏分中心←中国医学科学院皮肤病医院（中国医学科学院皮肤病研究所）← CBS
用　　途：临床检验
联系单位：中国医学科学院皮肤病医院（中国医学科学院皮肤病研究所）
电子邮箱：meih@pumcderm.cams.cn

三、珀克斯芽生菌

3. 珀克斯芽生菌

国家科技资源标识符：CSTR:16698.06.NPRC 3.8.705
平台资源号：NPRC 3.8.705
保藏编号：CAMS-CCPM-D 05790
中文名称：珀克斯芽生菌
外文名称：*Blastomyces percursus*
分类学地位：Fungi; Ascomycota; Pezizomycotina; Onygenales; Ajellomycetaceae; *Blastomyces*
生物危害程度：第三类
分离时间：2023-11-07
分离地址：中国陕西省西安市
分离基物：人皮肤组织

致病名称：皮肤真菌病
致病对象：人、动物
来源历史：←中国医学科学院病原微生物菌(毒)种保藏中心医学真菌保藏分中心←中国医学科学院皮肤病医院（中国医学科学院皮肤病研究所）←空军军医大学附属第一医院（西京医院）
用 途：临床检验
联系单位：中国医学科学院皮肤病医院（中国医学科学院皮肤病研究所）
电子邮箱：meih@pumcderm.cams.cn

四、阿萨希毛孢子菌

4. 阿萨希毛孢子菌

国家科技资源标识符：CSTR:16698.06.NPRC 3.8.706
平台资源号：NPRC 3.8.706
保藏编号：CAMS-CCPM-D 52580
中文名称：阿萨希毛孢子菌
外文名称：*Trichosporon asahii*
分类学地位：Fungi; Basidiomycota; Agaricomycotina; Trichosporonales; Trichosporonaceae; *Trichosporon*
生物危害程度：第三类
分离时间：2023-11-29
分离地址：中国江苏省南京市
分离基物：未知
致病名称：白色毛结节菌病、系统性毛孢子菌病
致病对象：人、动物
来源历史：←中国医学科学院病原微生物菌(毒)种保藏中心医学真菌保藏分中心←中国医学科学院皮肤病医院（中国医学科学院皮肤病研究所）
用 途：临床检验
联系单位：中国医学科学院皮肤病医院（中国医学科学院皮肤病研究所）
电子邮箱：meih@pumcderm.cams.cn

五、巴斯德新埃蒙斯菌

5. 巴斯德新埃蒙斯菌

国家科技资源标识符：CSTR:16698.06.NPRC 3.8.707
平台资源号：NPRC 3.8.707
保藏编号：CAMS-CCPM-D 05441
中文名称：巴斯德新埃蒙斯菌
外文名称：*Emergomyces pasteuriana*
分类学地位：Fungi; Ascomycota; Pezizomycotina; Onygenales; Ajellomycetaceae; *Emergomyces*
生物危害程度：第三类
分离时间：2023-06-25
分离地址：中国江苏省南京市
分离基物：人皮肤组织
致病名称：皮肤真菌病、侵袭性真菌病
致病对象：人、动物
来源历史：←中国医学科学院病原微生物菌(毒)种保藏中心医学真菌保藏分中心←中国医学科学院皮肤病医院（中国医学科学院皮肤病研究所）
用 途：临床检验
联系单位：中国医学科学院皮肤病医院（中国医学科学院皮肤病研究所）
电子邮箱：meih@pumcderm.cams.cn

六、巴西奴卡菌

6. 巴西奴卡菌

国家科技资源标识符：CSTR:16698.06.NPRC 3.8.708

平台资源号：NPRC 3.8.708
保藏编号：CAMS-CCPM-D 04987
中文名称：巴西奴卡菌
外文名称：*Nocardia brasiliensis*
分类学地位：Bacteria; Actinomycetota; Actinomycetes; Mycobacteriales ; Nocardiaceae; *Nocardia*
生物危害程度：第三类
分离时间：2022-02-14
分离地址：中国江苏省南京市
分离基物：人皮肤组织
致病名称：脑膜炎、脑脓肿、化脓性肉芽肿、足菌肿
致病对象：人、动物
来源历史：←中国医学科学院病原微生物菌(毒)种保藏中心医学真菌保藏分中心←中国医学科学院皮肤病医院（中国医学科学院皮肤病研究所）
用　　途：临床检验
联系单位：中国医学科学院皮肤病医院（中国医学科学院皮肤病研究所）
电子邮箱：meih@pumcderm.cams.cn

七、白念珠菌

7. 白念珠菌

国家科技资源标识符：CSTR:16698.06.NPRC 3.8.709
平台资源号：NPRC 3.8.709
保藏编号：CAMS-CCPM-D 52480
中文名称：白念珠菌
外文名称：*Candida albicans*
分类学地位：Fungi; Ascomycota; Saccharomycotina; Saccharomycetales; Debaryomycetaceae; *Candida*
生物危害程度：第三类
分离时间：2023-03-28
分离地址：中国江苏省南京市
分离基物：人皮肤组织
致病名称：皮肤黏膜念珠菌病、念珠菌性肠炎、念珠菌败血症、念珠菌性脑膜炎
致病对象：人、动物
来源历史：←中国医学科学院病原微生物菌(毒)种保藏中心医学真菌保藏分中心←中国医学科学院皮肤病医院（中国医学科学院皮肤病研究所）←杭州市第三人民医院
用　　途：临床检验
联系单位：中国医学科学院皮肤病医院（中国医学科学院皮肤病研究所）
电子邮箱：meih@pumcderm.cams.cn

8. 白念珠菌

国家科技资源标识符：CSTR:16698.06.NPRC 3.8.710
平台资源号：NPRC 3.8.710
保藏编号：CAMS-CCPM-D 52482
中文名称：白念珠菌
外文名称：*Candida albicans*
分类学地位：Fungi; Ascomycota; Saccharomycotina; Saccharomycetales; Debaryomycetaceae; *Candida*
生物危害程度：第三类
分离时间：2023-04-21
分离地址：中国江苏省南京市
分离基物：患者痰液
致病名称：皮肤黏膜念珠菌病、念珠菌性肠炎、念珠菌败血症、念珠菌性脑膜炎
致病对象：人、动物
来源历史：←中国医学科学院病原微生物菌(毒)种保藏中心医学真菌保藏分中心←中国医学科学院皮肤病医院（中国医学科学院皮肤病研究所）
用　　途：临床检验

联系单位：中国医学科学院皮肤病医院（中国医学科学院皮肤病研究所）
电子邮箱：meih@pumcderm.cams.cn

9. 白念珠菌

国家科技资源标识符：CSTR:16698.06.NPRC 3.8.711
平台资源号：NPRC 3.8.711
保藏编号：CAMS-CCPM-D 52485
中文名称：白念珠菌
外文名称：*Candida albicans*
分类学地位：Fungi; Ascomycota; Saccharomycotina; Saccharomycetales; Debaryomycetaceae; *Candida*
生物危害程度：第三类
分离时间：2023-04-23
分离地址：中国江苏省南京市
分离基物：人皮肤组织
致病名称：皮肤黏膜念珠菌病、念珠菌性肠炎、念珠菌败血症、念珠菌性脑膜炎
致病对象：人、动物
来源历史：←中国医学科学院病原微生物菌（毒）种保藏中心医学真菌保藏分中心←中国医学科学院皮肤病医院（中国医学科学院皮肤病研究所）
用　　途：临床检验
联系单位：中国医学科学院皮肤病医院（中国医学科学院皮肤病研究所）
电子邮箱：meih@pumcderm.cams.cn

10. 白念珠菌

国家科技资源标识符：CSTR:16698.06.NPRC 3.8.712
平台资源号：NPRC 3.8.712
保藏编号：CAMS-CCPM-D 52486
中文名称：白念珠菌
外文名称：*Candida albicans*
分类学地位：Fungi; Ascomycota; Saccharomycotina; Saccharomycetales; Debaryomycetaceae; *Candida*
生物危害程度：第三类
分离时间：2023-04-23
分离地址：中国江苏省南京市
分离基物：人皮肤组织
致病名称：皮肤黏膜念珠菌病、念珠菌性肠炎、念珠菌败血症、念珠菌性脑膜炎
致病对象：人、动物
来源历史：←中国医学科学院病原微生物菌（毒）种保藏中心医学真菌保藏分中心←中国医学科学院皮肤病医院（中国医学科学院皮肤病研究所）
用　　途：临床检验
联系单位：中国医学科学院皮肤病医院（中国医学科学院皮肤病研究所）
电子邮箱：meih@pumcderm.cams.cn

11. 白念珠菌

国家科技资源标识符：CSTR:16698.06.NPRC 3.8.713
平台资源号：NPRC 3.8.713
保藏编号：CAMS-CCPM-D 52488
中文名称：白念珠菌
外文名称：*Candida albicans*
分类学地位：Fungi; Ascomycota; Saccharomycotina; Saccharomycetales; Debaryomycetaceae; *Candida*
生物危害程度：第三类
分离时间：2023-06-26
分离地址：中国江苏省南京市
分离基物：人皮肤组织
致病名称：皮肤黏膜念珠菌病、念珠菌性肠炎、念珠菌败血症、念珠菌性脑膜炎
致病对象：人、动物
来源历史：←中国医学科学院病原微生物菌（毒）种保藏中心医学真菌保藏分中心←中国医学科学院皮肤病医院（中国医学科学院皮肤病研究所）

用　　途：临床检验
联系单位：中国医学科学院皮肤病医院（中国医学科学院皮肤病研究所）
电子邮箱：meih@pumcderm.cams.cn

12. 白念珠菌

国家科技资源标识符：CSTR:16698.06.NPRC 3.8.714
平台资源号：NPRC 3.8.714
保藏编号：CAMS-CCPM-D 52491
中文名称：白念珠菌
外文名称：*Candida albicans*
分类学地位：Fungi; Ascomycota; Saccharomycotina; Saccharomycetales; Debaryomycetaceae; *Candida*
生物危害程度：第三类
分离时间：2023-06-26
分离地址：中国江苏省南京市
分离基物：患者趾甲
致病名称：皮肤黏膜念珠菌病、念珠菌性肠炎、念珠菌败血症、念珠菌性脑膜炎
致病对象：人、动物
来源历史：←中国医学科学院病原微生物菌(毒)种保藏中心医学真菌保藏分中心←中国医学科学院皮肤病医院（中国医学科学院皮肤病研究所）
用　　途：临床检验
联系单位：中国医学科学院皮肤病医院（中国医学科学院皮肤病研究所）
电子邮箱：meih@pumcderm.cams.cn

13. 白念珠菌

国家科技资源标识符：CSTR:16698.06.NPRC 3.8.715
平台资源号：NPRC 3.8.715
保藏编号：CAMS-CCPM-D 52493
中文名称：白念珠菌
外文名称：*Candida albicans*
分类学地位：Fungi; Ascomycota; Saccharomycotina; Saccharomycetales; Debaryomycetaceae; *Candida*
生物危害程度：第三类
分离时间：2023-04-23
分离地址：中国江苏省南京市
分离基物：患者外阴
致病名称：皮肤黏膜念珠菌病、念珠菌性肠炎、念珠菌败血症、念珠菌性脑膜炎
致病对象：人、动物
来源历史：←中国医学科学院病原微生物菌(毒)种保藏中心医学真菌保藏分中心←中国医学科学院皮肤病医院（中国医学科学院皮肤病研究所）
用　　途：临床检验
联系单位：中国医学科学院皮肤病医院（中国医学科学院皮肤病研究所）
电子邮箱：meih@pumcderm.cams.cn

14. 白念珠菌

国家科技资源标识符：CSTR:16698.06.NPRC 3.8.716
平台资源号：NPRC 3.8.716
保藏编号：CAMS-CCPM-D 52496
中文名称：白念珠菌
外文名称：*Candida albicans*
分类学地位：Fungi; Ascomycota; Saccharomycotina; Saccharomycetales; Debaryomycetaceae; *Candida*
生物危害程度：第三类
分离时间：2023-06-26
分离地址：中国江苏省南京市
分离基物：阴道拭子
致病名称：皮肤黏膜念珠菌病、念珠菌性肠炎、念珠菌败血症、念珠菌性脑膜炎
致病对象：人、动物
来源历史：←中国医学科学院病原微生物菌(毒)种保藏中心医学真菌保藏分中心←中国医学科学院皮肤病医院（中国医学

科学院皮肤病研究所）
用　　途：临床检验
联系单位：中国医学科学院皮肤病医院（中国医学科学院皮肤病研究所）
电子邮箱：meih@pumcderm.cams.cn

15. 白念珠菌

国家科技资源标识符：CSTR:16698.06.NPRC 3.8.717
平台资源号：NPRC 3.8.717
保藏编号：CAMS-CCPM-D 52497
中文名称：白念珠菌
外文名称：*Candida albicans*
分类学地位：Fungi; Ascomycota; Saccharomycotina; Saccharomycetales; Debaryomycetaceae; *Candida*
生物危害程度：第三类
分离时间：2023-06-26
分离地址：中国江苏省南京市
分离基物：患者外阴
致病名称：皮肤黏膜念珠菌病、念珠菌性肠炎、念珠菌败血症、念珠菌性脑膜炎
致病对象：人、动物
来源历史：←中国医学科学院病原微生物菌(毒)种保藏中心医学真菌保藏分中心←中国医学科学院皮肤病医院（中国医学科学院皮肤病研究所）
用　　途：临床检验
联系单位：中国医学科学院皮肤病医院（中国医学科学院皮肤病研究所）
电子邮箱：meih@pumcderm.cams.cn

16. 白念珠菌

国家科技资源标识符：CSTR:16698.06.NPRC 3.8.718
平台资源号：NPRC 3.8.718
保藏编号：CAMS-CCPM-D 52501
中文名称：白念珠菌
外文名称：*Candida albicans*
分类学地位：Fungi; Ascomycota; Saccharomycotina; Saccharomycetales; Debaryomycetaceae; *Candida*
生物危害程度：第三类
分离时间：2023-06-26
分离地址：中国江苏省南京市
分离基物：阴道拭子
致病名称：皮肤黏膜念珠菌病、念珠菌性肠炎、念珠菌败血症、念珠菌性脑膜炎
致病对象：人、动物
来源历史：←中国医学科学院病原微生物菌(毒)种保藏中心医学真菌保藏分中心←中国医学科学院皮肤病医院（中国医学科学院皮肤病研究所）
用　　途：临床检验
联系单位：中国医学科学院皮肤病医院（中国医学科学院皮肤病研究所）
电子邮箱：meih@pumcderm.cams.cn

17. 白念珠菌

国家科技资源标识符：CSTR:16698.06.NPRC 3.8.719
平台资源号：NPRC 3.8.719
保藏编号：CAMS-CCPM-D 52502
中文名称：白念珠菌
外文名称：*Candida albicans*
分类学地位：Fungi; Ascomycota; Saccharomycotina; Saccharomycetales; Debaryomycetaceae; *Candida*
生物危害程度：第三类
分离时间：2023-06-26
分离地址：中国江苏省南京市
分离基物：口腔
致病名称：皮肤黏膜念珠菌病、念珠菌性肠炎、念珠菌败血症、念珠菌性脑膜炎
致病对象：人、动物
来源历史：←中国医学科学院病原微生物菌(毒)种保藏中心医学真菌保藏分中心←中

国医学科学院皮肤病医院（中国医学科学院皮肤病研究所）

用　　途：临床检验

联系单位：中国医学科学院皮肤病医院（中国医学科学院皮肤病研究所）

电子邮箱：meih@pumcderm.cams.cn

18. 白念珠菌

国家科技资源标识符：CSTR:16698.06.NPRC 3.8.720

平台资源号：NPRC 3.8.720

保藏编号：CAMS-CCPM-D 52504

中文名称：白念珠菌

外文名称：*Candida albicans*

分类学地位：Fungi; Ascomycota; Saccharomycotina; Saccharomycetales; Debaryomycetaceae; *Candida*

生物危害程度：第三类

分离时间：2023-06-26

分离地址：中国江苏省南京市

分离基物：患者外阴

致病名称：皮肤黏膜念珠菌病、念珠菌性肠炎、念珠菌败血症、念珠菌性脑膜炎

致病对象：人、动物

来源历史：←中国医学科学院病原微生物菌(毒)种保藏中心医学真菌保藏分中心←中国医学科学院皮肤病医院（中国医学科学院皮肤病研究所）

用　　途：临床检验

联系单位：中国医学科学院皮肤病医院（中国医学科学院皮肤病研究所）

电子邮箱：meih@pumcderm.cams.cn

19. 白念珠菌

国家科技资源标识符：CSTR:16698.06.NPRC 3.8.721

平台资源号：NPRC 3.8.721

保藏编号：CAMS-CCPM-D 52581

中文名称：白念珠菌

外文名称：*Candida albicans*

分类学地位：Fungi; Ascomycota; Saccharomycotina; Saccharomycetales; Debaryomycetaceae; *Candida*

生物危害程度：第三类

分离时间：2023-12-29

分离地址：中国江苏省南京市

分离基物：指甲

致病名称：皮肤黏膜念珠菌病、念珠菌性肠炎、念珠菌败血症、念珠菌性脑膜炎

致病对象：人、动物

来源历史：←中国医学科学院病原微生物菌(毒)种保藏中心医学真菌保藏分中心←中国医学科学院皮肤病医院（中国医学科学院皮肤病研究所）←江苏省人民医院

用　　途：临床检验

联系单位：中国医学科学院皮肤病医院（中国医学科学院皮肤病研究所）

电子邮箱：meih@pumcderm.cams.cn

八、孢子丝菌

20. 孢子丝菌

国家科技资源标识符：CSTR:16698.06.NPRC 3.8.722

平台资源号：NPRC 3.8.722

保藏编号：CAMS-CCPM-D 52481

中文名称：孢子丝菌

外文名称：*Sporothrix* sp.

分类学地位：Fungi; Ascomycota; Pezizomycotina; Ophiostomatales; Ophiostomataceae; *Sporothrix*

生物危害程度：第三类

分离时间：2023-04-21

分离地址：中国江苏省南京市

分离基物：人皮肤组织
致病名称：亚急性或慢性肉芽肿病
致病对象：人、动物
来源历史：←中国医学科学院病原微生物菌(毒)种保藏中心医学真菌保藏分中心←中国医学科学院皮肤病医院（中国医学科学院皮肤病研究所）
用　　途：临床检验
联系单位：中国医学科学院皮肤病医院（中国医学科学院皮肤病研究所）
电子邮箱：meih@pumcderm.cams.cn

21. 孢子丝菌

国家科技资源标识符：CSTR:16698.06.NPRC 3.8.723
平台资源号：NPRC 3.8.723
保藏编号：CAMS-CCPM-D 52483
中文名称：孢子丝菌
外文名称：*Sporothrix* sp.
分类学地位：Fungi; Ascomycota; Pezizomycotina; Ophiostomatales; Ophiostomataceae; *Sporothrix*
生物危害程度：第三类
分离时间：2023-04-21
分离地址：中国江苏省南京市
分离基物：人皮肤组织
致病名称：亚急性或慢性肉芽肿病
致病对象：人、动物
来源历史：←中国医学科学院病原微生物菌(毒)种保藏中心医学真菌保藏分中心←中国医学科学院皮肤病医院（中国医学科学院皮肤病研究所）
用　　途：临床检验
联系单位：中国医学科学院皮肤病医院（中国医学科学院皮肤病研究所）
电子邮箱：meih@pumcderm.cams.cn

22. 孢子丝菌

国家科技资源标识符：CSTR:16698.06.NPRC 3.8.724
平台资源号：NPRC 3.8.724
保藏编号：CAMS-CCPM-D 52484
中文名称：孢子丝菌
外文名称：*Sporothrix* sp.
分类学地位：Fungi; Ascomycota; Pezizomycotina; Ophiostomatales; Ophiostomataceae; *Sporothrix*
生物危害程度：第三类
分离时间：2023-04-21
分离地址：中国江苏省南京市
分离基物：人皮肤组织
致病名称：亚急性或慢性肉芽肿病
致病对象：人、动物
来源历史：←中国医学科学院病原微生物菌(毒)种保藏中心医学真菌保藏分中心←中国医学科学院皮肤病医院（中国医学科学院皮肤病研究所）
用　　途：临床检验
联系单位：中国医学科学院皮肤病医院（中国医学科学院皮肤病研究所）
电子邮箱：meih@pumcderm.cams.cn

23. 孢子丝菌

国家科技资源标识符：CSTR:16698.06.NPRC 3.8.725
平台资源号：NPRC 3.8.725
保藏编号：CAMS-CCPM-D 52487
中文名称：孢子丝菌
外文名称：*Sporothrix* sp.
分类学地位：Fungi; Ascomycota; Pezizomycotina; Ophiostomatales; Ophiostomataceae; *Sporothrix*
生物危害程度：第三类
分离时间：2023-04-21
分离地址：中国江苏省南京市

分离基物：人皮肤组织
致病名称：亚急性或慢性肉芽肿病
致病对象：人、动物
来源历史：←中国医学科学院病原微生物菌（毒）种保藏中心医学真菌保藏分中心←中国医学科学院皮肤病医院（中国医学科学院皮肤病研究所）
用　　途：临床检验
联系单位：中国医学科学院皮肤病医院（中国医学科学院皮肤病研究所）
电子邮箱：meih@pumcderm.cams.cn

24. 孢子丝菌

国家科技资源标识符：CSTR:16698.06.NPRC 3.8.726
平台资源号：NPRC 3.8.726
保藏编号：CAMS-CCPM-D 52492
中文名称：孢子丝菌
外文名称：*Sporothrix* sp.
分类学地位：Fungi; Ascomycota; Pezizomycotina; Ophiostomatales; Ophiostomataceae; *Sporothrix*
生物危害程度：第三类
分离时间：2023-04-21
分离地址：中国江苏省南京市
分离基物：人皮肤组织
致病名称：亚急性或慢性肉芽肿病
致病对象：人、动物
来源历史：←中国医学科学院病原微生物菌（毒）种保藏中心医学真菌保藏分中心←中国医学科学院皮肤病医院（中国医学科学院皮肤病研究所）
用　　途：临床检验
联系单位：中国医学科学院皮肤病医院（中国医学科学院皮肤病研究所）
电子邮箱：meih@pumcderm.cams.cn

25. 孢子丝菌

国家科技资源标识符：CSTR:16698.06.NPRC 3.8.727
平台资源号：NPRC 3.8.727
保藏编号：CAMS-CCPM-D 52494
中文名称：孢子丝菌
外文名称：*Sporothrix* sp.
分类学地位：Fungi; Ascomycota; Pezizomycotina; Ophiostomatales; Ophiostomataceae; *Sporothrix*
生物危害程度：第三类
分离时间：2023-06-26
分离地址：中国江苏省南京市
分离基物：人皮肤组织
致病名称：亚急性或慢性肉芽肿病
致病对象：人、动物
来源历史：←中国医学科学院病原微生物菌（毒）种保藏中心医学真菌保藏分中心←中国医学科学院皮肤病医院（中国医学科学院皮肤病研究所）
用　　途：临床检验
联系单位：中国医学科学院皮肤病医院（中国医学科学院皮肤病研究所）
电子邮箱：meih@pumcderm.cams.cn

26. 孢子丝菌

国家科技资源标识符：CSTR:16698.06.NPRC 3.8.728
平台资源号：NPRC 3.8.728
保藏编号：CAMS-CCPM-D 52495
中文名称：孢子丝菌
外文名称：*Sporothrix* sp.
分类学地位：Fungi; Ascomycota; Pezizomycotina; Ophiostomatales; Ophiostomataceae; *Sporothrix*
生物危害程度：第三类
分离时间：2023-06-26
分离地址：中国江苏省南京市

分离基物：人皮肤组织
致病名称：亚急性或慢性肉芽肿病
致病对象：人、动物
来源历史：←中国医学科学院病原微生物菌(毒)种保藏中心医学真菌保藏分中心←中国医学科学院皮肤病医院(中国医学科学院皮肤病研究所)
用　　途：临床检验
联系单位：中国医学科学院皮肤病医院(中国医学科学院皮肤病研究所)
电子邮箱：meih@pumcderm.cams.cn

27. 孢子丝菌

国家科技资源标识符：CSTR:16698.06.NPRC 3.8.729
平台资源号：NPRC 3.8.729
保藏编号：CAMS-CCPM-D 52498
中文名称：孢子丝菌
外文名称：*Sporothrix* sp.
分类学地位：Fungi; Ascomycota; Pezizomycotina; Ophiostomatales; Ophiostomataceae; *Sporothrix*
生物危害程度：第三类
分离时间：2023-06-26
分离地址：中国江苏省南京市
分离基物：人皮肤组织
致病名称：亚急性或慢性肉芽肿病
致病对象：人、动物
来源历史：←中国医学科学院病原微生物菌(毒)种保藏中心医学真菌保藏分中心←中国医学科学院皮肤病医院(中国医学科学院皮肤病研究所)
用　　途：临床检验
联系单位：中国医学科学院皮肤病医院(中国医学科学院皮肤病研究所)
电子邮箱：meih@pumcderm.cams.cn

28. 孢子丝菌

国家科技资源标识符：CSTR:16698.06.NPRC 3.8.730
平台资源号：NPRC 3.8.730
保藏编号：CAMS-CCPM-D 52500
中文名称：孢子丝菌
外文名称：*Sporothrix* sp.
分类学地位：Fungi; Ascomycota; Pezizomycotina; Ophiostomatales; Ophiostomataceae; *Sporothrix*
生物危害程度：第三类
分离时间：2023-06-26
分离地址：中国江苏省南京市
分离基物：人皮肤组织
致病名称：亚急性或慢性肉芽肿病
致病对象：人、动物
来源历史：←中国医学科学院病原微生物菌(毒)种保藏中心医学真菌保藏分中心←中国医学科学院皮肤病医院(中国医学科学院皮肤病研究所)
用　　途：临床检验
联系单位：中国医学科学院皮肤病医院(中国医学科学院皮肤病研究所)
电子邮箱：meih@pumcderm.cams.cn

29. 孢子丝菌

国家科技资源标识符：CSTR:16698.06.NPRC 3.8.731
平台资源号：NPRC 3.8.731
保藏编号：CAMS-CCPM-D 52503
中文名称：孢子丝菌
外文名称：*Sporothrix* sp.
分类学地位：Fungi; Ascomycota; Pezizomycotina; Ophiostomatales; Ophiostomataceae; *Sporothrix*
生物危害程度：第三类
分离时间：2023-06-26
分离地址：中国江苏省南京市

分离基物：人皮肤组织
致病名称：亚急性或慢性肉芽肿病
致病对象：人、动物
来源历史：←中国医学科学院病原微生物菌(毒)种保藏中心医学真菌保藏分中心←中国医学科学院皮肤病医院（中国医学科学院皮肤病研究所）
用　　途：临床检验
联系单位：中国医学科学院皮肤病医院（中国医学科学院皮肤病研究所）
电子邮箱：meih@pumcderm.cams.cn

九、串珠镰刀菌

30. 串珠镰刀菌

国家科技资源标识符：CSTR:16698.06.NPRC 3.8.732
平台资源号：NPRC 3.8.732
保藏编号：CAMS-CCPM-D 05993
中文名称：串珠镰刀菌
外文名称：*Fusarium moniliforme*
分类学地位：Fungi; Basidiomycota; Agaricomycotina; Hypocreales; Nectriaceae; *Fusarium*
生物危害程度：第三类
分离时间：2024-03-28
分离地址：中国福建省厦门市
分离基物：患者血液
致病名称：角膜炎、眼内炎、鼻窦炎、甲真菌病、关节炎、心内膜炎
致病对象：人、动物
来源历史：←中国医学科学院病原微生物菌(毒)种保藏中心医学真菌保藏分中心←中国医学科学院皮肤病医院（中国医学科学院皮肤病研究所）←厦门大学附属第一医院
用　　途：临床检验
联系单位：中国医学科学院皮肤病医院（中国医学科学院皮肤病研究所）
电子邮箱：meih@pumcderm.cams.cn

十、淡紫紫孢霉

31. 淡紫紫孢霉

国家科技资源标识符：CSTR:16698.06.NPRC 3.8.733
平台资源号：NPRC 3.8.733
保藏编号：CAMS-CCPM-D 05791
中文名称：淡紫紫孢霉
外文名称：*Purpureocillium lilacinum*
分类学地位：Fungi; Ascomycota; Pezizomycotina; Hypocreales; Ophiocordycipitaceae; *Purpureocillium*
生物危害程度：第三类
分离时间：2023-11-29
分离地址：中国江苏省南京市
分离基物：人皮肤组织
致病名称：鼻窦炎、眼内炎、透明丝孢霉病
致病对象：人、动物
来源历史：←中国医学科学院病原微生物菌(毒)种保藏中心医学真菌保藏分中心←中国医学科学院皮肤病医院（中国医学科学院皮肤病研究所）
用　　途：临床检验
联系单位：中国医学科学院皮肤病医院（中国医学科学院皮肤病研究所）
电子邮箱：meih@pumcderm.cams.cn

32. 淡紫紫孢霉

国家科技资源标识符：CSTR:16698.06.NPRC 3.8.734
平台资源号：NPRC 3.8.734
保藏编号：CAMS-CCPM-D 05895
中文名称：淡紫紫孢霉

外文名称：*Purpureocillium lilacinum*
分类学地位：Fungi; Ascomycota; Pezizomycotina; Hypocreales; Ophiocordycipitaceae; *Purpureocillium*
生物危害程度：第三类
分离时间：2024-02-23
分离地址：中国江苏省南京市
分离基物：人皮肤组织
致病名称：鼻窦炎、眼内炎、透明丝孢霉病
致病对象：人、动物
来源历史：←中国医学科学院病原微生物菌(毒)种保藏中心医学真菌保藏分中心←中国医学科学院皮肤病医院（中国医学科学院皮肤病研究所）
用　　途：临床检验
联系单位：中国医学科学院皮肤病医院（中国医学科学院皮肤病研究所）
电子邮箱：meih@pumcderm.cams.cn

十一、耳念珠菌

33. 耳念珠菌

国家科技资源标识符：CSTR:16698.06.NPRC 3.8.735
平台资源号：NPRC 3.8.735
保藏编号：CAMS-CCPM-C-Ⅲ-224-L-001
中文名称：耳念珠菌
外文名称：*Candida auris*
分类学地位：Fungi; Ascomycota; Saccharomycotina; Saccharomycetales; Metschnikowiaceae; *Candida*
生物危害程度：第三类
分离时间：未知
分离地址：比利时
分离基物：患者外耳道
致病名称：皮肤黏膜念珠菌病、念珠菌性肠炎、念珠菌败血症、念珠菌性脑膜炎
致病对象：人、动物
来源历史：←中国医学科学院病原微生物菌(毒)种保藏中心医学病原微生物菌（毒）种保藏分中心←中国医学科学院病原生物学研究所← CBS (CBS 118892)
用　　途：临床检验，科研和教学等
联系单位：中国医学科学院病原生物学研究所
电子邮箱：CCPM_C@ipbcams.ac.cn

34. 耳念珠菌

国家科技资源标识符：CSTR:16698.06.NPRC 3.8.736
平台资源号：NPRC 3.8.736
保藏编号：CAMS-CCPM-C-Ⅲ-224-L-002
中文名称：耳念珠菌
外文名称：*Candida auris*
分类学地位：Fungi; Ascomycota; Saccharomycotina; Saccharomycetales; Metschnikowiaceae; *Candida*
生物危害程度：第三类
分离时间：未知
分离地址：荷兰
分离基物：患者尿液
致病名称：皮肤黏膜念珠菌病、念珠菌性肠炎、念珠菌败血症、念珠菌性脑膜炎
致病对象：人、动物
来源历史：←中国医学科学院病原微生物菌(毒)种保藏中心医学病原微生物菌（毒）种保藏分中心←中国医学科学院病原生物学研究所← CBS (CBS 16214)
用　　途：临床检验，科研和教学等
联系单位：中国医学科学院病原生物学研究所
电子邮箱：CCPM_C@ipbcams.ac.cn

十二、东南亚念珠菌

35. 东南亚念珠菌

国家科技资源标识符：CSTR:16698.06.NPRC 3.8.737
平台资源号：NPRC 3.8.737
保藏编号：CAMS-CCPM-D 52579
中文名称：东南亚念珠菌
外文名称：*Candida vulturna*
分类学地位：Fungi; Ascomycota; Saccharomycotina; Saccharomycetales; Debaryomycetaceae; *Candida*
生物危害程度：第三类
分离时间：2023-11-29
分离地址：菲律宾棉兰老岛
分离基物：植物（花卉）
致病名称：皮肤黏膜念珠菌病、念珠菌败血症
致病对象：人、动物
来源历史：←中国医学科学院病原微生物菌（毒）种保藏中心医学真菌保藏分中心←中国医学科学院皮肤病医院（中国医学科学院皮肤病研究所）← CBS 14366
用　　途：临床检验
联系单位：中国医学科学院皮肤病医院（中国医学科学院皮肤病研究所）
电子邮箱：meih@pumcderm.cams.cn

十三、断发毛癣菌

36. 断发毛癣菌

国家科技资源标识符：CSTR:16698.06.NPRC 3.8.738
平台资源号：NPRC 3.8.738
保藏编号：CAMS-CCPM-D 05318
中文名称：断发毛癣菌
外文名称：*Trichophyton tonsurans*
分类学地位：Fungi; Ascomycota; Pezizomycotina; Onygenales; Arthrodermataceae; *Trichophyton*
生物危害程度：第三类
分离时间：2023-05-26
分离地址：中国湖北省武汉市
分离基物：人皮肤组织
致病名称：头癣、体癣
致病对象：人、动物
来源历史：←中国医学科学院病原微生物菌（毒）种保藏中心医学真菌保藏分中心←中国医学科学院皮肤病医院（中国医学科学院皮肤病研究所）←武汉市第一医院
用　　途：临床检验
联系单位：中国医学科学院皮肤病医院（中国医学科学院皮肤病研究所）
电子邮箱：meih@pumcderm.cams.cn

十四、光滑念珠菌（耐药）

37. 光滑念珠菌（耐药）

国家科技资源标识符：CSTR:16698.06.NPRC 3.8.739
平台资源号：NPRC 3.8.739
保藏编号：CAMS-CCPM-D 52572
中文名称：光滑念珠菌（耐药）
外文名称：*Candida glabrata*
分类学地位：Fungi; Ascomycota; Saccharomycotina; Saccharomycetales; Debaryomycetaceae; *Candida*
生物危害程度：第三类
分离时间：2023-09-13
分离地址：中国江苏省苏州市

分离基物：患者阴道拭子
致病名称：皮肤黏膜念珠菌病、肾炎、脓毒症
致病对象：人、动物
来源历史：←中国医学科学院病原微生物菌(毒)种保藏中心医学真菌保藏分中心←中国医学科学院皮肤病医院（中国医学科学院皮肤病研究所）←苏州高新区人民医院
用　　途：临床检验
联系单位：中国医学科学院皮肤病医院（中国医学科学院皮肤病研究所）
电子邮箱：meih@pumcderm.cams.cn

38. 光滑念珠菌（耐药）

国家科技资源标识符：CSTR:16698.06.NPRC 3.8.740
平台资源号：NPRC 3.8.740
保藏编号：CAMS-CCPM-D 52573
中文名称：光滑念珠菌（耐药）
外文名称：*Candida glabrata*
分类学地位：Fungi; Ascomycota; Saccharomycotina; Saccharomycetales; Debaryomycetaceae; *Candida*
生物危害程度：第三类
分离时间：2023-09-13
分离地址：中国江苏省苏州市
分离基物：患者阴道拭子
致病名称：皮肤黏膜念珠菌病、肾炎、脓毒症
致病对象：人、动物
来源历史：←中国医学科学院病原微生物菌(毒)种保藏中心医学真菌保藏分中心←中国医学科学院皮肤病医院（中国医学科学院皮肤病研究所）←苏州高新区人民医院
用　　途：临床检验
联系单位：中国医学科学院皮肤病医院（中国医学科学院皮肤病研究所）
电子邮箱：meih@pumcderm.cams.cn

39. 光滑念珠菌（耐药）

国家科技资源标识符：CSTR:16698.06.NPRC 3.8.741
平台资源号：NPRC 3.8.741
保藏编号：CAMS-CCPM-D 52574
中文名称：光滑念珠菌（耐药）
外文名称：*Candida glabrata*
分类学地位：Fungi; Ascomycota; Saccharomycotina; Saccharomycetales; Debaryomycetaceae; *Candida*
生物危害程度：第三类
分离时间：2023-09-13
分离地址：中国江苏省苏州市
分离基物：患者阴道拭子
致病名称：皮肤黏膜念珠菌病、肾炎、脓毒症
致病对象：人、动物
来源历史：←中国医学科学院病原微生物菌(毒)种保藏中心医学真菌保藏分中心←中国医学科学院皮肤病医院（中国医学科学院皮肤病研究所）←苏州高新区人民医院
用　　途：临床检验
联系单位：中国医学科学院皮肤病医院（中国医学科学院皮肤病研究所）
电子邮箱：meih@pumcderm.cams.cn

40. 光滑念珠菌（耐药）

国家科技资源标识符：CSTR:16698.06.NPRC 3.8.742
平台资源号：NPRC 3.8.742
保藏编号：CAMS-CCPM-D 52575
中文名称：光滑念珠菌（耐药）
外文名称：*Candida glabrata*
分类学地位：Fungi; Ascomycota; Saccharomycotina; Saccharomycetales; Debaryomycetaceae; *Candida*
生物危害程度：第三类
分离时间：2023-09-13

分离地址：中国江苏省苏州市
分离基物：患者阴道拭子
致病名称：皮肤黏膜念珠菌病、肾炎、脓毒症
致病对象：人、动物
来源历史：←中国医学科学院病原微生物菌(毒)种保藏中心医学真菌保藏分中心←中国医学科学院皮肤病医院（中国医学科学院皮肤病研究所）←苏州高新区人民医院
用　　途：临床检验
联系单位：中国医学科学院皮肤病医院（中国医学科学院皮肤病研究所）
电子邮箱：meih@pumcderm.cams.cn

41. 光滑念珠菌（耐药）

国家科技资源标识符：CSTR:16698.06.NPRC 3.8.743
平台资源号：NPRC 3.8.743
保藏编号：CAMS-CCPM-D 52576
中文名称：光滑念珠菌（耐药）
外文名称：*Candida glabrata*
分类学地位：Fungi; Ascomycota; Saccharomycotina; Saccharomycetales; Debaryomycetaceae; *Candida*
生物危害程度：第三类
分离时间：2023-09-13
分离地址：中国江苏省苏州市
分离基物：患者阴道拭子
致病名称：皮肤黏膜念珠菌病、肾炎、脓毒症
致病对象：人、动物
来源历史：←中国医学科学院病原微生物菌(毒)种保藏中心医学真菌保藏分中心←中国医学科学院皮肤病医院（中国医学科学院皮肤病研究所）←苏州高新区人民医院
用　　途：临床检验
联系单位：中国医学科学院皮肤病医院（中国医学科学院皮肤病研究所）
电子邮箱：meih@pumcderm.cams.cn

十五、黑曲霉

42. 黑曲霉

国家科技资源标识符：CSTR:16698.06.NPRC 3.8.744
平台资源号：NPRC 3.8.744
保藏编号：CAMS-CCPM-D 04976
中文名称：黑曲霉
外文名称：*Aspergillus niger*
分类学地位：Fungi; Ascomycota; Pezizomycotina; Eurotiales; Aspergillaceae; *Aspergillus*
生物危害程度：第三类
分离时间：2023-01-11
分离地址：中国江苏省南京市
分离基物：患者痰液
致病名称：耳曲霉病、播散性曲霉病
致病对象：人、动物
来源历史：←中国医学科学院病原微生物菌(毒)种保藏中心医学真菌保藏分中心←中国医学科学院皮肤病医院（中国医学科学院皮肤病研究所）←南京市鼓楼医院
用　　途：临床检验
联系单位：中国医学科学院皮肤病医院（中国医学科学院皮肤病研究所）
电子邮箱：meih@pumcderm.cams.cn

十六、横梗霉

43. 横梗霉

国家科技资源标识符：CSTR:16698.06.NPRC 3.8.745
平台资源号：NPRC 3.8.745

保藏编号：CAMS-CCPM-D 05922
中文名称：横梗霉
外文名称：*Lichtheimia*
分类学地位：Fungi; Mucoromycota；Mucoromycotina; Mucorales; Lichtheimiaceae; *Lichtheimia*
生物危害程度：第三类
分离时间：2024-03-07
分离地址：中国福建省厦门市
分离基物：未知
致病名称：皮肤真菌病、侵袭性真菌病
致病对象：人、动物
来源历史：←中国医学科学院病原微生物菌(毒)种保藏中心医学真菌保藏分中心←中国医学科学院皮肤病医院（中国医学科学院皮肤病研究所）←厦门大学附属第一医院
用　　途：临床检验
联系单位：中国医学科学院皮肤病医院（中国医学科学院皮肤病研究所）
电子邮箱：meih@pumcderm.cams.cn

44. 横梗霉

国家科技资源标识符：CSTR:16698.06.NPRC 3.8.746
平台资源号：NPRC 3.8.746
保藏编号：CAMS-CCPM-D 05924
中文名称：横梗霉
外文名称：*Lichtheimia*
分类学地位：Fungi; Mucoromycota；Mucoromycotina; Mucorales; Lichtheimiaceae; *Lichtheimia*
生物危害程度：第三类
分离时间：2024-03-07
分离地址：中国福建省厦门市
分离基物：未知
致病名称：皮肤真菌病、侵袭性真菌病
致病对象：人、动物
来源历史：←中国医学科学院病原微生物菌(毒)种保藏中心医学真菌保藏分中心←中国医学科学院皮肤病医院（中国医学科学院皮肤病研究所）←厦门大学附属第一医院
用　　途：临床检验
联系单位：中国医学科学院皮肤病医院（中国医学科学院皮肤病研究所）
电子邮箱：meih@pumcderm.cams.cn

十七、红色毛癣菌

45. 红色毛癣菌

国家科技资源标识符：CSTR:16698.06.NPRC 3.8.747
平台资源号：NPRC 3.8.747
保藏编号：CAMS-CCPM-D 05310
中文名称：红色毛癣菌
外文名称：*Trichophyton rubrum*
分类学地位：Fungi; Ascomycota; Pezizomycotina; Onygenales; Arthrodermataceae; *Trichophyton*
生物危害程度：第三类
分离时间：2023-05-26
分离地址：中国陕西省西安市
分离基物：人皮肤组织
致病名称：皮肤癣菌病，肉芽肿
致病对象：人
来源历史：←中国医学科学院病原微生物菌(毒)种保藏中心医学真菌保藏分中心←中国医学科学院皮肤病医院（中国医学科学院皮肤病研究所）←空军军医大学附属第一医院（西京医院）
用　　途：临床检验
联系单位：中国医学科学院皮肤病医院（中国医学科学院皮肤病研究所）

电子邮箱：meih@pumcderm.cams.cn

46. 红色毛癣菌

国家科技资源标识符：CSTR:16698.06.NPRC 3.8.748
平台资源号：NPRC 3.8.748
保藏编号：CAMS-CCPM-D 05313
中文名称：红色毛癣菌
外文名称：*Trichophyton rubrum*
分类学地位：Fungi; Ascomycota; Pezizomycotina; Onygenales; Arthrodermataceae; *Trichophyton*
生物危害程度：第三类
分离时间：2023-05-26
分离地址：中国陕西省西安市
分离基物：人皮肤组织
致病名称：皮肤癣菌病、肉芽肿
致病对象：人
来源历史：←中国医学科学院病原微生物菌（毒）种保藏中心医学真菌保藏分中心←中国医学科学院皮肤病医院（中国医学科学院皮肤病研究所）←空军军医大学附属第一医院（西京医院）
用　　途：临床检验
联系单位：中国医学科学院皮肤病医院（中国医学科学院皮肤病研究所）
电子邮箱：meih@pumcderm.cams.cn

47. 红色毛癣菌

国家科技资源标识符：CSTR:16698.06.NPRC 3.8.749
平台资源号：NPRC 3.8.749
保藏编号：CAMS-CCPM-D 05315
中文名称：红色毛癣菌
外文名称：*Trichophyton rubrum*
分类学地位：Fungi; Ascomycota; Pezizomycotina; Onygenales; Arthrodermataceae; *Trichophyton*
生物危害程度：第三类
分离时间：2023-05-26
分离地址：中国湖北省武汉市
分离基物：人皮肤组织
致病名称：皮肤癣菌病、肉芽肿
致病对象：人
来源历史：←中国医学科学院病原微生物菌（毒）种保藏中心医学真菌保藏分中心←中国医学科学院皮肤病医院（中国医学科学院皮肤病研究所）←武汉市第一医院
用　　途：临床检验
联系单位：中国医学科学院皮肤病医院（中国医学科学院皮肤病研究所）
电子邮箱：meih@pumcderm.cams.cn

48. 红色毛癣菌

国家科技资源标识符：CSTR:16698.06.NPRC 3.8.750
平台资源号：NPRC 3.8.750
保藏编号：CAMS-CCPM-D 05317
中文名称：红色毛癣菌
外文名称：*Trichophyton rubrum*
分类学地位：Fungi; Ascomycota; Pezizomycotina; Onygenales; Arthrodermataceae; *Trichophyton*
生物危害程度：第三类
分离时间：2023-05-26
分离地址：中国湖北省武汉市
分离基物：人皮肤组织
致病名称：皮肤癣菌病、肉芽肿
致病对象：人
来源历史：←中国医学科学院病原微生物菌（毒）种保藏中心医学真菌保藏分中心←中国医学科学院皮肤病医院（中国医学科学院皮肤病研究所）←武汉市第一医院
用　　途：临床检验
联系单位：中国医学科学院皮肤病医院（中国医

学科学院皮肤病研究所）
电子邮箱：meih@pumcderm.cams.cn

49. 红色毛癣菌

国家科技资源标识符：CSTR:16698.06.NPRC 3.8.751
平台资源号：NPRC 3.8.751
保藏编号：CAMS-CCPM-D 05448
中文名称：红色毛癣菌
外文名称：*Trichophyton rubrum*
分类学地位：Fungi; Ascomycota; Pezizomycotina; Onygenales; Arthrodermataceae; *Trichophyton*
生物危害程度：第三类
分离时间：2023-06-29
分离地址：中国浙江省杭州市
分离基物：人皮肤组织
致病名称：皮肤癣菌病、肉芽肿
致病对象：人
来源历史：←中国医学科学院病原微生物菌（毒）种保藏中心医学真菌保藏分中心←中国医学科学院皮肤病医院（中国医学科学院皮肤病研究所）←杭州市第三人民医院
用　　途：临床检验
联系单位：中国医学科学院皮肤病医院（中国医学科学院皮肤病研究所）
电子邮箱：meih@pumcderm.cams.cn

50. 红色毛癣菌

国家科技资源标识符：CSTR:16698.06.NPRC 3.8.752
平台资源号：NPRC 3.8.752
保藏编号：CAMS-CCPM-C-Ⅲ-222-L-001
中文名称：红色毛癣菌
外文名称：*Trichophyton rubrum*
分类学地位：Fungi; Ascomycota; Eurotiomycetes; Onygenales; Arthrodermataceae; *Trichophyton*
生物危害程度：第三类
分离时间：未知
分离地址：土耳其
分离基物：人皮肤组织
致病名称：皮肤癣菌病、肉芽肿
致病对象：人
来源历史：←中国医学科学院病原微生物菌（毒）种保藏中心医学病原微生物菌（毒）种保藏分中心←中国医学科学院病原生物学研究所← CBS (CBS 116716)
用　　途：临床检验，科研和教学等
联系单位：中国医学科学院病原生物学研究所
电子邮箱：CCPM_C@ipbcams.ac.cn

51. 红色毛癣菌

国家科技资源标识符：CSTR:16698.06.NPRC 3.8.753
平台资源号：NPRC 3.8.753
保藏编号：CAMS-CCPM-C-Ⅲ-222-L-002
中文名称：红色毛癣菌
外文名称：*Trichophyton rubrum*
分类学地位：Fungi; Ascomycota; Eurotiomycetes; Onygenales; Arthrodermataceae; *Trichophyton*
生物危害程度：第三类
分离时间：未知
分离地址：中国北京市
分离基物：人皮肤组织
致病名称：皮肤癣菌病、肉芽肿
致病对象：人
来源历史：←中国医学科学院病原微生物菌（毒）种保藏中心医学病原微生物菌（毒）种保藏分中心←中国医学科学院病原生物学研究所←北京大学第一医院
用　　途：临床检验，科研和教学等
联系单位：中国医学科学院病原生物学研究所
电子邮箱：CCPM_C@ipbcams.ac.cn

52. 红色毛癣菌

国家科技资源标识符：CSTR:16698.06.NPRC 3.8.754

平台资源号：NPRC 3.8.754

保藏编号：CAMS-CCPM-C-Ⅲ-222-L-003

中文名称：红色毛癣菌

外文名称：*Trichophyton rubrum*

分类学地位：Fungi; Ascomycota; Eurotiomycetes; Onygenales; Arthrodermataceae; *Trichophyton*

生物危害程度：第三类

分离时间：未知

分离地址：中国北京市

分离基物：人皮肤组织

致病名称：皮肤癣菌病、肉芽肿

致病对象：人

来源历史：←中国医学科学院病原微生物菌（毒）种保藏中心医学病原微生物菌（毒）种保藏分中心←中国医学科学院病原生物学研究所← CBS (CBS 118892)

用　　途：临床检验，科研和教学等

联系单位：中国医学科学院病原生物学研究所

电子邮箱：CCPM_C@ipbcams.ac.cn

十八、迟缓曲霉

53. 迟缓曲霉

国家科技资源标识符：CSTR:16698.06.NPRC 3.8.755

平台资源号：NPRC 3.8.755

保藏编号：CAMS-CCPM-D 04967

中文名称：迟缓曲霉

外文名称：*Aspergillus lentulus*

分类学地位：Fungi; Ascomycota; Pezizomycotina; Eurotiales; Aspergillaceae; *Aspergillus*

生物危害程度：第三类

分离时间：2023-01-13

分离地址：中国江苏省南京市

分离基物：患者痰液

致病名称：肺曲霉病

致病对象：人、动物

来源历史：←中国医学科学院病原微生物菌（毒）种保藏中心医学真菌保藏分中心←中国医学科学院皮肤病医院（中国医学科学院皮肤病研究所）←南京市鼓楼医院

用　　途：临床检验

联系单位：中国医学科学院皮肤病医院（中国医学科学院皮肤病研究所）

电子邮箱：meih@pumcderm.cams.cn

十九、黄曲霉

54. 黄曲霉

国家科技资源标识符：CSTR:16698.06.NPRC 3.8.756

平台资源号：NPRC 3.8.756

保藏编号：CAMS-CCPM-D 04963

中文名称：黄曲霉

外文名称：*Aspergillus flavus*

分类学地位：Fungi; Ascomycota; Pezizomycotina; Eurotiales; Aspergillaceae; *Aspergillus*

生物危害程度：第三类

分离时间：2023-01-14

分离地址：中国江苏省南京市

分离基物：患者痰液

致病名称：肺曲霉病、侵袭性曲霉病

致病对象：人、动物

来源历史：←中国医学科学院病原微生物菌（毒）种保藏中心医学真菌保藏分中心←中国医学科学院皮肤病医院（中国医学科学院皮肤病研究所）←南京市鼓楼

医院

用　　途：临床检验

联系单位：中国医学科学院皮肤病医院（中国医学科学院皮肤病研究所）

电子邮箱：meih@pumcderm.cams.cn

55. 黄曲霉

国家科技资源标识符：CSTR:16698.06.NPRC 3.8.757

平台资源号：NPRC 3.8.757

保藏编号：CAMS-CCPM-D 04966

中文名称：黄曲霉

外文名称：*Aspergillus flavus*

分类学地位：Fungi; Ascomycota; Pezizomycotina; Eurotiales; Aspergillaceae; *Aspergillus*

生物危害程度：第三类

分离时间：2023-01-13

分离地址：中国江苏省南京市

分离基物：患者痰液

致病名称：肺曲霉病、侵袭性曲霉病

致病对象：人、动物

来源历史：←中国医学科学院病原微生物菌（毒）种保藏中心医学真菌保藏分中心←中国医学科学院皮肤病医院（中国医学科学院皮肤病研究所）←南京市鼓楼医院

用　　途：临床检验

联系单位：中国医学科学院皮肤病医院（中国医学科学院皮肤病研究所）

电子邮箱：meih@pumcderm.cams.cn

56. 黄曲霉

国家科技资源标识符：CSTR:16698.06.NPRC 3.8.758

平台资源号：NPRC 3.8.758

保藏编号：CAMS-CCPM-D 04968

中文名称：黄曲霉

外文名称：*Aspergillus flavus*

分类学地位：Fungi; Ascomycota; Pezizomycotina; Eurotiales; Aspergillaceae; *Aspergillus*

生物危害程度：第三类

分离时间：2023-01-13

分离地址：中国江苏省南京市

分离基物：患者痰液

致病名称：肺曲霉病、侵袭性曲霉病

致病对象：人、动物

来源历史：←中国医学科学院病原微生物菌（毒）种保藏中心医学真菌保藏分中心←中国医学科学院皮肤病医院（中国医学科学院皮肤病研究所）←南京市鼓楼医院

用　　途：临床检验

联系单位：中国医学科学院皮肤病医院（中国医学科学院皮肤病研究所）

电子邮箱：meih@pumcderm.cams.cn

57. 黄曲霉

国家科技资源标识符：CSTR:16698.06.NPRC 3.8.759

平台资源号：NPRC 3.8.759

保藏编号：CAMS-CCPM-D 04971

中文名称：黄曲霉

外文名称：*Aspergillus flavus*

分类学地位：Fungi; Ascomycota; Pezizomycotina; Eurotiales; Aspergillaceae; *Aspergillus*

生物危害程度：第三类

分离时间：2023-01-10

分离地址：中国江苏省南京市

分离基物：患者痰液

致病名称：肺曲霉病、侵袭性曲霉病

致病对象：人、动物

来源历史：←中国医学科学院病原微生物菌（毒）种保藏中心医学真菌保藏分中心←中国医学科学院皮肤病医院（中国医学科学院皮肤病研究所）←南京市鼓楼医院

用　　途：临床检验

联系单位：中国医学科学院皮肤病医院（中国医学科学院皮肤病研究所）
电子邮箱：meih@pumcderm.cams.cn

58. 黄曲霉

国家科技资源标识符：CSTR:16698.06.NPRC 3.8.760
平台资源号：NPRC 3.8.760
保藏编号：CAMS-CCPM-D 04974
中文名称：黄曲霉
外文名称：*Aspergillus flavus*
分类学地位：Fungi; Ascomycota; Pezizomycotina; Eurotiales; Aspergillaceae; *Aspergillus*
生物危害程度：第三类
分离时间：2023-01-10
分离地址：中国江苏省南京市
分离基物：患者痰液
致病名称：肺曲霉病、侵袭性曲霉病
致病对象：人、动物
来源历史：←中国医学科学院病原微生物菌(毒)种保藏中心医学真菌保藏分中心←中国医学科学院皮肤病医院（中国医学科学院皮肤病研究所）←南京市鼓楼医院
用　　途：临床检验
联系单位：中国医学科学院皮肤病医院（中国医学科学院皮肤病研究所）
电子邮箱：meih@pumcderm.cams.cn

59. 黄曲霉

国家科技资源标识符：CSTR:16698.06.NPRC 3.8.761
平台资源号：NPRC 3.8.761
保藏编号：CAMS-CCPM-D 04979
中文名称：黄曲霉
外文名称：*Aspergillus flavus*
分类学地位：Fungi; Ascomycota; Pezizomycotina; Eurotiales; Aspergillaceae; *Aspergillus*
生物危害程度：第三类
分离时间：2023-01-11
分离地址：中国江苏省南京市
分离基物：患者痰液
致病名称：肺曲霉病、侵袭性曲霉病
致病对象：人、动物
来源历史：←中国医学科学院病原微生物菌(毒)种保藏中心医学真菌保藏分中心←中国医学科学院皮肤病医院（中国医学科学院皮肤病研究所）←南京市鼓楼医院
用　　途：临床检验
联系单位：中国医学科学院皮肤病医院（中国医学科学院皮肤病研究所）
电子邮箱：meih@pumcderm.cams.cn

60. 黄曲霉

国家科技资源标识符：CSTR:16698.06.NPRC 3.8.762
平台资源号：NPRC 3.8.762
保藏编号：CAMS-CCPM-D 04984
中文名称：黄曲霉
外文名称：*Aspergillus flavus*
分类学地位：Fungi; Ascomycota; Pezizomycotina; Eurotiales; Aspergillaceae; *Aspergillus*
生物危害程度：第三类
分离时间：2023-01-13
分离地址：中国江苏省南京市
分离基物：患者痰液
致病名称：肺曲霉病、侵袭性曲霉病
致病对象：人、动物
来源历史：←中国医学科学院病原微生物菌(毒)种保藏中心医学真菌保藏分中心←中国医学科学院皮肤病医院（中国医学科学院皮肤病研究所）←南京市鼓楼医院
用　　途：临床检验
联系单位：中国医学科学院皮肤病医院（中国医学科学院皮肤病研究所）

电子邮箱：meih@pumcderm.cams.cn

61. 黄曲霉

国家科技资源标识符：CSTR:16698.06.NPRC 3.8.763
平台资源号：NPRC 3.8.763
保藏编号：CAMS-CCPM-D 04975
中文名称：黄曲霉
外文名称：*Aspergillus flavus*
分类学地位：Fungi; Ascomycota; Pezizomycotina; Eurotiales; Aspergillaceae; *Aspergillus*
生物危害程度：第三类
分离时间：2023-01-11
分离地址：中国江苏省南京市
分离基物：患者痰液
致病名称：肺曲霉病、侵袭性曲霉病
致病对象：人、动物
来源历史：←中国医学科学院病原微生物菌(毒)种保藏中心医学真菌保藏分中心←中国医学科学院皮肤病医院(中国医学科学院皮肤病研究所)←南京市鼓楼医院
用　　途：临床检验
联系单位：中国医学科学院皮肤病医院(中国医学科学院皮肤病研究所)
电子邮箱：meih@pumcderm.cams.cn

二十、棘状外瓶霉

62. 棘状外瓶霉

国家科技资源标识符：CSTR:16698.06.NPRC 3.8.764
平台资源号：NPRC 3.8.764
保藏编号：CAMS-CCPM-D 05793
中文名称：棘状外瓶霉
外文名称：*Exophiala spinifera*
分类学地位：Fungi; Ascomycota; Pezizomycotina; Chaetothyriales; Herpotrichiellaceae; *Exophiala*
生物危害程度：第三类
分离时间：2023-06-21
分离地址：中国江苏省南京市
分离基物：患者皮肤分泌物
致病名称：暗色丝孢霉病、鼻窦炎、足菌肿
致病对象：人、动物
来源历史：←中国医学科学院病原微生物菌(毒)种保藏中心医学真菌保藏分中心←中国医学科学院皮肤病医院(中国医学科学院皮肤病研究所)
用　　途：临床检验
联系单位：中国医学科学院皮肤病医院(中国医学科学院皮肤病研究所)
电子邮箱：meih@pumcderm.cams.cn

二十一、季也蒙念珠菌

63. 季也蒙念珠菌

国家科技资源标识符：CSTR:16698.06.NPRC 3.8.765
平台资源号：NPRC 3.8.765
保藏编号：CAMS-CCPM-D 52499
中文名称：季也蒙念珠菌
外文名称：*Meyerozyma guilliermondii*
分类学地位：Fungi; Ascomycota; Saccharomycotina; Saccharomycetales; Debaryomycetaceae ; *Meyerozyma*
生物危害程度：第三类
分离时间：2023-06-26
分离地址：中国江苏省南京市
分离基物：人皮肤组织
致病名称：心内膜炎、骨髓炎、尿路感染
致病对象：人、动物
来源历史：←中国医学科学院病原微生物菌(毒)

种保藏中心医学真菌保藏分中心←中国医学科学院皮肤病医院（中国医学科学院皮肤病研究所）
用　　途：临床检验
联系单位：中国医学科学院皮肤病医院（中国医学科学院皮肤病研究所）
电子邮箱：meih@pumcderm.cams.cn

64. 季也蒙念珠菌

国家科技资源标识符：CSTR:16698.06.NPRC 3.8.766
平台资源号：NPRC 3.8.766
保藏编号：CAMS-CCPM-D 52506
中文名称：季也蒙念珠菌
外文名称：*Meyerozyma guilliermondii*
分类学地位：Fungi; Ascomycota; Saccharomycotina; Saccharomycetales; Debaryomycetaceae ; *Meyerozyma*
生物危害程度：第三类
分离时间：2023-07-15
分离地址：中国江苏省南京市
分离基物：指甲
致病名称：心内膜炎、骨髓炎、尿路感染
致病对象：人、动物
来源历史：←中国医学科学院病原微生物菌(毒）种保藏中心医学真菌保藏分中心←中国医学科学院皮肤病医院（中国医学科学院皮肤病研究所）
用　　途：临床检验
联系单位：中国医学科学院皮肤病医院（中国医学科学院皮肤病研究所）
电子邮箱：meih@pumcderm.cams.cn

65. 季也蒙念珠菌

国家科技资源标识符：CSTR:16698.06.NPRC 3.8.767
平台资源号：NPRC 3.8.767
保藏编号：CAMS-CCPM-D 52507
中文名称：季也蒙念珠菌
外文名称：*Meyerozyma guilliermondii*
分类学地位：Fungi; Ascomycota; Saccharomycotina; Saccharomycetales; Debaryomycetaceae ; *Meyerozyma*
生物危害程度：第三类
分离时间：2023-06-26
分离地址：中国江苏省南京市
分离基物：指甲
致病名称：心内膜炎、骨髓炎、尿路感染
致病对象：人、动物
来源历史：←中国医学科学院病原微生物菌(毒）种保藏中心医学真菌保藏分中心←中国医学科学院皮肤病医院（中国医学科学院皮肤病研究所）
用　　途：临床检验
联系单位：中国医学科学院皮肤病医院（中国医学科学院皮肤病研究所）
电子邮箱：meih@pumcderm.cams.cn

二十二、尖孢镰刀菌

66. 尖孢镰刀菌

国家科技资源标识符：CSTR:16698.06.NPRC 3.8.768
平台资源号：NPRC 3.8.768
保藏编号：CAMS-CCPM-D 05995
中文名称：尖孢镰刀菌
外文名称：*Fusarium oxysporum*
分类学地位：Fungi; Basidiomycota; Agaricomycotina; Hypocreales; Nectriaceae; *Fusarium*
生物危害程度：第三类
分离时间：2024-03-28
分离地址：中国福建省厦门市
分离基物：患者眼角膜
致病名称：角膜炎、眼内炎、肺炎、皮肤真菌病
致病对象：人、动物

来源历史：←中国医学科学院病原微生物菌（毒）种保藏中心医学真菌保藏分中心←中国医学科学院皮肤病医院（中国医学科学院皮肤病研究所）←厦门大学附属第一医院

用　　途：临床检验

联系单位：中国医学科学院皮肤病医院（中国医学科学院皮肤病研究所）

电子邮箱：meih@pumcderm.cams.cn

67. 尖孢镰刀菌

国家科技资源标识符：CSTR:16698.06.NPRC 3.8.769

平台资源号：NPRC 3.8.769

保藏编号：CAMS-CCPM-D 05996

中文名称：尖孢镰刀菌

外文名称：*Fusarium oxysporum*

分类学地位：Fungi; Basidiomycota; Agaricomycotina; Hypocreales; Nectriaceae; *Fusarium*

生物危害程度：第三类

分离时间：2024-03-28

分离地址：中国福建省厦门市

分离基物：患者血液

致病名称：角膜炎、眼内炎、肺炎、皮肤真菌病

致病对象：人、动物

来源历史：←中国医学科学院病原微生物菌（毒）种保藏中心医学真菌保藏分中心←中国医学科学院皮肤病医院（中国医学科学院皮肤病研究所）←厦门大学附属第一医院

用　　途：临床检验

联系单位：中国医学科学院皮肤病医院（中国医学科学院皮肤病研究所）

电子邮箱：meih@pumcderm.cams.cn

68. 尖孢镰刀菌

国家科技资源标识符：CSTR:16698.06.NPRC 3.8.770

平台资源号：NPRC 3.8.770

保藏编号：CAMS-CCPM-D 05999

中文名称：尖孢镰刀菌

外文名称：*Fusarium oxysporum*

分类学地位：Fungi; Basidiomycota; Agaricomycotina; Hypocreales; Nectriaceae; *Fusarium*

生物危害程度：第三类

分离时间：2024-03-28

分离地址：中国福建省厦门市

分离基物：患者眼角膜

致病名称：角膜炎、眼内炎、肺炎、皮肤真菌病

致病对象：人、动物

来源历史：←中国医学科学院病原微生物菌（毒）种保藏中心医学真菌保藏分中心←中国医学科学院皮肤病医院（中国医学科学院皮肤病研究所）←厦门大学附属第一医院

用　　途：临床检验

联系单位：中国医学科学院皮肤病医院（中国医学科学院皮肤病研究所）

电子邮箱：meih@pumcderm.cams.cn

二十三、近平滑念珠菌

69. 近平滑念珠菌

国家科技资源标识符：CSTR:16698.06.NPRC 3.8.771

平台资源号：NPRC 3.8.771

保藏编号：CAMS-CCPM-D 52505

中文名称：近平滑念珠菌

外文名称：*Candida parapsilosis*

分类学地位：Fungi; Ascomycota; Saccharomycotina; Saccharomycetales; Debaryomycetaceae; *Candida*

生物危害程度：第三类

分离时间：2023-06-26

分离地址：中国江苏省南京市

分离基物：人皮肤组织
致病名称：皮肤黏膜念珠菌病、甲癣、心内膜炎、眼内炎、念珠菌败血症
致病对象：人、动物
来源历史：←中国医学科学院病原微生物菌（毒）种保藏中心医学真菌保藏分中心←中国医学科学院皮肤病医院（中国医学科学院皮肤病研究所）
用　　途：临床检验
联系单位：中国医学科学院皮肤病医院（中国医学科学院皮肤病研究所）
电子邮箱：meih@pumcderm.cams.cn

二十四、卡氏枝孢瓶霉

70. 卡氏枝孢瓶霉

国家科技资源标识符：CSTR:16698.06.NPRC 3.8.772
平台资源号：NPRC 3.8.772
保藏编号：CAMS-CCPM-D 05224
中文名称：卡氏枝孢瓶霉
外文名称：*Cladophialophora carrianii*
分类学地位：Fungi; Ascomycota; Pezizomycotina; Chaetothyriales; Herpotrichiellaceae; *Cladophialophora*
生物危害程度：第三类
分离时间：2023-05-10
分离地址：中国江苏省南京市
分离基物：人皮肤组织
致病名称：着色芽生菌病、暗色丝孢霉病
致病对象：人、动物
来源历史：←中国医学科学院病原微生物菌（毒）种保藏中心医学真菌保藏分中心←中国医学科学院皮肤病医院（中国医学科学院皮肤病研究所）
用　　途：临床检验
联系单位：中国医学科学院皮肤病医院（中国医学科学院皮肤病研究所）
电子邮箱：meih@pumcderm.cams.cn

71. 卡氏枝孢瓶霉

国家科技资源标识符：CSTR:16698.06.NPRC 3.8.773
平台资源号：NPRC 3.8.773
保藏编号：CAMS-CCPM-D 05810
中文名称：卡氏枝孢瓶霉
外文名称：*Cladophialophora carrianii*
分类学地位：Fungi; Ascomycota; Pezizomycotina; Chaetothyriales; Herpotrichiellaceae; *Cladophialophora*
生物危害程度：第三类
分离时间：2023-12-15
分离地址：中国江苏省南京市
分离基物：人皮肤组织破溃分泌物
致病名称：着色芽生菌病、暗色丝孢霉病
致病对象：人、动物
来源历史：←中国医学科学院病原微生物菌（毒）种保藏中心医学真菌保藏分中心←中国医学科学院皮肤病医院（中国医学科学院皮肤病研究所）
用　　途：临床检验
联系单位：中国医学科学院皮肤病医院（中国医学科学院皮肤病研究所）
电子邮箱：meih@pumcderm.cams.cn

72. 卡氏枝孢瓶霉

国家科技资源标识符：CSTR:16698.06.NPRC 3.8.774
平台资源号：NPRC 3.8.774
保藏编号：CAMS-CCPM-D 05811
中文名称：卡氏枝孢瓶霉
外文名称：*Cladophialophora carrianii*
分类学地位：Fungi; Ascomycota; Pezizomycotina; Chaetothyriales; Herpotrichiellaceae; *Cladophialophora*

生物危害程度：第三类
分离时间：2023-12-23
分离地址：中国江苏省南京市
分离基物：患者皮肤分泌物
致病名称：着色芽生菌病、暗色丝孢霉病
致病对象：人、动物
来源历史：←中国医学科学院病原微生物菌（毒）种保藏中心医学真菌保藏分中心←中国医学科学院皮肤病医院（中国医学科学院皮肤病研究所）
用　　途：临床检验
联系单位：中国医学科学院皮肤病医院（中国医学科学院皮肤病研究所）
电子邮箱：meih@pumcderm.cams.cn

73. 卡氏枝孢瓶霉

国家科技资源标识符：CSTR:16698.06.NPRC 3.8.775
平台资源号：NPRC 3.8.775
保藏编号：CAMS-CCPM-D 05813
中文名称：卡氏枝孢瓶霉
外文名称：*Cladophialophora carrianii*
分类学地位：Fungi; Ascomycota; Pezizomycotina; Chaetothyriales; Herpotrichiellaceae; *Cladophialophora*
生物危害程度：第三类
分离时间：2024-01-16
分离地址：中国江苏省南京市
分离基物：患者皮肤分泌物
致病名称：着色芽生菌病、暗色丝孢霉病
致病对象：人、动物
来源历史：←中国医学科学院病原微生物菌（毒）种保藏中心医学真菌保藏分中心←中国医学科学院皮肤病医院（中国医学科学院皮肤病研究所）
用　　途：临床检验
联系单位：中国医学科学院皮肤病医院（中国医学科学院皮肤病研究所）
电子邮箱：meih@pumcderm.cams.cn

74. 卡氏枝孢瓶霉

国家科技资源标识符：CSTR:16698.06.NPRC 3.8.776
平台资源号：NPRC 3.8.776
保藏编号：CAMS-CCPM-D 05985
中文名称：卡氏枝孢瓶霉
外文名称：*Cladophialophora carrianii*
分类学地位：Fungi; Ascomycota; Pezizomycotina; Chaetothyriales; Herpotrichiellaceae; *Cladophialophora*
生物危害程度：第三类
分离时间：2024-03-14
分离地址：中国江苏省南京市
分离基物：人皮肤组织
致病名称：着色芽生菌病、暗色丝孢霉病
致病对象：人、动物
来源历史：←中国医学科学院病原微生物菌（毒）种保藏中心医学真菌保藏分中心←中国医学科学院皮肤病医院（中国医学科学院皮肤病研究所）
用　　途：临床检验
联系单位：中国医学科学院皮肤病医院（中国医学科学院皮肤病研究所）
电子邮箱：meih@pumcderm.cams.cn

二十五、镰刀菌

75. 镰刀菌

国家科技资源标识符：CSTR:16698.06.NPRC 3.8.777
平台资源号：NPRC 3.8.777
保藏编号：CAMS-CCPM-D 05988
中文名称：镰刀菌
外文名称：*Fusarium* sp.
分类学地位：Fungi; Basidiomycota; Agaricomycoti-

na; Hypocreales; Nectriaceae; *Fusarium*
生物危害程度：第三类
分离时间：2024-03-28
分离地址：中国福建省厦门市
分离基物：指甲
致病名称：角膜炎、眼内炎、鼻窦炎、甲真菌病、关节炎、心内膜炎
致病对象：人、动物
来源历史：←中国医学科学院病原微生物菌（毒）种保藏中心医学真菌保藏分中心←中国医学科学院皮肤病医院（中国医学科学院皮肤病研究所）←厦门大学附属第一医院
用　　途：临床检验
联系单位：中国医学科学院皮肤病医院（中国医学科学院皮肤病研究所）
电子邮箱：meih@pumcderm.cams.cn

76. 镰刀菌

国家科技资源标识符：CSTR:16698.06.NPRC 3.8.778
平台资源号：NPRC 3.8.778
保藏编号：CAMS-CCPM-D 05990
中文名称：镰刀菌
外文名称：*Fusarium* sp.
分类学地位：Fungi; Basidiomycota; Agaricomycotina; Hypocreales; Nectriaceae; *Fusarium*
生物危害程度：第三类
分离时间：2024-03-28
分离地址：中国福建省厦门市
分离基物：人皮肤组织
致病名称：角膜炎、眼内炎、鼻窦炎、甲真菌病、关节炎、心内膜炎
致病对象：人、动物
来源历史：←中国医学科学院病原微生物菌（毒）种保藏中心医学真菌保藏分中心←中国医学科学院皮肤病医院（中国医学科学院皮肤病研究所）←厦门大学附属第一医院
用　　途：临床检验
联系单位：中国医学科学院皮肤病医院（中国医学科学院皮肤病研究所）
电子邮箱：meih@pumcderm.cams.cn

77. 镰刀菌

国家科技资源标识符：CSTR:16698.06.NPRC 3.8.779
平台资源号：NPRC 3.8.779
保藏编号：CAMS-CCPM-D 06000
中文名称：镰刀菌
外文名称：*Fusarium* sp.
分类学地位：Fungi; Basidiomycota; Agaricomycotina; Hypocreales; Nectriaceae; *Fusarium*
生物危害程度：第三类
分离时间：2024-03-28
分离地址：中国福建省厦门市
分离基物：人皮肤组织
致病名称：角膜炎、眼内炎、鼻窦炎、甲真菌病、关节炎、心内膜炎
致病对象：人、动物
来源历史：←中国医学科学院病原微生物菌（毒）种保藏中心医学真菌保藏分中心←中国医学科学院皮肤病医院（中国医学科学院皮肤病研究所）←厦门大学附属第一医院
用　　途：临床检验
联系单位：中国医学科学院皮肤病医院（中国医学科学院皮肤病研究所）
电子邮箱：meih@pumcderm.cams.cn

78. 镰刀菌

国家科技资源标识符：CSTR:16698.06.NPRC 3.8.780
平台资源号：NPRC 3.8.780
保藏编号：CAMS-CCPM-D 06002
中文名称：镰刀菌
外文名称：*Fusarium* sp.

分类学地位：Fungi; Basidiomycota; Agaricomycotina; Hypocreales; Nectriaceae; *Fusarium*
生物危害程度：第三类
分离时间：2024-03-28
分离地址：中国福建省厦门市
分离基物：人皮肤组织
致病名称：角膜炎、眼内炎、鼻窦炎、甲真菌病、关节炎、心内膜炎
致病对象：人、动物
来源历史：←中国医学科学院病原微生物菌(毒)种保藏中心医学真菌保藏分中心←中国医学科学院皮肤病医院（中国医学科学院皮肤病研究所）←厦门大学附属第一医院
用　　途：临床检验
联系单位：中国医学科学院皮肤病医院（中国医学科学院皮肤病研究所）
电子邮箱：meih@pumcderm.cams.cn

二十六、链格孢菌

79. 链格孢菌

国家科技资源标识符：CSTR:16698.06.NPRC 3.8.781
平台资源号：NPRC 3.8.781
保藏编号：CAMS-CCPM-D 05814
中文名称：链格孢菌
外文名称：*Alternaria* sp.
分类学地位：Fungi; Ascomycota; Pezizomycotina; Pleosporales；Pleosporaceae; *Alternaria*
生物危害程度：第三类
分离时间：2024-01-24
分离地址：中国江苏省南京市
分离基物：皮损手术取材
致病名称：角膜炎、眼内炎、甲癣
致病对象：人、动物
来源历史：←中国医学科学院病原微生物菌(毒)种保藏中心医学真菌保藏分中心←中国医学科学院皮肤病医院（中国医学科学院皮肤病研究所）
用　　途：临床检验
联系单位：中国医学科学院皮肤病医院（中国医学科学院皮肤病研究所）
电子邮箱：meih@pumcderm.cams.cn

二十七、轮枝镰刀菌

80. 轮枝镰刀菌

国家科技资源标识符：CSTR:16698.06.NPRC 3.8.782
平台资源号：NPRC 3.8.782
保藏编号：CAMS-CCPM-D 05992
中文名称：轮枝镰刀菌
外文名称：*Fusarium verticillioides*
分类学地位：Fungi; Basidiomycota; Agaricomycotina; Hypocreales; Nectriaceae; *Fusarium*
生物危害程度：第三类
分离时间：2024-03-28
分离地址：中国福建省厦门市
分离基物：患者眼角膜
致病名称：角膜炎、眼内炎、鼻窦炎、腹膜炎
致病对象：人、动物
来源历史：←中国医学科学院病原微生物菌(毒)种保藏中心医学真菌保藏分中心←中国医学科学院皮肤病医院（中国医学科学院皮肤病研究所）←厦门大学附属第一医院
用　　途：临床检验
联系单位：中国医学科学院皮肤病医院（中国医学科学院皮肤病研究所）
电子邮箱：meih@pumcderm.cams.cn

81. 轮枝镰刀菌

国家科技资源标识符：CSTR:16698.06.NPRC 3.8.783
平台资源号：NPRC 3.8.783
保藏编号：CAMS-CCPM-D 05997
中文名称：轮枝镰刀菌
外文名称：*Fusarium verticillioides*
分类学地位：Fungi; Basidiomycota; Agaricomycotina; Hypocreales; Nectriaceae; *Fusarium*
生物危害程度：第三类
分离时间：2024-03-28
分离地址：中国福建省厦门市
分离基物：患者眼角膜
致病名称：角膜炎、眼内炎、鼻窦炎、腹膜炎
致病对象：人、动物
来源历史：←中国医学科学院病原微生物菌(毒)种保藏中心医学真菌保藏分中心←中国医学科学院皮肤病医院（中国医学科学院皮肤病研究所）←厦门大学附属第一医院
用　　途：临床检验
联系单位：中国医学科学院皮肤病医院（中国医学科学院皮肤病研究所）
电子邮箱：meih@pumcderm.cams.cn

82. 轮枝镰刀菌

国家科技资源标识符：CSTR:16698.06.NPRC 3.8.784
平台资源号：NPRC 3.8.784
保藏编号：CAMS-CCPM-D 06006
中文名称：轮枝镰刀菌
外文名称：*Fusarium verticillioides*
分类学地位：Fungi; Basidiomycota; Agaricomycotina; Hypocreales; Nectriaceae; *Fusarium*
生物危害程度：第三类
分离时间：2024-03-28
分离地址：中国福建省厦门市
分离基物：人皮肤组织
致病名称：角膜炎、眼内炎、鼻窦炎、腹膜炎
致病对象：人、动物
来源历史：←中国医学科学院病原微生物菌(毒)种保藏中心医学真菌保藏分中心←中国医学科学院皮肤病医院（中国医学科学院皮肤病研究所）←厦门大学附属第一医院
用　　途：临床检验
联系单位：中国医学科学院皮肤病医院（中国医学科学院皮肤病研究所）
电子邮箱：meih@pumcderm.cams.cn

83. 轮枝镰刀菌

国家科技资源标识符：CSTR:16698.06.NPRC 3.8.785
平台资源号：NPRC 3.8.785
保藏编号：CAMS-CCPM-D 06007
中文名称：轮枝镰刀菌
外文名称：*Fusarium verticillioides*
分类学地位：Fungi; Basidiomycota; Agaricomycotina; Hypocreales; Nectriaceae; *Fusarium*
生物危害程度：第三类
分离时间：2024-03-28
分离地址：中国福建省厦门市
分离基物：患者血液
致病名称：角膜炎、眼内炎、鼻窦炎、腹膜炎
致病对象：人、动物
来源历史：←中国医学科学院病原微生物菌(毒)种保藏中心医学真菌保藏分中心←中国医学科学院皮肤病医院（中国医学科学院皮肤病研究所）←厦门大学附属第一医院
用　　途：临床检验
联系单位：中国医学科学院皮肤病医院（中国医学科学院皮肤病研究所）
电子邮箱：meih@pumcderm.cams.cn

84. 轮枝镰刀菌

国家科技资源标识符：CSTR:16698.06.NPRC 3.8.786
平台资源号：NPRC 3.8.786
保藏编号：CAMS-CCPM-D 05789
中文名称：轮枝镰刀菌
外文名称：*Fusarium verticillioides*
分类学地位：Fungi; Basidiomycota; Agaricomycotina; Hypocreales; Nectriaceae; *Fusarium*
生物危害程度：第三类
分离时间：2023-11-06
分离地址：中国陕西省西安市
分离基物：人皮肤组织
致病名称：角膜炎、眼内炎、鼻窦炎、腹膜炎
致病对象：人、动物
来源历史：←中国医学科学院病原微生物菌(毒）种保藏中心医学真菌保藏分中心←中国医学科学院皮肤病医院（中国医学科学院皮肤病研究所）←空军军医大学附属第一医院（西京医院）
用　　途：临床检验
联系单位：中国医学科学院皮肤病医院（中国医学科学院皮肤病研究所）
电子邮箱：meih@pumcderm.cams.cn

二十八、马尔尼菲篮状菌

85. 马尔尼菲篮状菌

国家科技资源标识符：CSTR:16698.06.NPRC 3.8.787
平台资源号：NPRC 3.8.787
保藏编号：CAMS-CCPM-D 05446
中文名称：马尔尼菲篮状菌
外文名称：*Talaromyces marneffei*
分类学地位：Fungi; Ascomycota; Pezizomycotina; Eurotiales; Trichocomaceae; *Talaromyces*
生物危害程度：第三类
分离时间：2023-06-29
分离地址：中国浙江省杭州市
分离基物：肺部组织
致病名称：马尔尼菲篮状菌病
致病对象：人、动物
来源历史：←中国医学科学院病原微生物菌(毒）种保藏中心医学真菌保藏分中心←中国医学科学院皮肤病医院（中国医学科学院皮肤病研究所）←杭州市第三人民医院
用　　途：临床检验
联系单位：中国医学科学院皮肤病医院（中国医学科学院皮肤病研究所）
电子邮箱：meih@pumcderm.cams.cn

二十九、米根霉

86. 米根霉

国家科技资源标识符：CSTR:16698.06.NPRC 3.8.788
平台资源号：NPRC 3.8.788
保藏编号：CAMS-CCPM-D 05923
中文名称：米根霉
外文名称：*Rhizopus oryzae*
分类学地位：Fungi; Mucoromycota; Mucoromycotina; Mucorales; Mucoraceae; *Rhizopus*
生物危害程度：第三类
分离时间：2024-03-07
分离地址：中国福建省厦门市
分离基物：未知
致病名称：肺毛霉病、鼻脑毛霉病、播散性毛霉病
致病对象：人、动物
来源历史：←中国医学科学院病原微生物菌(毒）

种保藏中心医学真菌保藏分中心←中国医学科学院皮肤病医院（中国医学科学院皮肤病研究所）←厦门大学附属第一医院
用　　途：临床检验
联系单位：中国医学科学院皮肤病医院（中国医学科学院皮肤病研究所）
电子邮箱：meih@pumcderm.cams.cn

三十、莫诺法着色霉

87. 莫诺法着色霉

国家科技资源标识符：CSTR:16698.06.NPRC 3.8.789
平台资源号：NPRC 3.8.789
保藏编号：CAMS-CCPM-D 05225
中文名称：莫诺法着色霉
外文名称：*Fonsecaea monophora*
分类学地位：Fungi; Ascomycota; Pezizomycotina; Chaetothyriales; Herpotrichiellaceae; *Fonsecaea*
生物危害程度：第三类
分离时间：2023-03-28
分离地址：中国江苏省南京市
分离基物：人皮肤组织
致病名称：着色芽生菌病、脑脓肿
致病对象：人、动物
来源历史：←中国医学科学院病原微生物菌(毒)种保藏中心医学真菌保藏分中心←中国医学科学院皮肤病医院（中国医学科学院皮肤病研究所）
用　　途：临床检验
联系单位：中国医学科学院皮肤病医院（中国医学科学院皮肤病研究所）
电子邮箱：meih@pumcderm.cams.cn

88. 莫诺法着色霉

国家科技资源标识符：CSTR:16698.06.NPRC 3.8.790
平台资源号：NPRC 3.8.790
保藏编号：CAMS-CCPM-D 06008
中文名称：莫诺法着色霉
外文名称：*Fonsecaea monophora*
分类学地位：Fungi; Ascomycota; Pezizomycotina; Chaetothyriales; Herpotrichiellaceae; *Fonsecaea*
生物危害程度：第三类
分离时间：2024-04-02
分离地址：中国江苏省南京市
分离基物：人皮肤组织
致病名称：着色芽生菌病、脑脓肿
致病对象：人、动物
来源历史：←中国医学科学院病原微生物菌(毒)种保藏中心医学真菌保藏分中心←中国医学科学院皮肤病医院（中国医学科学院皮肤病研究所）
用　　途：临床检验
联系单位：中国医学科学院皮肤病医院（中国医学科学院皮肤病研究所）
电子邮箱：meih@pumcderm.cams.cn

三十一、耐盐枝孢霉

89. 耐盐枝孢霉

国家科技资源标识符：CSTR:16698.06.NPRC 3.8.791
平台资源号：NPRC 3.8.791
保藏编号：CAMS-CCPM-D 05795
中文名称：耐盐枝孢霉
外文名称：*Cladosporium halotolerans*
分类学地位：Fungi; Ascomycota; Pezizomycotina; Cladosporiales; Cladosporiaceae;

Cladosporium
生物危害程度：第三类
分离时间：2023-12-29
分离地址：中国江苏省南京市
分离基物：背手术皮损取材
致病名称：暗色丝孢霉病
致病对象：人、动物
来源历史：←中国医学科学院病原微生物菌(毒)种保藏中心医学真菌保藏分中心←中国医学科学院皮肤病医院（中国医学科学院皮肤病研究所）
用 途：临床检验
联系单位：中国医学科学院皮肤病医院（中国医学科学院皮肤病研究所）
电子邮箱：meih@pumcderm.cams.cn

90. 耐盐枝孢霉

国家科技资源标识符：CSTR:16698.06.NPRC 3.8.792
平台资源号：NPRC 3.8.792
保藏编号：CAMS-CCPM-D 05812
中文名称：耐盐枝孢霉
外文名称：*Cladosporium halotolerans*
分类学地位：Fungi; Ascomycota; Pezizomycotina; Cladosporiales; Cladosporiaceae; *Cladosporium*
生物危害程度：第三类
分离时间：2023-12-15
分离地址：中国江苏省南京市
分离基物：人皮肤组织
致病名称：暗色丝孢霉病
致病对象：人、动物
来源历史：←中国医学科学院病原微生物菌(毒)种保藏中心医学真菌保藏分中心←中国医学科学院皮肤病医院（中国医学科学院皮肤病研究所）
用 途：临床检验
联系单位：中国医学科学院皮肤病医院（中国医学科学院皮肤病研究所）
电子邮箱：meih@pumcderm.cams.cn

三十二、欧洲瓶霉

91. 欧洲瓶霉

国家科技资源标识符：CSTR:16698.06.NPRC 3.8.793
平台资源号：NPRC 3.8.793
保藏编号：CAMS-CCPM-D 05439
中文名称：欧洲瓶霉
外文名称：*Phialophora europaea*
分类学地位：Fungi; Ascomycota; Pezizomycotina; Chaetothyriales; Herpotrichiellaceae; *Phialophora*
生物危害程度：第三类
分离时间：2023-06-25
分离地址：中国江苏省南京市
分离基物：人皮肤组织
致病名称：着色芽生菌病、暗色丝孢霉病
致病对象：人、动物
来源历史：←中国医学科学院病原微生物菌(毒)种保藏中心医学真菌保藏分中心←中国医学科学院皮肤病医院（中国医学科学院皮肤病研究所）
用 途：临床检验
联系单位：中国医学科学院皮肤病医院（中国医学科学院皮肤病研究所）
电子邮箱：meih@pumcderm.cams.cn

三十三、茄病镰刀菌

92. 茄病镰刀菌

国家科技资源标识符：CSTR:16698.06.NPRC 3.8.794

平台资源号：NPRC 3.8.794
保藏编号：CAMS-CCPM-D 05987
中文名称：茄病镰刀菌
外文名称：*Fusarium solani*
分类学地位：Fungi; Basidiomycota; Agaricomycotina; Hypocreales; Nectriaceae; *Fusarium*
生物危害程度：第三类
分离时间：2024-03-28
分离地址：中国福建省厦门市
分离基物：患者眼角膜
致病名称：真菌性角膜炎、甲真菌病、皮肤感染、脓毒性关节炎、足菌肿、鼻窦炎等
致病对象：人、动物
来源历史：←中国医学科学院病原微生物菌(毒)种保藏中心医学真菌保藏分中心←中国医学科学院皮肤病医院（中国医学科学院皮肤病研究所）←厦门大学附属第一医院
用　　途：临床检验
联系单位：中国医学科学院皮肤病医院（中国医学科学院皮肤病研究所）
电子邮箱：meih@pumcderm.cams.cn

93. 茄病镰刀菌

国家科技资源标识符：CSTR:16698.06.NPRC 3.8.795
平台资源号：NPRC 3.8.795
保藏编号：CAMS-CCPM-D 05989
中文名称：茄病镰刀菌
外文名称：*Fusarium solani*
分类学地位：Fungi; Basidiomycota; Agaricomycotina; Hypocreales; Nectriaceae; *Fusarium*
生物危害程度：第三类
分离时间：2024-03-28
分离地址：中国福建省厦门市
分离基物：患者血液
致病名称：真菌性角膜炎、甲真菌病、皮肤感染、脓毒性关节炎、足菌肿、鼻窦炎等
致病对象：人、动物
来源历史：←中国医学科学院病原微生物菌(毒)种保藏中心医学真菌保藏分中心←中国医学科学院皮肤病医院（中国医学科学院皮肤病研究所）←厦门大学附属第一医院
用　　途：临床检验
联系单位：中国医学科学院皮肤病医院（中国医学科学院皮肤病研究所）
电子邮箱：meih@pumcderm.cams.cn

94. 茄病镰刀菌

国家科技资源标识符：CSTR:16698.06.NPRC 3.8.796
平台资源号：NPRC 3.8.796
保藏编号：CAMS-CCPM-D 05991
中文名称：茄病镰刀菌
外文名称：*Fusarium solani*
分类学地位：Fungi; Basidiomycota; Agaricomycotina; Hypocreales; Nectriaceae; *Fusarium*
生物危害程度：第三类
分离时间：2024-03-28
分离地址：中国福建省厦门市
分离基物：人皮肤组织
致病名称：真菌性角膜炎、甲真菌病、皮肤感染、脓毒性关节炎、足菌肿、鼻窦炎等
致病对象：人、动物
来源历史：←中国医学科学院病原微生物菌(毒)种保藏中心医学真菌保藏分中心←中国医学科学院皮肤病医院（中国医学科学院皮肤病研究所）←厦门大学附属第一医院
用　　途：临床检验
联系单位：中国医学科学院皮肤病医院（中国医学科学院皮肤病研究所）
电子邮箱：meih@pumcderm.cams.cn

95. 茄病镰刀菌

国家科技资源标识符：CSTR:16698.06.NPRC 3.8.797
平台资源号：NPRC 3.8.797
保藏编号：CAMS-CCPM-D 05994
中文名称：茄病镰刀菌
外文名称：*Fusarium solani*
分类学地位：Fungi; Basidiomycota; Agaricomycotina; Hypocreales; Nectriaceae; *Fusarium*
生物危害程度：第三类
分离时间：2024-03-28
分离地址：中国福建省厦门市
分离基物：患者眼角膜
致病名称：真菌性角膜炎、甲真菌病、皮肤感染、脓毒性关节炎、足菌肿、鼻窦炎等
致病对象：人、动物
来源历史：←中国医学科学院病原微生物菌(毒)种保藏中心医学真菌保藏分中心←中国医学科学院皮肤病医院（中国医学科学院皮肤病研究所）←厦门大学附属第一医院
用　　途：临床检验
联系单位：中国医学科学院皮肤病医院（中国医学科学院皮肤病研究所）
电子邮箱：meih@pumcderm.cams.cn

96. 茄病镰刀菌

国家科技资源标识符：CSTR:16698.06.NPRC 3.8.798
平台资源号：NPRC 3.8.798
保藏编号：CAMS-CCPM-D 05998
中文名称：茄病镰刀菌
外文名称：*Fusarium solani*
分类学地位：Fungi; Basidiomycota; Agaricomycotina; Hypocreales; Nectriaceae; *Fusarium*
生物危害程度：第三类
分离时间：2024-03-28
分离地址：中国福建省厦门市
分离基物：患者血液
致病名称：真菌性角膜炎、甲真菌病、皮肤感染、脓毒性关节炎、足菌肿、鼻窦炎等
致病对象：人、动物
来源历史：←中国医学科学院病原微生物菌(毒)种保藏中心医学真菌保藏分中心←中国医学科学院皮肤病医院（中国医学科学院皮肤病研究所）←厦门大学附属第一医院
用　　途：临床检验
联系单位：中国医学科学院皮肤病医院（中国医学科学院皮肤病研究所）
电子邮箱：meih@pumcderm.cams.cn

97. 茄病镰刀菌

国家科技资源标识符：CSTR:16698.06.NPRC 3.8.799
平台资源号：NPRC 3.8.799
保藏编号：CAMS-CCPM-D06001
中文名称：茄病镰刀菌
外文名称：*Fusarium solani*
分类学地位：Fungi; Basidiomycota; Agaricomycotina; Hypocreales; Nectriaceae; *Fusarium*
生物危害程度：第三类
分离时间：2024-03-28
分离地址：中国福建省厦门市
分离基物：患者眼角膜
致病名称：真菌性角膜炎、甲真菌病、皮肤感染、脓毒性关节炎、足菌肿、鼻窦炎等
致病对象：人、动物
来源历史：←中国医学科学院病原微生物菌(毒)种保藏中心医学真菌保藏分中心←中国医学科学院皮肤病医院（中国医学科学院皮肤病研究所）←厦门大学附属第一医院
用　　途：临床检验
联系单位：中国医学科学院皮肤病医院（中国医学科学院皮肤病研究所）

电子邮箱：meih@pumcderm.cams.cn

98. 茄病镰刀菌

国家科技资源标识符：CSTR:16698.06.NPRC 3.8.800
平台资源号：NPRC 3.8.800
保藏编号：CAMS-CCPM-D 06003
中文名称：茄病镰刀菌
外文名称：*Fusarium solani*
分类学地位：Fungi; Basidiomycota; Agaricomycotina; Hypocreales; Nectriaceae; *Fusarium*
生物危害程度：第三类
分离时间：2024-03-28
分离地址：中国福建省厦门市
分离基物：患者血液
致病名称：真菌性角膜炎、甲真菌病、皮肤感染、脓毒性关节炎、足菌肿、鼻窦炎等
致病对象：人、动物
来源历史：←中国医学科学院病原微生物菌(毒)种保藏中心医学真菌保藏分中心←中国医学科学院皮肤病医院（中国医学科学院皮肤病研究所）←厦门大学附属第一医院
用　　途：临床检验
联系单位：中国医学科学院皮肤病医院（中国医学科学院皮肤病研究所）
电子邮箱：meih@pumcderm.cams.cn

99. 茄病镰刀菌

国家科技资源标识符：CSTR:16698.06.NPRC 3.8.801
平台资源号：NPRC 3.8.801
保藏编号：CAMS-CCPM-D 06004
中文名称：茄病镰刀菌
外文名称：*Fusarium solani*
分类学地位：Fungi; Basidiomycota; Agaricomycotina; Hypocreales; Nectriaceae; *Fusarium*
生物危害程度：第三类
分离时间：2024-03-28
分离地址：中国福建省厦门市
分离基物：患者眼角膜
致病名称：真菌性角膜炎、甲真菌病、皮肤感染、脓毒性关节炎、足菌肿、鼻窦炎等
致病对象：人、动物
来源历史：←中国医学科学院病原微生物菌(毒)种保藏中心医学真菌保藏分中心←中国医学科学院皮肤病医院（中国医学科学院皮肤病研究所）←厦门大学附属第一医院
用　　途：临床检验
联系单位：中国医学科学院皮肤病医院（中国医学科学院皮肤病研究所）
电子邮箱：meih@pumcderm.cams.cn

100. 茄病镰刀菌

国家科技资源标识符：CSTR:16698.06.NPRC 3.8.802
平台资源号：NPRC 3.8.802
保藏编号：CAMS-CCPM-D 06005
中文名称：茄病镰刀菌
外文名称：*Fusarium solani*
分类学地位：Fungi; Basidiomycota; Agaricomycotina; Hypocreales; Nectriaceae; *Fusarium*
生物危害程度：第三类
分离时间：2024-03-28
分离地址：中国福建省厦门市
分离基物：人皮肤组织
致病名称：真菌性角膜炎、甲真菌病、皮肤感染、脓毒性关节炎、足菌肿、鼻窦炎等
致病对象：人、动物
来源历史：←中国医学科学院病原微生物菌(毒)种保藏中心医学真菌保藏分中心←中国医学科学院皮肤病医院（中国医学科学院皮肤病研究所）←厦门大学附属第一医院
用　　途：临床检验
联系单位：中国医学科学院皮肤病医院（中国医

学科学院皮肤病研究所）

电子邮箱：meih@pumcderm.cams.cn

101. 茄病镰刀菌

国家科技资源标识符：CSTR:16698.06.NPRC 3.8.803

平台资源号：NPRC 3.8.803

保藏编号：B24a

中文名称：茄病镰刀菌

外文名称：*Fusarium solani*

分类学地位：Fungi; Ascomycota; Pezizomycotina; Hypocreales; Nectriaceae; *Fusarium*

生物危害程度：第三类

分离时间：1981-05-16

分离地址：中国北京市

分离基物：患者[①]

致病名称：真菌性角膜炎、甲真菌病、皮肤感染、脓毒性关节炎、足菌肿、鼻窦炎等

致病对象：人、动物

来源历史：←中国医学科学院病原微生物菌(毒)种保藏中心医学真菌保藏分中心←中国医学科学院皮肤病医院（中国医学科学院皮肤病研究所）←北京大学第一医院

用　　途：临床检验

联系单位：中国医学科学院皮肤病医院（中国医学科学院皮肤病研究所）

电子邮箱：meih@pumcderm.cams.cn

102. 茄病镰刀菌

国家科技资源标识符：CSTR:16698.06.NPRC 3.8.804

平台资源号：NPRC 3.8.804

保藏编号：B24c

中文名称：茄病镰刀菌

外文名称：*Fusarium solani*

分类学地位：Fungi; Ascomycota; Pezizomycotina; Hypocreales; Nectriaceae; *Fusarium*

生物危害程度：第三类

分离时间：2011-08-29

分离地址：中国安徽省合肥市

分离基物：未知

致病名称：真菌性角膜炎、甲真菌病、皮肤感染、脓毒性关节炎、足菌肿、鼻窦炎等

致病对象：人、动物

来源历史：←中国医学科学院病原微生物菌(毒)种保藏中心医学真菌保藏分中心←中国医学科学院皮肤病医院（中国医学科学院皮肤病研究所）←安徽医科大学第一附属医院

用　　途：临床检验

联系单位：中国医学科学院皮肤病医院（中国医学科学院皮肤病研究所）

电子邮箱：meih@pumcderm.cams.cn

103. 茄病镰刀菌

国家科技资源标识符：CSTR:16698.06.NPRC 3.8.805

平台资源号：NPRC 3.8.805

保藏编号：B24d

中文名称：茄病镰刀菌

外文名称：*Fusarium solani*

分类学地位：Fungi; Ascomycota; Pezizomycotina; Hypocreales; Nectriaceae; *Fusarium*

生物危害程度：第三类

分离时间：2012-09-28

分离地址：中国江苏省南京市

分离基物：未知

致病名称：真菌性角膜炎、甲真菌病、皮肤感染、脓毒性关节炎、足菌肿、鼻窦炎等

致病对象：人、动物

来源历史：←中国医学科学院病原微生物菌(毒)种保藏中心医学真菌保藏分中心←中国医学科学院皮肤病医院（中国医学科学院皮肤病研究所）←中国人民解

① 分离自患者，具体基物不详

真

菌

放军东部战区总医院

用　　途：临床检验

联系单位：中国医学科学院皮肤病医院（中国医学科学院皮肤病研究所）

电子邮箱：meih@pumcderm.cams.cn

104. 茄病镰刀菌

国家科技资源标识符：CSTR:16698.06.NPRC 3.8.806

平台资源号：NPRC 3.8.806

保藏编号：B24e

中文名称：茄病镰刀菌

外文名称：*Fusarium solani*

分类学地位：Fungi; Ascomycota; Pezizomycotina; Hypocreales; Nectriaceae; *Fusarium*

生物危害程度：第三类

分离时间：2018-3-7

分离地址：中国山东省济宁市

分离基物：人皮肤组织

致病名称：真菌性角膜炎、甲真菌病、皮肤感染、脓毒性关节炎、足菌肿、鼻窦炎等

致病对象：人、动物

来源历史：←中国医学科学院病原微生物菌（毒）种保藏中心医学真菌保藏分中心←中国医学科学院皮肤病医院（中国医学科学院皮肤病研究所）←济宁市第一人民医院

用　　途：临床检验

联系单位：中国医学科学院皮肤病医院（中国医学科学院皮肤病研究所）

电子邮箱：meih@pumcderm.cams.cn

三十四、球形马拉色菌

105. 球形马拉色菌

国家科技资源标识符：CSTR:16698.06.NPRC 3.8.807

平台资源号：NPRC 3.8.807

保藏编号：CAMS-CCPM-D 52578

中文名称：球形马拉色菌

外文名称：*Malassezia globosa*

分类学地位：Fungi; Basidiomycota; Ustilaginomycotina; Malasseziales; Malasseziaceae; *Malassezia*

生物危害程度：第三类

分离时间：2023-11-13

分离地址：中国江苏省南京市

分离基物：人皮肤组织

致病名称：花斑癣、特应性皮炎

致病对象：人

来源历史：←中国医学科学院病原微生物菌（毒）种保藏中心医学真菌保藏分中心←中国医学科学院皮肤病医院（中国医学科学院皮肤病研究所）

用　　途：临床检验

联系单位：中国医学科学院皮肤病医院（中国医学科学院皮肤病研究所）

电子邮箱：meih@pumcderm.cams.cn

三十五、犬小孢子菌

106. 犬小孢子菌

国家科技资源标识符：CSTR:16698.06.NPRC 3.8.808

平台资源号：NPRC 3.8.808

保藏编号：CAMS-CCPM-D 05890

中文名称：犬小孢子菌

外文名称：*Microsporum canis*

分类学地位：Fungi; Ascomycota; Pezizomycotina; Onygenales; Arthrodermataceae; *Microsporum*

生物危害程度：第三类

分离时间：2024-02-18

分离地址：中国辽宁省大连市
分离基物：未知
致病名称：头癣、体癣、股癣
致病对象：人、动物
来源历史：←中国医学科学院病原微生物菌(毒)种保藏中心医学真菌保藏分中心←中国医学科学院皮肤病医院(中国医学科学院皮肤病研究所)←大连市皮肤病医院
用　　途：临床检验
联系单位：中国医学科学院皮肤病医院(中国医学科学院皮肤病研究所)
电子邮箱：meih@pumcderm.cams.cn

107. 犬小孢子菌

国家科技资源标识符：CSTR:16698.06.NPRC 3.8.809
平台资源号：NPRC 3.8.809
保藏编号：CAMS-CCPM-D 05891
中文名称：犬小孢子菌
外文名称：*Microsporum canis*
分类学地位：Fungi; Ascomycota; Pezizomycotina; Onygenales; Arthrodermataceae; *Microsporum*
生物危害程度：第三类
分离时间：2024-02-18
分离地址：中国辽宁省大连市
分离基物：未知
致病名称：头癣、体癣、股癣
致病对象：人、动物
来源历史：←中国医学科学院病原微生物菌(毒)种保藏中心医学真菌保藏分中心←中国医学科学院皮肤病医院(中国医学科学院皮肤病研究所)←大连市皮肤病医院
用　　途：临床检验
联系单位：中国医学科学院皮肤病医院(中国医学科学院皮肤病研究所)
电子邮箱：meih@pumcderm.cams.cn

108. 犬小孢子菌

国家科技资源标识符：CSTR:16698.06.NPRC 3.8.810
平台资源号：NPRC 3.8.810
保藏编号：CAMS-CCPM-D 05892
中文名称：犬小孢子菌
外文名称：*Microsporum canis*
分类学地位：Fungi; Ascomycota; Pezizomycotina; Onygenales; Arthrodermataceae; *Microsporum*
生物危害程度：第三类
分离时间：2024-02-18
分离地址：中国辽宁省大连市
分离基物：未知
致病名称：头癣、体癣、股癣
致病对象：人、动物
来源历史：←中国医学科学院病原微生物菌(毒)种保藏中心医学真菌保藏分中心←中国医学科学院皮肤病医院(中国医学科学院皮肤病研究所)←大连市皮肤病医院
用　　途：临床检验
联系单位：中国医学科学院皮肤病医院(中国医学科学院皮肤病研究所)
电子邮箱：meih@pumcderm.cams.cn

109. 犬小孢子菌

国家科技资源标识符：CSTR:16698.06.NPRC 3.8.811
平台资源号：NPRC 3.8.811
保藏编号：CAMS-CCPM-D 05893
中文名称：犬小孢子菌
外文名称：*Microsporum canis*
分类学地位：Fungi; Ascomycota; Pezizomycotina; Onygenales; Arthrodermataceae; *Microsporum*
生物危害程度：第三类

分离时间：2024-02-18
分离地址：中国辽宁省大连市
分离基物：未知
致病名称：头癣、体癣、股癣
致病对象：人、动物
来源历史：←中国医学科学院病原微生物菌(毒)种保藏中心医学真菌保藏分中心←中国医学科学院皮肤病医院（中国医学科学院皮肤病研究所）←大连市皮肤病医院
用　　途：临床检验
联系单位：中国医学科学院皮肤病医院（中国医学科学院皮肤病研究所）
电子邮箱：meih@pumcderm.cams.cn

110. 犬小孢子菌

国家科技资源标识符：CSTR:16698.06.NPRC 3.8.812
平台资源号：NPRC 3.8.812
保藏编号：CAMS-CCPM-D 05894
中文名称：犬小孢子菌
外文名称：*Microsporum canis*
分类学地位：Fungi; Ascomycota; Pezizomycotina; Onygenales; Arthrodermataceae; *Microsporum*
生物危害程度：第三类
分离时间：2024-02-18
分离地址：中国辽宁省大连市
分离基物：未知
致病名称：头癣、体癣、股癣
致病对象：人、动物
来源历史：←中国医学科学院病原微生物菌(毒)种保藏中心医学真菌保藏分中心←中国医学科学院皮肤病医院（中国医学科学院皮肤病研究所）←大连市皮肤病医院
用　　途：临床检验
联系单位：中国医学科学院皮肤病医院（中国医学科学院皮肤病研究所）
电子邮箱：meih@pumcderm.cams.cn

三十六、申克孢子丝菌

111. 申克孢子丝菌

国家科技资源标识符：CSTR:16698.06.NPRC 3.8.813
平台资源号：NPRC 3.8.813
保藏编号：CAMS-CCPM-D 52478
中文名称：申克孢子丝菌
外文名称：*Sporothrix schenckii*
分类学地位：Fungi; Ascomycota; Pezizomycotina; Ophiostomatales; Ophiostomataceae; *Sporothrix*
生物危害程度：第三类
分离时间：2023-02-13
分离地址：中国江苏省南京市
分离基物：人皮肤组织
致病名称：亚急性或慢性肉芽肿病
致病对象：人、动物
来源历史：←中国医学科学院病原微生物菌(毒)种保藏中心医学真菌保藏分中心←中国医学科学院皮肤病医院（中国医学科学院皮肤病研究所）
用　　途：临床检验
联系单位：中国医学科学院皮肤病医院（中国医学科学院皮肤病研究所）
电子邮箱：meih@pumcderm.cams.cn

112. 申克孢子丝菌

国家科技资源标识符：CSTR:16698.06.NPRC 3.8.814
平台资源号：NPRC 3.8.814
保藏编号：CAMS-CCPM-D 52490
中文名称：申克孢子丝菌
外文名称：*Sporothrix schenckii*

分类学地位：Fungi; Ascomycota; Pezizomycotina; Ophiostomatales; Ophiostomataceae; *Sporothrix*
生物危害程度：第三类
分离时间：2023-06-26
分离地址：中国江苏省南京市
分离基物：人皮肤组织
致病名称：亚急性或慢性肉芽肿病
致病对象：人、动物
来源历史：←中国医学科学院病原微生物菌（毒）种保藏中心医学真菌保藏分中心←中国医学科学院皮肤病医院（中国医学科学院皮肤病研究所）
用　　途：临床检验
联系单位：中国医学科学院皮肤病医院（中国医学科学院皮肤病研究所）
电子邮箱：meih@pumcderm.cams.cn

三十七、石膏样奈尼兹菌

113. 石膏样奈尼兹菌

国家科技资源标识符：CSTR:16698.06.NPRC 3.8.815
平台资源号：NPRC 3.8.815
保藏编号：CAMS-CCPM-D 05792
中文名称：石膏样小孢子菌
外文名称：*Microsporum gypseum*
分类学地位：Fungi; Ascomycota; Pezizomycotina; Onygenales; Arthrodermataceae; *Microsporum*
生物危害程度：第三类
分离时间：2023-12-29
分离地址：中国江苏省南京市
分离基物：未知
致病名称：头癣、体癣
致病对象：人、动物
来源历史：←中国医学科学院病原微生物菌（毒）种保藏中心医学真菌保藏分中心←中国医学科学院皮肤病医院（中国医学科学院皮肤病研究所）
用　　途：临床检验
联系单位：中国医学科学院皮肤病医院（中国医学科学院皮肤病研究所）
电子邮箱：meih@pumcderm.cams.cn

三十八、土曲霉

114. 土曲霉

国家科技资源标识符：CSTR:16698.06.NPRC 3.8.816
平台资源号：NPRC 3.8.816
保藏编号：CAMS-CCPM-D 04972
中文名称：土曲霉
外文名称：*Aspergillus terreus*
分类学地位：Fungi; Ascomycota; Pezizomycotina; Eurotiales; Aspergillaceae; *Aspergillus*
生物危害程度：第三类
分离时间：2023-01-10
分离地址：中国江苏省南京市
分离基物：患者分泌物
致病名称：支气管肺曲霉菌病、侵袭性曲霉病
致病对象：人、动物
来源历史：←中国医学科学院病原微生物菌（毒）种保藏中心医学真菌保藏分中心←中国医学科学院皮肤病医院（中国医学科学院皮肤病研究所）←南京市鼓楼医院
用　　途：临床检验
联系单位：中国医学科学院皮肤病医院（中国医学科学院皮肤病研究所）
电子邮箱：meih@pumcderm.cams.cn

115. 土曲霉

国家科技资源标识符：CSTR:16698.06.NPRC 3.8.817
平台资源号：NPRC 3.8.817
保藏编号：CAMS-CCPM-D 04978
中文名称：土曲霉
外文名称：*Aspergillus terreus*
分类学地位：Fungi; Ascomycota; Pezizomycotina; Eurotiales; Aspergillaceae; *Aspergillus*
生物危害程度：第三类
分离时间：2023-01-11
分离地址：中国江苏省南京市
分离基物：患者痰液
致病名称：支气管肺曲霉菌病、侵袭性曲霉病
致病对象：人、动物
来源历史：←中国医学科学院病原微生物菌(毒)种保藏中心医学真菌保藏分中心←中国医学科学院皮肤病医院（中国医学科学院皮肤病研究所）←南京市鼓楼医院
用　　途：临床检验
联系单位：中国医学科学院皮肤病医院（中国医学科学院皮肤病研究所）
电子邮箱：meih@pumcderm.cams.cn

三十九、威克汉姆酵母

116. 威克汉姆酵母

国家科技资源标识符：CSTR:16698.06.NPRC 3.8.818
平台资源号：NPRC 3.8.818
保藏编号：CAMS-CCPM-D 52582
中文名称：威克汉姆酵母
外文名称：*Wickerhamomyces* sp.
分类学地位：Fungi; Ascomycota; Saccharomycotina; Saccharomycetales；Phaffomycetaceae; *Wickerhamomyces*
生物危害程度：第三类
分离时间：2023-12-30
分离地址：中国江苏省无锡市
分离基物：人皮肤组织
致病名称：真菌血症、心内膜炎、败血症
致病对象：人、动物
来源历史：←中国医学科学院病原微生物菌(毒)种保藏中心医学真菌保藏分中心←中国医学科学院皮肤病医院（中国医学科学院皮肤病研究所）←无锡市锡山人民医院
用　　途：临床检验
联系单位：中国医学科学院皮肤病医院（中国医学科学院皮肤病研究所）
电子邮箱：meih@pumcderm.cams.cn

四十、限制马拉色菌

117. 限制马拉色菌

国家科技资源标识符：CSTR:16698.06.NPRC 3.8.819
平台资源号：NPRC 3.8.819
保藏编号：CAMS-CCPM-D 52593
中文名称：限制马拉色菌
外文名称：*Malassezia restricta*
分类学地位：Fungi; Basidiomycota; Ustilaginomycotina; Malasseziales; Malasseziaceae; *Malassezia*
生物危害程度：第三类
分离时间：2024-04-02
分离地址：中国江苏省南京市
分离基物：人皮肤组织
致病名称：马拉色菌毛囊炎、花斑癣、脂溢性皮炎、皮肤垢着病
致病对象：人、动物

来源历史：←中国医学科学院病原微生物菌（毒）种保藏中心医学真菌保藏分中心←中国医学科学院皮肤病医院（中国医学科学院皮肤病研究所）
用　　途：临床检验
联系单位：中国医学科学院皮肤病医院（中国医学科学院皮肤病研究所）
电子邮箱：meih@pumcderm.cams.cn

四十一、小孢子菌

118. 小孢子菌

国家科技资源标识符：CSTR:16698.06.NPRC 3.8.820
平台资源号：NPRC 3.8.820
保藏编号：CAMS-CCPM-D 05445
中文名称：小孢子菌
外文名称：*Microsporum* sp.
分类学地位：Fungi; Ascomycota; Pezizomycotina; Onygenales; Arthrodermataceae; *Microsporum*
生物危害程度：第三类
分离时间：2023-06-29
分离地址：中国浙江省杭州市
分离基物：人皮肤组织
致病名称：头癣、体癣、甲癣
致病对象：人、动物
来源历史：←中国医学科学院病原微生物菌（毒）种保藏中心医学真菌保藏分中心←中国医学科学院皮肤病医院（中国医学科学院皮肤病研究所）←杭州市第三人民医院
用　　途：临床检验
联系单位：中国医学科学院皮肤病医院（中国医学科学院皮肤病研究所）
电子邮箱：meih@pumcderm.cams.cn

四十二、小型无绿藻

119. 小型无绿藻

国家科技资源标识符：CSTR:16698.06.NPRC 3.8.821
平台资源号：NPRC 3.8.821
保藏编号：CAMS-CCPM-D 05712
中文名称：小型无绿藻
外文名称：*Prototheca wickerhamii*
分类学地位：Eukaryota; Chlorophyta; Trebouxiophyceae; Chlorellales ; Chlorellaceae ; *Prototheca*
生物危害程度：第三类
分离时间：2023-08-21
分离地址：中国江苏省苏州市
分离基物：人皮肤组织
致病名称：无绿藻鹰嘴滑膜炎、系统性真菌病
致病对象：人、动物
来源历史：←中国医学科学院病原微生物菌（毒）种保藏中心医学真菌保藏分中心←中国医学科学院皮肤病医院（中国医学科学院皮肤病研究所）←苏州大学附属第一医院
用　　途：临床检验
联系单位：中国医学科学院皮肤病医院（中国医学科学院皮肤病研究所）
电子邮箱：meih@pumcderm.cams.cn

120. 小型无绿藻

国家科技资源标识符：CSTR:16698.06.NPRC 3.8.822
平台资源号：NPRC 3.8.822
保藏编号：CAMS-CCPM-D 05788
中文名称：小型无绿藻
外文名称：*Prototheca wickerhamii*
分类学地位：Eukaryota; Chlorophyta; Trebouxio-

phyceae; Chlorellales ; Chlorellaceae ; *Prototheca*

生物危害程度：第三类

分离时间：2023-11-06

分离地址：中国福建省福州市

分离基物：人皮肤组织

致病名称：无绿藻鹰嘴滑膜炎、系统性真菌病

致病对象：人、动物

来源历史：←中国医学科学院病原微生物菌(毒)种保藏中心医学真菌保藏分中心←中国医学科学院皮肤病医院（中国医学科学院皮肤病研究所）←福州市皮肤病防治院

用　　途：临床检验

联系单位：中国医学科学院皮肤病医院（中国医学科学院皮肤病研究所）

电子邮箱：meih@pumcderm.cams.cn

四十三、新生隐球菌

121. 新生隐球菌

国家科技资源标识符：CSTR:16698.06.NPRC 3.8.823

平台资源号：NPRC 3.8.823

保藏编号：CAMS-CCPM-D 52489

中文名称：新生隐球菌

外文名称：*Cryptococcus neoformans*

分类学地位：Fungi; Basidiomycota; Agaricomycotina; Tremellales ; Tremellaceae; *Cryptococcus*

生物危害程度：第三类

分离时间：2023-04-23

分离地址：中国江苏省南京市

分离基物：人皮肤组织

致病名称：隐球菌性脑膜炎、肺隐球菌病、皮肤隐球菌病

致病对象：人、动物

来源历史：←中国医学科学院病原微生物菌(毒)种保藏中心医学真菌保藏分中心←中国医学科学院皮肤病医院（中国医学科学院皮肤病研究所）

用　　途：临床检验

联系单位：中国医学科学院皮肤病医院（中国医学科学院皮肤病研究所）

电子邮箱：meih@pumcderm.cams.cn

122. 新生隐球菌

国家科技资源标识符：CSTR:16698.06.NPRC 3.8.824

平台资源号：NPRC 3.8.824

保藏编号：CAMS-CCPM-D 52477

中文名称：新生隐球菌

外文名称：*Cryptococcus neoformans*

分类学地位：Fungi; Basidiomycota; Agaricomycotina; Tremellales ; Tremellaceae; *Cryptococcus*

生物危害程度：第三类

分离时间：2023-02-09

分离地址：中国江苏省苏州市

分离基物：人皮肤组织

致病名称：隐球菌性脑膜炎、肺隐球菌病、皮肤隐球菌病

致病对象：人、动物

来源历史：←中国医学科学院病原微生物菌(毒)种保藏中心医学真菌保藏分中心←中国医学科学院皮肤病医院（中国医学科学院皮肤病研究所）←苏州大学附属第一医院

用　　途：临床检验

联系单位：中国医学科学院皮肤病医院（中国医学科学院皮肤病研究所）

电子邮箱：meih@pumcderm.cams.cn

四十四、须毛癣菌

123. 须毛癣菌

国家科技资源标识符：CSTR:16698.06.NPRC 3.8.825
平台资源号：NPRC 3.8.825
保藏编号：CAMS-CCPM-D 05299
中文名称：须毛癣菌
外文名称：*Trichophyton metagrophytes*
分类学地位：Fungi; Ascomycota; Pezizomycotina; Onygenales; Arthrodermataceae; *Trichophyton*
生物危害程度：第三类
分离时间：2023-05-26
分离地址：中国陕西省西安市
分离基物：趾甲
致病名称：足癣、面癣、甲癣
致病对象：人、动物
来源历史：←中国医学科学院病原微生物菌(毒)种保藏中心医学真菌保藏分中心←中国医学科学院皮肤病医院（中国医学科学院皮肤病研究所）←空军军医大学附属第一医院（西京医院）
用　　途：临床检验
联系单位：中国医学科学院皮肤病医院（中国医学科学院皮肤病研究所）
电子邮箱：meih@pumcderm.cams.cn

124. 须毛癣菌

国家科技资源标识符：CSTR:16698.06.NPRC 3.8.826
平台资源号：NPRC 3.8.826
保藏编号：CAMS-CCPM-D 05301
中文名称：须毛癣菌
外文名称：*Trichophyton metagrophytes*
分类学地位：Fungi; Ascomycota; Pezizomycotina; Onygenales; Arthrodermataceae; *Trichophyton*
生物危害程度：第三类
分离时间：2023-05-26
分离地址：中国陕西省西安市
分离基物：人皮肤组织
致病名称：足癣、面癣、甲癣
致病对象：人、动物
来源历史：←中国医学科学院病原微生物菌(毒)种保藏中心医学真菌保藏分中心←中国医学科学院皮肤病医院（中国医学科学院皮肤病研究所）←空军军医大学附属第一医院（西京医院）
用　　途：临床检验
联系单位：中国医学科学院皮肤病医院（中国医学科学院皮肤病研究所）
电子邮箱：meih@pumcderm.cams.cn

125. 须毛癣菌

国家科技资源标识符：CSTR:16698.06.NPRC 3.8.827
平台资源号：NPRC 3.8.827
保藏编号：CAMS-CCPM-D 05303
中文名称：须毛癣菌
外文名称：*Trichophyton metagrophytes*
分类学地位：Fungi; Ascomycota; Pezizomycotina; Onygenales; Arthrodermataceae; *Trichophyton*
生物危害程度：第三类
分离时间：2023-05-26
分离地址：中国陕西省西安市
分离基物：人皮肤组织
致病名称：足癣、面癣、甲癣
致病对象：人、动物
来源历史：←中国医学科学院病原微生物菌(毒)种保藏中心医学真菌保藏分中心←中国医学科学院皮肤病医院（中国医学科学院皮肤病研究所）←空军军医大学附属第一医院（西京医院）

学附属第一医院（西京医院）
用　　途：临床检验
联系单位：中国医学科学院皮肤病医院（中国医学科学院皮肤病研究所）
电子邮箱：meih@pumcderm.cams.cn

126. 须毛癣菌

国家科技资源标识符：CSTR:16698.06.NPRC 3.8.828
平台资源号：NPRC 3.8.828
保藏编号：CAMS-CCPM-D 05306
中文名称：须毛癣菌
外文名称：*Trichophyton metagrophytes*
分类学地位：Fungi; Ascomycota; Pezizomycotina; Onygenales; Arthrodermataceae; *Trichophyton*
生物危害程度：第三类
分离时间：2023-05-26
分离地址：中国陕西省西安市
分离基物：趾甲
致病名称：足癣、面癣、甲癣
致病对象：人、动物
来源历史：←中国医学科学院病原微生物菌(毒)种保藏中心医学真菌保藏分中心←中国医学科学院皮肤病医院（中国医学科学院皮肤病研究所）←空军军医大学附属第一医院（西京医院）
用　　途：临床检验
联系单位：中国医学科学院皮肤病医院（中国医学科学院皮肤病研究所）
电子邮箱：meih@pumcderm.cams.cn

127. 须毛癣菌

国家科技资源标识符：CSTR:16698.06.NPRC 3.8.829
平台资源号：NPRC 3.8.829
保藏编号：CAMS-CCPM-D 05309
中文名称：须毛癣菌
外文名称：*Trichophyton metagrophytes*
分类学地位：Fungi; Ascomycota; Pezizomycotina; Onygenales; Arthrodermataceae; *Trichophyton*
生物危害程度：第三类
分离时间：2023-05-26
分离地址：中国陕西省西安市
分离基物：人皮肤组织
致病名称：足癣、面癣、甲癣
致病对象：人、动物
来源历史：←中国医学科学院病原微生物菌(毒)种保藏中心医学真菌保藏分中心←中国医学科学院皮肤病医院（中国医学科学院皮肤病研究所）←空军军医大学附属第一医院（西京医院）
用　　途：临床检验
联系单位：中国医学科学院皮肤病医院（中国医学科学院皮肤病研究所）
电子邮箱：meih@pumcderm.cams.cn

128. 须毛癣菌

国家科技资源标识符：CSTR:16698.06.NPRC 3.8.830
平台资源号：NPRC 3.8.830
保藏编号：CAMS-CCPM-D 05312
中文名称：须毛癣菌
外文名称：*Trichophyton metagrophytes*
分类学地位：Fungi; Ascomycota; Pezizomycotina; Onygenales; Arthrodermataceae; *Trichophyton*
生物危害程度：第三类
分离时间：2023-05-26
分离地址：中国陕西省西安市
分离基物：趾甲
致病名称：足癣、面癣、甲癣
致病对象：人、动物
来源历史：←中国医学科学院病原微生物菌(毒)种保藏中心医学真菌保藏分中心←中国医学科学院皮肤病医院（中国医学

科学院皮肤病研究所）←空军军医大学附属第一医院（西京医院）
用　　途：临床检验
联系单位：中国医学科学院皮肤病医院（中国医学科学院皮肤病研究所）
电子邮箱：meih@pumcderm.cams.cn

129. 须毛癣菌

国家科技资源标识符：CSTR:16698.06.NPRC 3.8.831
平台资源号：NPRC 3.8.831
保藏编号：CAMS-CCPM-D 05447
中文名称：须毛癣菌
外文名称：*Trichophyton metagrophytes*
分类学地位：Fungi; Ascomycota; Pezizomycotina; Onygenales; Arthrodermataceae; *Trichophyton*
生物危害程度：第三类
分离时间：2023-06-29
分离地址：中国浙江省杭州市
分离基物：人皮肤组织
致病名称：足癣、面癣、甲癣
致病对象：人、动物
来源历史：←中国医学科学院病原微生物菌(毒)种保藏中心医学真菌保藏分中心←中国医学科学院皮肤病医院（中国医学科学院皮肤病研究所）←杭州市第三人民医院
用　　途：临床检验
联系单位：中国医学科学院皮肤病医院（中国医学科学院皮肤病研究所）
电子邮箱：meih@pumcderm.cams.cn

130. 须毛癣菌

国家科技资源标识符：CSTR:16698.06.NPRC 3.8.832
平台资源号：NPRC 3.8.832
保藏编号：CAMS-CCPM-D 05449
中文名称：须毛癣菌
外文名称：*Trichophyton metagrophytes*
分类学地位：Fungi; Ascomycota; Pezizomycotina; Onygenales; Arthrodermataceae; *Trichophyton*
生物危害程度：第三类
分离时间：2023-06-29
分离地址：中国浙江省杭州市
分离基物：趾甲
致病名称：足癣、面癣、甲癣
致病对象：人、动物
来源历史：←中国医学科学院病原微生物菌(毒)种保藏中心医学真菌保藏分中心←中国医学科学院皮肤病医院（中国医学科学院皮肤病研究所）←杭州市第三人民医院
用　　途：临床检验
联系单位：中国医学科学院皮肤病医院（中国医学科学院皮肤病研究所）
电子邮箱：meih@pumcderm.cams.cn

四十五、絮状表皮癣菌

131. 絮状表皮癣菌

国家科技资源标识符：CSTR:16698.06.NPRC 3.8.833
平台资源号：NPRC 3.8.833
保藏编号：CAMS-CCPM-D 05316
中文名称：絮状表皮癣菌
外文名称：*Epidermophyton floccosum*
分类学地位：Fungi; Ascomycota; Pezizomycotina; Onygenales; Arthrodermataceae; *Epidermophyton*
生物危害程度：第三类
分离时间：2023-05-26
分离地址：中国湖北省武汉市
分离基物：人皮肤组织

致病名称：股癣、体癣、足癣、甲癣
致病对象：人
来源历史：←中国医学科学院病原微生物菌（毒）种保藏中心医学真菌保藏分中心←中国医学科学院皮肤病医院（中国医学科学院皮肤病研究所）←武汉市第一医院
用　　途：临床检验
联系单位：中国医学科学院皮肤病医院（中国医学科学院皮肤病研究所）
电子邮箱：meih@pumcderm.cams.cn

四十六、烟曲霉

132. 烟曲霉

国家科技资源标识符：CSTR:16698.06.NPRC 3.8.834
平台资源号：NPRC 3.8.834
保藏编号：CAMS-CCPM-D 04962
中文名称：烟曲霉
外文名称：*Aspergillus fumigatus*
分类学地位：Fungi; Ascomycota; Pezizomycotina; Eurotiales; Aspergillaceae; *Aspergillus*
生物危害程度：第三类
分离时间：2023-01-14
分离地址：中国江苏省南京市
分离基物：患者痰液
致病名称：肺曲霉病、脑曲霉病、皮肤曲霉病、耳曲霉病、中枢神经系统曲霉病、播散性曲霉病
致病对象：人、动物
来源历史：←中国医学科学院病原微生物菌（毒）种保藏中心医学真菌保藏分中心←中国医学科学院皮肤病医院（中国医学科学院皮肤病研究所）←南京市鼓楼医院
用　　途：临床检验
联系单位：中国医学科学院皮肤病医院（中国医学科学院皮肤病研究所）
电子邮箱：meih@pumcderm.cams.cn

133. 烟曲霉

国家科技资源标识符：CSTR:16698.06.NPRC 3.8.835
平台资源号：NPRC 3.8.835
保藏编号：CAMS-CCPM-D 04964
中文名称：烟曲霉
外文名称：*Aspergillus fumigatus*
分类学地位：Fungi; Ascomycota; Pezizomycotina; Eurotiales; Aspergillaceae; *Aspergillus*
生物危害程度：第三类
分离时间：2023-01-14
分离地址：中国江苏省南京市
分离基物：患者痰液
致病名称：肺曲霉病、脑曲霉病、皮肤曲霉病、耳曲霉病、中枢神经系统曲霉病、播散性曲霉病
致病对象：人、动物
来源历史：←中国医学科学院病原微生物菌（毒）种保藏中心医学真菌保藏分中心←中国医学科学院皮肤病医院（中国医学科学院皮肤病研究所）←南京市鼓楼医院
用　　途：临床检验
联系单位：中国医学科学院皮肤病医院（中国医学科学院皮肤病研究所）
电子邮箱：meih@pumcderm.cams.cn

134. 烟曲霉

国家科技资源标识符：CSTR:16698.06.NPRC 3.8.836
平台资源号：NPRC 3.8.836
保藏编号：CAMS-CCPM-D 04965
中文名称：烟曲霉
外文名称：*Aspergillus fumigatus*

分类学地位：Fungi; Ascomycota; Pezizomycotina; Eurotiales; Aspergillaceae; *Aspergillus*
生物危害程度：第三类
分离时间：2023-01-13
分离地址：中国江苏省南京市
分离基物：患者痰液
致病名称：肺曲霉病、脑曲霉病、皮肤曲霉病、耳曲霉病、中枢神经系统曲霉病、播散性曲霉病
致病对象：人、动物
来源历史：←中国医学科学院病原微生物菌(毒)种保藏中心医学真菌保藏分中心←中国医学科学院皮肤病医院（中国医学科学院皮肤病研究所）←南京市鼓楼医院
用　　途：临床检验
联系单位：中国医学科学院皮肤病医院（中国医学科学院皮肤病研究所）
电子邮箱：meih@pumcderm.cams.cn

135. 烟曲霉

国家科技资源标识符：CSTR:16698.06.NPRC 3.8.837
平台资源号：NPRC 3.8.837
保藏编号：CAMS-CCPM-D 04969
中文名称：烟曲霉
外文名称：*Aspergillus fumigatus*
分类学地位：Fungi; Ascomycota; Pezizomycotina; Eurotiales; Aspergillaceae; *Aspergillus*
生物危害程度：第三类
分离时间：2023-01-13
分离地址：中国江苏省南京市
分离基物：患者痰液
致病名称：肺曲霉病、脑曲霉病、皮肤曲霉病、耳曲霉病、中枢神经系统曲霉病、播散性曲霉病
致病对象：人、动物
来源历史：←中国医学科学院病原微生物菌(毒)种保藏中心医学真菌保藏分中心←中国医学科学院皮肤病医院（中国医学科学院皮肤病研究所）←南京市鼓楼医院
用　　途：临床检验
联系单位：中国医学科学院皮肤病医院（中国医学科学院皮肤病研究所）
电子邮箱：meih@pumcderm.cams.cn

136. 烟曲霉

国家科技资源标识符：CSTR:16698.06.NPRC 3.8.838
平台资源号：NPRC 3.8.838
保藏编号：CAMS-CCPM-D 04970
中文名称：烟曲霉
外文名称：*Aspergillus fumigatus*
分类学地位：Fungi; Ascomycota; Pezizomycotina; Eurotiales; Aspergillaceae; *Aspergillus*
生物危害程度：第三类
分离时间：2023-01-16
分离地址：中国江苏省南京市
分离基物：患者痰液
致病名称：肺曲霉病、脑曲霉病、皮肤曲霉病、耳曲霉病、中枢神经系统曲霉病、播散性曲霉病
致病对象：人、动物
来源历史：←中国医学科学院病原微生物菌(毒)种保藏中心医学真菌保藏分中心←中国医学科学院皮肤病医院（中国医学科学院皮肤病研究所）←南京市鼓楼医院
用　　途：临床检验
联系单位：中国医学科学院皮肤病医院（中国医学科学院皮肤病研究所）
电子邮箱：meih@pumcderm.cams.cn

137. 烟曲霉

国家科技资源标识符：CSTR:16698.06.NPRC 3.8.839

平台资源号：NPRC 3.8.839
保藏编号：CAMS-CCPM-D 04973
中文名称：烟曲霉
外文名称：*Aspergillus fumigatus*
分类学地位：Fungi; Ascomycota; Pezizomycotina; Eurotiales; Aspergillaceae; *Aspergillus*
生物危害程度：第三类
分离时间：2023-01-10
分离地址：中国江苏省南京市
分离基物：患者痰液
致病名称：肺曲霉病、脑曲霉病、皮肤曲霉病、耳曲霉病、中枢神经系统曲霉病、播散性曲霉病
致病对象：人、动物
来源历史：←中国医学科学院病原微生物菌（毒）种保藏中心医学真菌保藏分中心←中国医学科学院皮肤病医院（中国医学科学院皮肤病研究所）←南京市鼓楼医院
用　　途：临床检验
联系单位：中国医学科学院皮肤病医院（中国医学科学院皮肤病研究所）
电子邮箱：meih@pumcderm.cams.cn

138. 烟曲霉

国家科技资源标识符：CSTR:16698.06.NPRC 3.8.840
平台资源号：NPRC 3.8.840
保藏编号：CAMS-CCPM-D 04977
中文名称：烟曲霉
外文名称：*Aspergillus fumigatus*
分类学地位：Fungi; Ascomycota; Pezizomycotina; Eurotiales; Aspergillaceae; *Aspergillus*
生物危害程度：第三类
分离时间：2023-01-11
分离地址：中国江苏省南京市
分离基物：患者痰液
致病名称：肺曲霉病、脑曲霉病、皮肤曲霉病、耳曲霉病、中枢神经系统曲霉病、播散性曲霉病
致病对象：人、动物
来源历史：←中国医学科学院病原微生物菌（毒）种保藏中心医学真菌保藏分中心←中国医学科学院皮肤病医院（中国医学科学院皮肤病研究所）←南京市鼓楼医院
用　　途：临床检验
联系单位：中国医学科学院皮肤病医院（中国医学科学院皮肤病研究所）
电子邮箱：meih@pumcderm.cams.cn

139. 烟曲霉

国家科技资源标识符：CSTR:16698.06.NPRC 3.8.841
平台资源号：NPRC 3.8.841
保藏编号：CAMS-CCPM-D 04980
中文名称：烟曲霉
外文名称：*Aspergillus fumigatus*
分类学地位：Fungi; Ascomycota; Pezizomycotina; Eurotiales; Aspergillaceae; *Aspergillus*
生物危害程度：第三类
分离时间：2023-01-09
分离地址：中国江苏省南京市
分离基物：肺泡灌洗液
致病名称：肺曲霉病、脑曲霉病、皮肤曲霉病、耳曲霉病、中枢神经系统曲霉病、播散性曲霉病
致病对象：人、动物
来源历史：←中国医学科学院病原微生物菌（毒）种保藏中心医学真菌保藏分中心←中国医学科学院皮肤病医院（中国医学科学院皮肤病研究所）←南京市鼓楼医院
用　　途：临床检验
联系单位：中国医学科学院皮肤病医院（中国医学科学院皮肤病研究所）

电子邮箱：meih@pumcderm.cams.cn

140. 烟曲霉

国家科技资源标识符：CSTR:16698.06.NPRC 3.8.842
平台资源号：NPRC 3.8.842
保藏编号：CAMS-CCPM-D 04981
中文名称：烟曲霉
外文名称：*Aspergillus fumigatus*
分类学地位：Fungi; Ascomycota; Pezizomycotina; Eurotiales; Aspergillaceae; *Aspergillus*
生物危害程度：第三类
分离时间：2023-01-12
分离地址：中国江苏省南京市
分离基物：患者痰液
致病名称：肺曲霉病、脑曲霉病、皮肤曲霉病、耳曲霉病、中枢神经系统曲霉病、播散性曲霉病
致病对象：人、动物
来源历史：←中国医学科学院病原微生物菌（毒）种保藏中心医学真菌保藏分中心←中国医学科学院皮肤病医院（中国医学科学院皮肤病研究所）←南京市鼓楼医院
用　　途：临床检验
联系单位：中国医学科学院皮肤病医院（中国医学科学院皮肤病研究所）
电子邮箱：meih@pumcderm.cams.cn

141. 烟曲霉

国家科技资源标识符：CSTR:16698.06.NPRC 3.8.843
平台资源号：NPRC 3.8.843
保藏编号：CAMS-CCPM-D 04982
中文名称：烟曲霉
外文名称：*Aspergillus fumigatus*
分类学地位：Fungi; Ascomycota; Pezizomycotina; Eurotiales; Aspergillaceae; *Aspergillus*
生物危害程度：第三类
分离时间：2023-01-12
分离地址：中国江苏省南京市
分离基物：患者痰液
致病名称：肺曲霉病、脑曲霉病、皮肤曲霉病、耳曲霉病、中枢神经系统曲霉病、播散性曲霉病
致病对象：人、动物
来源历史：←中国医学科学院病原微生物菌（毒）种保藏中心医学真菌保藏分中心←中国医学科学院皮肤病医院（中国医学科学院皮肤病研究所）←南京市鼓楼医院
用　　途：临床检验
联系单位：中国医学科学院皮肤病医院（中国医学科学院皮肤病研究所）
电子邮箱：meih@pumcderm.cams.cn

142. 烟曲霉

国家科技资源标识符：CSTR:16698.06.NPRC 3.8.844
平台资源号：NPRC 3.8.844
保藏编号：CAMS-CCPM-D 04983
中文名称：烟曲霉
外文名称：*Aspergillus fumigatus*
分类学地位：Fungi; Ascomycota; Pezizomycotina; Eurotiales; Aspergillaceae; *Aspergillus*
生物危害程度：第三类
分离时间：2023-01-12
分离地址：中国江苏省南京市
分离基物：患者痰液
致病名称：肺曲霉病、脑曲霉病、皮肤曲霉病、耳曲霉病、中枢神经系统曲霉病、播散性曲霉病
致病对象：人、动物
来源历史：←中国医学科学院病原微生物菌（毒）种保藏中心医学真菌保藏分中心←中国医学科学院皮肤病医院（中国医学科学院皮肤病研究所）←南京市鼓楼

医院
用　　途：临床检验
联系单位：中国医学科学院皮肤病医院（中国医学科学院皮肤病研究所）
电子邮箱：meih@pumcderm.cams.cn

四十七、印度毛癣菌

143. 印度毛癣菌

国家科技资源标识符：CSTR:16698.06.NPRC 3.8.845
平台资源号：NPRC 3.8.845
保藏编号：CAMS-CCPM-D 05896
中文名称：印度毛癣菌
外文名称：*Trichophyton indotineae*
分类学地位：Fungi; Ascomycota; Pezizomycotina; Onygenales; Arthrodermataceae; *Trichophyton*
生物危害程度：第三类
分离时间：2024-02-23
分离地址：中国江苏省南京市
分离基物：人皮肤组织
致病名称：皮肤癣菌病、肉芽肿
致病对象：人、动物
来源历史：←中国医学科学院病原微生物菌(毒)种保藏中心医学真菌保藏分中心←中国医学科学院皮肤病医院（中国医学科学院皮肤病研究所）
用　　途：临床检验
联系单位：中国医学科学院皮肤病医院（中国医学科学院皮肤病研究所）
电子邮箱：meih@pumcderm.cams.cn

144. 印度毛癣菌

国家科技资源标识符：CSTR:16698.06.NPRC 3.8.846
平台资源号：NPRC 3.8.846
保藏编号：CAMS-CCPM-D 05442
中文名称：印度毛癣菌
外文名称：*Trichophyton indotineae*
分类学地位：Fungi; Ascomycota; Pezizomycotina; Onygenales; Arthrodermataceae; *Trichophyton*
生物危害程度：第三类
分离时间：2023-07-27
分离地址：中国江苏省南京市
分离基物：人皮肤组织
致病名称：皮肤癣菌病、肉芽肿
致病对象：人、动物
来源历史：←中国医学科学院病原微生物菌(毒)种保藏中心医学真菌保藏分中心←中国医学科学院皮肤病医院（中国医学科学院皮肤病研究所）
用　　途：临床检验
联系单位：中国医学科学院皮肤病医院（中国医学科学院皮肤病研究所）
电子邮箱：meih@pumcderm.cams.cn

145. 印度毛癣菌

国家科技资源标识符：CSTR:16698.06.NPRC 3.8.847
平台资源号：NPRC 3.8.847
保藏编号：CAMS-CCPM-D 05443
中文名称：印度毛癣菌
外文名称：*Trichophyton indotineae*
分类学地位：Fungi; Ascomycota; Pezizomycotina; Onygenales; Arthrodermataceae; *Trichophyton*
生物危害程度：第三类
分离时间：2023-07-27
分离地址：中国江苏省南京市
分离基物：人皮肤组织
致病名称：皮肤癣菌病、肉芽肿
致病对象：人、动物
来源历史：←中国医学科学院病原微生物菌(毒)

种保藏中心医学真菌保藏分中心←中国医学科学院皮肤病医院（中国医学科学院皮肤病研究所）
用 途：临床检验
联系单位：中国医学科学院皮肤病医院（中国医学科学院皮肤病研究所）
电子邮箱：meih@pumcderm.cams.cn

146. 印度毛癣菌

国家科技资源标识符：CSTR:16698.06.NPRC 3.8.848
平台资源号：NPRC 3.8.848
保藏编号：CAMS-CCPM-D 05444
中文名称：印度毛癣菌
外文名称：*Trichophyton indotineae*
分类学地位：Fungi; Ascomycota; Pezizomycotina; Onygenales; Arthrodermataceae; *Trichophyton*
生物危害程度：第三类
分离时间：2023-07-27
分离地址：中国江苏省南京市
分离基物：人皮肤组织
致病名称：皮肤癣菌病、肉芽肿
致病对象：人、动物
来源历史：←中国医学科学院病原微生物菌（毒）种保藏中心医学真菌保藏分中心←中国医学科学院皮肤病医院（中国医学科学院皮肤病研究所）
用 途：临床检验
联系单位：中国医学科学院皮肤病医院（中国医学科学院皮肤病研究所）
电子邮箱：meih@pumcderm.cams.cn

147. 印度毛癣菌

国家科技资源标识符：CSTR:16698.06.NPRC 3.8.849
平台资源号：NPRC 3.8.849
保藏编号：CAMS-CCPM-D 05787
中文名称：印度毛癣菌
外文名称：*Trichophyton indotineae*
分类学地位：Fungi; Ascomycota; Pezizomycotina; Onygenales; Arthrodermataceae; *Trichophyton*
生物危害程度：第三类
分离时间：2023-11-06
分离地址：中国陕西省西安市
分离基物：趾甲
致病名称：皮肤癣菌病、肉芽肿
致病对象：人、动物
来源历史：←中国医学科学院病原微生物菌（毒）种保藏中心医学真菌保藏分中心←中国医学科学院皮肤病医院（中国医学科学院皮肤病研究所）←空军军医大学附属第一医院（西京医院）
用 途：临床检验
联系单位：中国医学科学院皮肤病医院（中国医学科学院皮肤病研究所）
电子邮箱：meih@pumcderm.cams.cn

148. 印度毛癣菌

国家科技资源标识符：CSTR:16698.06.NPRC 3.8.850
平台资源号：NPRC 3.8.850
保藏编号：CAMS-CCPM-D 05815
中文名称：印度毛癣菌
外文名称：*Trichophyton indotineae*
分类学地位：Fungi; Ascomycota; Pezizomycotina; Onygenales; Arthrodermataceae; *Trichophyton*
生物危害程度：第三类
分离时间：2024-01-23
分离地址：中国江苏省南京市
分离基物：人皮肤组织
致病名称：皮肤癣菌病、肉芽肿
致病对象：人、动物
来源历史：←中国医学科学院病原微生物菌（毒）种保藏中心医学真菌保藏分中心←中

国医学科学院皮肤病医院（中国医学科学院皮肤病研究所）
用　　途：临床检验
联系单位：中国医学科学院皮肤病医院（中国医学科学院皮肤病研究所）
电子邮箱：meih@pumcderm.cams.cn

四十八、真皮皮状新毛孢子菌

149. 真皮皮状新毛孢子菌

国家科技资源标识符：CSTR:16698.06.NPRC 3.8.851
平台资源号：NPRC 3.8.851
保藏编号：CAMS-CCPM-D 52577
中文名称：真皮皮肤毛孢子菌
外文名称：*Cutaneotrichosporon dermatis*
分类学地位：Fungi; Basidiomycota; Agaricomycotina; Trichosporonales; Trichosporonaceae; *Trichosporon*
生物危害程度：第三类
分离时间：2023-11-06
分离地址：中国江西省南昌市
分离基物：趾甲
致病名称：系统性毛孢子菌病
致病对象：人、动物
来源历史：←中国医学科学院病原微生物菌(毒)种保藏中心医学真菌保藏分中心←中国医学科学院皮肤病医院（中国医学科学院皮肤病研究所）←江西省皮肤病专科医院
用　　途：临床检验
联系单位：中国医学科学院皮肤病医院（中国医学科学院皮肤病研究所）
电子邮箱：meih@pumcderm.cams.cn

四十九、甄氏外瓶霉

150. 甄氏外瓶霉

国家科技资源标识符：CSTR:16698.06.NPRC 3.8.852
平台资源号：NPRC 3.8.852
保藏编号：CAMS-CCPM-D 05737
中文名称：甄氏外瓶霉
外文名称：*Exophiala jeanselmei*
分类学地位：Fungi; Ascomycota; Pezizomycotina; Chaetothyriales; Herpotrichiellaceae; *Exophiala*
生物危害程度：第三类
分离时间：2023-09-09
分离地址：中国江苏省南京市
分离基物：未知
致病名称：着色芽生菌病、暗色丝孢霉病、足菌肿
致病对象：人、动物
来源历史：←中国医学科学院病原微生物菌(毒)种保藏中心医学真菌保藏分中心←中国医学科学院皮肤病医院（中国医学科学院皮肤病研究所）
用　　途：临床检验
联系单位：中国医学科学院皮肤病医院（中国医学科学院皮肤病研究所）
电子邮箱：meih@pumcderm.cams.cn

五十、枝孢样枝孢霉

151. 枝孢样枝孢霉

国家科技资源标识符：CSTR:16698.06.NPRC 3.8.853
平台资源号：NPRC 3.8.853

保藏编号：CAMS-CCPM-D 04986

中文名称：枝孢样枝孢霉

外文名称：*Cladosporium cladosporioides*

分类学地位：Fungi; Ascomycota; Pezizomycotina; Cladosporiales; Cladosporiaceae; *Cladosporium*

生物危害程度：第三类

分离时间：2022-12-27

分离地址：中国江苏省南京市

分离基物：人皮肤组织

致病名称：暗色丝孢霉病、角膜炎、鼻窦炎

致病对象：人、动物

来源历史：←中国医学科学院病原微生物菌（毒）种保藏中心医学真菌保藏分中心←中国医学科学院皮肤病医院（中国医学科学院皮肤病研究所）

用　　途：临床检验

联系单位：中国医学科学院皮肤病医院（中国医学科学院皮肤病研究所）

电子邮箱：meih@pumcderm.cams.cn

五十一、趾间毛癣菌

152. 趾间毛癣菌

国家科技资源标识符：CSTR:16698.06.NPRC 3.8.854

平台资源号：NPRC 3.8.854

保藏编号：CAMS-CCPM-D 05300

中文名称：趾间毛癣菌

外文名称：*Trichophyton interdigitale*

分类学地位：Fungi; Ascomycota; Pezizomycotina; Onygenales; Arthrodermataceae; *Trichophyton*

生物危害程度：第三类

分离时间：2023-05-26

分离地址：中国陕西省西安市

分离基物：人皮肤组织

致病名称：足癣、甲癣

致病对象：人、动物

来源历史：←中国医学科学院病原微生物菌（毒）种保藏中心医学真菌保藏分中心←中国医学科学院皮肤病医院（中国医学科学院皮肤病研究所）←空军军医大学附属第一医院（西京医院）

用　　途：临床检验

联系单位：中国医学科学院皮肤病医院（中国医学科学院皮肤病研究所）

电子邮箱：meih@pumcderm.cams.cn

153. 趾间毛癣菌

国家科技资源标识符：CSTR:16698.06.NPRC 3.8.855

平台资源号：NPRC 3.8.855

保藏编号：CAMS-CCPM-D 05302

中文名称：趾间毛癣菌

外文名称：*Trichophyton interdigitale*

分类学地位：Fungi; Ascomycota; Pezizomycotina; Onygenales; Arthrodermataceae; *Trichophyton*

生物危害程度：第三类

分离时间：2023-05-26

分离地址：中国陕西省西安市

分离基物：人皮肤组织

致病名称：足癣、甲癣

致病对象：人、动物

来源历史：←中国医学科学院病原微生物菌（毒）种保藏中心医学真菌保藏分中心←中国医学科学院皮肤病医院（中国医学科学院皮肤病研究所）←空军军医大学附属第一医院（西京医院）

用　　途：临床检验

联系单位：中国医学科学院皮肤病医院（中国医学科学院皮肤病研究所）

电子邮箱：meih@pumcderm.cams.cn

154. 趾间毛癣菌

国家科技资源标识符：CSTR:16698.06.NPRC 3.8.856
平台资源号：NPRC 3.8.856
保藏编号：CAMS-CCPM-D 05304
中文名称：趾间毛癣菌
外文名称：*Trichophyton interdigitale*
分类学地位：Fungi; Ascomycota; Pezizomycotina; Onygenales; Arthrodermataceae; *Trichophyton*
生物危害程度：第三类
分离时间：2023-05-26
分离地址：中国陕西省西安市
分离基物：趾甲
致病名称：足癣、甲癣
致病对象：人、动物
来源历史：←中国医学科学院病原微生物菌(毒)种保藏中心医学真菌保藏分中心←中国医学科学院皮肤病医院（中国医学科学院皮肤病研究所）←空军军医大学附属第一医院（西京医院）
用　　途：临床检验
联系单位：中国医学科学院皮肤病医院（中国医学科学院皮肤病研究所）
电子邮箱：meih@pumcderm.cams.cn

155. 趾间毛癣菌

国家科技资源标识符：CSTR:16698.06.NPRC 3.8.857
平台资源号：NPRC 3.8.857
保藏编号：CAMS-CCPM-D 05305
中文名称：趾间毛癣菌
外文名称：*Trichophyton interdigitale*
分类学地位：Fungi; Ascomycota; Pezizomycotina; Onygenales; Arthrodermataceae; *Trichophyton*
生物危害程度：第三类
分离时间：2023-05-26
分离地址：中国陕西省西安市
分离基物：人皮肤组织
致病名称：足癣、甲癣
致病对象：人、动物
来源历史：←中国医学科学院病原微生物菌(毒)种保藏中心医学真菌保藏分中心←中国医学科学院皮肤病医院（中国医学科学院皮肤病研究所）←空军军医大学附属第一医院（西京医院）
用　　途：临床检验
联系单位：中国医学科学院皮肤病医院（中国医学科学院皮肤病研究所）
电子邮箱：meih@pumcderm.cams.cn

156. 趾间毛癣菌

国家科技资源标识符：CSTR:16698.06.NPRC 3.8.858
平台资源号：NPRC 3.8.858
保藏编号：CAMS-CCPM-D 05307
中文名称：趾间毛癣菌
外文名称：*Trichophyton interdigitale*
分类学地位：Fungi; Ascomycota; Pezizomycotina; Onygenales; Arthrodermataceae; *Trichophyton*
生物危害程度：第三类
分离时间：2023-05-26
分离地址：中国陕西省西安市
分离基物：人皮肤组织
致病名称：足癣、甲癣
致病对象：人、动物
来源历史：←中国医学科学院病原微生物菌(毒)种保藏中心医学真菌保藏分中心←中国医学科学院皮肤病医院（中国医学科学院皮肤病研究所）←空军军医大学附属第一医院（西京医院）
用　　途：临床检验
联系单位：中国医学科学院皮肤病医院（中国医学科学院皮肤病研究所）

电子邮箱：meih@pumcderm.cams.cn

157. 趾间毛癣菌

国家科技资源标识符：CSTR:16698.06.NPRC 3.8.859
平台资源号：NPRC 3.8.859
保藏编号：CAMS-CCPM-D 05308
中文名称：趾间毛癣菌
外文名称：*Trichophyton interdigitale*
分类学地位：Fungi; Ascomycota; Pezizomycotina; Onygenales; Arthrodermataceae; *Trichophyton*
生物危害程度：第三类
分离时间：2023-05-26
分离地址：中国陕西省西安市
分离基物：人皮肤组织
致病名称：足癣、甲癣
致病对象：人、动物
来源历史：←中国医学科学院病原微生物菌(毒)种保藏中心医学真菌保藏分中心←中国医学科学院皮肤病医院（中国医学科学院皮肤病研究所）←空军军医大学附属第一医院（西京医院）
用　　途：临床检验
联系单位：中国医学科学院皮肤病医院（中国医学科学院皮肤病研究所）
电子邮箱：meih@pumcderm.cams.cn

158. 趾间毛癣菌

国家科技资源标识符：CSTR:16698.06.NPRC 3.8.860
平台资源号：NPRC 3.8.860
保藏编号：CAMS-CCPM-D 05311
中文名称：趾间毛癣菌
外文名称：*Trichophyton interdigitale*
分类学地位：Fungi; Ascomycota; Pezizomycotina; Onygenales; Arthrodermataceae; *Trichophyton*
生物危害程度：第三类
分离时间：2023-05-26
分离地址：中国陕西省西安市
分离基物：人皮肤组织
致病名称：足癣、甲癣
致病对象：人、动物
来源历史：←中国医学科学院病原微生物菌(毒)种保藏中心医学真菌保藏分中心←中国医学科学院皮肤病医院（中国医学科学院皮肤病研究所）←空军军医大学附属第一医院（西京医院）
用　　途：临床检验
联系单位：中国医学科学院皮肤病医院（中国医学科学院皮肤病研究所）
电子邮箱：meih@pumcderm.cams.cn

159. 趾间毛癣菌

国家科技资源标识符：CSTR:16698.06.NPRC 3.8.861
平台资源号：NPRC 3.8.861
保藏编号：CAMS-CCPM-D 05314
中文名称：趾间毛癣菌
外文名称：*Trichophyton interdigitale*
分类学地位：Fungi; Ascomycota; Pezizomycotina; Onygenales; Arthrodermataceae; *Trichophyton*
生物危害程度：第三类
分离时间：2023-05-26
分离地址：中国陕西省西安市
分离基物：人皮肤组织
致病名称：足癣、甲癣
致病对象：人、动物
来源历史：←中国医学科学院病原微生物菌(毒)种保藏中心医学真菌保藏分中心←中国医学科学院皮肤病医院（中国医学科学院皮肤病研究所）←空军军医大学附属第一医院（西京医院）
用　　途：临床检验
联系单位：中国医学科学院皮肤病医院（中国医

学科学院皮肤病研究所）

电子邮箱：meih@pumcderm.cams.cn

五十二、总状毛霉

160. 总状毛霉

国家科技资源标识符：CSTR:16698.06.NPRC 3.8.862

平台资源号：NPRC 3.8.862

保藏编号：B3a

中文名称：总状毛霉

外文名称：*Mucor racemosus*

分类学地位：Fungi; Mucoromycota；Mucoromycotina; Mucorales; Mucoraceae; *Mucor*

生物危害程度：第三类

分离时间：1980-07-01

分离地址：中国北京市

分离基物：未知

致病名称：接合菌病

致病对象：人、动物

来源历史：←中国医学科学院病原微生物菌（毒）种保藏中心医学真菌保藏分中心←中国医学科学院皮肤病医院（中国医学科学院皮肤病研究所）←中国科学院微生物研究所

用　　途：临床检验

联系单位：中国医学科学院皮肤病医院（中国医学科学院皮肤病研究所）

电子邮箱：meih@pumcderm.cams.cn

五十三、冻土毛霉

161. 冻土毛霉

国家科技资源标识符：CSTR:16698.06.NPRC 3.8.863

平台资源号：NPRC 3.8.863

保藏编号：B3b

中文名称：冻土毛霉

外文名称：*Mucor hiemalis*

分类学地位：Fungi; Mucoromycota；Mucoromycotina; Mucorales; Mucoraceae; *Mucor*

生物危害程度：第三类

分离时间：2003-09-02

分离地址：中国北京市

分离基物：未知

致病名称：接合菌病

致病对象：人、动物

来源历史：←中国医学科学院病原微生物菌（毒）种保藏中心医学真菌保藏分中心←中国医学科学院皮肤病医院（中国医学科学院皮肤病研究所）←中国科学院微生物研究所

用　　途：临床检验

联系单位：中国医学科学院皮肤病医院（中国医学科学院皮肤病研究所）

电子邮箱：meih@pumcderm.cams.cn

五十四、米帚枝霉

162. 米帚枝霉

国家科技资源标识符：CSTR:16698.06.NPRC 3.8.864

平台资源号：NPRC 3.8.864

保藏编号：B9a

中文名称：米帚枝霉

外文名称：*Sarocladium oryzae*

分类学地位：Fungi; Ascomycota; Pezizomycotina; Hypocreales; Sarocladiaceae; *Sarocladium*

生物危害程度：第三类

分离时间：1973-04-03

分离地址：中国江苏省南京市
分离基物：未知
致病名称：未知
致病对象：未知
来源历史：←中国医学科学院病原微生物菌(毒)种保藏中心医学真菌保藏分中心←中国医学科学院皮肤病医院（中国医学科学院皮肤病研究所）
用　　途：临床检验
联系单位：中国医学科学院皮肤病医院（中国医学科学院皮肤病研究所）
电子邮箱：meih@pumcderm.cams.cn

五十五、吉利帚枝霉

163. 吉利帚枝霉

国家科技资源标识符：CSTR:16698.06.NPRC 3.8.865
平台资源号：NPRC 3.8.865
保藏编号：B9b
中文名称：吉利帚枝霉
外文名称：*Sarocladium kiliense*
分类学地位：Fungi; Ascomycota; Pezizomycotina; Hypocreales; Sarocladiaceae; *Sarocladium*
生物危害程度：第三类
分离时间：2011-10-19
分离地址：印度浦那市
分离基物：人皮肤组织
致病名称：透明丝孢霉病、角膜炎、心内膜炎、腹膜炎
致病对象：人、动物
来源历史：←中国医学科学院病原微生物菌(毒)种保藏中心医学真菌保藏分中心←中国医学科学院皮肤病医院（中国医学科学院皮肤病研究所）← CBS 158.61
用　　途：临床检验
联系单位：中国医学科学院皮肤病医院（中国医学科学院皮肤病研究所）
电子邮箱：meih@pumcderm.cams.cn

五十六、局限厚垣孢

164. 局限厚垣孢

国家科技资源标识符：CSTR:16698.06.NPRC 3.8.866
平台资源号：NPRC 3.8.866
保藏编号：B9c
中文名称：局限厚垣孢
外文名称：*Chlamydosporiella restricta*
分类学地位：Fungi; Ascomycota; Pezizomycotina; Glomerellales; Plectosphaerellaceae; *Plectosphaerellaceae*
生物危害程度：第三类
分离时间：2017-10
分离地址：法国
分离基物：人皮肤组织
致病名称：未知
致病对象：未知
来源历史：←中国医学科学院病原微生物菌(毒)种保藏中心医学真菌保藏分中心←中国医学科学院皮肤病医院（中国医学科学院皮肤病研究所）← CBS 716.88
用　　途：临床检验
联系单位：中国医学科学院皮肤病医院（中国医学科学院皮肤病研究所）
电子邮箱：mcih@pumcderm.cams.cn

五十七、粉红单端孢

165. 粉红单端孢

国家科技资源标识符：CSTR:16698.06.NPRC 3.8.867
平台资源号：NPRC 3.8.867
保藏编号：B10a
中文名称：粉红单端孢
外文名称：*Trichothecium roseum*
分类学地位：Fungi; Ascomycota; Pezizomycotina; Hypocreales; Myrotheciomycetaceae; *Trichothecium*
生物危害程度：第三类
分离时间：1982-06-01
分离地址：中国江苏省南京市
分离基物：空气
致病名称：未知
致病对象：未知
来源历史：←中国医学科学院病原微生物菌(毒)种保藏中心医学真菌保藏分中心←中国医学科学院皮肤病医院（中国医学科学院皮肤病研究所）
用　　途：临床检验
联系单位：中国医学科学院皮肤病医院（中国医学科学院皮肤病研究所）
电子邮箱：meih@pumcderm.cams.cn

五十八、橙色红曲菌

166. 橙色红曲菌

国家科技资源标识符：CSTR:16698.06.NPRC 3.8.868
平台资源号：NPRC 3.8.868
保藏编号：B14a
中文名称：橙色红曲菌
外文名称：*Monascus aurantiacus*
分类学地位：Fungi; Ascomycota; Pezizomycotina; Eurotiales; Aspergillaceae; *Monascus*
生物危害程度：第三类
分离时间：2002-05
分离地址：中国江苏省南京市
分离基物：未知
致病名称：未知
致病对象：未知
来源历史：←中国医学科学院病原微生物菌(毒)种保藏中心医学真菌保藏分中心←中国医学科学院皮肤病医院（中国医学科学院皮肤病研究所）
用　　途：临床检验
联系单位：中国医学科学院皮肤病医院（中国医学科学院皮肤病研究所）
电子邮箱：meih@pumcderm.cams.cn

五十九、红色红曲菌

167. 红色红曲菌

国家科技资源标识符：CSTR:16698.06.NPRC 3.8.869
平台资源号：NPRC 3.8.869
保藏编号：B14b
中文名称：红色红曲菌
外文名称：*Monascus ruber*
分类学地位：Fungi; Ascomycota; Pezizomycotina; Eurotiales; Aspergillaceae; *Monascus*
生物危害程度：第三类
分离时间：2003-07-01
分离地址：中国北京市
分离基物：未知
致病名称：侵袭性真菌病、甲真菌病
致病对象：人、动物

来源历史：←中国医学科学院病原微生物菌(毒)种保藏中心医学真菌保藏分中心←中国医学科学院皮肤病医院（中国医学科学院皮肤病研究所）←中国科学院微生物研究所

用　　途：临床检验

联系单位：中国医学科学院皮肤病医院（中国医学科学院皮肤病研究所）

电子邮箱：meih@pumcderm.cams.cn

六十、紫色红曲菌

168. 紫色红曲菌

国家科技资源标识符：CSTR:16698.06.NPRC 3.8.870

平台资源号：NPRC 3.8.870

保藏编号：B14c

中文名称：紫色红曲菌

外文名称：*Monascus purpureus*

分类学地位：Fungi; Ascomycota; Pezizomycotina; Eurotiales; Aspergillaceae; *Monascus*

生物危害程度：第三类

分离时间：2003-07-01

分离地址：中国北京市

分离基物：未知

致病名称：未知

致病对象：未知

来源历史：←中国医学科学院病原微生物菌(毒)种保藏中心医学真菌保藏分中心←中国医学科学院皮肤病医院（中国医学科学院皮肤病研究所）←中国科学院微生物研究所

用　　途：临床检验

联系单位：中国医学科学院皮肤病医院（中国医学科学院皮肤病研究所）

电子邮箱：meih@pumcderm.cams.cn

六十一、暗孢节菱孢

169. 暗孢节菱孢

国家科技资源标识符：CSTR:16698.06.NPRC 3.8.871

平台资源号：NPRC 3.8.871

保藏编号：B37a

中文名称：暗孢节菱孢

外文名称：*Arthrinium arundinis*

分类学地位：Fungi; Ascomycota; Pezizomycotina; Sordariales; Lasiosphaeriaceae; *Arthrinium*

生物危害程度：第三类

分离时间：1988-06-04

分离地址：中国北京市

分离基物：未知

致病名称：皮肤真菌病，甲真菌病

致病对象：人、动物

来源历史：←中国医学科学院病原微生物菌(毒)种保藏中心医学真菌保藏分中心←中国医学科学院皮肤病医院（中国医学科学院皮肤病研究所）←北京大学第一医院

用　　途：临床检验

联系单位：中国医学科学院皮肤病医院（中国医学科学院皮肤病研究所）

电子邮箱：meih@pumcderm.cams.cn

170. 暗孢节菱孢

国家科技资源标识符：CSTR:16698.06.NPRC 3.8.872

平台资源号：NPRC 3.8.872

保藏编号：B37b

中文名称：暗孢节菱孢

外文名称：*Arthrinium arundinis*

分类学地位：Fungi; Ascomycota; Pezizomycotina;

Sordariales; Lasiosphaeriaceae; *Arthrinium*

生物危害程度：第三类

分离时间：2005-08-01

分离地址：中国江苏省南京市

分离基物：未知

致病名称：皮肤真菌病、甲真菌病

致病对象：人、动物

来源历史：←中国医学科学院病原微生物菌(毒)种保藏中心医学真菌保藏分中心←中国医学科学院皮肤病医院（中国医学科学院皮肤病研究所）

用　　途：临床检验

联系单位：中国医学科学院皮肤病医院（中国医学科学院皮肤病研究所）

电子邮箱：meih@pumcderm.cams.cn

171. 暗孢节菱孢

国家科技资源标识符：CSTR:16698.06.NPRC 3.8.873

平台资源号：NPRC 3.8.873

保藏编号：B37d

中文名称：暗孢节菱孢

外文名称：*Arthrinium arundinis*

分类学地位：Fungi; Ascomycota; Pezizomycotina; Sordariales; Lasiosphaeriaceae; *Arthrinium*

生物危害程度：第三类

分离时间：2003-09-01

分离地址：中国北京市

分离基物：未知

致病名称：皮肤真菌病、甲真菌病

致病对象：人、动物

来源历史：←中国医学科学院病原微生物菌(毒)种保藏中心医学真菌保藏分中心←中国医学科学院皮肤病医院（中国医学科学院皮肤病研究所）←中国科学院微生物研究所

用　　途：临床检验

联系单位：中国医学科学院皮肤病医院（中国医学科学院皮肤病研究所）

电子邮箱：meih@pumcderm.cams.cn

六十二、粉红黏帚霉

172. 粉红黏帚霉

国家科技资源标识符：CSTR:16698.06.NPRC 3.8.874

平台资源号：NPRC 3.8.874

保藏编号：B41a

中文名称：粉红黏帚霉

外文名称：*Clonostachys rosea*

分类学地位：Fungi; Ascomycota; Pezizomycotina; Hypocreales; Bionectriaceae; *Clonostachys*

生物危害程度：第三类

分离时间：2003-09-20

分离地址：中国北京市

分离基物：未知

致病名称：未知

致病对象：未知

来源历史：←中国医学科学院病原微生物菌(毒)种保藏中心医学真菌保藏分中心←中国医学科学院皮肤病医院（中国医学科学院皮肤病研究所）←中国科学院微生物研究所

用　　途：临床检验

联系单位：中国医学科学院皮肤病医院（中国医学科学院皮肤病研究所）

电子邮箱：meih@pumcderm.cams.cn

六十三、纯黄毛霉

173. 纯黄毛霉

国家科技资源标识符：CSTR:16698.06.NPRC 3.8.875
平台资源号：NPRC 3.8.875
保藏编号：B66f
中文名称：纯黄毛霉
外文名称：*Mucor luteus*
分类学地位：Fungi; Mucoromycota；Mucoromycotina; Mucorales; Mucoraceae; *Mucor*
生物危害程度：第三类
分离时间：2004-08-01
分离地址：中国江苏省南京市
分离基物：未知
致病名称：皮肤毛霉病
致病对象：人、动物
来源历史：←中国医学科学院病原微生物菌（毒）种保藏中心医学真菌保藏分中心←中国医学科学院皮肤病医院（中国医学科学院皮肤病研究所）
用 途：临床检验
联系单位：中国医学科学院皮肤病医院（中国医学科学院皮肤病研究所）
电子邮箱：meih@pumcderm.cams.cn

174. 纯黄毛霉

国家科技资源标识符：CSTR:16698.06.NPRC 3.8.876
平台资源号：NPRC 3.8.876
保藏编号：B66g
中文名称：纯黄毛霉
外文名称：*Mucor luteus*
分类学地位：Fungi; Mucoromycota；Mucoromycotina; Mucorales; Mucoraceae; *Mucor*
生物危害程度：第三类
分离时间：2004-08-01
分离地址：中国江苏省南京市
分离基物：未知
致病名称：皮肤毛霉病
致病对象：人、动物
来源历史：←中国医学科学院病原微生物菌（毒）种保藏中心医学真菌保藏分中心←中国医学科学院皮肤病医院（中国医学科学院皮肤病研究所）
用 途：临床检验
联系单位：中国医学科学院皮肤病医院（中国医学科学院皮肤病研究所）
电子邮箱：meih@pumcderm.cams.cn

六十四、不规则毛霉

175. 不规则毛霉

国家科技资源标识符：CSTR:16698.06.NPRC 3.8.877
平台资源号：NPRC 3.8.877
保藏编号：B66d
中文名称：不规则毛霉
外文名称：*Mucor irregularis*
分类学地位：Fungi; Mucoromycota；Mucoromycotina; Mucorales; Mucoraceae; *Mucor*
生物危害程度：第三类
分离时间：2004-08-01
分离地址：中国广东省广州市
分离基物：未知
致病名称：鼻脑毛霉病、肺毛霉菌病
致病对象：人、动物
来源历史：←中国医学科学院病原微生物菌（毒）种保藏中心医学真菌保藏分中心←中国医学科学院皮肤病医院（中国医学

科学院皮肤病研究所）←中国人民解放军南部战区总医院

用　　途：临床检验

联系单位：中国医学科学院皮肤病医院（中国医学科学院皮肤病研究所）

电子邮箱：meih@pumcderm.cams.cn

六十五、卷枝毛霉

176. 卷枝毛霉

国家科技资源标识符：CSTR:16698.06.NPRC 3.8.878

平台资源号：NPRC 3.8.878

保藏编号：B68a

中文名称：卷枝毛霉

外文名称：*Mucor circinelloides*

分类学地位：Fungi; Mucoromycota；Mucoromycotina; Mucorales; Mucoraceae; *Mucor*

生物危害程度：第三类

分离时间：2003-07-01

分离地址：中国江苏省南京市

分离基物：未知

致病名称：皮肤真菌病、鼻脑毛霉病

致病对象：人、动物

来源历史：←中国医学科学院病原微生物菌（毒）种保藏中心医学真菌保藏分中心←中国医学科学院皮肤病医院（中国医学科学院皮肤病研究所）

用　　途：临床检验

联系单位：中国医学科学院皮肤病医院（中国医学科学院皮肤病研究所）

电子邮箱：meih@pumcderm.cams.cn

六十六、暗色毛盘孢

177. 暗色毛盘孢

国家科技资源标识符：CSTR:16698.06.NPRC 3.8.879

平台资源号：NPRC 3.8.879

保藏编号：B70a

中文名称：暗色毛盘孢

外文名称：*Colletotrichum truncatum*

分类学地位：Fungi; Ascomycota; Pezizomycotina; Glomerellales; Glomerellaceae; *Colletotrichum*

生物危害程度：第三类

分离时间：2006-01-01

分离地址：中国上海市

分离基物：未知

致病名称：眼内炎、角膜炎

致病对象：人、动物

来源历史：←中国医学科学院病原微生物菌（毒）种保藏中心医学真菌保藏分中心←中国医学科学院皮肤病医院（中国医学科学院皮肤病研究所）←海军军医大学第二附属医院（上海长征医院）

用　　途：临床检验

联系单位：中国医学科学院皮肤病医院（中国医学科学院皮肤病研究所）

电子邮箱：meih@pumcderm.cams.cn

178. 暗色毛盘孢

国家科技资源标识符：CSTR:16698.06.NPRC 3.8.880

平台资源号：NPRC 3.8.880

保藏编号：B70c

中文名称：暗色毛盘孢

外文名称：*Colletotrichum truncatum*

分类学地位：Fungi; Ascomycota; Pezizomycotina;

Glomerellales; Glomerellaceae; *Colletotrichum*
生物危害程度：第三类
分离时间：2008-01-01
分离地址：中国江苏省南京市
分离基物：未知
致病名称：眼内炎、角膜炎
致病对象：人、动物
来源历史：←中国医学科学院病原微生物菌(毒)种保藏中心医学真菌保藏分中心←中国医学科学院皮肤病医院（中国医学科学院皮肤病研究所）←南京医科大学附属眼科医院
用　　途：临床检验
联系单位：中国医学科学院皮肤病医院（中国医学科学院皮肤病研究所）
电子邮箱：meih@pumcderm.cams.cn

179. 暗色毛盘孢

国家科技资源标识符：CSTR:16698.06.NPRC 3.8.881
平台资源号：NPRC 3.8.881
保藏编号：B70f
中文名称：暗色毛盘孢
外文名称：*Colletotrichum truncatum*
分类学地位：Fungi; Ascomycota; Pezizomycotina; Glomerellales; Glomerellaceae; *Colletotrichum*
生物危害程度：第三类
分离时间：2017-10
分离地址：特立尼达和多巴哥（拉丁美洲岛国）
分离基物：菽麻
致病名称：眼内炎、角膜炎
致病对象：人、动物
来源历史：←中国医学科学院病原微生物菌(毒)种保藏中心医学真菌保藏分中心←中国医学科学院皮肤病医院（中国医学科学院皮肤病研究所）← CBS 136.30
用　　途：临床检验
联系单位：中国医学科学院皮肤病医院（中国医学科学院皮肤病研究所）
电子邮箱：meih@pumcderm.cams.cn

六十七、可可双毛孢

180. 可可双毛孢

国家科技资源标识符：CSTR:16698.06.NPRC 3.8.882
平台资源号：NPRC 3.8.882
保藏编号：B71a
中文名称：可可双毛孢
外文名称：*Lasiodiplodia theobromae*
分类学地位：Fungi; Ascomycota; Pezizomycotina; Botryosphaeriales; Botryosphaeriaceae; *Lasiodiplodia*
生物危害程度：第三类
分离时间：2007-01-01
分离地址：中国湖南省衡阳市
分离基物：未知
致病名称：眼内炎、角膜炎、甲真菌病
致病对象：人、动物
来源历史：←中国医学科学院病原微生物菌(毒)种保藏中心医学真菌保藏分中心←中国医学科学院皮肤病医院（中国医学科学院皮肤病研究所）←南华大学附属第一医院
用　　途：临床检验
联系单位：中国医学科学院皮肤病医院（中国医学科学院皮肤病研究所）
电子邮箱：meih@pumcderm.cams.cn

六十八、米麦轴霉

181. 米麦轴霉

国家科技资源标识符：CSTR:16698.06.NPRC 3.8.883
平台资源号：NPRC 3.8.883
保藏编号：B73a
中文名称：米麦轴霉
外文名称：*Tritirachium oryzae*
分类学地位：Fungi; Basidiomycota; Pucciniomycotina ; Tritirachiales; Tritirachiaceae; *Tritirachium*
生物危害程度：第三类
分离时间：2003-01-01
分离地址：中国湖北省武汉市
分离基物：趾甲
致病名称：皮肤真菌病、甲真菌病
致病对象：人、动物
来源历史：←中国医学科学院病原微生物菌(毒)种保藏中心医学真菌保藏分中心←中国医学科学院皮肤病医院（中国医学科学院皮肤病研究所）←华中科技大学同济医学院附属协和医院
用　　途：临床检验
联系单位：中国医学科学院皮肤病医院（中国医学科学院皮肤病研究所）
电子邮箱：meih@pumcderm.cams.cn

182. 米麦轴霉

国家科技资源标识符：CSTR:16698.06.NPRC 3.8.884
平台资源号：NPRC 3.8.884
保藏编号：B73b
中文名称：米麦轴霉
外文名称：*Tritirachium oryzae*
分类学地位：Fungi; Basidiomycota; Pucciniomy; Tritirachiales; Tritirachiaceae; *Tritirachium*
生物危害程度：第三类
分离时间：2017-10
分离地址：墨西哥尤卡坦半岛梅里达
分离基物：趾甲
致病名称：皮肤真菌病、甲真菌病
致病对象：人、动物
来源历史：←中国医学科学院病原微生物菌(毒)种保藏中心医学真菌保藏分中心←中国医学科学院皮肤病医院（中国医学科学院皮肤病研究所）← CBS 116300
用　　途：临床检验
联系单位：中国医学科学院皮肤病医院（中国医学科学院皮肤病研究所）
电子邮箱：meih@pumcderm.cams.cn

六十九、雅致节壶菌

183. 雅致节壶菌

国家科技资源标识符：CSTR:16698.06.NPRC 3.8.885
平台资源号：NPRC 3.8.885
保藏编号：B74b
中文名称：雅致节壶菌
外文名称：*Apophysomyces elegans*
分类学地位：Fungi; Mucoromycota ; Mucoromycotina; Mucorales; Saksenaeaceae; *Apophysomyces*
生物危害程度：第三类
分离时间：2017-10
分离地址：印度北方邦 Thawaika pul
分离基物：土壤
致病名称：未知
致病对象：未知
来源历史：←中国医学科学院病原微生物菌(毒)

种保藏中心医学真菌保藏分中心←中国医学科学院皮肤病医院（中国医学科学院皮肤病研究所）← CBS 477.78

用 途：临床检验

联系单位：中国医学科学院皮肤病医院（中国医学科学院皮肤病研究所）

电子邮箱：meih@pumcderm.cams.cn

七十、大毛霉

184. 大毛霉

国家科技资源标识符：CSTR:16698.06.NPRC 3.8.886

平台资源号：NPRC 3.8.886

保藏编号：B75a

中文名称：大毛霉

外文名称：*Mucor mucedo*

分类学地位：Fungi; Mucoromycota；Mucoromycotina; Mucorales; Mucoraceae; *Mucor*

生物危害程度：第三类

分离时间：2008-04-01

分离地址：荷兰

分离基物：动物分泌物

致病名称：胃肠毛霉病

致病对象：动物

来源历史：←中国医学科学院病原微生物菌(毒)种保藏中心医学真菌保藏分中心←中国医学科学院皮肤病医院（中国医学科学院皮肤病研究所）← CBS 640.67

用 途：临床检验

联系单位：中国医学科学院皮肤病医院（中国医学科学院皮肤病研究所）

电子邮箱：meih@pumcderm.cams.cn

七十一、日内瓦毛霉

185. 日内瓦毛霉

国家科技资源标识符：CSTR:16698.06.NPRC 3.8.887

平台资源号：NPRC 3.8.887

保藏编号：B76a

中文名称：日内瓦毛霉

外文名称：*Mucor genevensis*

分类学地位：Fungi; Mucoromycota；Mucoromycotina; Mucorales; Mucoraceae; *Mucor*

生物危害程度：第三类

分离时间：2008-04-01

分离地址：未知

分离基物：未知

致病名称：胃肠毛霉病

致病对象：动物

来源历史：←中国医学科学院病原微生物菌(毒)种保藏中心医学真菌保藏分中心←中国医学科学院皮肤病医院（中国医学科学院皮肤病研究所）← CBS

用 途：临床检验

联系单位：中国医学科学院皮肤病医院（中国医学科学院皮肤病研究所）

电子邮箱：meih@pumcderm.cams.cn

七十二、双相伞型霉

186. 双相伞型霉

国家科技资源标识符：CSTR:16698.06.NPRC 3.8.888

平台资源号：NPRC 3.8.888

保藏编号：B77a

中文名称：双相伞型霉
外文名称：*Umbelopsis dimorpha*
分类学地位：Fungi; Mucoromycota；Mucoromycotina; Umbelopsidales; Umbelopsidaceae; *Umbelopsis*
生物危害程度：第三类
分离时间：2008-04-01
分离地址：新西兰里士满山森林公园红山地区怀劳河谷北部
分离基物：土壤
致病名称：未知
致病对象：未知
来源历史：←中国医学科学院病原微生物菌(毒)种保藏中心医学真菌保藏分中心←中国医学科学院皮肤病医院（中国医学科学院皮肤病研究所）← CBS 110039
用　　途：临床检验
联系单位：中国医学科学院皮肤病医院（中国医学科学院皮肤病研究所）
电子邮箱：meih@pumcderm.cams.cn

七十三、黄孢原毛平革菌

187. 黄孢原毛平革菌

国家科技资源标识符：CSTR:16698.06.NPRC 3.8.889
平台资源号：NPRC 3.8.889
保藏编号：B82a
中文名称：白腐霉
外文名称：*Phanerochaete chrysosporium*
分类学地位：Fungi; Basidiomycota; Agaricomycotina; Polyporales; Phanerochaetaceae; *Phanerodontia*
生物危害程度：第三类
分离时间：2011-10-11
分离地址：中国北京市
分离基物：未知
致病名称：未知
致病对象：未知
来源历史：←中国医学科学院病原微生物菌(毒)种保藏中心医学真菌保藏分中心←中国医学科学院皮肤病医院（中国医学科学院皮肤病研究所）←中国科学院微生物研究所
用　　途：临床检验
联系单位：中国医学科学院皮肤病医院（中国医学科学院皮肤病研究所）
电子邮箱：meih@pumcderm.cams.cn

七十四、地生半乳糖霉

188. 地生半乳糖霉

国家科技资源标识符：CSTR:16698.06.NPRC 3.8.890
平台资源号：NPRC 3.8.890
保藏编号：B83a
中文名称：地生半乳糖霉
外文名称：*Galactomyces geotrichum*
分类学地位：Fungi; Ascomycota; Saccharomycotina; Dipodascales; Dipodascaceae; *Galactomyces*
生物危害程度：第三类
分离时间：2011-11-28
分离地址：中国河北省石家庄市
分离基物：人皮肤组织
致病名称：未知
致病对象：未知
来源历史：←中国医学科学院病原微生物菌(毒)种保藏中心医学真菌保藏分中心←中国医学科学院皮肤病医院（中国医学科学院皮肤病研究所）←河北医科大学第四医院科

用　　途：临床检验
联系单位：中国医学科学院皮肤病医院（中国医学科学院皮肤病研究所）
电子邮箱：meih@pumcderm.cams.cn

七十五、布拉克须霉

189. 布拉克须霉

国家科技资源标识符：CSTR:16698.06.NPRC 3.8.891
平台资源号：NPRC 3.8.891
保藏编号：B85b
中文名称：布拉克须霉
外文名称：*Phycomyces blakesleeanus*
分类学地位：Fungi; Mucoromycota; Mucoromycotina; Mucorales; Phycomycetaceae; *Phycomyces*
生物危害程度：第三类
分离时间：2011-10-19
分离地址：德国
分离基物：未知
致病名称：侵袭性真菌病
致病对象：动物
来源历史：←中国医学科学院病原微生物菌（毒）种保藏中心医学真菌保藏分中心←中国医学科学院皮肤病医院（中国医学科学院皮肤病研究所）←CBS 284.35
用　　途：临床检验
联系单位：中国医学科学院皮肤病医院（中国医学科学院皮肤病研究所）
电子邮箱：meih@pumcderm.cams.cn

七十六、罗萨梯新龟甲形菌

190. 罗萨梯新龟甲形菌

国家科技资源标识符：CSTR:16698.06.NPRC 3.8.892
平台资源号：NPRC 3.8.892
保藏编号：B91a
中文名称：罗萨梯新龟甲形菌
外文名称：*Neotestudina rosatii*
分类学地位：Fungi; Ascomycota; Pezizomycotina; Sordariales; Testudinaceae; *Neotestudina*
生物危害程度：第三类
分离时间：2011-10-19
分离地址：印度新德里
分离基物：植物种子
致病名称：足菌肿
致病对象：人、动物
来源历史：←中国医学科学院病原微生物菌（毒）种保藏中心医学真菌保藏分中心←中国医学科学院皮肤病医院（中国医学科学院皮肤病研究所）←CBS 331.78
用　　途：临床检验
联系单位：中国医学科学院皮肤病医院（中国医学科学院皮肤病研究所）
电子邮箱：meih@pumcderm.cams.cn

191. 罗萨梯新龟甲形菌

国家科技资源标识符：CSTR:16698.06.NPRC 3.8.893
平台资源号：NPRC 3.8.893
保藏编号：B91b
中文名称：罗萨梯新龟甲形菌
外文名称：*Neotestudina rosatii*
分类学地位：Fungi; Ascomycota; Pezizomycotina; Sordariales; Testudinaceae; *Neotestu-*

dina
生物危害程度：第三类
分离时间：2017-10
分离地址：未知
分离基物：未知
致病名称：足菌肿
致病对象：人、动物
来源历史：←中国医学科学院病原微生物菌（毒）种保藏中心医学真菌保藏分中心←中国医学科学院皮肤病医院（中国医学科学院皮肤病研究所）← CBS 427.62
用　　途：临床检验
联系单位：中国医学科学院皮肤病医院（中国医学科学院皮肤病研究所）
电子邮箱：meih@pumcderm.cams.cn

七十七、小孢根霉

192. 小孢根霉

国家科技资源标识符：CSTR:16698.06.NPRC 3.8.894
平台资源号：NPRC 3.8.894
保藏编号：B96a
中文名称：小孢根霉
外文名称：*Rhizopus microsporus*
分类学地位：Fungi; Mucoromycota ; Mucoromycotina; Mucorales; Rhizopodaceae; *Rhizopus*
生物危害程度：第三类
分离时间：2014-08-15
分离地址：中国江苏省南京市
分离基物：患者肺穿刺组织
致病名称：肺毛霉病、鼻脑毛霉病、播散性毛霉病
致病对象：人、动物
来源历史：←中国医学科学院病原微生物菌（毒）种保藏中心医学真菌保藏分中心←中国医学科学院皮肤病医院（中国医学科学院皮肤病研究所）←中国人民解放军东部战区总医院
用　　途：临床检验
联系单位：中国医学科学院皮肤病医院（中国医学科学院皮肤病研究所）
电子邮箱：meih@pumcderm.cams.cn

193. 小孢根霉

国家科技资源标识符：CSTR:16698.06.NPRC 3.8.895
平台资源号：NPRC 3.8.895
保藏编号：B96b
中文名称：小孢根霉
外文名称：*Rhizopus microsporus var. rhizopodiformis*
分类学地位：Fungi; Mucoromycota ; Mucoromycotina; Mucorales; Rhizopodaceae; *Rhizopus*
生物危害程度：第三类
分离时间：2017-10
分离地址：未知
分离基物：人皮肤组织
致病名称：肺毛霉病、鼻脑毛霉病、播散性毛霉病
致病对象：人、动物
来源历史：←中国医学科学院病原微生物菌（毒）种保藏中心医学真菌保藏分中心←中国医学科学院皮肤病医院（中国医学科学院皮肤病研究所）← CBS 102277
用　　途：临床检验
联系单位：中国医学科学院皮肤病医院（中国医学科学院皮肤病研究所）
电子邮箱：meih@pumcderm.cams.cn

194. 小孢根霉

国家科技资源标识符：CSTR:16698.06.NPRC 3.8.896
平台资源号：NPRC 3.8.896
保藏编号：B96c

中文名称：小孢根霉
外文名称：*Rhizopus microsporus*
分类学地位：Fungi; Mucoromycota；Mucoromycotina; Mucorales; Rhizopodaceae; *Rhizopus*
生物危害程度：第三类
分离时间：2017-10
分离地址：希腊雅典
分离基物：人皮肤组织
致病名称：肺毛霉病、鼻脑毛霉病、播散性毛霉病
致病对象：人、动物
来源历史：←中国医学科学院病原微生物菌(毒)种保藏中心医学真菌保藏分中心←中国医学科学院皮肤病医院（中国医学科学院皮肤病研究所）← CBS 124669
用　　途：临床检验
联系单位：中国医学科学院皮肤病医院（中国医学科学院皮肤病研究所）
电子邮箱：meih@pumcderm.cams.cn

七十八、多分枝横梗霉

195. 多分枝横梗霉

国家科技资源标识符：CSTR:16698.06.NPRC 3.8.897
平台资源号：NPRC 3.8.897
保藏编号：B105a
中文名称：多分枝横梗霉
外文名称：*Lichtheimia ramosa*
分类学地位：Fungi; Mucoromycota；Mucoromycotina; Mucorales; Lichtheimiaceae; *Lichtheimia*
生物危害程度：第三类
分离时间：2017-10
分离地址：瑞士圣加仑
分离基物：患者眼角膜
致病名称：肺毛霉病、鼻脑毛霉病、播散性毛霉病
致病对象：人、动物
来源历史：←中国医学科学院病原微生物菌(毒)种保藏中心医学真菌保藏分中心←中国医学科学院皮肤病医院（中国医学科学院皮肤病研究所）← CBS 101.55
用　　途：临床检验
联系单位：中国医学科学院皮肤病医院（中国医学科学院皮肤病研究所）
电子邮箱：meih@pumcderm.cams.cn

七十九、奥纳塔横梗霉

196. 奥纳塔横梗霉

国家科技资源标识符：CSTR:16698.06.NPRC 3.8.898
平台资源号：NPRC 3.8.898
保藏编号：B105b
中文名称：奥纳塔横梗霉
外文名称：*Lichtheimia ornata*
分类学地位：Fungi; Mucoromycota；Mucoromycotina; Mucorales; Lichtheimiaceae; *Lichtheimia*
生物危害程度：第三类
分离时间：2017-10
分离地址：未知
分离基物：未知
致病名称：肺毛霉病、鼻脑毛霉病、播散性毛霉病
致病对象：人、动物
来源历史：←中国医学科学院病原微生物菌(毒)种保藏中心医学真菌保藏分中心←中国医学科学院皮肤病医院（中国医学科学院皮肤病研究所）← CBS 958.68
用　　途：临床检验
联系单位：中国医学科学院皮肤病医院（中国医学科学院皮肤病研究所）

电子邮箱：meih@pumcderm.cams.cn

八十、布拉克小克银汉霉

197. 布拉克小克银汉霉

国家科技资源标识符：CSTR:16698.06.NPRC 3.8.899
平台资源号：NPRC 3.8.899
保藏编号：B106
中文名称：布拉克小克银汉霉
外文名称：*Cunninghamella blakesleeana*
分类学地位：Fungi; Mucoromycota ; Mucoromycotina; Mucorales; Cunninghamellaceae; *Cunninghamella*
生物危害程度：第三类
分离时间：2017-10
分离地址：克罗地亚杜布罗夫尼克
分离基物：腐烂的油橄榄果实
致病名称：接合菌病
致病对象：人、动物
来源历史：←中国医学科学院病原微生物菌(毒)种保藏中心医学真菌保藏分中心←中国医学科学院皮肤病医院（中国医学科学院皮肤病研究所）← CBS 720.85
用　　途：临床检验
联系单位：中国医学科学院皮肤病医院（中国医学科学院皮肤病研究所）
电子邮箱：meih@pumcderm.cams.cn

八十一、槭菌刺孢

198. 槭菌刺孢

国家科技资源标识符：CSTR:16698.06.NPRC 3.8.900
平台资源号：NPRC 3.8.900
保藏编号：B112
中文名称：槭菌刺孢
外文名称：*Mycocentrospora acerina*
分类学地位：Fungi; Ascomycota; Pezizomycotina; Pleosporales; Pleosporaceae; *Mycocentrospora*
生物危害程度：第三类
分离时间：2017-10
分离地址：荷兰
分离基物：葛缕子
致病名称：皮肤真菌病
致病对象：人、动物
来源历史：←中国医学科学院病原微生物菌(毒)种保藏中心医学真菌保藏分中心←中国医学科学院皮肤病医院（中国医学科学院皮肤病研究所）← CBS 113.24
用　　途：临床检验
联系单位：中国医学科学院皮肤病医院（中国医学科学院皮肤病研究所）
电子邮箱：meih@pumcderm.cams.cn

八十二、斜卧青霉

199. 斜卧青霉

国家科技资源标识符：CSTR:16698.06.NPRC 3.8.901
平台资源号：NPRC 3.8.901
保藏编号：B113
中文名称：斜卧青霉
外文名称：*Penicillium decumbens*
分类学地位：Fungi; Ascomycota; Pezizomycotina; Eurotiales; Aspergillaceae; *Penicillium*
生物危害程度：第三类
分离时间：2017-10
分离地址：美国宾夕法尼亚州诺克斯维尔
分离基物：未知

致病名称：侵袭性真菌病

致病对象：人、动物

来源历史：←中国医学科学院病原微生物菌（毒）种保藏中心医学真菌保藏分中心←中国医学科学院皮肤病医院（中国医学科学院皮肤病研究所）← CBS 318.48

用　　途：临床检验

联系单位：中国医学科学院皮肤病医院（中国医学科学院皮肤病研究所）

电子邮箱：meih@pumcderm.cams.cn

八十三、灰马杜拉

200. 灰马杜拉

国家科技资源标识符：CSTR:16698.06.NPRC 3.8.902

平台资源号：NPRC 3.8.902

保藏编号：B117

中文名称：灰马杜拉

外文名称：*Trematosphaeria grisea*

分类学地位：Fungi; Ascomycota; Pezizomycotina; Pleosporales; Trematosphaeriaceae; *Trematosphaeria*

生物危害程度：第三类

分离时间：2017-10

分离地址：印度韦洛尔

分离基物：分泌物

致病名称：足菌肿

致病对象：人、动物

来源历史：←中国医学科学院病原微生物菌（毒）种保藏中心医学真菌保藏分中心←中国医学科学院皮肤病医院（中国医学科学院皮肤病研究所）← CBS 246.66

用　　途：临床检验

联系单位：中国医学科学院皮肤病医院（中国医学科学院皮肤病研究所）

电子邮箱：meih@pumcderm.cams.cn

八十四、椭圆瓶霉

201. 椭圆瓶霉

国家科技资源标识符：CSTR:16698.06.NPRC 3.8.903

平台资源号：NPRC 3.8.903

保藏编号：D8h

中文名称：椭圆瓶霉

外文名称：*Phialophora ellipsoidea*

分类学地位：Fungi; Ascomycota; Pezizomycotina; Chaetothyriales; Herpotrichiellaceae; *Phialophora*

生物危害程度：第三类

分离时间：2009-05-01

分离地址：巴西

分离基物：人皮肤组织

致病名称：皮肤真菌病

致病对象：人、动物

来源历史：←中国医学科学院病原微生物菌（毒）种保藏中心医学真菌保藏分中心←中国医学科学院皮肤病医院（中国医学科学院皮肤病研究所）← CBS 286.47

用　　途：临床检验

联系单位：中国医学科学院皮肤病医院（中国医学科学院皮肤病研究所）

电子邮箱：meih@pumcderm.cams.cn

八十五、波氏赛多孢

202. 波氏赛多孢

国家科技资源标识符：CSTR:16698.06.NPRC 3.8.904

平台资源号：NPRC 3.8.904

保藏编号：D13a
中文名称：波氏赛多孢
外文名称：*Scedosporium boydii*
分类学地位：Fungi; Ascomycota; Pezizomycotina; Microascales; Microascaceae; *Scedosporium*
生物危害程度：第三类
分离时间：1956-01-01
分离地址：中国北京市
分离基物：未知
致病名称：鼻窦炎、关节炎、耳炎、角膜炎、眼内炎
致病对象：人、动物
来源历史：←中国医学科学院病原微生物菌（毒）种保藏中心医学真菌保藏分中心←中国医学科学院皮肤病医院（中国医学科学院皮肤病研究所）←中国医学科学院（原中央卫生研究院）
用　　途：临床检验
联系单位：中国医学科学院皮肤病医院（中国医学科学院皮肤病研究所）
电子邮箱：meih@pumcderm.cams.cn

203. 波氏赛多孢

国家科技资源标识符：CSTR:16698.06.NPRC 3.8.905
平台资源号：NPRC 3.8.905
保藏编号：D13b
中文名称：波氏赛多孢
外文名称：*Scedosporium boydii*
分类学地位：Fungi; Ascomycota; Pezizomycotina; Microascales; Microascaceae; *Scedosporium*
生物危害程度：第三类
分离时间：1973-04-01
分离地址：中国重庆市
分离基物：未知
致病名称：鼻窦炎、关节炎、耳炎、角膜炎、眼内炎
致病对象：人、动物
来源历史：←中国医学科学院病原微生物菌（毒）种保藏中心医学真菌保藏分中心←中国医学科学院皮肤病医院（中国医学科学院皮肤病研究所）←重庆医科大学
用　　途：临床检验
联系单位：中国医学科学院皮肤病医院（中国医学科学院皮肤病研究所）
电子邮箱：meih@pumcderm.cams.cn

204. 波氏赛多孢

国家科技资源标识符：CSTR:16698.06.NPRC 3.8.906
平台资源号：NPRC 3.8.906
保藏编号：D13c
中文名称：波利赛多孢
外文名称：*Scedosporium boydii*
分类学地位：Fungi; Ascomycota; Pezizomycotina; Microascales; Microascaceae; *Scedosporium*
生物危害程度：第三类
分离时间：2008-06-01
分离地址：中国上海市
分离基物：未知
致病名称：鼻窦炎、关节炎、耳炎、角膜炎、眼内炎
致病对象：人、动物
来源历史：←中国医学科学院病原微生物菌（毒）种保藏中心医学真菌保藏分中心←中国医学科学院皮肤病医院（中国医学科学院皮肤病研究所）←复旦大学附属华山医院
用　　途：临床检验
联系单位：中国医学科学院皮肤病医院（中国医学科学院皮肤病研究所）
电子邮箱：meih@pumcderm.cams.cn

八十六、尖端赛多孢

205. 尖端赛多孢

国家科技资源标识符：CSTR:16698.06.NPRC 3.8.907
平台资源号：NPRC 3.8.907
保藏编号：D13f
中文名称：尖端赛多孢
外文名称：*Scedosporium apiospermum*
分类学地位：Fungi; Ascomycota; Pezizomycotina; Microascales; Microascaceae; *Scedosporium*
生物危害程度：第三类
分离时间：2010-11-28
分离地址：中国上海市
分离基物：未知
致病名称：足菌肿、皮肤真菌病、鼻窦炎、肺炎
致病对象：人、动物
来源历史：←中国医学科学院病原微生物菌（毒）种保藏中心医学真菌保藏分中心←中国医学科学院皮肤病医院（中国医学科学院皮肤病研究所）←复旦大学附属华山医院
用　　途：临床检验
联系单位：中国医学科学院皮肤病医院（中国医学科学院皮肤病研究所）
电子邮箱：meih@pumcderm.cams.cn

八十七、多育节荚孢霉

206. 多育节荚孢霉

国家科技资源标识符：CSTR:16698.06.NPRC 3.8.908
平台资源号：NPRC 3.8.908
保藏编号：D13h
中文名称：多育节荚孢霉
外文名称：*Lomentospora prolificans*
分类学地位：Fungi; Ascomycota; Pezizomycotina; Microascales; Microascaceae; *Scedosporium*
生物危害程度：第三类
分离时间：1981-09
分离地址：美国，缅因州，法明顿
分离基物：患者骨活检分离物
致病名称：骨髓炎、肺炎、脑膜炎、关节炎、皮下软组织感染
致病对象：人、动物
来源历史：←中国医学科学院病原微生物菌（毒）种保藏中心医学真菌保藏分中心←中国医学科学院皮肤病医院（中国医学科学院皮肤病研究所）← CBS 114.90
用　　途：临床检验
联系单位：中国医学科学院皮肤病医院（中国医学科学院皮肤病研究所）
电子邮箱：meih@pumcderm.cams.cn

八十八、迪胡赛多孢

207. 迪胡赛多孢

国家科技资源标识符：CSTR:16698.06.NPRC 3.8.909
平台资源号：NPRC 3.8.909
保藏编号：D13i
中文名称：迪胡赛多孢
外文名称：*Scedosporium dehoogii*
分类学地位：Fungi; Ascomycota; Pezizomycotina; Microascales; Microascaceae; *Scedosporium*
生物危害程度：第三类
分离时间：2017-10

真菌

分离地址：西班牙，巴塞罗那
分离基物：土壤
致病名称：皮肤真菌病
致病对象：人、动物
来源历史：←中国医学科学院病原微生物菌(毒)种保藏中心医学真菌保藏分中心←中国医学科学院皮肤病医院（中国医学科学院皮肤病研究所）← CBS 117406
用　　途：临床检验
联系单位：中国医学科学院皮肤病医院（中国医学科学院皮肤病研究所）
电子邮箱：meih@pumcderm.cams.cn

第三部分

病　毒

一、流行性感冒病毒

1. 流行性感冒病毒

国家科技资源标识符: CSTR:16698.06.NPRC 2.13.102
平台资源号：NPRC 2.13.102
保藏编号：GDPCC 2.00369
中文名称：流感病毒 A
外文名称：*Influenza* A *virus*
分类学地位：Orthornavirae; Negarnaviricota; Insthoviricetes; Articulavirales; Orthomyxoviridae; *Alpainfluenzavirus*
生物危害程度：第三类
分离时间：2019-01-17
分离地址：中国广东省肇庆市端州区
分离基物：患者咽拭子
致病名称：流行性感冒
致病对象：人、动物
来源历史：←广东省人间传染的病原微生物菌(毒)种保藏中心←广东省疾病预防控制中心←肇庆市疾病预防控制中心
用　　途：传染病病原监测和溯源
联系单位：广东省疾病预防控制中心
电子邮箱：gdsjkzx_gdpcc@gd.gov.cn

2. 流行性感冒病毒

国家科技资源标识符: CSTR:16698.06.NPRC 2.13.103
平台资源号：NPRC 2.13.103
保藏编号：GDPCC 2.00370
中文名称：流感病毒 A
外文名称：*Influenza* A *virus*
分类学地位：Orthornavirae; Negarnaviricota; Insthoviricetes; Articulavirales; Orthomyxoviridae; *Alpainfluenzavirus*
生物危害程度：第三类
分离时间：2019-01-11
分离地址：中国广东省清远市清城区
分离基物：患者咽拭子
致病名称：流行性感冒
致病对象：人、动物
来源历史：←广东省人间传染的病原微生物菌(毒)种保藏中心←广东省疾病预防控制中心←清远市疾病预防控制中心
用　　途：传染病病原监测和溯源
联系单位：广东省疾病预防控制中心
电子邮箱：gdsjkzx_gdpcc@gd.gov.cn

3. 流行性感冒病毒

国家科技资源标识符: CSTR:16698.06.NPRC 2.13.104
平台资源号：NPRC 2.13.104
保藏编号：GDPCC 2.00371
中文名称：流感病毒 A
外文名称：*Influenza* A *virus*
分类学地位：Orthornavirae; Negarnaviricota; Insthoviricetes; Articulavirales; Orthomyxoviridae; *Alpainfluenzavirus*
生物危害程度：第三类
分离时间：2019-01-28
分离地址：中国广东省东莞市
分离基物：患者咽拭子
致病名称：流行性感冒
致病对象：人、动物
来源历史：←广东省人间传染的病原微生物菌(毒)种保藏中心←广东省疾病预防控制中心←东莞市疾病预防控制中心
用　　途：传染病病原监测和溯源
联系单位：广东省疾病预防控制中心
电子邮箱：gdsjkzx_gdpcc@gd.gov.cn

4. 流行性感冒病毒

国家科技资源标识符: CSTR:16698.06.NPRC 2.13.105
平台资源号：NPRC 2.13.105

保藏编号：GDPCC 2.00372
中文名称：流感病毒 A
外文名称：*Influenza* A *virus*
分类学地位：Orthornavirae; Negarnaviricota; Insthoviricetes; Articulavirales; Orthomyxoviridae; *Alpainfluenzavirus*
生物危害程度：第三类
分离时间：2019-01-17
分离地址：中国广东省中山市
分离基物：患者咽拭子
致病名称：流行性感冒
致病对象：人、动物
来源历史：←广东省人间传染的病原微生物菌(毒)种保藏中心←广东省疾病预防控制中心←中山市疾病预防控制中心
用　　途：传染病病原监测和溯源
联系单位：广东省疾病预防控制中心
电子邮箱：gdsjkzx_gdpcc@gd.gov.cn

5. 流行性感冒病毒

国家科技资源标识符：CSTR:16698.06.NPRC 2.13.106
平台资源号：NPRC 2.13.106
保藏编号：GDPCC 2.00373
中文名称：流感病毒 A
外文名称：*Influenza* A *virus*
分类学地位：Orthornavirae; Negarnaviricota; Insthoviricetes; Articulavirales; Orthomyxoviridae; *Alpainfluenzavirus*
生物危害程度：第三类
分离时间：2019-01-28
分离地址：中国广东省揭阳市榕城区
分离基物：患者咽拭子
致病名称：流行性感冒
致病对象：人、动物
来源历史：←广东省人间传染的病原微生物菌(毒)种保藏中心←广东省疾病预防控制中心←揭阳市疾病预防控制中心
用　　途：传染病病原监测和溯源
联系单位：广东省疾病预防控制中心
电子邮箱：gdsjkzx_gdpcc@gd.gov.cn

6. 流行性感冒病毒

国家科技资源标识符：CSTR:16698.06.NPRC 2.13.107
平台资源号：NPRC 2.13.107
保藏编号：GDPCC 2.00374
中文名称：流感病毒 A
外文名称：*Influenza* A *virus*
分类学地位：Orthornavirae; Negarnaviricota; Insthoviricetes; Articulavirales; Orthomyxoviridae; *Alpainfluenzavirus*
生物危害程度：第三类
分离时间：2019-01-31
分离地址：中国广东省阳江市江城区
分离基物：患者咽拭子
致病名称：流行性感冒
致病对象：人、动物
来源历史：←广东省人间传染的病原微生物菌(毒)种保藏中心←广东省疾病预防控制中心←阳江市疾病预防控制中心
用　　途：传染病病原监测和溯源
联系单位：广东省疾病预防控制中心
电子邮箱：gdsjkzx_gdpcc@gd.gov.cn

7. 流行性感冒病毒

国家科技资源标识符：CSTR:16698.06.NPRC 2.13.108
平台资源号：NPRC 2.13.108
保藏编号：GDPCC 2.00375
中文名称：流感病毒 B
外文名称：*Influenza* B *virus*
分类学地位：Orthornavirae; Negarnaviricota; Insthoviricetes; Articulavirales; Orthomyxoviridae; *Betainfluenzavirus*
生物危害程度：第三类
分离时间：2021-05-08

分离地址：中国广东省潮州市湘桥区
分离基物：患者咽拭子
致病名称：流行性感冒
致病对象：人、动物
来源历史：←广东省人间传染的病原微生物菌(毒)种保藏中心←广东省疾病预防控制中心←潮州市疾病预防控制中心
用　　途：传染病病原监测和溯源
联系单位：广东省疾病预防控制中心
电子邮箱：gdsjkzx_gdpcc@gd.gov.cn

8. 流行性感冒病毒

国家科技资源标识符：CSTR:16698.06.NPRC 2.13.109
平台资源号：NPRC 2.13.109
保藏编号：GDPCC 2.00376
中文名称：流感病毒 B
外文名称：*Influenza* B *virus*
分类学地位：Orthornavirae; Negarnaviricota; Insthoviricetes; Articulavirales; Orthomyxoviridae; *Betainfluenzavirus*
生物危害程度：第三类
分离时间：2021-07-30
分离地址：中国广东省深圳市南山区
分离基物：患者咽拭子
致病名称：流行性感冒
致病对象：人、动物
来源历史：←广东省人间传染的病原微生物菌(毒)种保藏中心←广东省疾病预防控制中心←深圳市疾病预防控制中心
用　　途：传染病病原监测和溯源
联系单位：广东省疾病预防控制中心
电子邮箱：gdsjkzx_gdpcc@gd.gov.cn

9. 流行性感冒病毒

国家科技资源标识符：CSTR:16698.06.NPRC 2.13.110
平台资源号：NPRC 2.13.110
保藏编号：GDPCC 2.00377
中文名称：流感病毒 B
外文名称：*Influenza* B *virus*
分类学地位：Orthornavirae; Negarnaviricota; Insthoviricetes; Articulavirales; Orthomyxoviridae; *Betainfluenzavirus*
生物危害程度：第三类
分离时间：2021-08-05
分离地址：中国广东省东莞市
分离基物：患者咽拭子
致病名称：流行性感冒
致病对象：人、动物
来源历史：←广东省人间传染的病原微生物菌(毒)种保藏中心←广东省疾病预防控制中心←东莞市疾病预防控制中心
用　　途：传染病病原监测和溯源
联系单位：广东省疾病预防控制中心
电子邮箱：gdsjkzx_gdpcc@gd.gov.cn

10. 流行性感冒病毒

国家科技资源标识符：CSTR:16698.06.NPRC 2.13.111
平台资源号：NPRC 2.13.111
保藏编号：GDPCC 2.00378
中文名称：流感病毒 B
外文名称：*Influenza* B *virus*
分类学地位：Orthornavirae; Negarnaviricota; Insthoviricetes; Articulavirales; Orthomyxoviridae; *Betainfluenzavirus*
生物危害程度：第三类
分离时间：2021-09-03
分离地址：中国广东省中山市
分离基物：患者咽拭子
致病名称：流行性感冒
致病对象：人、动物
来源历史：←广东省人间传染的病原微生物菌(毒)种保藏中心←广东省疾病预防控制中心←中山市疾病预防控制中心
用　　途：传染病病原监测和溯源

联系单位：广东省疾病预防控制中心

电子邮箱：gdsjkzx_gdpcc@gd.gov.cn

11. 流行性感冒病毒

国家科技资源标识符：CSTR:16698.06.NPRC 2.13.112

平台资源号：NPRC 2.13.112

保藏编号：GDPCC 2.00379

中文名称：流感病毒 B

外文名称：*Influenza* B *virus*

分类学地位：Orthornavirae; Negarnaviricota; Insthoviricetes; Articulavirales; Orthomyxoviridae; *Betainfluenzavirus*

生物危害程度：第三类

分离时间：2021-09-14

分离地址：中国广东省深圳市南山区

分离基物：患者咽拭子

致病名称：流行性感冒

致病对象：人、动物

来源历史：←广东省人间传染的病原微生物菌（毒）种保藏中心←广东省疾病预防控制中心←深圳市疾病预防控制中心

用　　途：传染病病原监测和溯源

联系单位：广东省疾病预防控制中心

电子邮箱：gdsjkzx_gdpcc@gd.gov.cn

12. 流行性感冒病毒

国家科技资源标识符：CSTR:16698.06.NPRC 2.13.113

平台资源号：NPRC 2.13.113

保藏编号：GDPCC 2.00380

中文名称：流感病毒 B

外文名称：*Influenza* B *virus*

分类学地位：Orthornavirae; Negarnaviricota; Insthoviricetes; Articulavirales; Orthomyxoviridae; *Betainfluenzavirus*

生物危害程度：第三类

分离时间：2021-10-01

分离地址：中国广东省东莞市

分离基物：患者咽拭子

致病名称：流行性感冒

致病对象：人、动物

来源历史：←广东省人间传染的病原微生物菌（毒）种保藏中心←广东省疾病预防控制中心←东莞市疾病预防控制中心

用　　途：传染病病原监测和溯源

联系单位：广东省疾病预防控制中心

电子邮箱：gdsjkzx_gdpcc@gd.gov.cn

13. 流行性感冒病毒

国家科技资源标识符：CSTR:16698.06.NPRC 2.13.114

平台资源号：NPRC 2.13.114

保藏编号：GDPCC 2.00381

中文名称：流感病毒 B

外文名称：*Influenza* B *virus*

分类学地位：Orthornavirae; Negarnaviricota; Insthoviricetes; Articulavirales; Orthomyxoviridae; *Betainfluenzavirus*

生物危害程度：第三类

分离时间：2021-10-10

分离地址：中国广东省中山市

分离基物：患者咽拭子

致病名称：流行性感冒

致病对象：人、动物

来源历史：←广东省人间传染的病原微生物菌（毒）种保藏中心←广东省疾病预防控制中心←中山市疾病预防控制中心

用　　途：传染病病原监测和溯源

联系单位：广东省疾病预防控制中心

电子邮箱：gdsjkzx_gdpcc@gd.gov.cn

14. 流行性感冒病毒

国家科技资源标识符：CSTR:16698.06.NPRC 2.13.115

平台资源号：NPRC 2.13.115

保藏编号：GDPCC 2.00382

中文名称：流感病毒 B

外文名称：*Influenza* B *virus*

分类学地位：Orthornavirae; Negarnaviricota; Insthoviricetes; Articulavirales; Orthomyxoviridae; *Betainfluenzavirus*

生物危害程度：第三类

分离时间：2021-09-13

分离地址：中国广东省汕头市龙湖区

分离基物：患者咽拭子

致病名称：流行性感冒

致病对象：人、动物

来源历史：←广东省人间传染的病原微生物菌（毒）种保藏中心←广东省疾病预防控制中心←汕头市疾病预防控制中心

用　　途：传染病病原监测和溯源

联系单位：广东省疾病预防控制中心

电子邮箱：gdsjkzx_gdpcc@gd.gov.cn

15. 流行性感冒病毒

国家科技资源标识符：CSTR:16698.06.NPRC 2.13.116

平台资源号：NPRC 2.13.116

保藏编号：GDPCC 2.00383

中文名称：流感病毒 B

外文名称：*Influenza* B *virus*

分类学地位：Orthornavirae; Negarnaviricota; Insthoviricetes; Articulavirales; Orthomyxoviridae; *Betainfluenzavirus*

生物危害程度：第三类

分离时间：2021-10-25

分离地址：中国广东省茂名市茂南区

分离基物：患者咽拭子

致病名称：流行性感冒

致病对象：人、动物

来源历史：←广东省人间传染的病原微生物菌（毒）种保藏中心←广东省疾病预防控制中心←茂名市疾病预防控制中心

用　　途：传染病病原监测和溯源

联系单位：广东省疾病预防控制中心

电子邮箱：gdsjkzx_gdpcc@gd.gov.cn

16. 流行性感冒病毒

国家科技资源标识符：CSTR:16698.06.NPRC 2.13.117

平台资源号：NPRC 2.13.117

保藏编号：GDPCC 2.00384

中文名称：流感病毒 B

外文名称：*Influenza* B *virus*

分类学地位：Orthornavirae; Negarnaviricota; Insthoviricetes; Articulavirales; Orthomyxoviridae; *Betainfluenzavirus*

生物危害程度：第三类

分离时间：2021-12-20

分离地址：中国广东省茂名市茂南区

分离基物：患者咽拭子

致病名称：流行性感冒

致病对象：人、动物

来源历史：←广东省人间传染的病原微生物菌（毒）种保藏中心←广东省疾病预防控制中心←茂名市疾病预防控制中心

用　　途：传染病病原监测和溯源

联系单位：广东省疾病预防控制中心

电子邮箱：gdsjkzx_gdpcc@gd.gov.cn

17. 流行性感冒病毒

国家科技资源标识符：CSTR:16698.06.NPRC 2.13.118

平台资源号：NPRC 2.13.118

保藏编号：GDPCC 2.00385

中文名称：流感病毒 A

外文名称：*Influenza* A *virus*

分类学地位：Orthornavirae; Negarnaviricota; Insthoviricetes; Articulavirales; Orthomyxoviridae; *Alpainfluenzavirus*

生物危害程度：第三类

分离时间：2020-01-02

分离地址：中国广东省佛山市禅城区

分离基物：患者咽拭子

致病名称：流行性感冒
致病对象：人、动物
来源历史：←广东省人间传染的病原微生物菌（毒）种保藏中心←广东省疾病预防控制中心←佛山市疾病预防控制中心
用　　途：传染病病原监测和溯源
联系单位：广东省疾病预防控制中心
电子邮箱：gdsjkzx_gdpcc@gd.gov.cn

18. 流行性感冒病毒

国家科技资源标识符：CSTR:16698.06.NPRC 2.13.119
平台资源号：NPRC 2.13.119
保藏编号：GDPCC 2.00386
中文名称：流感病毒 A
外文名称：*Influenza* A *virus*
分类学地位：Orthornavirae; Negarnaviricota; Insthoviricetes; Articulavirales; Orthomyxoviridae; *Alpainfluenzavirus*
生物危害程度：第三类
分离时间：2020-01-09
分离地址：中国广东省肇庆市端州区
分离基物：患者咽拭子
致病名称：流行性感冒
致病对象：人、动物
来源历史：←广东省人间传染的病原微生物菌（毒）种保藏中心←广东省疾病预防控制中心←肇庆市疾病预防控制中心
用　　途：传染病病原监测和溯源
联系单位：广东省疾病预防控制中心
电子邮箱：gdsjkzx_gdpcc@gd.gov.cn

19. 流行性感冒病毒

国家科技资源标识符：CSTR:16698.06.NPRC 2.13.120
平台资源号：NPRC 2.13.120
保藏编号：GDPCC 2.00387
中文名称：流感病毒 A
外文名称：*Influenza* A *virus*
分类学地位：Orthornavirae; Negarnaviricota; Insthoviricetes; Articulavirales; Orthomyxoviridae; *Alpainfluenzavirus*
生物危害程度：第三类
分离时间：2019-02-07
分离地址：中国广东省阳江市江城区
分离基物：患者咽拭子
致病名称：流行性感冒
致病对象：人、动物
来源历史：←广东省人间传染的病原微生物菌（毒）种保藏中心←广东省疾病预防控制中心←阳江市疾病预防控制中心
用　　途：传染病病原监测和溯源
联系单位：广东省疾病预防控制中心
电子邮箱：gdsjkzx_gdpcc@gd.gov.cn

20. 流行性感冒病毒

国家科技资源标识符：CSTR:16698.06.NPRC 2.13.121
平台资源号：NPRC 2.13.121
保藏编号：GDPCC 2.00388
中文名称：流感病毒 A
外文名称：*Influenza* A *virus*
分类学地位：Orthornavirae; Negarnaviricota; Insthoviricetes; Articulavirales; Orthomyxoviridae; *Alpainfluenzavirus*
生物危害程度：第三类
分离时间：2019-02-15
分离地址：中国广东省肇庆市端州区
分离基物：患者咽拭子
致病名称：流行性感冒
致病对象：人、动物
来源历史：←广东省人间传染的病原微生物菌（毒）种保藏中心←广东省疾病预防控制中心←肇庆市疾病预防控制中心
用　　途：传染病病原监测和溯源
联系单位：广东省疾病预防控制中心
电子邮箱：gdsjkzx_gdpcc@gd.gov.cn

21. 流行性感冒病毒

国家科技资源标识符：CSTR:16698.06.NPRC 2.13.142
平台资源号：NPRC 2.13.142
保藏编号：GDPCC 2.01547
中文名称：流感病毒 A
外文名称：*Influenza* A *virus*
分类学地位：Orthornavirae; Negarnaviricota; Insthoviricetes; Articulavirales; Orthomyxoviridae; *Alpainfluenzavirus*
生物危害程度：第三类
分离时间：2023-05-19
分离地址：中国广东省广州市番禺区
分离基物：患者肺泡灌洗液
致病名称：流行性感冒
致病对象：人、动物
来源历史：←广东省人间传染的病原微生物菌(毒)种保藏中心←广东省疾病预防控制中心
用　　途：传染病病原监测和溯源
联系单位：广东省疾病预防控制中心
电子邮箱：gdsjkzx_gdpcc@gd.gov.cn

22. 流行性感冒病毒

国家科技资源标识符：CSTR:16698.06.NPRC 2.14.11
平台资源号：NPRC 2.14.11
保藏编号：SZCDC-ILI20230739
中文名称：流感病毒/A/广东福田/SWL1653/2023(H1)
外文名称：*Influenza virus* A/Guangdong-Shenzhen/SWL1653/2023(H1)
分类学地位：Orthornavirae; Negarnaviricota; Insthoviricetes; Articulavirales; Orthomyxoviridae; *Alphainfluenzavirus*
生物危害程度：第三类
分离时间：2023-04-19
分离地址：中国广东省深圳市
分离基物：患者咽拭子
致病名称：流行性感冒
致病对象：人、动物
来源历史：←深圳市疾病预防控制中心←北京大学深圳医院
用　　途：传染病病原监测和溯源
联系单位：深圳市疾病预防控制中心病原微生物检测所
电子邮箱：pengbo@wjw.sz.gov.cn

23. 流行性感冒病毒

国家科技资源标识符：CSTR:16698.06.NPRC 2.14.12
平台资源号：NPRC 2.14.12
保藏编号：SZCDC-ILI20230743
中文名称：流感病毒/A/广东福田/SWL1657/2023(H1)
外文名称：*Influenza virus* A/Guangdong-Shenzhen/SWL1657/2023(H1)
分类学地位：Orthornavirae; Negarnaviricota; Insthoviricetes; Articulavirales; Orthomyxoviridae; *Alphainfluenzavirus*
生物危害程度：第三类
分离时间：2023-04-19
分离地址：中国广东省深圳市
分离基物：患者咽拭子
致病名称：流行性感冒
致病对象：人、动物
来源历史：←深圳市疾病预防控制中心←北京大学深圳医院
用　　途：传染病病原监测和溯源
联系单位：深圳市疾病预防控制中心病原微生物检测所
电子邮箱：pengbo@wjw.sz.gov.cn

24. 流行性感冒病毒

国家科技资源标识符：CSTR:16698.06.NPRC 2.3.447
平台资源号：NPRC 2.3.447

保藏编号：CHPC 2.18.2.SCMY/23/001.24
中文名称：流感病毒 B/ 四川绵阳 /2022-1
外文名称：*Influenza virus* B/Sichuan-Mianyang/2022-1
分类学地位：Orthornavirae; Negarnaviricota; Insthoviricetes; Articulavirales; Orthomyxoviridae; *Betainfluenzavirus*
生物危害程度：第三类
分离时间：2023-05-01
分离地址：中国四川省绵阳市
分离基物：患者咽拭子
致病名称：流行性感冒
致病对象：人、动物
来源历史：←中国疾病预防控制中心病原微生物菌（毒）种保藏中心病毒病所分中心←中国疾病预防控制中心病毒病预防控制所病毒资源中心
用　　途：传染病病原监测和溯源
联系单位：中国疾病预防控制中心病毒病预防控制所
电子邮箱：chpc@ivdc.chinacdc.cn

25. 流行性感冒病毒

国家科技资源标识符：CSTR:16698.06.NPRC 2.3.448
平台资源号：NPRC 2.3.448
保藏编号：CHPC 2.18.2.SCMY/23/002.24
中文名称：流感病毒 B/ 四川绵阳 /2022-2
外文名称：*Influenza virus* B/Sichuan-Mianyang/2022-2
分类学地位：Orthornavirae; Negarnaviricota; Insthoviricetes; Articulavirales; Orthomyxoviridae; *Betainfluenzavirus*
生物危害程度：第三类
分离时间：2023-05-01
分离地址：中国四川省绵阳市
分离基物：患者咽拭子
致病名称：流行性感冒
致病对象：人、动物
来源历史：←中国疾病预防控制中心病原微生物菌（毒）种保藏中心病毒病所分中心←中国疾病预防控制中心病毒病预防控制所病毒资源中心
用　　途：传染病病原监测和溯源
联系单位：中国疾病预防控制中心病毒病预防控制所
电子邮箱：chpc@ivdc.chinacdc.cn

26. 流行性感冒病毒

国家科技资源标识符：CSTR:16698.06.NPRC 2.3.449
平台资源号：NPRC 2.3.449
保藏编号：CHPC 2.18.2.SCMY/23/003.24
中文名称：流感病毒 B/ 四川绵阳 /2022-3
外文名称：*Influenza virus* B/Sichuan-Mianyang/2022-3
分类学地位：Orthornavirae; Negarnaviricota; Insthoviricetes; Articulavirales; Orthomyxoviridae; *Betainfluenzavirus*
生物危害程度：第三类
分离时间：2023-05-01
分离地址：中国四川省绵阳市
分离基物：患者咽拭子
致病名称：流行性感冒
致病对象：人、动物
来源历史：←中国疾病预防控制中心病原微生物菌（毒）种保藏中心病毒病所分中心←中国疾病预防控制中心病毒病预防控制所病毒资源中心
用　　途：传染病病原监测和溯源
联系单位：中国疾病预防控制中心病毒病预防控制所
电子邮箱：chpc@ivdc.chinacdc.cn

27. 流行性感冒病毒

国家科技资源标识符：CSTR:16698.06.NPRC 2.3.450

平台资源号：NPRC 2.3.450
保藏编号：CHPC 2.18.2.SCMY/23/004.24
中文名称：流感病毒 B/ 四川绵阳 /2022-4
外文名称：*Influenza virus* B/Sichuan-Mianyang/2022-4
分类学地位：Orthornavirae; Negarnaviricota; Insthoviricetes; Articulavirales; Orthomyxoviridae; *Betainfluenzavirus*
生物危害程度：第三类
分离时间：2023-05-01
分离地址：中国四川省绵阳市
分离基物：患者咽拭子
致病名称：流行性感冒
致病对象：人、动物
来源历史：←中国疾病预防控制中心病原微生物菌（毒）种保藏中心病毒病所分中心←中国疾病预防控制中心病毒病预防控制所病毒资源中心
用　　途：传染病病原监测和溯源
联系单位：中国疾病预防控制中心病毒病预防控制所
电子邮箱：chpc@ivdc.chinacdc.cn

28. 流行性感冒病毒

国家科技资源标识符：CSTR:16698.06.NPRC 2.3.451
平台资源号：NPRC 2.3.451
保藏编号：CHPC 2.18.2.SCMY/23/005.24
中文名称：流感病毒 B/ 四川绵阳 /2022-5
外文名称：*Influenza virus* B/Sichuan-Mianyang/2022-5
分类学地位：Orthornavirae; Negarnaviricota; Insthoviricetes; Articulavirales; Orthomyxoviridae; *Betainfluenzavirus*
生物危害程度：第三类
分离时间：2023-05-01
分离地址：中国四川省绵阳市
分离基物：患者咽拭子
致病名称：流行性感冒
致病对象：人、动物
来源历史：←中国疾病预防控制中心病原微生物菌（毒）种保藏中心病毒病所分中心←中国疾病预防控制中心病毒病预防控制所病毒资源中心
用　　途：传染病病原监测和溯源
联系单位：中国疾病预防控制中心病毒病预防控制所
电子邮箱：chpc@ivdc.chinacdc.cn

29. 流行性感冒病毒

国家科技资源标识符：CSTR:16698.06.NPRC 2.3.452
平台资源号：NPRC 2.3.452
保藏编号：CHPC 2.18.2.SCMY/23/006.24
中文名称：流感病毒 B/ 四川绵阳 /2022-6
外文名称：*Influenza virus* B/Sichuan-Mianyang/2022-6
分类学地位：Orthornavirae; Negarnaviricota; Insthoviricetes; Articulavirales; Orthomyxoviridae; *Betainfluenzavirus*
生物危害程度：第三类
分离时间：2023-05-01
分离地址：中国四川省绵阳市
分离基物：患者咽拭子
致病名称：流行性感冒
致病对象：人、动物
来源历史：←中国疾病预防控制中心病原微生物菌（毒）种保藏中心病毒病所分中心←中国疾病预防控制中心病毒病预防控制所病毒资源中心
用　　途：传染病病原监测和溯源
联系单位：中国疾病预防控制中心病毒病预防控制所
电子邮箱：chpc@ivdc.chinacdc.cn

30. 流行性感冒病毒

国家科技资源标识符：CSTR:16698.06.NPRC 2.3.453
平台资源号：NPRC 2.3.453
保藏编号：CHPC 2.18.2.SCMY/23/007.24
中文名称：流感病毒 B/ 四川绵阳 /2022-7
外文名称：*Influenza virus* B/Sichuan-Mianyang/2022-7
分类学地位：Orthornavirae; Negarnaviricota; Insthoviricetes; Articulavirales; Orthomyxoviridae; *Betainfluenzavirus*
生物危害程度：第三类
分离时间：2023-05-01
分离地址：中国四川省绵阳市
分离基物：患者咽拭子
致病名称：流行性感冒
致病对象：人、动物
来源历史：←中国疾病预防控制中心病原微生物菌（毒）种保藏中心病毒病所分中心←中国疾病预防控制中心病毒病预防控制所病毒资源中心
用　　途：传染病病原监测和溯源
联系单位：中国疾病预防控制中心病毒病预防控制所
电子邮箱：chpc@ivdc.chinacdc.cn

31. 流行性感冒病毒

国家科技资源标识符：CSTR:16698.06.NPRC 2.3.454
平台资源号：NPRC 2.3.454
保藏编号：CHPC 2.18.2.SCMY/23/008.24
中文名称：流感病毒 B/ 四川绵阳 /2022-8
外文名称：*Influenza virus* B/Sichuan-Mianyang/2022-8
分类学地位：Orthornavirae; Negarnaviricota; Insthoviricetes; Articulavirales; Orthomyxoviridae; *Betainfluenzavirus*
生物危害程度：第三类
分离时间：2023-05-01
分离地址：中国四川省绵阳市
分离基物：患者咽拭子
致病名称：流行性感冒
致病对象：人、动物
来源历史：←中国疾病预防控制中心病原微生物菌（毒）种保藏中心病毒病所分中心←中国疾病预防控制中心病毒病预防控制所病毒资源中心
用　　途：传染病病原监测和溯源
联系单位：中国疾病预防控制中心病毒病预防控制所
电子邮箱：chpc@ivdc.chinacdc.cn

32. 流行性感冒病毒

国家科技资源标识符：CSTR:16698.06.NPRC 2.3.455
平台资源号：NPRC 2.3.455
保藏编号：CHPC 2.18.2.SCMY/23/009.24
中文名称：流感病毒 B/ 四川绵阳 /2022-9
外文名称：*Influenza virus* B/Sichuan-Mianyang/2022-9
分类学地位：Orthornavirae; Negarnaviricota; Insthoviricetes; Articulavirales; Orthomyxoviridae; *Betainfluenzavirus*
生物危害程度：第三类
分离时间：2023-05-01
分离地址：中国四川省绵阳市
分离基物：患者咽拭子
致病名称：流行性感冒
致病对象：人、动物
来源历史：←中国疾病预防控制中心病原微生物菌（毒）种保藏中心病毒病所分中心←中国疾病预防控制中心病毒病预防控制所病毒资源中心
用　　途：传染病病原监测和溯源
联系单位：中国疾病预防控制中心病毒病预防控制所

电子邮箱：chpc@ivdc.chinacdc.cn

33. 流行性感冒病毒

国家科技资源标识符：CSTR:16698.06.NPRC 2.3.456
平台资源号：NPRC 2.3.456
保藏编号：CHPC 2.18.2.SCMY/23/010.24
中文名称：流感病毒 B/ 四川绵阳 /2022-10
外文名称：*Influenza virus* B/Sichuan-Mianyang/2022-10
分类学地位：Orthornavirae; Negarnaviricota; Insthoviricetes; Articulavirales; Orthomyxoviridae; *Betainfluenzavirus*
生物危害程度：第三类
分离时间：2023-05-01
分离地址：中国四川省绵阳市
分离基物：患者咽拭子
致病名称：流行性感冒
致病对象：人、动物
来源历史：←中国疾病预防控制中心病原微生物菌（毒）种保藏中心病毒病所分中心←中国疾病预防控制中心病毒病预防控制所病毒资源中心
用　　途：传染病病原监测和溯源
联系单位：中国疾病预防控制中心病毒病预防控制所
电子邮箱：chpc@ivdc.chinacdc.cn

34. 流行性感冒病毒

国家科技资源标识符：CSTR:16698.06.NPRC 2.3.457
平台资源号：NPRC 2.3.457
保藏编号：CHPC 2.18.2.SCMY/23/011.24
中文名称：流感病毒 B/ 四川绵阳 /2022-11
外文名称：*Influenza virus* B/Sichuan-Mianyang/2022-11
分类学地位：Orthornavirae; Negarnaviricota; Insthoviricetes; Articulavirales; Orthomyxoviridae; *Betainfluenzavirus*
生物危害程度：第三类
分离时间：2023-05-01
分离地址：中国四川省绵阳市
分离基物：患者咽拭子
致病名称：流行性感冒
致病对象：人、动物
来源历史：←中国疾病预防控制中心病原微生物菌（毒）种保藏中心病毒病所分中心←中国疾病预防控制中心病毒病预防控制所病毒资源中心
用　　途：传染病病原监测和溯源
联系单位：中国疾病预防控制中心病毒病预防控制所
电子邮箱：chpc@ivdc.chinacdc.cn

35. 流行性感冒病毒

国家科技资源标识符：CSTR:16698.06.NPRC 2.3.458
平台资源号：NPRC 2.3.458
保藏编号：CHPC 2.18.2.SCMY/23/012.24
中文名称：流感病毒 B/ 四川绵阳 /2022-12
外文名称：*Influenza virus* B/Sichuan-Mianyang/2022-12
分类学地位：Orthornavirae; Negarnaviricota; Insthoviricetes; Articulavirales; Orthomyxoviridae; *Betainfluenzavirus*
生物危害程度：第三类
分离时间：2023-05-01
分离地址：中国四川省绵阳市
分离基物：患者咽拭子
致病名称：流行性感冒
致病对象：人、动物
来源历史：←中国疾病预防控制中心病原微生物菌（毒）种保藏中心病毒病所分中心←中国疾病预防控制中心病毒病预防控制所病毒资源中心
用　　途：传染病病原监测和溯源
联系单位：中国疾病预防控制中心病毒病预防控

制所

电子邮箱：chpc@ivdc.chinacdc.cn

36. 流行性感冒病毒

国家科技资源标识符：CSTR:16698.06.NPRC 2.3.459

平台资源号：NPRC 2.3.459

保藏编号：CHPC 2.18.2.SCMY/23/013.24

中文名称：流感病毒 B/ 四川绵阳 /2022-13

外文名称：*Influenza virus* B/Sichuan-Mianyang/2022-13

分类学地位：Orthornavirae; Negarnaviricota; Insthoviricetes; Articulavirales; Orthomyxoviridae; *Betainfluenzavirus*

生物危害程度：第三类

分离时间：2023-05-01

分离地址：中国四川省绵阳市

分离基物：患者咽拭子

致病名称：流行性感冒

致病对象：人、动物

来源历史：←中国疾病预防控制中心病原微生物菌（毒）种保藏中心病毒病所分中心←中国疾病预防控制中心病毒病预防控制所病毒资源中心

用　　途：传染病病原监测和溯源

联系单位：中国疾病预防控制中心病毒病预防控制所

电子邮箱：chpc@ivdc.chinacdc.cn

37. 流行性感冒病毒

国家科技资源标识符：CSTR:16698.06.NPRC 2.3.460

平台资源号：NPRC 2.3.460

保藏编号：CHPC 2.18.2.SCMY/23/014.24

中文名称：流感病毒 B/ 四川绵阳 /2022-14

外文名称：*Influenza virus* B/Sichuan-Mianyang/2022-14

分类学地位：Orthornavirae; Negarnaviricota; Insthoviricetes; Articulavirales; Orthomyxoviridae; *Betainfluenzavirus*

生物危害程度：第三类

分离时间：2023-05-01

分离地址：中国四川省绵阳市

分离基物：患者咽拭子

致病名称：流行性感冒

致病对象：人、动物

来源历史：←中国疾病预防控制中心病原微生物菌（毒）种保藏中心病毒病所分中心←中国疾病预防控制中心病毒病预防控制所病毒资源中心

用　　途：传染病病原监测和溯源

联系单位：中国疾病预防控制中心病毒病预防控制所

电子邮箱：chpc@ivdc.chinacdc.cn

38. 流行性感冒病毒

国家科技资源标识符：CSTR:16698.06.NPRC 2.3.461

平台资源号：NPRC 2.3.461

保藏编号：CHPC 2.18.2.SCMY/23/015.24

中文名称：流感病毒 B/ 四川绵阳 /2022-15

外文名称：*Influenza virus* B/Sichuan-Mianyang/2022-15

分类学地位：Orthornavirae; Negarnaviricota; Insthoviricetes; Articulavirales; Orthomyxoviridae; *Betainfluenzavirus*

生物危害程度：第三类

分离时间：2023-05-01

分离地址：中国四川省绵阳市

分离基物：患者咽拭子

致病名称：流行性感冒

致病对象：人、动物

来源历史：←中国疾病预防控制中心病原微生物菌（毒）种保藏中心病毒病所分中心←中国疾病预防控制中心病毒病预防控制所病毒资源中心

用　　途：传染病病原监测和溯源

联系单位：中国疾病预防控制中心病毒病预防控制所

电子邮箱：chpc@ivdc.chinacdc.cn

39. 流行性感冒病毒

国家科技资源标识符：CSTR:16698.06.NPRC 2.3.462

平台资源号：NPRC 2.3.462

保藏编号：CHPC 2.18.2.SCMY/23/016.24

中文名称：流感病毒 B/ 四川绵阳 /2022-16

外文名称：*Influenza virus* B/Sichuan-Mianyang/2022-16

分类学地位：Orthornavirae; Negarnaviricota; Insthoviricetes; Articulavirales; Orthomyxoviridae; *Betainfluenzavirus*

生物危害程度：第三类

分离时间：2023-05-01

分离地址：中国四川省绵阳市

分离基物：患者咽拭子

致病名称：流行性感冒

致病对象：人、动物

来源历史：←中国疾病预防控制中心病原微生物菌（毒）种保藏中心病毒病所分中心←中国疾病预防控制中心病毒病预防控制所病毒资源中心

用　　途：传染病病原监测和溯源

联系单位：中国疾病预防控制中心病毒病预防控制所

电子邮箱：chpc@ivdc.chinacdc.cn

40. 流行性感冒病毒

国家科技资源标识符：CSTR:16698.06.NPRC 2.3.463

平台资源号：NPRC 2.3.463

保藏编号：CHPC 2.18.2.SCMY/23/017.24

中文名称：流感病毒 B/ 四川绵阳 /2022-17

外文名称：*Influenza virus* B/Sichuan-Mianyang/2022-17

分类学地位：Orthornavirae; Negarnaviricota; Insthoviricetes; Articulavirales; Orthomyxoviridae; *Betainfluenzavirus*

生物危害程度：第三类

分离时间：2023-05-01

分离地址：中国四川省绵阳市

分离基物：患者咽拭子

致病名称：流行性感冒

致病对象：人、动物

来源历史：←中国疾病预防控制中心病原微生物菌（毒）种保藏中心病毒病所分中心←中国疾病预防控制中心病毒病预防控制所病毒资源中心

用　　途：传染病病原监测和溯源

联系单位：中国疾病预防控制中心病毒病预防控制所

电子邮箱：chpc@ivdc.chinacdc.cn

41. 流行性感冒病毒

国家科技资源标识符：CSTR:16698.06.NPRC 2.3.464

平台资源号：NPRC 2.3.464

保藏编号：CHPC 2.18.2.SCMY/23/018.24

中文名称：流感病毒 B/ 四川绵阳 /2022-18

外文名称：*Influenza virus* B/Sichuan-Mianyang/2022-18

分类学地位：Orthornavirae; Negarnaviricota; Insthoviricetes; Articulavirales; Orthomyxoviridae; *Betainfluenzavirus*

生物危害程度：第三类

分离时间：2023-05-01

分离地址：中国四川省绵阳市

分离基物：患者咽拭子

致病名称：流行性感冒

致病对象：人、动物

来源历史：←中国疾病预防控制中心病原微生物菌（毒）种保藏中心病毒病所分中心←中国疾病预防控制中心病毒病预防控制所病毒资源中心

用　　途：传染病病原监测和溯源

联系单位：中国疾病预防控制中心病毒病预防控制所

电子邮箱：chpc@ivdc.chinacdc.cn

42. 流行性感冒病毒

国家科技资源标识符：CSTR:16698.06.NPRC 2.3.465

平台资源号：NPRC 2.3.465

保藏编号：CHPC 2.18.2.SCMY/23/019.24

中文名称：流感病毒 B/ 四川绵阳 /2022-19

外文名称：*Influenza virus* B/Sichuan-Mianyang/2022-19

分类学地位：Orthornavirae; Negarnaviricota; Insthoviricetes; Articulavirales; Orthomyxoviridae; *Betainfluenzavirus*

生物危害程度：第三类

分离时间：2023-05-01

分离地址：中国四川省绵阳市

分离基物：患者咽拭子

致病名称：流行性感冒

致病对象：人、动物

来源历史：←中国疾病预防控制中心病原微生物菌（毒）种保藏中心病毒病所分中心←中国疾病预防控制中心病毒病预防控制所病毒资源中心

用　　途：传染病病原监测和溯源

联系单位：中国疾病预防控制中心病毒病预防控制所

电子邮箱：chpc@ivdc.chinacdc.cn

43. 流行性感冒病毒

国家科技资源标识符：CSTR:16698.06.NPRC 2.3.466

平台资源号：NPRC 2.3.466

保藏编号：CHPC 2.18.2.SCMY/23/020.24

中文名称：流感病毒 B/ 四川绵阳 /2022-20

外文名称：*Influenza virus* B/Sichuan-Mianyang/2022-20

分类学地位：Orthornavirae; Negarnaviricota; Insthoviricetes; Articulavirales; Orthomyxoviridae; *Betainfluenzavirus*

生物危害程度：第三类

分离时间：2023-05-01

分离地址：中国四川省绵阳市

分离基物：患者咽拭子

致病名称：流行性感冒

致病对象：人、动物

来源历史：←中国疾病预防控制中心病原微生物菌（毒）种保藏中心病毒病所分中心←中国疾病预防控制中心病毒病预防控制所病毒资源中心

用　　途：传染病病原监测和溯源

联系单位：中国疾病预防控制中心病毒病预防控制所

电子邮箱：chpc@ivdc.chinacdc.cn

44. 流行性感冒病毒

国家科技资源标识符：CSTR:16698.06.NPRC 2.3.467

平台资源号：NPRC 2.3.467

保藏编号：CHPC 2.18.2.SCMY/23/021.24

中文名称：流感病毒 B/ 四川绵阳 /2022-21

外文名称：*Influenza virus* B/Sichuan-Mianyang/2022-21

分类学地位：Orthornavirae; Negarnaviricota; Insthoviricetes; Articulavirales; Orthomyxoviridae; *Betainfluenzavirus*

生物危害程度：第三类

分离时间：2023-05-01

分离地址：中国四川省绵阳市

分离基物：患者咽拭子

致病名称：流行性感冒

致病对象：人、动物

来源历史：←中国疾病预防控制中心病原微生物菌（毒）种保藏中心病毒病所分中心←中国疾病预防控制中心病毒病预防

控制所病毒资源中心

用　　途：传染病病原监测和溯源

联系单位：中国疾病预防控制中心病毒病预防控制所

电子邮箱：chpc@ivdc.chinacdc.cn

45. 流行性感冒病毒

国家科技资源标识符：CSTR:16698.06.NPRC 2.3.468

平台资源号：NPRC 2.3.468

保藏编号：CHPC 2.18.2.SCMY/23/022.24

中文名称：流感病毒 B/ 四川绵阳 /2022-22

外文名称：*Influenza virus* B/Sichuan-Mianyang/2022-22

分类学地位：Orthornavirae; Negarnaviricota; Insthoviricetes; Articulavirales; Orthomyxoviridae; *Betainfluenzavirus*

生物危害程度：第三类

分离时间：2023-05-01

分离地址：中国四川省绵阳市

分离基物：患者咽拭子

致病名称：流行性感冒

致病对象：人、动物

来源历史：←中国疾病预防控制中心病原微生物菌（毒）种保藏中心病毒病所分中心←中国疾病预防控制中心病毒病预防控制所病毒资源中心

用　　途：传染病病原监测和溯源

联系单位：中国疾病预防控制中心病毒病预防控制所

电子邮箱：chpc@ivdc.chinacdc.cn

46. 流行性感冒病毒

国家科技资源标识符：CSTR:16698.06.NPRC 2.3.469

平台资源号：NPRC 2.3.469

保藏编号：CHPC 2.18.2.SCMY/23/023.24

中文名称：流感病毒 B/ 四川绵阳 /2022-23

外文名称：*Influenza virus* B/Sichuan-Mianyang/2022-23

分类学地位：Orthornavirae; Negarnaviricota; Insthoviricetes; Articulavirales; Orthomyxoviridae; *Betainfluenzavirus*

生物危害程度：第三类

分离时间：2023-05-01

分离地址：中国四川省绵阳市

分离基物：患者咽拭子

致病名称：流行性感冒

致病对象：人、动物

来源历史：←中国疾病预防控制中心病原微生物菌（毒）种保藏中心病毒病所分中心←中国疾病预防控制中心病毒病预防控制所病毒资源中心

用　　途：传染病病原监测和溯源

联系单位：中国疾病预防控制中心病毒病预防控制所

电子邮箱：chpc@ivdc.chinacdc.cn

47. 流行性感冒病毒

国家科技资源标识符：CSTR:16698.06.NPRC 2.3.470

平台资源号：NPRC 2.3.470

保藏编号：CHPC 2.18.2.SCMY/23/024.24

中文名称：流感病毒 B/ 四川绵阳 /2022-24

外文名称：*Influenza virus* B/Sichuan-Mianyang/2022-24

分类学地位：Orthornavirae; Negarnaviricota; Insthoviricetes; Articulavirales; Orthomyxoviridae; *Betainfluenzavirus*

生物危害程度：第三类

分离时间：2023-05-01

分离地址：中国四川省绵阳市

分离基物：患者咽拭子

致病名称：流行性感冒

致病对象：人、动物

来源历史：←中国疾病预防控制中心病原微生物菌（毒）种保藏中心病毒病所分中心

←中国疾病预防控制中心病毒病预防控制所病毒资源中心
用　　途：传染病病原监测和溯源
联系单位：中国疾病预防控制中心病毒病预防控制所
电子邮箱：chpc@ivdc.chinacdc.cn

48. 流行性感冒病毒

国家科技资源标识符：CSTR:16698.06.NPRC 2.3.471
平台资源号：NPRC 2.3.471
保藏编号：CHPC 2.18.2.SCMY/23/025.24
中文名称：流感病毒 B/ 四川绵阳 /2022-25
外文名称：*Influenza virus* B/Sichuan-Mianyang/2022-25
分类学地位：Orthornavirae; Negarnaviricota; Insthoviricetes; Articulavirales; Orthomyxoviridae; *Betainfluenzavirus*
生物危害程度：第三类
分离时间：2023-05-01
分离地址：中国四川省绵阳市
分离基物：患者咽拭子
致病名称：流行性感冒
致病对象：人、动物
来源历史：←中国疾病预防控制中心病原微生物菌（毒）种保藏中心病毒病所分中心←中国疾病预防控制中心病毒病预防控制所病毒资源中心
用　　途：传染病病原监测和溯源
联系单位：中国疾病预防控制中心病毒病预防控制所
电子邮箱：chpc@ivdc.chinacdc.cn

49. 流行性感冒病毒

国家科技资源标识符：CSTR:16698.06.NPRC 2.3.472
平台资源号：NPRC 2.3.472
保藏编号：CHPC 2.18.2.SCMY/23/026.24
中文名称：流感病毒 B/ 四川绵阳 /2022-26
外文名称：*Influenza virus* B/Sichuan-Mianyang/2022-26
分类学地位：Orthornavirae; Negarnaviricota; Insthoviricetes; Articulavirales; Orthomyxoviridae; *Betainfluenzavirus*
生物危害程度：第三类
分离时间：2023-05-01
分离地址：中国四川省绵阳市
分离基物：患者咽拭子
致病名称：流行性感冒
致病对象：人、动物
来源历史：←中国疾病预防控制中心病原微生物菌（毒）种保藏中心病毒病所分中心←中国疾病预防控制中心病毒病预防控制所病毒资源中心
用　　途：传染病病原监测和溯源
联系单位：中国疾病预防控制中心病毒病预防控制所
电子邮箱：chpc@ivdc.chinacdc.cn

50. 流行性感冒病毒

国家科技资源标识符：CSTR:16698.06.NPRC 2.3.473
平台资源号：NPRC 2.3.473
保藏编号：CHPC 2.18.2.SCMY/23/027.24
中文名称：流感病毒 B/ 四川绵阳 /2022-27
外文名称：*Influenza virus* B/Sichuan-Mianyang/2022-27
分类学地位：Orthornavirae; Negarnaviricota; Insthoviricetes; Articulavirales; Orthomyxoviridae; *Betainfluenzavirus*
生物危害程度：第三类
分离时间：2023-05-01
分离地址：中国四川省绵阳市
分离基物：患者咽拭子
致病名称：流行性感冒
致病对象：人、动物
来源历史：←中国疾病预防控制中心病原微生物

菌（毒）种保藏中心病毒病所分中心←中国疾病预防控制中心病毒病预防控制所病毒资源中心
用　　途：传染病病原监测和溯源
联系单位：中国疾病预防控制中心病毒病预防控制所
电子邮箱：chpc@ivdc.chinacdc.cn

51. 流行性感冒病毒

国家科技资源标识符：CSTR:16698.06.NPRC 2.3.474
平台资源号：NPRC 2.3.474
保藏编号：CHPC 2.18.2.SCMY/23/028.24
中文名称：流感病毒 B/ 四川绵阳 /2022-28
外文名称：*Influenza virus* B/Sichuan-Mianyang/2022-28
分类学地位：Orthornavirae; Negarnaviricota; Insthoviricetes; Articulavirales; Orthomyxoviridae; *Betainfluenzavirus*
生物危害程度：第三类
分离时间：2023-05-01
分离地址：中国四川省绵阳市
分离基物：患者咽拭子
致病名称：流行性感冒
致病对象：人、动物
来源历史：←中国疾病预防控制中心病原微生物菌（毒）种保藏中心病毒病所分中心←中国疾病预防控制中心病毒病预防控制所病毒资源中心
用　　途：传染病病原监测和溯源
联系单位：中国疾病预防控制中心病毒病预防控制所
电子邮箱：chpc@ivdc.chinacdc.cn

52. 流行性感冒病毒

国家科技资源标识符：CSTR:16698.06.NPRC 2.3.475
平台资源号：NPRC 2.3.475
保藏编号：CHPC 2.18.2.SCMY/23/029.24
中文名称：流感病毒 B/ 四川绵阳 /2022-29
外文名称：*Influenza virus* B/Sichuan-Mianyang/2022-29
分类学地位：Orthornavirae; Negarnaviricota; Insthoviricetes; Articulavirales; Orthomyxoviridae; *Betainfluenzavirus*
生物危害程度：第三类
分离时间：2023-05-01
分离地址：中国四川省绵阳市
分离基物：患者咽拭子
致病名称：流行性感冒
致病对象：人、动物
来源历史：←中国疾病预防控制中心病原微生物菌（毒）种保藏中心病毒病所分中心←中国疾病预防控制中心病毒病预防控制所病毒资源中心
用　　途：传染病病原监测和溯源
联系单位：中国疾病预防控制中心病毒病预防控制所
电子邮箱：chpc@ivdc.chinacdc.cn

53. 流行性感冒病毒

国家科技资源标识符：CSTR:16698.06.NPRC 2.3.476
平台资源号：NPRC 2.3.476
保藏编号：CHPC 2.18.2.SCMY/23/030.24
中文名称：流感病毒 B/ 四川绵阳 /2022-30
外文名称：*Influenza virus* B/Sichuan-Mianyang/2022-30
分类学地位：Orthornavirae; Negarnaviricota; Insthoviricetes; Articulavirales; Orthomyxoviridae; *Betainfluenzavirus*
生物危害程度：第三类
分离时间：2023-05-01
分离地址：中国四川省绵阳市
分离基物：患者咽拭子
致病名称：流行性感冒
致病对象：人、动物

来源历史：←中国疾病预防控制中心病原微生物菌（毒）种保藏中心病毒病所分中心←中国疾病预防控制中心病毒病预防控制所病毒资源中心
用　　途：传染病病原监测和溯源
联系单位：中国疾病预防控制中心病毒病预防控制所
电子邮箱：chpc@ivdc.chinacdc.cn

54. 流行性感冒病毒

国家科技资源标识符：CSTR:16698.06.NPRC 2.3.477
平台资源号：NPRC 2.3.477
保藏编号：CHPC 2.18.2.SCMY/23/031.24
中文名称：流感病毒 B/ 四川绵阳 /2022-31
外文名称：*Influenza virus* B/Sichuan-Mianyang/2022-31
分类学地位：Orthornavirae; Negarnaviricota; Insthoviricetes; Articulavirales; Orthomyxoviridae; *Betainfluenzavirus*
生物危害程度：第三类
分离时间：2023-05-01
分离地址：中国四川省绵阳市
分离基物：患者咽拭子
致病名称：流行性感冒
致病对象：人、动物
来源历史：←中国疾病预防控制中心病原微生物菌（毒）种保藏中心病毒病所分中心←中国疾病预防控制中心病毒病预防控制所病毒资源中心
用　　途：传染病病原监测和溯源
联系单位：中国疾病预防控制中心病毒病预防控制所
电子邮箱：chpc@ivdc.chinacdc.cn

55. 流行性感冒病毒

国家科技资源标识符：CSTR:16698.06.NPRC 2.3.478
平台资源号：NPRC 2.3.478
保藏编号：CHPC 2.18.2.SCMY/23/032.24
中文名称：流感病毒 B/ 四川绵阳 /2022-32
外文名称：*Influenza virus* B/Sichuan-Mianyang/2022-32
分类学地位：Orthornavirae; Negarnaviricota; Insthoviricetes; Articulavirales; Orthomyxoviridae; *Betainfluenzavirus*
生物危害程度：第三类
分离时间：2023-05-01
分离地址：中国四川省绵阳市
分离基物：患者咽拭子
致病名称：流行性感冒
致病对象：人、动物
来源历史：←中国疾病预防控制中心病原微生物菌（毒）种保藏中心病毒病所分中心←中国疾病预防控制中心病毒病预防控制所病毒资源中心
用　　途：传染病病原监测和溯源
联系单位：中国疾病预防控制中心病毒病预防控制所
电子邮箱：chpc@ivdc.chinacdc.cn

56. 流行性感冒病毒

国家科技资源标识符：CSTR:16698.06.NPRC 2.3.479
平台资源号：NPRC 2.3.479
保藏编号：CHPC 2.18.2.SCMY/23/033.24
中文名称：流感病毒 B/ 四川绵阳 /2022-33
外文名称：*Influenza virus* B/Sichuan-Mianyang/2022-33
分类学地位：Orthornavirae; Negarnaviricota; Insthoviricetes; Articulavirales; Orthomyxoviridae; *Betainfluenzavirus*
生物危害程度：第三类
分离时间：2023-05-01
分离地址：中国四川省绵阳市
分离基物：患者咽拭子
致病名称：流行性感冒

致病对象：人、动物
来源历史：←中国疾病预防控制中心病原微生物菌（毒）种保藏中心病毒病所分中心←中国疾病预防控制中心病毒病预防控制所病毒资源中心
用　　途：传染病病原监测和溯源
联系单位：中国疾病预防控制中心病毒病预防控制所
电子邮箱：chpc@ivdc.chinacdc.cn

57. 流行性感冒病毒

国家科技资源标识符：CSTR:16698.06.NPRC 2.3.480
平台资源号：NPRC 2.3.480
保藏编号：CHPC 2.18.2.SCMY/23/034.24
中文名称：流感病毒 B/ 四川绵阳 /2022-34
外文名称：*Influenza virus* B/Sichuan-Mianyang/2022-34
分类学地位：Orthornavirae; Negarnaviricota; Insthoviricetes; Articulavirales; Orthomyxoviridae; *Betainfluenzavirus*
生物危害程度：第三类
分离时间：2023-05-01
分离地址：中国四川省绵阳市
分离基物：患者咽拭子
致病名称：流行性感冒
致病对象：人、动物
来源历史：←中国疾病预防控制中心病原微生物菌（毒）种保藏中心病毒病所分中心←中国疾病预防控制中心病毒病预防控制所病毒资源中心
用　　途：传染病病原监测和溯源
联系单位：中国疾病预防控制中心病毒病预防控制所
电子邮箱：chpc@ivdc.chinacdc.cn

58. 流行性感冒病毒

国家科技资源标识符：CSTR:16698.06.NPRC 2.3.481
平台资源号：NPRC 2.3.481
保藏编号：CHPC 2.18.2.SCMY/23/035.24
中文名称：流感病毒 B/ 四川绵阳 /2022-35
外文名称：*Influenza virus* B/Sichuan-Mianyang/2022-35
分类学地位：Orthornavirae; Negarnaviricota; Insthoviricetes; Articulavirales; Orthomyxoviridae; *Betainfluenzavirus*
生物危害程度：第三类
分离时间：2023-05-01
分离地址：中国四川省绵阳市
分离基物：患者咽拭子
致病名称：流行性感冒
致病对象：人、动物
来源历史：←中国疾病预防控制中心病原微生物菌（毒）种保藏中心病毒病所分中心←中国疾病预防控制中心病毒病预防控制所病毒资源中心
用　　途：传染病病原监测和溯源
联系单位：中国疾病预防控制中心病毒病预防控制所
电子邮箱：chpc@ivdc.chinacdc.cn

59. 流行性感冒病毒

国家科技资源标识符：CSTR:16698.06.NPRC 2.3.482
平台资源号：NPRC 2.3.482
保藏编号：CHPC 2.18.2.SCMY/23/036.24
中文名称：流感病毒 B/ 四川绵阳 /2022-36
外文名称：*Influenza virus* B/Sichuan-Mianyang/2022-36
分类学地位：Orthornavirae; Negarnaviricota; Insthoviricetes; Articulavirales; Orthomyxoviridae; *Betainfluenzavirus*
生物危害程度：第三类
分离时间：2023-05-01
分离地址：中国四川省绵阳市
分离基物：患者咽拭子

致病名称：流行性感冒
致病对象：人、动物
来源历史：←中国疾病预防控制中心病原微生物菌（毒）种保藏中心病毒病所分中心←中国疾病预防控制中心病毒病预防控制所病毒资源中心
用　　途：传染病病原监测和溯源
联系单位：中国疾病预防控制中心病毒病预防控制所
电子邮箱：chpc@ivdc.chinacdc.cn

60. 流行性感冒病毒

国家科技资源标识符：CSTR:16698.06.NPRC 2.3.483
平台资源号：NPRC 2.3.483
保藏编号：CHPC 2.18.2.SCMY/23/037.24
中文名称：流感病毒 B/ 四川绵阳 /2022-37
外文名称：*Influenza virus* B/Sichuan-Mianyang/2022-37
分类学地位：Orthornavirae; Negarnaviricota; Insthoviricetes; Articulavirales; Orthomyxoviridae; *Betainfluenzavirus*
生物危害程度：第三类
分离时间：2023-05-01
分离地址：中国四川省绵阳市
分离基物：患者咽拭子
致病名称：流行性感冒
致病对象：人、动物
来源历史：←中国疾病预防控制中心病原微生物菌（毒）种保藏中心病毒病所分中心←中国疾病预防控制中心病毒病预防控制所病毒资源中心
用　　途：传染病病原监测和溯源
联系单位：中国疾病预防控制中心病毒病预防控制所
电子邮箱：chpc@ivdc.chinacdc.cn

61. 流行性感冒病毒

国家科技资源标识符：CSTR:16698.06.NPRC 2.3.484
平台资源号：NPRC 2.3.484
保藏编号：CHPC 2.18.2.SCMY/23/038.24
中文名称：流感病毒 B/ 四川绵阳 /2022-38
外文名称：*Influenza virus* B/Sichuan-Mianyang/2022-38
分类学地位：Orthornavirae; Negarnaviricota; Insthoviricetes; Articulavirales; Orthomyxoviridae; *Betainfluenzavirus*
生物危害程度：第三类
分离时间：2023-05-01
分离地址：中国四川省绵阳市
分离基物：患者咽拭子
致病名称：流行性感冒
致病对象：人、动物
来源历史：←中国疾病预防控制中心病原微生物菌（毒）种保藏中心病毒病所分中心←中国疾病预防控制中心病毒病预防控制所病毒资源中心
用　　途：传染病病原监测和溯源
联系单位：中国疾病预防控制中心病毒病预防控制所
电子邮箱：chpc@ivdc.chinacdc.cn

62. 流行性感冒病毒

国家科技资源标识符：CSTR:16698.06.NPRC 2.3.485
平台资源号：NPRC 2.3.485
保藏编号：CHPC 2.18.2.SCMY/23/039.24
中文名称：流感病毒 B/ 四川绵阳 /2022-39
外文名称：*Influenza virus* B/Sichuan-Mianyang/2022-39
分类学地位：Orthornavirae; Negarnaviricota; Insthoviricetes; Articulavirales; Orthomyxoviridae; *Betainfluenzavirus*
生物危害程度：第三类

分离时间：2023-05-01
分离地址：中国四川省绵阳市
分离基物：患者咽拭子
致病名称：流行性感冒
致病对象：人、动物
来源历史：←中国疾病预防控制中心病原微生物菌（毒）种保藏中心病毒病所分中心←中国疾病预防控制中心病毒病预防控制所病毒资源中心
用　　途：传染病病原监测和溯源
联系单位：中国疾病预防控制中心病毒病预防控制所
电子邮箱：chpc@ivdc.chinacdc.cn

63. 流行性感冒病毒

国家科技资源标识符：CSTR:16698.06.NPRC 2.3.486
平台资源号：NPRC 2.3.486
保藏编号：CHPC 2.18.2.SCMY/23/040.24
中文名称：流感病毒 B/ 四川绵阳 /2022-40
外文名称：*Influenza virus* B/Sichuan-Mianyang/2022-40
分类学地位：Orthornavirae; Negarnaviricota; Insthoviricetes; Articulavirales; Orthomyxoviridae; *Betainfluenzavirus*
生物危害程度：第三类
分离时间：2023-05-01
分离地址：中国四川省绵阳市
分离基物：患者咽拭子
致病名称：流行性感冒
致病对象：人、动物
来源历史：←中国疾病预防控制中心病原微生物菌（毒）种保藏中心病毒病所分中心←中国疾病预防控制中心病毒病预防控制所病毒资源中心
用　　途：传染病病原监测和溯源
联系单位：中国疾病预防控制中心病毒病预防控制所
电子邮箱：chpc@ivdc.chinacdc.cn

64. 流行性感冒病毒

国家科技资源标识符：CSTR:16698.06.NPRC 2.7.39
平台资源号：NPRC 2.7.39
保藏编号：CCPM(A)-V-020201
中文名称：人类流感病毒 H1N1 型 A/PR/8/34 株
外文名称：*Influenza A virus* (H1N1) strain A/PR/8/34
分类学地位：Orthornavirae; Negarnaviricota; Insthoviricetes; Articulavirales; Orthomyxoviridae; *Alphainfluenzavirus*
生物危害程度：第三类
分离时间：1934-01-01
分离地址：波多黎各
分离基物：鸡胚
致病名称：上呼吸道感染
致病对象：人
来源历史：←中国医学科学院病原微生物菌（毒）种保藏中心药用微生物相关菌（毒）种保藏分中心←中国医学科学院医药生物技术研究所← ATCC
用　　途：药物研发
联系单位：中国医学科学院医药生物技术研究所
电子邮箱：camskladr@imb.pumc.edu.cn

二、肠道病毒

65. 肠道病毒

国家科技资源标识符：CSTR:16698.06.NPRC 2.13.122
平台资源号：NPRC 2.13.122
保藏编号：GDPCC 2.01517
中文名称：肠道病毒 C96
外文名称：*Enterovirus* C96
分类学地位：Orthornavirae; Pisuviricota; Pisonivir-

icetes; Picornavirales; Picornaviridae; *Enterovirus*
生物危害程度：第三类
分离时间：2014-04-07
分离地址：中国广东省广州市番禺区
分离基物：患者粪便
致病名称：无菌性脑膜炎、皮疹、手足口病等
致病对象：人
来源历史：←广东省人间传染的病原微生物菌（毒）种保藏中心←广东省疾病预防控制中心
用　　途：传染病病原监测和溯源
联系单位：广东省疾病预防控制中心
电子邮箱：gdsjkzx_gdpcc@gd.gov.cn

三、柯萨奇病毒

66. 柯萨奇病毒

国家科技资源标识符：CSTR:16698.06.NPRC 2.13.123
平台资源号：NPRC 2.13.123
保藏编号：GDPCC 2.01518
中文名称：柯萨奇病毒 A21
外文名称：*Coxsackievirus* A21
分类学地位：Orthornavirae; Pisuviricota; Pisoniviricetes; Picornavirales; Picornaviridae; *Enterovirus*
生物危害程度：第三类
分离时间：2013-06-24
分离地址：中国广东省广州市番禺区
分离基物：患者粪便
致病名称：无菌性脑膜炎、皮疹、手足口病等
致病对象：人
来源历史：←广东省人间传染的病原微生物菌（毒）种保藏中心←广东省疾病预防控制中心
用　　途：传染病病原监测和溯源
联系单位：广东省疾病预防控制中心
电子邮箱：gdsjkzx_gdpcc@gd.gov.cn

67. 柯萨奇病毒

国家科技资源标识符：CSTR:16698.06.NPRC 2.13.124
平台资源号：NPRC 2.13.124
保藏编号：GDPCC 2.01519
中文名称：柯萨奇病毒 A24
外文名称：*Coxsackievirus* A24
分类学地位：Orthornavirae; Pisuviricota; Pisoniviricetes; Picornavirales; Picornaviridae; *Enterovirus*
生物危害程度：第三类
分离时间：2009-06-18
分离地址：中国广东省广州市番禺区
分离基物：患者粪便
致病名称：无菌性脑膜炎、皮疹、手足口病等
致病对象：人
来源历史：←广东省人间传染的病原微生物菌（毒）种保藏中心←广东省疾病预防控制中心
用　　途：传染病病原监测和溯源
联系单位：广东省疾病预防控制中心
电子邮箱：gdsjkzx_gdpcc@gd.gov.cn

68. 柯萨奇病毒

国家科技资源标识符：CSTR:16698.06.NPRC 2.13.125
平台资源号：NPRC 2.13.125
保藏编号：GDPCC 2.01520
中文名称：柯萨奇病毒 A9
外文名称：*Coxsackievirus* A9
分类学地位：Orthornavirae; Pisuviricota; Pisoniviricetes; Picornavirales; Picornaviridae; *Enterovirus*
生物危害程度：第三类
分离时间：2017-07-24
分离地址：中国广东省广州市番禺区
分离基物：患者粪便
致病名称：无菌性脑膜炎、皮疹、手足口病等

致病对象：人
来源历史：←广东省人间传染的病原微生物菌（毒）种保藏中心←广东省疾病预防控制中心
用　　途：传染病病原监测和溯源
联系单位：广东省疾病预防控制中心
电子邮箱：gdsjkzx_gdpcc@gd.gov.cn

69. 柯萨奇病毒

国家科技资源标识符：CSTR:16698.06.NPRC 2.13.126
平台资源号：NPRC 2.13.126
保藏编号：GDPCC 2.01521
中文名称：柯萨奇病毒 B1
外文名称：*Coxsackievirus* B1
分类学地位：Orthornavirae; Pisuviricota; Pisoniviricetes; Picornavirales; Picornaviridae; *Enterovirus*
生物危害程度：第三类
分离时间：2017-06-26
分离地址：中国广东省广州市番禺区
分离基物：患者粪便
致病名称：无菌性脑膜炎、皮疹、手足口病等
致病对象：人
来源历史：←广东省人间传染的病原微生物菌（毒）种保藏中心←广东省疾病预防控制中心
用　　途：传染病病原监测和溯源
联系单位：广东省疾病预防控制中心
电子邮箱：gdsjkzx_gdpcc@gd.gov.cn

70. 柯萨奇病毒

国家科技资源标识符：CSTR:16698.06.NPRC 2.13.127
平台资源号：NPRC 2.13.127
保藏编号：GDPCC 2.01522
中文名称：柯萨奇病毒 B2
外文名称：*Coxsackievirus* B2
分类学地位：Orthornavirae; Pisuviricota; Pisoniviricetes; Picornavirales; Picornaviridae; *Enterovirus*
生物危害程度：第三类
分离时间：2017/07/03
分离地址：中国广东省广州市番禺区
分离基物：患者粪便
致病名称：无菌性脑膜炎、皮疹、手足口病等
致病对象：人
来源历史：←广东省人间传染的病原微生物菌（毒）种保藏中心←广东省疾病预防控制中心
用　　途：传染病病原监测和溯源
联系单位：广东省疾病预防控制中心
电子邮箱：gdsjkzx_gdpcc@gd.gov.cn

71. 柯萨奇病毒

国家科技资源标识符：CSTR:16698.06.NPRC 2.13.128
平台资源号：NPRC 2.13.128
保藏编号：GDPCC 2.01523
中文名称：柯萨奇病毒 B3
外文名称：*Coxsackievirus* B3
分类学地位：Orthornavirae; Pisuviricota; Pisoniviricetes; Picornavirales; Picornaviridae; *Enterovirus*
生物危害程度：第三类
分离时间：2016-07-25
分离地址：中国广东省广州市番禺区
分离基物：患者粪便
致病名称：无菌性脑膜炎、皮疹、手足口病等
致病对象：人
来源历史：←广东省人间传染的病原微生物菌（毒）种保藏中心←广东省疾病预防控制中心
用　　途：传染病病原监测和溯源
联系单位：广东省疾病预防控制中心
电子邮箱：gdsjkzx_gdpcc@gd.gov.cn

72. 柯萨奇病毒

国家科技资源标识符：CSTR:16698.06.NPRC 2.13.129
平台资源号：NPRC 2.13.129
保藏编号：GDPCC 2.01524

中文名称：柯萨奇病毒 B4
外文名称：*Coxsackievirus* B4
分类学地位：Orthornavirae; Pisuviricota; Pisoniviricetes; Picornavirales; Picornaviridae; *Enterovirus*
生物危害程度：第三类
分离时间：2017-03-06
分离地址：中国广东省广州市番禺区
分离基物：患者粪便
致病名称：无菌性脑膜炎、皮疹、手足口病等
致病对象：人
来源历史：←广东省人间传染的病原微生物菌（毒）种保藏中心←广东省疾病预防控制中心
用　　途：传染病病原监测和溯源
联系单位：广东省疾病预防控制中心
电子邮箱：gdsjkzx_gdpcc@gd.gov.cn

73. 柯萨奇病毒

国家科技资源标识符：CSTR:16698.06.NPRC 2.13.130
平台资源号：NPRC 2.13.130
保藏编号：GDPCC 2.01525
中文名称：柯萨奇病毒 B5
外文名称：*Coxsackievirus* B5
分类学地位：Orthornavirae; Pisuviricota; Pisoniviricetes; Picornavirales; Picornaviridae; *Enterovirus*
生物危害程度：第三类
分离时间：2017-04-24
分离地址：中国广东省广州市番禺区
分离基物：患者粪便
致病名称：无菌性脑膜炎、皮疹、手足口病等
致病对象：人
来源历史：←广东省人间传染的病原微生物菌（毒）种保藏中心←广东省疾病预防控制中心
用　　途：传染病病原监测和溯源
联系单位：广东省疾病预防控制中心
电子邮箱：gdsjkzx_gdpcc@gd.gov.cn

74. 柯萨奇病毒

国家科技资源标识符：CSTR:16698.06.NPRC 2.13.137
平台资源号：NPRC 2.13.137
保藏编号：GDPCC 2.01532
中文名称：柯萨奇病毒 A2
外文名称：*Coxsackievirus* A2
分类学地位：Orthornavirae; Pisuviricota; Pisoniviricetes; Picornavirales; Picornaviridae; *Enterovirus*
生物危害程度：第三类
分离时间：2017-07-03
分离地址：中国广东省广州市番禺区
分离基物：患者粪便
致病名称：无菌性脑膜炎、皮疹、手足口病等
致病对象：人
来源历史：←广东省人间传染的病原微生物菌（毒）种保藏中心←广东省疾病预防控制中心
用　　途：传染病病原监测和溯源
联系单位：广东省疾病预防控制中心
电子邮箱：gdsjkzx_gdpcc@gd.gov.cn

75. 柯萨奇病毒

国家科技资源标识符：CSTR:16698.06.NPRC 2.13.138
平台资源号：NPRC 2.13.138
保藏编号：GDPCC 2.01533
中文名称：柯萨奇病毒 A4
外文名称：*Coxsackievirus* A4
分类学地位：Orthornavirae; Pisuviricota; Pisoniviricetes; Picornavirales; Picornaviridae; *Enterovirus*
生物危害程度：第三类
分离时间：2016-07-04
分离地址：中国广东省广州市番禺区
分离基物：患者粪便
致病名称：无菌性脑膜炎、皮疹、手足口病等
致病对象：人

来源历史：←广东省人间传染的病原微生物菌（毒）种保藏中心←广东省疾病预防控制中心
用　　途：传染病病原监测和溯源
联系单位：广东省疾病预防控制中心
电子邮箱：gdsjkzx_gdpcc@gd.gov.cn

76. 柯萨奇病毒

国家科技资源标识符：CSTR:16698.06.NPRC 2.13.139
平台资源号：NPRC 2.13.139
保藏编号：GDPCC 2.01534
中文名称：柯萨奇病毒 A6
外文名称：*Coxsackievirus* A6
分类学地位：Orthornavirae; Pisuviricota; Pisoniviricetes; Picornavirales; Picornaviridae; *Enterovirus*
生物危害程度：第三类
分离时间：2016-11-14
分离地址：中国广东省广州市番禺区
分离基物：患者粪便
致病名称：无菌性脑膜炎、皮疹、手足口病等
致病对象：人
来源历史：←广东省人间传染的病原微生物菌（毒）种保藏中心←广东省疾病预防控制中心
用　　途：传染病病原监测和溯源
联系单位：广东省疾病预防控制中心
电子邮箱：gdsjkzx_gdpcc@gd.gov.cn

77. 柯萨奇病毒

国家科技资源标识符：CSTR:16698.06.NPRC 2.13.140
平台资源号：NPRC 2.13.140
保藏编号：GDPCC 2.01535
中文名称：柯萨奇病毒 A8
外文名称：*Coxsackievirus* A8
分类学地位：Orthornavirae; Pisuviricota; Pisoniviricetes; Picornavirales; Picornaviridae; *Enterovirus*
生物危害程度：第三类
分离时间：2014-09-15
分离地址：中国广东省广州市番禺区
分离基物：患者粪便
致病名称：无菌性脑膜炎、皮疹、手足口病等
致病对象：人
来源历史：←广东省人间传染的病原微生物菌（毒）种保藏中心←广东省疾病预防控制中心
用　　途：传染病病原监测和溯源
联系单位：广东省疾病预防控制中心
电子邮箱：gdsjkzx_gdpcc@gd.gov.cn

78. 柯萨奇病毒

国家科技资源标识符：CSTR:16698.06.NPRC 2.13.141
平台资源号：NPRC 2.13.141
保藏编号：GDPCC 2.01536
中文名称：柯萨奇病毒 A10
外文名称：*Coxsackievirus* A10
分类学地位：Orthornavirae; Pisuviricota; Pisoniviricetes; Picornavirales; Picornaviridae; *Enterovirus*
生物危害程度：第三类
分离时间：2017-06-26
分离地址：中国广东省广州市番禺区
分离基物：患者粪便
致病名称：无菌性脑膜炎、皮疹、手足口病等
致病对象：人
来源历史：←广东省人间传染的病原微生物菌（毒）种保藏中心←广东省疾病预防控制中心
用　　途：传染病病原监测和溯源
联系单位：广东省疾病预防控制中心
电子邮箱：gdsjkzx_gdpcc@gd.gov.cn

79. 柯萨奇病毒

国家科技资源标识符：CSTR:16698.06.NPRC 2.14.13
平台资源号：NPRC 2.14.13
保藏编号：SZCDC-JB142330986
中文名称：柯萨奇病毒 A10

外文名称：*Coxsackievirus* A10
分类学地位：Orthornavirae; Pisuviricota; Pisoniviricetes; Picornavirales; Picornaviridae; *Enterovirus*
生物危害程度：第三类
分离时间：2023-12-20
分离地址：中国广东省深圳市
分离基物：患者咽拭子
致病名称：手足口病
致病对象：人
来源历史：←深圳市疾病预防控制中心←深圳市儿童医院
用　　途：传染病病原监测和溯源
联系单位：深圳市疾病预防控制中心病原微生物检测所
电子邮箱：pengbo@wjw.sz.gov.cn

四、埃可病毒

80. 埃可病毒

国家科技资源标识符：CSTR:16698.06.NPRC 2.13.131
平台资源号：NPRC 2.13.131
保藏编号：GDPCC 2.01526
中文名称：埃可病毒 6 型
外文名称：*ECHO virus* E6
分类学地位：Orthornavirae; Pisuviricota; Pisoniviricetes; Picornavirales; Picornaviridae; *Enterovirus*
生物危害程度：第三类
分离时间：2017-06-26
分离地址：中国广东省广州市番禺区
分离基物：患者粪便
致病名称：无菌性脑膜炎、皮疹等
致病对象：人
来源历史：←广东省人间传染的病原微生物菌（毒）种保藏中心←广东省疾病预防控制中心
用　　途：传染病病原监测和溯源
联系单位：广东省疾病预防控制中心
电子邮箱：gdsjkzx_gdpcc@gd.gov.cn

81. 埃可病毒

国家科技资源标识符：CSTR:16698.06.NPRC 2.13.132
平台资源号：NPRC 2.13.132
保藏编号：GDPCC 2.01527
中文名称：埃可病毒 9 型
外文名称：*ECHO virus* E9
分类学地位：Orthornavirae; Pisuviricota; Pisoniviricetes; Picornavirales; Picornaviridae; *Enterovirus*
生物危害程度：第三类
分离时间：2008-08-26
分离地址：中国广东省广州市番禺区
分离基物：患者粪便
致病名称：无菌性脑膜炎、皮疹等
致病对象：人
来源历史：←广东省人间传染的病原微生物菌（毒）种保藏中心←广东省疾病预防控制中心
用　　途：传染病病原监测和溯源
联系单位：广东省疾病预防控制中心
电子邮箱：gdsjkzx_gdpcc@gd.gov.cn

82. 埃可病毒

国家科技资源标识符：CSTR:16698.06.NPRC 2.13.133
平台资源号：NPRC 2.13.133
保藏编号：GDPCC 2.01528
中文名称：埃可病毒 11 型
外文名称：*ECHO virus* E11
分类学地位：Orthornavirae; Pisuviricota; Pisoniviricetes; Picornavirales; Picornaviridae; *Enterovirus*
生物危害程度：第三类
分离时间：2017-06-19

分离地址：中国广东省广州市番禺区
分离基物：患者粪便
致病名称：无菌性脑膜炎、皮疹等
致病对象：人
来源历史：←广东省人间传染的病原微生物菌（毒）种保藏中心←广东省疾病预防控制中心
用　　途：传染病病原监测和溯源
联系单位：广东省疾病预防控制中心
电子邮箱：gdsjkzx_gdpcc@gd.gov.cn

83. 埃可病毒

国家科技资源标识符：CSTR:16698.06.NPRC 2.13.134
平台资源号：NPRC 2.13.134
保藏编号：GDPCC 2.01529
中文名称：埃可病毒 14 型
外文名称：*ECHO virus* E14
分类学地位：Orthornavirae; Pisuviricota; Pisoniviricetes; Picornavirales; Picornaviridae; *Enterovirus*
生物危害程度：第三类
分离时间：2014-12-08
分离地址：中国广东省广州市番禺区
分离基物：患者粪便
致病名称：无菌性脑膜炎、皮疹等
致病对象：人
来源历史：←广东省人间传染的病原微生物菌（毒）种保藏中心←广东省疾病预防控制中心
用　　途：传染病病原监测和溯源
联系单位：广东省疾病预防控制中心
电子邮箱：gdsjkzx_gdpcc@gd.gov.cn

84. 埃可病毒

国家科技资源标识符：CSTR:16698.06.NPRC 2.13.135
平台资源号：NPRC 2.13.135
保藏编号：GDPCC 2.01530
中文名称：埃可病毒 30 型
外文名称：*ECHO virus* E30
分类学地位：Orthornavirae; Pisuviricota; Pisoniviricetes; Picornavirales; Picornaviridae; *Enterovirus*
生物危害程度：第三类
分离时间：2009-06-29
分离地址：中国广东省广州市番禺区
分离基物：患者粪便
致病名称：无菌性脑膜炎、皮疹等
致病对象：人
来源历史：←广东省人间传染的病原微生物菌（毒）种保藏中心←广东省疾病预防控制中心
用　　途：传染病病原监测和溯源
联系单位：广东省疾病预防控制中心
电子邮箱：gdsjkzx_gdpcc@gd.gov.cn

85. 埃可病毒

国家科技资源标识符：CSTR:16698.06.NPRC 2.13.136
平台资源号：NPRC 2.13.136
保藏编号：GDPCC 2.01531
中文名称：埃可病毒 33 型
外文名称：*ECHO virus* E33
分类学地位：Orthornavirae; Pisuviricota; Pisoniviricetes; Picornavirales; Picornaviridae; *Enterovirus*
生物危害程度：第三类
分离时间：2014-07-21
分离地址：中国广东省广州市番禺区
分离基物：患者粪便
致病名称：无菌性脑膜炎、皮疹等
致病对象：人
来源历史：←广东省人间传染的病原微生物菌（毒）种保藏中心←广东省疾病预防控制中心
用　　途：传染病病原监测和溯源
联系单位：广东省疾病预防控制中心
电子邮箱：gdsjkzx_gdpcc@gd.gov.cn

五、麻疹病毒

86. 麻疹病毒

国家科技资源标识符: CSTR:16698.06.NPRC 2.13.143
平台资源号：NPRC 2.13.143
保藏编号：GDPCC 2.02170
中文名称：麻疹病毒 D8
外文名称：*Measles virus genotype* D8
分类学地位：Orthornavirae; Negarnaviricota; Monjiviricetes; Mononegavirales; Paramyxoviridae; *Morbillivirus*
生物危害程度：第三类
分离时间：2013-04-22
分离地址：中国广东省广州市番禺区
分离基物：患者尿液
致病名称：麻疹
致病对象：人
来源历史：←广东省人间传染的病原微生物菌（毒）种保藏中心←广东省疾病预防控制中心
用　　途：传染病病原监测和溯源
联系单位：广东省疾病预防控制中心
电子邮箱：gdsjkzx_gdpcc@gd.gov.cn

87. 麻疹病毒

国家科技资源标识符: CSTR:16698.06.NPRC 2.13.144
平台资源号：NPRC 2.13.144
保藏编号：GDPCC 2.02171
中文名称：麻疹病毒 H1a
外文名称：*Measles virus genotype* H1a
分类学地位：Orthornavirae; Negarnaviricota; Monjiviricetes; Mononegavirales; Paramyxoviridae; *Morbillivirus*
生物危害程度：第三类
分离时间：2013-04-22
分离地址：中国广东省广州市番禺区
分离基物：患者咽拭子
致病名称：麻疹
致病对象：人
来源历史：←广东省人间传染的病原微生物菌（毒）种保藏中心←广东省疾病预防控制中心
用　　途：传染病病原监测和溯源
联系单位：广东省疾病预防控制中心
电子邮箱：gdsjkzx_gdpcc@gd.gov.cn

88. 麻疹病毒

国家科技资源标识符: CSTR:16698.06.NPRC 2.13.145
平台资源号：NPRC 2.13.145
保藏编号：GDPCC 2.02172
中文名称：麻疹病毒 H1a
外文名称：*Measles virus genotype* H1a
分类学地位：Orthornavirae; Negarnaviricota; Monjiviricetes; Mononegavirales; Paramyxoviridae; *Morbillivirus*
生物危害程度：第三类
分离时间：2013-06-09
分离地址：中国广东省广州市番禺区
分离基物：患者咽拭子
致病名称：麻疹
致病对象：人
来源历史：←广东省人间传染的病原微生物菌（毒）种保藏中心←广东省疾病预防控制中心
用　　途：传染病病原监测和溯源
联系单位：广东省疾病预防控制中心
电子邮箱：gdsjkzx_gdpcc@gd.gov.cn

89. 麻疹病毒

国家科技资源标识符: CSTR:16698.06.NPRC 2.13.146
平台资源号：NPRC 2.13.146
保藏编号：GDPCC 2.02173
中文名称：麻疹病毒 H1a
外文名称：*Measles virus genotype* H1a

分类学地位：Orthornavirae; Negarnaviricota; Monjiviricetes; Mononegavirales; Paramyxoviridae; *Morbillivirus*
生物危害程度：第三类
分离时间：2013-07-19
分离地址：中国广东省广州市番禺区
分离基物：患者咽拭子
致病名称：麻疹
致病对象：人
来源历史：←广东省人间传染的病原微生物菌（毒）种保藏中心←广东省疾病预防控制中心
用　　途：传染病病原监测和溯源
联系单位：广东省疾病预防控制中心
电子邮箱：gdsjkzx_gdpcc@gd.gov.cn

90. 麻疹病毒

国家科技资源标识符：CSTR:16698.06.NPRC 2.13.147
平台资源号：NPRC 2.13.147
保藏编号：GDPCC 2.02174
中文名称：麻疹病毒 H1a
外文名称：*Measles virus genotype* H1a
分类学地位：Orthornavirae; Negarnaviricota; Monjiviricetes; Mononegavirales; Paramyxoviridae; *Morbillivirus*
生物危害程度：第三类
分离时间：2013-07-19
分离地址：中国广东省广州市番禺区
分离基物：患者咽拭子
致病名称：麻疹
致病对象：人
来源历史：←广东省人间传染的病原微生物菌（毒）种保藏中心←广东省疾病预防控制中心
用　　途：传染病病原监测和溯源
联系单位：广东省疾病预防控制中心
电子邮箱：gdsjkzx_gdpcc@gd.gov.cn

91. 麻疹病毒

国家科技资源标识符：CSTR:16698.06.NPRC 2.13.148
平台资源号：NPRC 2.13.148
保藏编号：GDPCC 2.02175
中文名称：麻疹病毒 H1a
外文名称：*Measles virus genotype* H1a
分类学地位：Orthornavirae; Negarnaviricota; Monjiviricetes; Mononegavirales; Paramyxoviridae; *Morbillivirus*
生物危害程度：第三类
分离时间：2013-07-19
分离地址：中国广东省广州市番禺区
分离基物：患者咽拭子
致病名称：麻疹
致病对象：人
来源历史：←广东省人间传染的病原微生物菌（毒）种保藏中心←广东省疾病预防控制中心
用　　途：传染病病原监测和溯源
联系单位：广东省疾病预防控制中心
电子邮箱：gdsjkzx_gdpcc@gd.gov.cn

92. 麻疹病毒

国家科技资源标识符：CSTR:16698.06.NPRC 2.13.149
平台资源号：NPRC 2.13.149
保藏编号：GDPCC 2.02176
中文名称：麻疹病毒 H1a
外文名称：*Measles virus genotype* H1a
分类学地位：Orthornavirae; Negarnaviricota; Monjiviricetes; Mononegavirales; Paramyxoviridae; *Morbillivirus*
生物危害程度：第三类
分离时间：2013-07-19
分离地址：中国广东省广州市番禺区
分离基物：患者咽拭子
致病名称：麻疹
致病对象：人

来源历史：←广东省人间传染的病原微生物菌（毒）种保藏中心←广东省疾病预防控制中心
用　　途：传染病病原监测和溯源
联系单位：广东省疾病预防控制中心
电子邮箱：gdsjkzx_gdpcc@gd.gov.cn

93. 麻疹病毒

国家科技资源标识符：CSTR:16698.06.NPRC 2.13.150
平台资源号：NPRC 2.13.150
保藏编号：GDPCC 2.02177
中文名称：麻疹病毒 H1a
外文名称：*Measles virus genotype* H1a
分类学地位：Orthornavirae; Negarnaviricota; Monjiviricetes; Mononegavirales; Paramyxoviridae; *Morbillivirus*
生物危害程度：第三类
分离时间：2013-08-03
分离地址：中国广东省广州市番禺区
分离基物：患者咽拭子
致病名称：麻疹
致病对象：人
来源历史：←广东省人间传染的病原微生物菌（毒）种保藏中心←广东省疾病预防控制中心
用　　途：传染病病原监测和溯源
联系单位：广东省疾病预防控制中心
电子邮箱：gdsjkzx_gdpcc@gd.gov.cn

94. 麻疹病毒

国家科技资源标识符：CSTR:16698.06.NPRC 2.13.151
平台资源号：NPRC 2.13.151
保藏编号：GDPCC 2.02178
中文名称：麻疹病毒 H1a
外文名称：*Measles virus genotype* H1a
分类学地位：Orthornavirae; Negarnaviricota; Monjiviricetes; Mononegavirales; Paramyxoviridae; *Morbillivirus*
生物危害程度：第三类
分离时间：2013-10-10
分离地址：中国广东省广州市番禺区
分离基物：患者咽拭子
致病名称：麻疹
致病对象：人
来源历史：←广东省人间传染的病原微生物菌（毒）种保藏中心←广东省疾病预防控制中心
用　　途：传染病病原监测和溯源
联系单位：广东省疾病预防控制中心
电子邮箱：gdsjkzx_gdpcc@gd.gov.cn

95. 麻疹病毒

国家科技资源标识符：CSTR:16698.06.NPRC 2.3.487
平台资源号：NPRC 2.3.487
保藏编号：CHPC 2.4.1.AH/18/001.24
中文名称：麻疹病毒 / 安徽 18-3
外文名称：*MVi*/Anhui.CHN/8.18/3[H1a]
分类学地位：Orthornavirae; Negarnaviricota; Monjiviricetes; Mononegavirales; Paramyxoviridae; *Morbillivirus*
生物危害程度：第三类
分离时间：2018-03-17
分离地址：中国安徽省
分离基物：患者咽拭子
致病名称：麻疹
致病对象：人
来源历史：←中国疾病预防控制中心病原微生物菌（毒）种保藏中心病毒病所分中心←中国疾病预防控制中心病毒病预防控制所麻疹室
用　　途：传染病病原监测和溯源
联系单位：中国疾病预防控制中心病毒病预防控制所
电子邮箱：measleslab@ivdc.chinacdc.cn

96. 麻疹病毒

国家科技资源标识符：CSTR:16698.06.NPRC 2.3.488

平台资源号：NPRC 2.3.488
保藏编号：CHPC 2.4.1.AH/18/002.24
中文名称：麻疹病毒 / 安徽 18-5
外文名称：*MVi*/Anhui.CHN/11.18/1[H1a]
分类学地位：Orthornavirae; Negarnaviricota; Monjiviricetes; Mononegavirales; Paramyxoviridae; *Morbillivirus*
生物危害程度：第三类
分离时间：2018-04-09
分离地址：中国安徽省
分离基物：患者咽拭子
致病名称：麻疹
致病对象：人
来源历史：←中国疾病预防控制中心病原微生物菌（毒）种保藏中心病毒病所分中心←中国疾病预防控制中心病毒病预防控制所麻疹室
用　　途：传染病病原监测和溯源
联系单位：中国疾病预防控制中心病毒病预防控制所
电子邮箱：measleslab@ivdc.chinacdc.cn

97. 麻疹病毒

国家科技资源标识符：CSTR:16698.06.NPRC 2.3.489
平台资源号：NPRC 2.3.489
保藏编号：CHPC 2.4.1.AH/18/003.24
中文名称：麻疹病毒 / 安徽 18-6
外文名称：*MVi*/Anhui.CHN/15.18/1[H1a]
分类学地位：Orthornavirae; Negarnaviricota; Monjiviricetes; Mononegavirales; Paramyxoviridae; *Morbillivirus*
生物危害程度：第三类
分离时间：2018-05-02
分离地址：中国安徽省
分离基物：患者咽拭子
致病名称：麻疹
致病对象：人
来源历史：←中国疾病预防控制中心病原微生物菌（毒）种保藏中心病毒病所分中心←中国疾病预防控制中心病毒病预防控制所麻疹室
用　　途：传染病病原监测和溯源
联系单位：中国疾病预防控制中心病毒病预防控制所
电子邮箱：measleslab@ivdc.chinacdc.cn

98. 麻疹病毒

国家科技资源标识符：CSTR:16698.06.NPRC 2.3.490
平台资源号：NPRC 2.3.490
保藏编号：CHPC 2.4.1.AH/18/004.24
中文名称：麻疹病毒 / 安徽 18-9
外文名称：*MVi*/Anhui.CHN/16.18/1[H1a]
分类学地位：Orthornavirae; Negarnaviricota; Monjiviricetes; Mononegavirales; Paramyxoviridae; *Morbillivirus*
生物危害程度：第三类
分离时间：2018-05-18
分离地址：中国安徽省
分离基物：患者咽拭子
致病名称：麻疹
致病对象：人
来源历史：←中国疾病预防控制中心病原微生物菌（毒）种保藏中心病毒病所分中心←中国疾病预防控制中心病毒病预防控制所麻疹室
用　　途：传染病病原监测和溯源
联系单位：中国疾病预防控制中心病毒病预防控制所
电子邮箱：measleslab@ivdc.chinacdc.cn

99. 麻疹病毒

国家科技资源标识符：CSTR:16698.06.NPRC 2.3.491
平台资源号：NPRC 2.3.491
保藏编号：CHPC 2.4.1.AH/18/005.24

中文名称：麻疹病毒 / 安徽 18-13
外文名称：*MVi*/Anhui.CHN/18.18/1[H1a]
分类学地位：Orthornavirae; Negarnaviricota; Monjiviricetes; Mononegavirales; Paramyxoviridae; *Morbillivirus*
生物危害程度：第三类
分离时间：2018-05-22
分离地址：中国安徽省
分离基物：患者咽拭子
致病名称：麻疹
致病对象：人
来源历史：←中国疾病预防控制中心病原微生物菌（毒）种保藏中心病毒病所分中心←中国疾病预防控制中心病毒病预防控制所麻疹室
用　　途：传染病病原监测和溯源
联系单位：中国疾病预防控制中心病毒病预防控制所
电子邮箱：measleslab@ivdc.chinacdc.cn

100. 麻疹病毒

国家科技资源标识符：CSTR:16698.06.NPRC 2.3.492
平台资源号：NPRC 2.3.492
保藏编号：CHPC 2.4.1.AH/18/006.24
中文名称：麻疹病毒 / 安徽 18-14
外文名称：*MVi*/Anhui.CHN/19.18/2[H1a]
分类学地位：Orthornavirae; Negarnaviricota; Monjiviricetes; Mononegavirales; Paramyxoviridae; *Morbillivirus*
生物危害程度：第三类
分离时间：2018-06-07
分离地址：中国安徽省
分离基物：患者咽拭子
致病名称：麻疹
致病对象：人
来源历史：←中国疾病预防控制中心病原微生物菌（毒）种保藏中心病毒病所分中心←中国疾病预防控制中心病毒病预防控制所麻疹室
用　　途：传染病病原监测和溯源
联系单位：中国疾病预防控制中心病毒病预防控制所
电子邮箱：measleslab@ivdc.chinacdc.cn

101. 麻疹病毒

国家科技资源标识符：CSTR:16698.06.NPRC 2.3.493
平台资源号：NPRC 2.3.493
保藏编号：CHPC 2.4.1.BJ/18/001.24
中文名称：麻疹病毒 / 北京 18-3
外文名称：*MVi*/Beijing.CHN/10.18/1[H1a]
分类学地位：Orthornavirae; Negarnaviricota; Monjiviricetes; Mononegavirales; Paramyxoviridae; *Morbillivirus*
生物危害程度：第三类
分离时间：2018-03-28
分离地址：中国北京市
分离基物：患者咽拭子
致病名称：麻疹
致病对象：人
来源历史：←中国疾病预防控制中心病原微生物菌（毒）种保藏中心病毒病所分中心←中国疾病预防控制中心病毒病预防控制所麻疹室
用　　途：传染病病原监测和溯源
联系单位：中国疾病预防控制中心病毒病预防控制所
电子邮箱：measleslab@ivdc.chinacdc.cn

102. 麻疹病毒

国家科技资源标识符：CSTR:16698.06.NPRC 2.3.494
平台资源号：NPRC 2.3.494
保藏编号：CHPC 2.4.1.BJ/18/002.24
中文名称：麻疹病毒 / 北京 18-4
外文名称：*MVi*/Beijing.CHN/10.18/2[D8]

分类学地位：Orthornavirae; Negarnaviricota; Monjiviricetes; Mononegavirales; Paramyxoviridae; *Morbillivirus*
生物危害程度：第三类
分离时间：2018-03-29
分离地址：中国北京市
分离基物：患者咽拭子
致病名称：麻疹
致病对象：人
来源历史：←中国疾病预防控制中心病原微生物菌（毒）种保藏中心病毒病所分中心←中国疾病预防控制中心病毒病预防控制所麻疹室
用　　途：传染病病原监测和溯源
联系单位：中国疾病预防控制中心病毒病预防控制所
电子邮箱：measleslab@ivdc.chinacdc.cn

103. 麻疹病毒

国家科技资源标识符：CSTR:16698.06.NPRC 2.3.495
平台资源号：NPRC 2.3.495
保藏编号：CHPC 2.4.1.BJ/18/003.24
中文名称：麻疹病毒 / 北京 18-5
外文名称：*MVi*/Beijing.CHN/10.18/3[H1a]
分类学地位：Orthornavirae; Negarnaviricota; Monjiviricetes; Mononegavirales; Paramyxoviridae; *Morbillivirus*
生物危害程度：第三类
分离时间：2018-03-28
分离地址：中国北京市
分离基物：患者咽拭子
致病名称：麻疹
致病对象：人
来源历史：←中国疾病预防控制中心病原微生物菌（毒）种保藏中心病毒病所分中心←中国疾病预防控制中心病毒病预防控制所麻疹室
用　　途：传染病病原监测和溯源
联系单位：中国疾病预防控制中心病毒病预防控制所
电子邮箱：measleslab@ivdc.chinacdc.cn

104. 麻疹病毒

国家科技资源标识符：CSTR:16698.06.NPRC 2.3.496
平台资源号：NPRC 2.3.496
保藏编号：CHPC 2.4.1.BJ/18/004.24
中文名称：麻疹病毒 / 北京 18-15
外文名称：*MVi*/Beijing.CHN/10.18/5[H1a]
分类学地位：Orthornavirae; Negarnaviricota; Monjiviricetes; Mononegavirales; Paramyxoviridae; *Morbillivirus*
生物危害程度：第三类
分离时间：2018-03-29
分离地址：中国北京市
分离基物：患者咽拭子
致病名称：麻疹
致病对象：人
来源历史：←中国疾病预防控制中心病原微生物菌（毒）种保藏中心病毒病所分中心←中国疾病预防控制中心病毒病预防控制所麻疹室
用　　途：传染病病原监测和溯源
联系单位：中国疾病预防控制中心病毒病预防控制所
电子邮箱：measleslab@ivdc.chinacdc.cn

105. 麻疹病毒

国家科技资源标识符：CSTR:16698.06.NPRC 2.3.497
平台资源号：NPRC 2.3.497
保藏编号：CHPC 2.4.1.BJ/18/005.24
中文名称：麻疹病毒 / 北京 18-16
外文名称：*MVi*/Beijing.CHN/10.18/6[H1a]
分类学地位：Orthornavirae; Negarnaviricota; Monjiviricetes; Mononegavirales;

Paramyxoviridae; *Morbillivirus*
生物危害程度：第三类
分离时间：2018-03-31
分离地址：中国北京市
分离基物：患者咽拭子
致病名称：麻疹
致病对象：人
来源历史：←中国疾病预防控制中心病原微生物菌（毒）种保藏中心病毒病所分中心←中国疾病预防控制中心病毒病预防控制所麻疹室
用　　途：传染病病原监测和溯源
联系单位：中国疾病预防控制中心病毒病预防控制所
电子邮箱：measleslab@ivdc.chinacdc.cn

106. 麻疹病毒

国家科技资源标识符：CSTR:16698.06.NPRC 2.3.498
平台资源号：NPRC 2.3.498
保藏编号：CHPC 2.4.1.BJ/18/006.24
中文名称：麻疹病毒 / 北京 18-6
外文名称：*MVi*/Beijing.CHN/11.18/1[H1a]
分类学地位：Orthornavirae; Negarnaviricota; Monjiviricetes; Mononegavirales; Paramyxoviridae; *Morbillivirus*
生物危害程度：第三类
分离时间：2018-04-03
分离地址：中国北京市
分离基物：患者咽拭子
致病名称：麻疹
致病对象：人
来源历史：←中国疾病预防控制中心病原微生物菌（毒）种保藏中心病毒病所分中心←中国疾病预防控制中心病毒病预防控制所麻疹室
用　　途：传染病病原监测和溯源
联系单位：中国疾病预防控制中心病毒病预防控制所
电子邮箱：measleslab@ivdc.chinacdc.cn

107. 麻疹病毒

国家科技资源标识符：CSTR:16698.06.NPRC 2.3.499
平台资源号：NPRC 2.3.499
保藏编号：CHPC 2.4.1.BJ/18/007.24
中文名称：麻疹病毒 / 北京 18-7
外文名称：*MVi*/Beijing.CHN/11.18/2[H1a]
分类学地位：Orthornavirae; Negarnaviricota; Monjiviricetes; Mononegavirales; Paramyxoviridae; *Morbillivirus*
生物危害程度：第三类
分离时间：2018-04-04
分离地址：中国北京市
分离基物：患者咽拭子
致病名称：麻疹
致病对象：人
来源历史：←中国疾病预防控制中心病原微生物菌（毒）种保藏中心病毒病所分中心←中国疾病预防控制中心病毒病预防控制所麻疹室
用　　途：传染病病原监测和溯源
联系单位：中国疾病预防控制中心病毒病预防控制所
电子邮箱：measleslab@ivdc.chinacdc.cn

108. 麻疹病毒

国家科技资源标识符：CSTR:16698.06.NPRC 2.3.500
平台资源号：NPRC 2.3.500
保藏编号：CHPC 2.4.1.BJ/18/008.24
中文名称：麻疹病毒 / 北京 18-8
外文名称：*MVi*/Beijing.CHN/12.18/1[H1a]
分类学地位：Orthornavirae; Negarnaviricota; Monjiviricetes; Mononegavirales; Paramyxoviridae; *Morbillivirus*
生物危害程度：第三类

分离时间：2018-04-12
分离地址：中国北京市
分离基物：患者咽拭子
致病名称：麻疹
致病对象：人
来源历史：←中国疾病预防控制中心病原微生物菌（毒）种保藏中心病毒病所分中心←中国疾病预防控制中心病毒病预防控制所麻疹室
用　　途：传染病病原监测和溯源
联系单位：中国疾病预防控制中心病毒病预防控制所
电子邮箱：measleslab@ivdc.chinacdc.cn

109. 麻疹病毒

国家科技资源标识符：CSTR:16698.06.NPRC 2.3.501
平台资源号：NPRC 2.3.501
保藏编号：CHPC 2.4.1.BJ/18/009.24
中文名称：麻疹病毒 / 北京 18-9
外文名称：*MVi*/Beijing.CHN/12.18/2[H1a]
分类学地位：Orthornavirae; Negarnaviricota; Monjiviricetes; Mononegavirales; Paramyxoviridae; *Morbillivirus*
生物危害程度：第三类
分离时间：2018-04-14
分离地址：中国北京市
分离基物：患者咽拭子
致病名称：麻疹
致病对象：人
来源历史：←中国疾病预防控制中心病原微生物菌（毒）种保藏中心病毒病所分中心←中国疾病预防控制中心病毒病预防控制所麻疹室
用　　途：传染病病原监测和溯源
联系单位：中国疾病预防控制中心病毒病预防控制所
电子邮箱：measleslab@ivdc.chinacdc.cn

110. 麻疹病毒

国家科技资源标识符：CSTR:16698.06.NPRC 2.3.502
平台资源号：NPRC 2.3.502
保藏编号：CHPC 2.4.1.BJ/18/010.24
中文名称：麻疹病毒 / 北京 18-10
外文名称：*MVi*/Beijing.CHN/12.18/3[H1a]
分类学地位：Orthornavirae; Negarnaviricota; Monjiviricetes; Mononegavirales; Paramyxoviridae; *Morbillivirus*
生物危害程度：第三类
分离时间：2018-04-16
分离地址：中国北京市
分离基物：患者咽拭子
致病名称：麻疹
致病对象：人
来源历史：←中国疾病预防控制中心病原微生物菌（毒）种保藏中心病毒病所分中心←中国疾病预防控制中心病毒病预防控制所麻疹室
用　　途：传染病病原监测和溯源
联系单位：中国疾病预防控制中心病毒病预防控制所
电子邮箱：measleslab@ivdc.chinacdc.cn

111. 麻疹病毒

国家科技资源标识符：CSTR:16698.06.NPRC 2.3.503
平台资源号：NPRC 2.3.503
保藏编号：CHPC 2.4.1.BJ/18/011.24
中文名称：麻疹病毒 / 北京 18-11
外文名称：*MVi*/Beijing.CHN/12.18/4[H1a]
分类学地位：Orthornavirae; Negarnaviricota; Monjiviricetes; Mononegavirales; Paramyxoviridae; *Morbillivirus*
生物危害程度：第三类
分离时间：2018-04-16
分离地址：中国北京市

分离基物：患者咽拭子
致病名称：麻疹
致病对象：人
来源历史：←中国疾病预防控制中心病原微生物菌（毒）种保藏中心病毒病所分中心←中国疾病预防控制中心病毒病预防控制所麻疹室
用　　途：传染病病原监测和溯源
联系单位：中国疾病预防控制中心病毒病预防控制所
电子邮箱：measleslab@ivdc.chinacdc.cn

112. 麻疹病毒

国家科技资源标识符：CSTR:16698.06.NPRC 2.3.504
平台资源号：NPRC 2.3.504
保藏编号：CHPC 2.4.1.BJ/18/012.24
中文名称：麻疹病毒 / 北京 18-12
外文名称：*MVi*/Beijing.CHN/12.18/5[H1a]
分类学地位：Orthornavirae; Negarnaviricota; Monjiviricetes; Mononegavirales; Paramyxoviridae; *Morbillivirus*
生物危害程度：第三类
分离时间：2018-04-18
分离地址：中国北京市
分离基物：患者咽拭子
致病名称：麻疹
致病对象：人
来源历史：←中国疾病预防控制中心病原微生物菌（毒）种保藏中心病毒病所分中心←中国疾病预防控制中心病毒病预防控制所麻疹室
用　　途：传染病病原监测和溯源
联系单位：中国疾病预防控制中心病毒病预防控制所
电子邮箱：measleslab@ivdc.chinacdc.cn

113. 麻疹病毒

国家科技资源标识符：CSTR:16698.06.NPRC 2.3.505
平台资源号：NPRC 2.3.505
保藏编号：CHPC 2.4.1.BJ/18/013.24
中文名称：麻疹病毒 / 北京 18-28
外文名称：*MVi*/Beijing.CHN/13.18/2[H1a]
分类学地位：Orthornavirae; Negarnaviricota; Monjiviricetes; Mononegavirales; Paramyxoviridae; *Morbillivirus*
生物危害程度：第三类
分离时间：2018-04-16
分离地址：中国北京市
分离基物：患者咽拭子
致病名称：麻疹
致病对象：人
来源历史：←中国疾病预防控制中心病原微生物菌（毒）种保藏中心病毒病所分中心←中国疾病预防控制中心病毒病预防控制所麻疹室
用　　途：传染病病原监测和溯源
联系单位：中国疾病预防控制中心病毒病预防控制所
电子邮箱：measleslab@ivdc.chinacdc.cn

114. 麻疹病毒

国家科技资源标识符：CSTR:16698.06.NPRC 2.3.506
平台资源号：NPRC 2.3.506
保藏编号：CHPC 2.4.1.BJ/18/014.24
中文名称：麻疹病毒 / 北京 18-29
外文名称：*MVi*/Beijing.CHN/13.18/3[H1a]
分类学地位：Orthornavirae; Negarnaviricota; Monjiviricetes; Mononegavirales; Paramyxoviridae; *Morbillivirus*
生物危害程度：第三类
分离时间：2018-04-16
分离地址：中国北京市

分离基物：患者咽拭子

致病名称：麻疹

致病对象：人

来源历史：←中国疾病预防控制中心病原微生物菌（毒）种保藏中心病毒病所分中心←中国疾病预防控制中心病毒病预防控制所麻疹室

用　　途：传染病病原监测和溯源

联系单位：中国疾病预防控制中心病毒病预防控制所

电子邮箱：measleslab@ivdc.chinacdc.cn

115. 麻疹病毒

国家科技资源标识符：CSTR:16698.06.NPRC 2.3.507

平台资源号：NPRC 2.3.507

保藏编号：CHPC 2.4.1.BJ/18/015.24

中文名称：麻疹病毒 / 北京 18-30

外文名称：*MVi*/Beijing.CHN/13.18/4[H1a]

分类学地位：Orthornavirae; Negarnaviricota; Monjiviricetes; Mononegavirales; Paramyxoviridae; *Morbillivirus*

生物危害程度：第三类

分离时间：2018-04-23

分离地址：中国北京市

分离基物：患者咽拭子

致病名称：麻疹

致病对象：人

来源历史：←中国疾病预防控制中心病原微生物菌（毒）种保藏中心病毒病所分中心←中国疾病预防控制中心病毒病预防控制所麻疹室

用　　途：传染病病原监测和溯源

联系单位：中国疾病预防控制中心病毒病预防控制所

电子邮箱：measleslab@ivdc.chinacdc.cn

116. 麻疹病毒

国家科技资源标识符：CSTR:16698.06.NPRC 2.3.508

平台资源号：NPRC 2.3.508

保藏编号：CHPC 2.4.1.BJ/18/016.24

中文名称：麻疹病毒 / 北京 18-21

外文名称：*MVi*/Beijing.CHN/15.18/1[H1a]

分类学地位：Orthornavirae; Negarnaviricota; Monjiviricetes; Mononegavirales; Paramyxoviridae; *Morbillivirus*

生物危害程度：第三类

分离时间：2018-05-03

分离地址：中国北京市

分离基物：患者咽拭子

致病名称：麻疹

致病对象：人

来源历史：←中国疾病预防控制中心病原微生物菌（毒）种保藏中心病毒病所分中心←中国疾病预防控制中心病毒病预防控制所麻疹室

用　　途：传染病病原监测和溯源

联系单位：中国疾病预防控制中心病毒病预防控制所

电子邮箱：measleslab@ivdc.chinacdc.cn

117. 麻疹病毒

国家科技资源标识符：CSTR:16698.06.NPRC 2.3.509

平台资源号：NPRC 2.3.509

保藏编号：CHPC 2.4.1.BJ/18/017.24

中文名称：麻疹病毒 / 北京 18-24

外文名称：*MVi*/Beijing.CHN/15.18/2[H1a]

分类学地位：Orthornavirae; Negarnaviricota; Monjiviricetes; Mononegavirales; Paramyxoviridae; *Morbillivirus*

生物危害程度：第三类

分离时间：2018-05-05

分离地址：中国北京市

分离基物：患者咽拭子
致病名称：麻疹
致病对象：人
来源历史：←中国疾病预防控制中心病原微生物菌（毒）种保藏中心病毒病所分中心←中国疾病预防控制中心病毒病预防控制所麻疹室
用　　途：传染病病原监测和溯源
联系单位：中国疾病预防控制中心病毒病预防控制所
电子邮箱：measleslab@ivdc.chinacdc.cn

118. 麻疹病毒

国家科技资源标识符：CSTR:16698.06.NPRC 2.3.510
平台资源号：NPRC 2.3.510
保藏编号：CHPC 2.4.1.BJ/18/018.24
中文名称：麻疹病毒 / 北京 18-31
外文名称：*MVi*/Beijing.CHN/15.18/3[H1a]
分类学地位：Orthornavirae; Negarnaviricota; Monjiviricetes; Mononegavirales; Paramyxoviridae; *Morbillivirus*
生物危害程度：第三类
分离时间：2018-05-04
分离地址：中国北京市
分离基物：患者咽拭子
致病名称：麻疹
致病对象：人
来源历史：←中国疾病预防控制中心病原微生物菌（毒）种保藏中心病毒病所分中心←中国疾病预防控制中心病毒病预防控制所麻疹室
用　　途：传染病病原监测和溯源
联系单位：中国疾病预防控制中心病毒病预防控制所
电子邮箱：measleslab@ivdc.chinacdc.cn

119. 麻疹病毒

国家科技资源标识符：CSTR:16698.06.NPRC 2.3.511
平台资源号：NPRC 2.3.511
保藏编号：CHPC 2.4.1.BJ/18/019.24
中文名称：麻疹病毒 / 北京 18-25
外文名称：*MVi*/Beijing.CHN/17.18/2[H1a]
分类学地位：Orthornavirae; Negarnaviricota; Monjiviricetes; Mononegavirales; Paramyxoviridae; *Morbillivirus*
生物危害程度：第三类
分离时间：2018-05-15
分离地址：中国北京市
分离基物：患者咽拭子
致病名称：麻疹
致病对象：人
来源历史：←中国疾病预防控制中心病原微生物菌（毒）种保藏中心病毒病所分中心←中国疾病预防控制中心病毒病预防控制所麻疹室
用　　途：传染病病原监测和溯源
联系单位：中国疾病预防控制中心病毒病预防控制所
电子邮箱：measleslab@ivdc.chinacdc.cn

120. 麻疹病毒

国家科技资源标识符：CSTR:16698.06.NPRC 2.3.512
平台资源号：NPRC 2.3.512
保藏编号：CHPC 2.4.1.BJ/18/020.24
中文名称：麻疹病毒 / 北京 18-26
外文名称：*MVi*/Beijing.CHN/17.18/3[H1a]
分类学地位：Orthornavirae; Negarnaviricota; Monjiviricetes; Mononegavirales; Paramyxoviridae; *Morbillivirus*
生物危害程度：第三类
分离时间：2018-05-15
分离地址：中国北京市

分离基物：患者咽拭子

致病名称：麻疹

致病对象：人

来源历史：←中国疾病预防控制中心病原微生物菌（毒）种保藏中心病毒病所分中心←中国疾病预防控制中心病毒病预防控制所麻疹室

用　　途：传染病病原监测和溯源

联系单位：中国疾病预防控制中心病毒病预防控制所

电子邮箱：measleslab@ivdc.chinacdc.cn

121. 麻疹病毒

国家科技资源标识符：CSTR:16698.06.NPRC 2.3.513

平台资源号：NPRC 2.3.513

保藏编号：CHPC 2.4.1.BJ/18/021.24

中文名称：麻疹病毒 / 北京 18-2

外文名称：*MVi*/Beijing.CHN/6.18/1[H1a]

分类学地位：Orthornavirae; Negarnaviricota; Monjiviricetes; Mononegavirales; Paramyxoviridae; *Morbillivirus*

生物危害程度：第三类

分离时间：2018-03-03

分离地址：中国北京市

分离基物：患者咽拭子

致病名称：麻疹

致病对象：人

来源历史：←中国疾病预防控制中心病原微生物菌（毒）种保藏中心病毒病所分中心←中国疾病预防控制中心病毒病预防控制所麻疹室

用　　途：传染病病原监测和溯源

联系单位：中国疾病预防控制中心病毒病预防控制所

电子邮箱：measleslab@ivdc.chinacdc.cn

122. 麻疹病毒

国家科技资源标识符：CSTR:16698.06.NPRC 2.3.514

平台资源号：NPRC 2.3.514

保藏编号：CHPC 2.4.1.BJ/18/022.24

中文名称：麻疹病毒 / 北京 18-13

外文名称：*MVi*/Beijing.CHN/6.18/2[H1a]

分类学地位：Orthornavirae; Negarnaviricota; Monjiviricetes; Mononegavirales; Paramyxoviridae; *Morbillivirus*

生物危害程度：第三类

分离时间：2018-03-03

分离地址：中国北京市

分离基物：患者咽拭子

致病名称：麻疹

致病对象：人

来源历史：←中国疾病预防控制中心病原微生物菌（毒）种保藏中心病毒病所分中心←中国疾病预防控制中心病毒病预防控制所麻疹室

用　　途：传染病病原监测和溯源

联系单位：中国疾病预防控制中心病毒病预防控制所

电子邮箱：measleslab@ivdc.chinacdc.cn

123. 麻疹病毒

国家科技资源标识符：CSTR:16698.06.NPRC 2.3.515

平台资源号：NPRC 2.3.515

保藏编号：CHPC 2.4.1.BJ/18/023.24

中文名称：麻疹病毒 / 北京 18-27

外文名称：*MVi*/Beijing.CHN/9.18/1[H1a]

分类学地位：Orthornavirae; Negarnaviricota; Monjiviricetes; Mononegavirales; Paramyxoviridae; *Morbillivirus*

生物危害程度：第三类

分离时间：2018-03-22

分离地址：中国北京市

分离基物：患者咽拭子
致病名称：麻疹
致病对象：人
来源历史：←中国疾病预防控制中心病原微生物菌（毒）种保藏中心病毒病所分中心←中国疾病预防控制中心病毒病预防控制所麻疹室
用 途：传染病病原监测和溯源
联系单位：中国疾病预防控制中心病毒病预防控制所
电子邮箱：measleslab@ivdc.chinacdc.cn

124. 麻疹病毒

国家科技资源标识符：CSTR:16698.06.NPRC 2.3.516
平台资源号：NPRC 2.3.516
保藏编号：CHPC 2.4.1.BJ/18/024.24
中文名称：麻疹病毒 / 福建 18-1
外文名称：*MVi*/Fujian.CHN/30.18/1[B3]
分类学地位：Orthornavirae; Negarnaviricota; Monjiviricetes; Mononegavirales; Paramyxoviridae; *Morbillivirus*
生物危害程度：第三类
分离时间：2018-08-21
分离地址：中国福建省
分离基物：患者咽拭子
致病名称：麻疹
致病对象：人
来源历史：←中国疾病预防控制中心病原微生物菌（毒）种保藏中心病毒病所分中心←中国疾病预防控制中心病毒病预防控制所麻疹室
用 途：传染病病原监测和溯源
联系单位：中国疾病预防控制中心病毒病预防控制所
电子邮箱：measleslab@ivdc.chinacdc.cn

六、鼻病毒

125. 鼻病毒

国家科技资源标识符：CSTR:16698.06.NPRC 2.5.42
平台资源号：NPRC 2.5.42
保藏编号：CAMS-CCPM-C-Ⅲ-003-2
中文名称：鼻病毒 A68
外文名称：*Human rhinovirus* A68
分类学地位：Orthornavirae; Pisuviricota; Pisoniviricetes; Picornavirales; Picornaviridae; *Enterovirus*
生物危害程度：第三类
分离时间：未知
分离地址：中国北京市
分离基物：患者咽拭子
致病名称：呼吸道感染
致病对象：人
来源历史：←中国医学科学院病原微生物菌（毒）种保藏中心医学病原微生物菌（毒）种保藏分中心←中国医学科学院病原生物学研究所
用 途：科研、教学等科学实验
联系单位：中国医学科学院病原生物学研究所
电子邮箱：CCPM_C@ipbcams.ac.cn

126. 鼻病毒

国家科技资源标识符：CSTR:16698.06.NPRC 2.5.43
平台资源号：NPRC 2.5.43
保藏编号：CAMS-CCPM-C-Ⅲ-003-3
中文名称：鼻病毒 A89
外文名称：*Human rhinovirus* A89
分类学地位：Orthornavirae; Pisuviricota; Pisoniviricetes; Picornavirales; Picornaviridae; *Enterovirus*

生物危害程度：第三类
分离时间：未知
分离地址：中国北京市
分离基物：患者咽拭子
致病名称：呼吸道感染
致病对象：人
来源历史：←中国医学科学院病原微生物菌（毒）种保藏中心医学病原微生物菌（毒）种保藏分中心←中国医学科学院病原生物学研究所
用　　途：科研、教学等科学实验
联系单位：中国医学科学院病原生物学研究所
电子邮箱：CCPM_C@ipbcams.ac.cn

127. 鼻病毒

国家科技资源标识符：CSTR:16698.06.NPRC 2.5.44
平台资源号：NPRC 2.5.44
保藏编号：CAMS-CCPM-C- Ⅲ -003-4
中文名称：鼻病毒 A45
外文名称：*Human rhinovirus* A45
分类学地位：Orthornavirae; Pisuviricota; Pisoniviricetes; Picornavirales; Picornaviridae; *Enterovirus*
生物危害程度：第三类
分离时间：未知
分离地址：中国北京市
分离基物：患者咽拭子
致病名称：呼吸道感染
致病对象：人
来源历史：←中国医学科学院病原微生物菌（毒）种保藏中心医学病原微生物菌（毒）种保藏分中心←中国医学科学院病原生物学研究所
用　　途：科研、教学等科学实验
联系单位：中国医学科学院病原生物学研究所
电子邮箱：CCPM_C@ipbcams.ac.cn

128. 鼻病毒

国家科技资源标识符：CSTR:16698.06.NPRC 2.5.45
平台资源号：NPRC 2.5.45
保藏编号：CAMS-CCPM-C- Ⅲ -003-5
中文名称：鼻病毒 B42
外文名称：*Human rhinovirus* B42
分类学地位：Orthornavirae; Pisuviricota; Pisoniviricetes; Picornavirales; Picornaviridae; *Enterovirus*
生物危害程度：第三类
分离时间：未知
分离地址：中国北京市
分离基物：患者咽拭子
致病名称：呼吸道感染
致病对象：人
来源历史：←中国医学科学院病原微生物菌（毒）种保藏中心医学病原微生物菌（毒）种保藏分中心←中国医学科学院病原生物学研究所
用　　途：科研、教学等科学实验
联系单位：中国医学科学院病原生物学研究所
电子邮箱：CCPM_C@ipbcams.ac.cn

129. 鼻病毒

国家科技资源标识符：CSTR:16698.06.NPRC 2.5.46
平台资源号：NPRC 2.5.46
保藏编号：CAMS-CCPM-C- Ⅲ -003-6
中文名称：鼻病毒 A73
外文名称：*Human rhinovirus* A73
分类学地位：Orthornavirae; Pisuviricota; Pisoniviricetes; Picornavirales; Picornaviridae; *Enterovirus*
生物危害程度：第三类
分离时间：未知
分离地址：中国北京市
分离基物：患者咽拭子

致病名称：呼吸道感染
致病对象：人
来源历史：←中国医学科学院病原微生物菌（毒）种保藏中心医学病原微生物菌（毒）种保藏分中心←中国医学科学院病原生物学研究所
用　　途：科研、教学等科学实验
联系单位：中国医学科学院病原生物学研究所
电子邮箱：CCPM_C@ipbcams.ac.cn

130. 鼻病毒

国家科技资源标识符：CSTR:16698.06.NPRC 2.5.47
平台资源号：NPRC 2.5.47
保藏编号：CAMS-CCPM-C- Ⅲ -003-7
中文名称：鼻病毒 A98
外文名称：*Human rhinovirus* A98
分类学地位：Orthornavirae; Pisuviricota; Pisoniviricetes; Picornavirales; Picornaviridae; *Enterovirus*
生物危害程度：第三类
分离时间：未知
分离地址：中国北京市
分离基物：患者咽拭子
致病名称：呼吸道感染
致病对象：人
来源历史：←中国医学科学院病原微生物菌（毒）种保藏中心医学病原微生物菌（毒）种保藏分中心←中国医学科学院病原生物学研究所
用　　途：科研、教学等科学实验
联系单位：中国医学科学院病原生物学研究所
电子邮箱：CCPM_C@ipbcams.ac.cn

131. 鼻病毒

国家科技资源标识符：CSTR:16698.06.NPRC 2.5.48
平台资源号：NPRC 2.5.48
保藏编号：CAMS-CCPM-C- Ⅲ -003-8
中文名称：鼻病毒 A94
外文名称：*Human rhinovirus* A94
分类学地位：Orthornavirae; Pisuviricota; Pisoniviricetes; Picornavirales; Picornaviridae; *Enterovirus*
生物危害程度：第三类
分离时间：未知
分离地址：中国北京市
分离基物：患者咽拭子
致病名称：呼吸道感染
致病对象：人
来源历史：←中国医学科学院病原微生物菌（毒）种保藏中心医学病原微生物菌（毒）种保藏分中心←中国医学科学院病原生物学研究所
用　　途：科研、教学等科学实验
联系单位：中国医学科学院病原生物学研究所
电子邮箱：CCPM_C@ipbcams.ac.cn

132. 鼻病毒

国家科技资源标识符：CSTR:16698.06.NPRC 2.5.49
平台资源号：NPRC 2.5.49
保藏编号：CAMS-CCPM-C- Ⅲ -003-9
中文名称：鼻病毒 A30
外文名称：*Human rhinovirus* A30
分类学地位：Orthornavirae; Pisuviricota; Pisoniviricetes; Picornavirales; Picornaviridae; *Enterovirus*
生物危害程度：第三类
分离时间：未知
分离地址：中国北京市
分离基物：患者咽拭子
致病名称：呼吸道感染
致病对象：人
来源历史：←中国医学科学院病原微生物菌（毒）种保藏中心医学病原微生物菌（毒）种保藏分中心←中国医学科学院病原

生物学研究所
用　　途：科研、教学等科学实验
联系单位：中国医学科学院病原生物学研究所
电子邮箱：CCPM_C@ipbcams.ac.cn

133. 鼻病毒

国家科技资源标识符：CSTR:16698.06.NPRC 2.5.41
平台资源号：NPRC 2.5.41
保藏编号：CAMS-CCPM-C- Ⅲ -003-1
中文名称：鼻病毒 B52
外文名称：*Human rhinovirus* B52
分类学地位：Orthornavirae; Pisuviricota; Pisoniviricetes; Picornavirales; Picornaviridae; *Enterovirus*
生物危害程度：第三类
分离时间：未知
分离地址：中国北京市
分离基物：患者咽拭子
致病名称：呼吸道疾病
致病对象：人
来源历史：←中国医学科学院病原微生物菌（毒）种保藏中心医学病原微生物菌（毒）种保藏分中心←中国医学科学院病原生物学研究所
用　　途：科研、教学等科学实验
联系单位：中国医学科学院病原生物学研究所
电子邮箱：CCPM_C@ipbcams.ac.cn

134. 鼻病毒

国家科技资源标识符：CSTR:16698.06.NPRC 2.7.36
平台资源号：NPRC 2.7.36
保藏编号：CCPM（A)-V-100101
中文名称：人类鼻病毒 1A 2060 株
外文名称：*Human rhinovirus* 1A strain 2060
分类学地位：Orthornavirae; Pisuviricota; Pisoniviricetes; Picornavirales; Picornaviridae; *Enterovirus*
生物危害程度：第三类
分离时间：1957-01-01
分离地址：美国俄亥俄州
分离基物：细胞培养物
致病名称：上呼吸道感染
致病对象：人
来源历史：←中国医学科学院病原微生物菌（毒）种保藏中心药用微生物相关菌（毒）种保藏分中心←中国医学科学院医药生物技术研究所← ATCC
用　　途：药物研发
联系单位：中国医学科学院医药生物技术研究所
电子邮箱：camskladr@imb.pumc.edu.cn

135. 鼻病毒

国家科技资源标识符：CSTR:16698.06.NPRC 2.7.37
平台资源号：NPRC 2.7.37
保藏编号：CCPM（A)-V-100201
中文名称：人类鼻病毒 1B B632 株
外文名称：*Human rhinovirus* 1B strain B632
分类学地位：Orthornavirae; Pisuviricota; Pisoniviricetes; Picornavirales; Picornaviridae; *Enterovirus*
生物危害程度：第三类
分离时间：1962-01-01
分离地址：未知
分离基物：细胞培养物
致病名称：上呼吸道感染
致病对象：人
来源历史：←中国医学科学院病原微生物菌（毒）种保藏中心药用微生物相关菌（毒）种保藏分中心←中国医学科学院医药生物技术研究所← ATCC
用　　途：药物研发
联系单位：中国医学科学院医药生物技术研究所
电子邮箱：camskladr@imb.pumc.edu.cn

七、肠道病毒

136. 肠道病毒

国家科技资源标识符：CSTR:16698.06.NPRC 2.5.50
平台资源号：NPRC 2.5.50
保藏编号：CAMS-CCPM-C- Ⅲ -002 001-1
中文名称：肠道病毒 AEV72
外文名称：*Enterovirus* A EV72
分类学地位：Orthornavirae; Pisuviricota; Pisoniviricetes; Picornavirales; Picornaviridae; *Enterovirus*
生物危害程度：第三类
分离时间：2012-07-16
分离地址：中国北京市
分离基物：患者肛拭子
致病名称：呼吸道疾病
致病对象：人
来源历史：←中国医学科学院病原微生物菌（毒）种保藏中心医学病原微生物菌（毒）种保藏分中心←中国医学科学院病原生物学研究所
用　　途：科研、教学等科学实验
联系单位：中国医学科学院病原生物学研究所
电子邮箱：CCPM_C@ipbcams.ac.cn

八、腺病毒

137. 腺病毒

国家科技资源标识符：CSTR:16698.06.NPRC 2.3.389
平台资源号：NPRC 2.3.389
保藏编号：CHPC 2.8.3.AHBB/23/022.24
中文名称：腺病毒 1 型 / 安徽蚌埠 /2022/177
外文名称：*Adenovirus* 1/Anhui-Bengbu/2022/177
分类学地位：Bamfordvirae; Preplasmiviricota; Tectiliviricetes; Rowavirales; Adenoviridae; *Mastadenovirus*
生物危害程度：第三类
分离时间：2023-08-01
分离地址：中国安徽省蚌埠市
分离基物：患者咽拭子
致病名称：流行性感冒、支气管炎
致病对象：人
来源历史：←中国疾病预防控制中心病原微生物菌（毒）种保藏中心病毒病所分中心←中国疾病预防控制中心病毒病预防控制所病毒资源中心
用　　途：传染病病原监测和溯源
联系单位：中国疾病预防控制中心病毒病预防控制所
电子邮箱：chpc@ivdc.chinacdc.cn

138. 腺病毒

国家科技资源标识符：CSTR:16698.06.NPRC 2.3.390
平台资源号：NPRC 2.3.390
保藏编号：CHPC 2.8.3.AHBB/23/023.24
中文名称：腺病毒 1 型 / 安徽蚌埠 /2022/178
外文名称：*Adenovirus* 1/Anhui-Bengbu/2022/178
分类学地位：Bamfordvirae; Preplasmiviricota; Tectiliviricetes; Rowavirales; Adenoviridae; *Mastadenovirus*
生物危害程度：第三类
分离时间：2023-08-01
分离地址：中国安徽省蚌埠市
分离基物：患者咽拭子
致病名称：流行性感冒、支气管炎
致病对象：人
来源历史：←中国疾病预防控制中心病原微生物菌（毒）种保藏中心病毒病所分中心←中国疾病预防控制中心病毒病预防

控制所病毒资源中心

用　　途：传染病病原监测和溯源

联系单位：中国疾病预防控制中心病毒病预防控制所

电子邮箱：chpc@ivdc.chinacdc.cn

139. 腺病毒

国家科技资源标识符：CSTR:16698.06.NPRC 2.3.391

平台资源号：NPRC 2.3.391

保藏编号：CHPC 2.8.3.AHBB/23/024.24

中文名称：腺病毒 1 型 / 安徽蚌埠 /2023/194

外文名称：*Adenovirus* 1/Anhui-Bengbu/2023/194

分类学地位：Bamfordvirae; Preplasmiviricota; Tectiliviricetes; Rowavirales; Adenoviridae; *Mastadenovirus*

生物危害程度：第三类

分离时间：2023-08-01

分离地址：中国安徽省蚌埠市

分离基物：患者咽拭子

致病名称：流行性感冒、支气管炎

致病对象：人

来源历史：←中国疾病预防控制中心病原微生物菌（毒）种保藏中心病毒病所分中心←中国疾病预防控制中心病毒病预防控制所病毒资源中心

用　　途：传染病病原监测和溯源

联系单位：中国疾病预防控制中心病毒病预防控制所

电子邮箱：chpc@ivdc.chinacdc.cn

140. 腺病毒

国家科技资源标识符：CSTR:16698.06.NPRC 2.3.392

平台资源号：NPRC 2.3.392

保藏编号：CHPC 2.8.3.AHBB/23/025.24

中文名称：腺病毒 1 型 / 安徽蚌埠 /2023/222

外文名称：*Adenovirus* 1/Anhui-Bengbu/2023/222

分类学地位：Bamfordvirae; Preplasmiviricota; Tectiliviricetes; Rowavirales; Adenoviridae; *Mastadenovirus*

生物危害程度：第三类

分离时间：2023-08-01

分离地址：中国安徽省蚌埠市

分离基物：患者咽拭子

致病名称：流行性感冒、支气管炎

致病对象：人

来源历史：←中国疾病预防控制中心病原微生物菌（毒）种保藏中心病毒病所分中心←中国疾病预防控制中心病毒病预防控制所病毒资源中心

用　　途：传染病病原监测和溯源

联系单位：中国疾病预防控制中心病毒病预防控制所

电子邮箱：chpc@ivdc.chinacdc.cn

141. 腺病毒

国家科技资源标识符：CSTR:16698.06.NPRC 2.3.393

平台资源号：NPRC 2.3.393

保藏编号：CHPC 2.8.3.AHBB/23/026.24

中文名称：腺病毒 1 型 / 安徽蚌埠 /2023/269

外文名称：*Adenovirus* 1/Anhui-Bengbu/2023/269

分类学地位：Bamfordvirae; Preplasmiviricota; Tectiliviricetes; Rowavirales; Adenoviridae; *Mastadenovirus*

生物危害程度：第三类

分离时间：2023-08-01

分离地址：中国安徽省蚌埠市

分离基物：患者咽拭子

致病名称：流行性感冒、支气管炎

致病对象：人

来源历史：←中国疾病预防控制中心病原微生物菌（毒）种保藏中心病毒病所分中心←中国疾病预防控制中心病毒病预防控制所病毒资源中心

用　　途：传染病病原监测和溯源

联系单位：中国疾病预防控制中心病毒病预防控制所
电子邮箱：chpc@ivdc.chinacdc.cn

142. 腺病毒

国家科技资源标识符：CSTR:16698.06.NPRC 2.3.394
平台资源号：NPRC 2.3.394
保藏编号：CHPC 2.8.3.AHBB/23/027.24
中文名称：腺病毒 1 型 / 安徽蚌埠 /2023/284
外文名称：*Adenovirus* 1/Anhui-Bengbu/2023/284
分类学地位：Bamfordvirae; Preplasmiviricota; Tectiliviricetes; Rowavirales; Adenoviridae; *Mastadenovirus*
生物危害程度：第三类
分离时间：2023-08-01
分离地址：中国安徽省蚌埠市
分离基物：患者咽拭子
致病名称：流行性感冒、支气管炎
致病对象：人
来源历史：←中国疾病预防控制中心病原微生物菌（毒）种保藏中心病毒病所分中心←中国疾病预防控制中心病毒病预防控制所病毒资源中心
用 途：传染病病原监测和溯源
联系单位：中国疾病预防控制中心病毒病预防控制所
电子邮箱：chpc@ivdc.chinacdc.cn

143. 腺病毒

国家科技资源标识符：CSTR:16698.06.NPRC 2.3.395
平台资源号：NPRC 2.3.395
保藏编号：CHPC 2.8.3.AHBB/23/028.24
中文名称：腺病毒 1 型 / 安徽蚌埠 /2023/311
外文名称：*Adenovirus* 1/Anhui-Bengbu/2023/311
分类学地位：Bamfordvirae; Preplasmiviricota; Tectiliviricetes; Rowavirales; Adenoviridae; *Mastadenovirus*
生物危害程度：第三类
分离时间：2023-08-01
分离地址：中国安徽省蚌埠市
分离基物：患者咽拭子
致病名称：流行性感冒、支气管炎
致病对象：人
来源历史：←中国疾病预防控制中心病原微生物菌（毒）种保藏中心病毒病所分中心←中国疾病预防控制中心病毒病预防控制所病毒资源中心
用 途：传染病病原监测和溯源
联系单位：中国疾病预防控制中心病毒病预防控制所
电子邮箱：chpc@ivdc.chinacdc.cn

144. 腺病毒

国家科技资源标识符：CSTR:16698.06.NPRC 2.3.396
平台资源号：NPRC 2.3.396
保藏编号：CHPC 2.8.3.AHBB/23/029.24
中文名称：腺病毒 1 型 / 安徽蚌埠 /2023/329
外文名称：*Adenovirus* 1/Anhui-Bengbu/2023/329
分类学地位：Bamfordvirae; Preplasmiviricota; Tectiliviricetes; Rowavirales; Adenoviridae; *Mastadenovirus*
生物危害程度：第三类
分离时间：2023-08-01
分离地址：中国安徽省蚌埠市
分离基物：患者咽拭子
致病名称：流行性感冒、支气管炎
致病对象：人
来源历史：←中国疾病预防控制中心病原微生物菌（毒）种保藏中心病毒病所分中心←中国疾病预防控制中心病毒病预防控制所病毒资源中心
用 途：传染病病原监测和溯源
联系单位：中国疾病预防控制中心病毒病预防控制所

电子邮箱：chpc@ivdc.chinacdc.cn

145. 腺病毒

国家科技资源标识符：CSTR:16698.06.NPRC 2.3.397
平台资源号：NPRC 2.3.397
保藏编号：CHPC 2.8.3.AHBB/23/030.24
中文名称：腺病毒 2 型 / 安徽蚌埠 /2023/465
外文名称：*Adenovirus* 2/Anhui-Bengbu/2023/465
分类学地位：Bamfordvirae; Preplasmiviricota; Tectiliviricetes; Rowavirales; Adenoviridae; *Mastadenovirus*
生物危害程度：第三类
分离时间：2023-08-01
分离地址：中国安徽省蚌埠市
分离基物：患者咽拭子
致病名称：流行性感冒、支气管炎
致病对象：人
来源历史：←中国疾病预防控制中心病原微生物菌（毒）种保藏中心病毒病所分中心←中国疾病预防控制中心病毒病预防控制所病毒资源中心
用　　途：传染病病原监测和溯源
联系单位：中国疾病预防控制中心病毒病预防控制所
电子邮箱：chpc@ivdc.chinacdc.cn

146. 腺病毒

国家科技资源标识符：CSTR:16698.06.NPRC 2.3.398
平台资源号：NPRC 2.3.398
保藏编号：CHPC 2.8.3.AHBB/23/001.24
中文名称：腺病毒 1 型 / 安徽蚌埠 /2023/334
外文名称：*Adenovirus* 1/Anhui-Bengbu/2023/334
分类学地位：Bamfordvirae; Preplasmiviricota; Tectiliviricetes; Rowavirales; Adenoviridae; *Mastadenovirus*
生物危害程度：第三类
分离时间：2023-08-01
分离地址：中国安徽省蚌埠市
分离基物：患者咽拭子
致病名称：流行性感冒、支气管炎
致病对象：人
来源历史：←中国疾病预防控制中心病原微生物菌（毒）种保藏中心病毒病所分中心←中国疾病预防控制中心病毒病预防控制所病毒资源中心
用　　途：传染病病原监测和溯源
联系单位：中国疾病预防控制中心病毒病预防控制所
电子邮箱：chpc@ivdc.chinacdc.cn

147. 腺病毒

国家科技资源标识符：CSTR:16698.06.NPRC 2.3.399
平台资源号：NPRC 2.3.399
保藏编号：CHPC 2.8.3.AHBB/23/002.24
中文名称：腺病毒 1 型 / 安徽蚌埠 /2023/349
外文名称：*Adenovirus* 1/Anhui-Bengbu/2023/349
分类学地位：Bamfordvirae; Preplasmiviricota; Tectiliviricetes; Rowavirales; Adenoviridae; *Mastadenovirus*
生物危害程度：第三类
分离时间：2023-08-01
分离地址：中国安徽省蚌埠市
分离基物：患者咽拭子
致病名称：流行性感冒、支气管炎
致病对象：人
来源历史：←中国疾病预防控制中心病原微生物菌（毒）种保藏中心病毒病所分中心←中国疾病预防控制中心病毒病预防控制所病毒资源中心
用　　途：传染病病原监测和溯源
联系单位：中国疾病预防控制中心病毒病预防控制所
电子邮箱：chpc@ivdc.chinacdc.cn

148. 腺病毒

国家科技资源标识符：CSTR:16698.06.NPRC 2.3.400
平台资源号：NPRC 2.3.400
保藏编号：CHPC 2.8.3.AHBB/23/003.24
中文名称：腺病毒 1 型 / 安徽蚌埠 /2023/381
外文名称：*Adenovirus* 1/Anhui-Bengbu/2023/381
分类学地位：Bamfordvirae; Preplasmiviricota; Tectiliviricetes; Rowavirales; Adenoviridae; *Mastadenovirus*
生物危害程度：第三类
分离时间：2023-08-01
分离地址：中国安徽省蚌埠市
分离基物：患者咽拭子
致病名称：流行性感冒、支气管炎
致病对象：人
来源历史：←中国疾病预防控制中心病原微生物菌（毒）种保藏中心病毒病所分中心←中国疾病预防控制中心病毒病预防控制所病毒资源中心
用　　途：传染病病原监测和溯源
联系单位：中国疾病预防控制中心病毒病预防控制所
电子邮箱：chpc@ivdc.chinacdc.cn

149. 腺病毒

国家科技资源标识符：CSTR:16698.06.NPRC 2.3.401
平台资源号：NPRC 2.3.401
保藏编号：CHPC 2.8.3.AHBB/23/004.24
中文名称：腺病毒 1 型 / 安徽蚌埠 /2023/424
外文名称：*Adenovirus* 1/Anhui-Bengbu/2023/424
分类学地位：Bamfordvirae; Preplasmiviricota; Tectiliviricetes; Rowavirales; Adenoviridae; *Mastadenovirus*
生物危害程度：第三类
分离时间：2023-08-01
分离地址：中国安徽省蚌埠市
分离基物：患者咽拭子
致病名称：流行性感冒、支气管炎
致病对象：人
来源历史：←中国疾病预防控制中心病原微生物菌（毒）种保藏中心病毒病所分中心←中国疾病预防控制中心病毒病预防控制所病毒资源中心
用　　途：传染病病原监测和溯源
联系单位：中国疾病预防控制中心病毒病预防控制所
电子邮箱：chpc@ivdc.chinacdc.cn

150. 腺病毒

国家科技资源标识符：CSTR:16698.06.NPRC 2.3.402
平台资源号：NPRC 2.3.402
保藏编号：CHPC 2.8.3.AHBB/23/005.24
中文名称：腺病毒 1 型 / 安徽蚌埠 /2023/548
外文名称：*Adenovirus* 1/Anhui-Bengbu/2023/548
分类学地位：Bamfordvirae; Preplasmiviricota; Tectiliviricetes; Rowavirales; Adenoviridae; *Mastadenovirus*
生物危害程度：第三类
分离时间：2023-08-01
分离地址：中国安徽省蚌埠市
分离基物：患者咽拭子
致病名称：流行性感冒、支气管炎
致病对象：人
来源历史：←中国疾病预防控制中心病原微生物菌（毒）种保藏中心病毒病所分中心←中国疾病预防控制中心病毒病预防控制所病毒资源中心
用　　途：传染病病原监测和溯源
联系单位：中国疾病预防控制中心病毒病预防控制所
电子邮箱：chpc@ivdc.chinacdc.cn

151. 腺病毒

国家科技资源标识符：CSTR:16698.06.NPRC 2.3.403
平台资源号：NPRC 2.3.403
保藏编号：CHPC 2.8.3.AHBB/23/006.24
中文名称：腺病毒 1 型 / 安徽蚌埠 /2023/550
外文名称：*Adenovirus* 1/Anhui-Bengbu/2023/550
分类学地位：Bamfordvirae; Preplasmiviricota; Tectiliviricetes; Rowavirales; Adenoviridae; *Mastadenovirus*
生物危害程度：第三类
分离时间：2023-08-01
分离地址：中国安徽省蚌埠市
分离基物：患者咽拭子
致病名称：流行性感冒、支气管炎
致病对象：人
来源历史：←中国疾病预防控制中心病原微生物菌（毒）种保藏中心病毒病所分中心←中国疾病预防控制中心病毒病预防控制所病毒资源中心
用　　途：传染病病原监测和溯源
联系单位：中国疾病预防控制中心病毒病预防控制所
电子邮箱：chpc@ivdc.chinacdc.cn

152. 腺病毒

国家科技资源标识符：CSTR:16698.06.NPRC 2.3.404
平台资源号：NPRC 2.3.404
保藏编号：CHPC 2.8.3.AHBB/23/007.24
中文名称：腺病毒 1 型 / 安徽蚌埠 /2023/565
外文名称：*Adenovirus* 1/Anhui-Bengbu/2023/565
分类学地位：Bamfordvirae; Preplasmiviricota; Tectiliviricetes; Rowavirales; Adenoviridae; *Mastadenovirus*
生物危害程度：第三类
分离时间：2023-08-01
分离地址：中国安徽省蚌埠市
分离基物：患者咽拭子
致病名称：流行性感冒、支气管炎
致病对象：人
来源历史：←中国疾病预防控制中心病原微生物菌（毒）种保藏中心病毒病所分中心←中国疾病预防控制中心病毒病预防控制所病毒资源中心
用　　途：传染病病原监测和溯源
联系单位：中国疾病预防控制中心病毒病预防控制所
电子邮箱：chpc@ivdc.chinacdc.cn

153. 腺病毒

国家科技资源标识符：CSTR:16698.06.NPRC 2.3.405
平台资源号：NPRC 2.3.405
保藏编号：CHPC 2.8.3.AHBB/23/008.24
中文名称：腺病毒 1 型 / 安徽蚌埠 /2023/582
外文名称：*Adenovirus* 1/Anhui-Bengbu/2023/582
分类学地位：Bamfordvirae; Preplasmiviricota; Tectiliviricetes; Rowavirales; Adenoviridae; *Mastadenovirus*
生物危害程度：第三类
分离时间：2023-08-01
分离地址：中国安徽省蚌埠市
分离基物：患者咽拭子
致病名称：流行性感冒、支气管炎
致病对象：人
来源历史：←中国疾病预防控制中心病原微生物菌（毒）种保藏中心病毒病所分中心←中国疾病预防控制中心病毒病预防控制所病毒资源中心
用　　途：传染病病原监测和溯源
联系单位：中国疾病预防控制中心病毒病预防控制所
电子邮箱：chpc@ivdc.chinacdc.cn

154. 腺病毒

国家科技资源标识符：CSTR:16698.06.NPRC 2.3.406
平台资源号：NPRC 2.3.406
保藏编号：CHPC 2.8.3.AHBB/23/009.24
中文名称：腺病毒 1 型 / 安徽蚌埠 /2023/584
外文名称：*Adenovirus* 1/Anhui-Bengbu/2023/584
分类学地位：Bamfordvirae; Preplasmiviricota; Tectiliviricetes; Rowavirales; Adenoviridae; *Mastadenovirus*
生物危害程度：第三类
分离时间：2023-08-01
分离地址：中国安徽省蚌埠市
分离基物：患者咽拭子
致病名称：流行性感冒、支气管炎
致病对象：人
来源历史：←中国疾病预防控制中心病原微生物菌（毒）种保藏中心病毒病所分中心←中国疾病预防控制中心病毒病预防控制所病毒资源中心
用　　途：传染病病原监测和溯源
联系单位：中国疾病预防控制中心病毒病预防控制所
电子邮箱：chpc@ivdc.chinacdc.cn

155. 腺病毒

国家科技资源标识符：CSTR:16698.06.NPRC 2.3.407
平台资源号：NPRC 2.3.407
保藏编号：CHPC 2.8.3.AHBB/23/010.24
中文名称：腺病毒 1 型 / 安徽蚌埠 /2023/587
外文名称：*Adenovirus* 1/Anhui-Bengbu/2023/587
分类学地位：Bamfordvirae; Preplasmiviricota; Tectiliviricetes; Rowavirales; Adenoviridae; *Mastadenovirus*
生物危害程度：第三类
分离时间：2023-08-01
分离地址：中国安徽省蚌埠市
分离基物：患者咽拭子
致病名称：流行性感冒、支气管炎
致病对象：人
来源历史：←中国疾病预防控制中心病原微生物菌（毒）种保藏中心病毒病所分中心←中国疾病预防控制中心病毒病预防控制所病毒资源中心
用　　途：传染病病原监测和溯源
联系单位：中国疾病预防控制中心病毒病预防控制所
电子邮箱：chpc@ivdc.chinacdc.cn

156. 腺病毒

国家科技资源标识符：CSTR:16698.06.NPRC 2.3.408
平台资源号：NPRC 2.3.408
保藏编号：CHPC 2.8.3.AHBB/23/011.24
中文名称：腺病毒 1 型 / 安徽蚌埠 /2023/590
外文名称：*Adenovirus* 1/Anhui-Bengbu/2023/590
分类学地位：Bamfordvirae; Preplasmiviricota; Tectiliviricetes; Rowavirales; Adenoviridae; *Mastadenovirus*
生物危害程度：第三类
分离时间：2023-08-01
分离地址：中国安徽省蚌埠市
分离基物：患者咽拭子
致病名称：流行性感冒、支气管炎
致病对象：人
来源历史：←中国疾病预防控制中心病原微生物菌（毒）种保藏中心病毒病所分中心←中国疾病预防控制中心病毒病预防控制所病毒资源中心
用　　途：传染病病原监测和溯源
联系单位：中国疾病预防控制中心病毒病预防控制所
电子邮箱：chpc@ivdc.chinacdc.cn

157. 腺病毒

国家科技资源标识符：CSTR:16698.06.NPRC 2.3.409
平台资源号：NPRC 2.3.409
保藏编号：CHPC 2.8.3.AHBB/23/012.24
中文名称：腺病毒 1 型 / 安徽蚌埠 /2023/595
外文名称：*Adenovirus* 1/Anhui-Bengbu/2023/595
分类学地位：Bamfordvirae; Preplasmiviricota; Tectiliviricetes; Rowavirales; Adenoviridae; *Mastadenovirus*
生物危害程度：第三类
分离时间：2023-08-01
分离地址：中国安徽省蚌埠市
分离基物：患者咽拭子
致病名称：流行性感冒、支气管炎
致病对象：人
来源历史：←中国疾病预防控制中心病原微生物菌（毒）种保藏中心病毒病所分中心←中国疾病预防控制中心病毒病预防控制所病毒资源中心
用　　途：传染病病原监测和溯源
联系单位：中国疾病预防控制中心病毒病预防控制所
电子邮箱：chpc@ivdc.chinacdc.cn

158. 腺病毒

国家科技资源标识符：CSTR:16698.06.NPRC 2.3.410
平台资源号：NPRC 2.3.410
保藏编号：CHPC 2.8.3.AHBB/23/013.24
中文名称：腺病毒 1 型 / 安徽蚌埠 /2023/598
外文名称：*Adenovirus* 1/Anhui-Bengbu/2023/598
分类学地位：Bamfordvirae; Preplasmiviricota; Tectiliviricetes; Rowavirales; Adenoviridae; *Mastadenovirus*
生物危害程度：第三类
分离时间：2023-08-01
分离地址：中国安徽省蚌埠市
分离基物：患者咽拭子
致病名称：流行性感冒、支气管炎
致病对象：人
来源历史：←中国疾病预防控制中心病原微生物菌（毒）种保藏中心病毒病所分中心←中国疾病预防控制中心病毒病预防控制所病毒资源中心
用　　途：传染病病原监测和溯源
联系单位：中国疾病预防控制中心病毒病预防控制所
电子邮箱：chpc@ivdc.chinacdc.cn

159. 腺病毒

国家科技资源标识符：CSTR:16698.06.NPRC 2.3.411
平台资源号：NPRC 2.3.411
保藏编号：CHPC 2.8.3.AHBB/23/014.24
中文名称：腺病毒 1 型 / 安徽蚌埠 /2023/599
外文名称：*Adenovirus* 1/Anhui-Bengbu/2023/599
分类学地位：Bamfordvirae; Preplasmiviricota; Tectiliviricetes; Rowavirales; Adenoviridae; *Mastadenovirus*
生物危害程度：第三类
分离时间：2023-08-01
分离地址：中国安徽省蚌埠市
分离基物：患者咽拭子
致病名称：流行性感冒、支气管炎
致病对象：人
来源历史：←中国疾病预防控制中心病原微生物菌（毒）种保藏中心病毒病所分中心←中国疾病预防控制中心病毒病预防控制所病毒资源中心
用　　途：传染病病原监测和溯源
联系单位：中国疾病预防控制中心病毒病预防控制所
电子邮箱：chpc@ivdc.chinacdc.cn

160. 腺病毒

国家科技资源标识符：CSTR:16698.06.NPRC 2.3.412
平台资源号：NPRC 2.3.412
保藏编号：CHPC 2.8.3.AHBB/23/015.24
中文名称：腺病毒 1 型 / 安徽蚌埠 /2023/602
外文名称：*Adenovirus* 1/Anhui-Bengbu/2023/602
分类学地位：Bamfordvirae; Preplasmiviricota; Tectiliviricetes; Rowavirales; Adenoviridae; *Mastadenovirus*
生物危害程度：第三类
分离时间：2023-08-01
分离地址：中国安徽省蚌埠市
分离基物：患者咽拭子
致病名称：流行性感冒、支气管炎
致病对象：人
来源历史：←中国疾病预防控制中心病原微生物菌（毒）种保藏中心病毒病所分中心←中国疾病预防控制中心病毒病预防控制所病毒资源中心
用　　途：传染病病原监测和溯源
联系单位：中国疾病预防控制中心病毒病预防控制所
电子邮箱：chpc@ivdc.chinacdc.cn

161. 腺病毒

国家科技资源标识符：CSTR:16698.06.NPRC 2.3.413
平台资源号：NPRC 2.3.413
保藏编号：CHPC 2.8.3.AHBB/23/016.24
中文名称：腺病毒 1 型 / 安徽蚌埠 /2023/624
外文名称：*Adenovirus* 1/Anhui-Bengbu/2023/624
分类学地位：Bamfordvirae; Preplasmiviricota; Tectiliviricetes; Rowavirales; Adenoviridae; *Mastadenovirus*
生物危害程度：第三类
分离时间：2023-08-01
分离地址：中国安徽省蚌埠市
分离基物：患者咽拭子
致病名称：流行性感冒、支气管炎
致病对象：人
来源历史：←中国疾病预防控制中心病原微生物菌（毒）种保藏中心病毒病所分中心←中国疾病预防控制中心病毒病预防控制所病毒资源中心
用　　途：传染病病原监测和溯源
联系单位：中国疾病预防控制中心病毒病预防控制所
电子邮箱：chpc@ivdc.chinacdc.cn

162. 腺病毒

国家科技资源标识符：CSTR:16698.06.NPRC 2.3.414
平台资源号：NPRC 2.3.414
保藏编号：CHPC 2.8.3.AHBB/23/017.24
中文名称：腺病毒 2 型 / 安徽蚌埠 /2023/463
外文名称：*Adenovirus* 1/Anhui-Bengbu/2023/463
分类学地位：Bamfordvirae; Preplasmiviricota; Tectiliviricetes; Rowavirales; Adenoviridae; *Mastadenovirus*
生物危害程度：第三类
分离时间：2023-08-01
分离地址：中国安徽省蚌埠市
分离基物：患者咽拭子
致病名称：流行性感冒、支气管炎
致病对象：人
来源历史：←中国疾病预防控制中心病原微生物菌（毒）种保藏中心病毒病所分中心←中国疾病预防控制中心病毒病预防控制所病毒资源中心
用　　途：传染病病原监测和溯源
联系单位：中国疾病预防控制中心病毒病预防控制所
电子邮箱：chpc@ivdc.chinacdc.cn

163. 腺病毒

国家科技资源标识符：CSTR:16698.06.NPRC 2.3.415
平台资源号：NPRC 2.3.415
保藏编号：CHPC 2.8.3.AHBB/23/018.24
中文名称：腺病毒 2 型 / 安徽蚌埠 /2023/464
外文名称：*Adenovirus* 1/Anhui-Bengbu/2023/464
分类学地位：Bamfordvirae; Preplasmiviricota; Tectiliviricetes; Rowavirales; Adenoviridae; *Mastadenovirus*
生物危害程度：第三类
分离时间：2023-08-01
分离地址：中国安徽省蚌埠市
分离基物：患者咽拭子
致病名称：流行性感冒、支气管炎
致病对象：人
来源历史：←中国疾病预防控制中心病原微生物菌（毒）种保藏中心病毒病所分中心←中国疾病预防控制中心病毒病预防控制所病毒资源中心
用　　途：传染病病原监测和溯源
联系单位：中国疾病预防控制中心病毒病预防控制所
电子邮箱：chpc@ivdc.chinacdc.cn

164. 腺病毒

国家科技资源标识符：CSTR:16698.06.NPRC 2.3.416
平台资源号：NPRC 2.3.416
保藏编号：CHPC 2.8.3.AHBB/23/019.24
中文名称：腺病毒 57 型 / 安徽蚌埠 /2023/274
外文名称：*Adenovirus* 57/Anhui-Bengbu/2023/274
分类学地位：Bamfordvirae; Preplasmiviricota; Tectiliviricetes; Rowavirales; Adenoviridae; *Mastadenovirus*
生物危害程度：第三类
分离时间：2023-08-01
分离地址：中国安徽省蚌埠市
分离基物：患者咽拭子
致病名称：流行性感冒、支气管炎
致病对象：人
来源历史：←中国疾病预防控制中心病原微生物菌（毒）种保藏中心病毒病所分中心←中国疾病预防控制中心病毒病预防控制所病毒资源中心
用　　途：传染病病原监测和溯源
联系单位：中国疾病预防控制中心病毒病预防控制所
电子邮箱：chpc@ivdc.chinacdc.cn

165. 腺病毒

国家科技资源标识符：CSTR:16698.06.NPRC 2.3.417
平台资源号：NPRC 2.3.417
保藏编号：CHPC 2.8.3.AHBB/23/020.24
中文名称：腺病毒 57 型 / 安徽蚌埠 /2023/422
外文名称：*Adenovirus* 57/Anhui-Bengbu/2023/422
分类学地位：Bamfordvirae; Preplasmiviricota; Tectiliviricetes; Rowavirales; Adenoviridae; *Mastadenovirus*
生物危害程度：第三类
分离时间：2023-08-01
分离地址：中国安徽省蚌埠市
分离基物：患者咽拭子
致病名称：流行性感冒、支气管炎
致病对象：人
来源历史：←中国疾病预防控制中心病原微生物菌（毒）种保藏中心病毒病所分中心←中国疾病预防控制中心病毒病预防控制所病毒资源中心
用　　途：传染病病原监测和溯源
联系单位：中国疾病预防控制中心病毒病预防控制所
电子邮箱：chpc@ivdc.chinacdc.cn

166. 腺病毒

国家科技资源标识符：CSTR:16698.06.NPRC 2.3.418
平台资源号：NPRC 2.3.418
保藏编号：CHPC 2.8.3.AHBB/23/021.24
中文名称：腺病毒 5 型 / 安徽蚌埠 /2023/259
外文名称：*Adenovirus* 5/Anhui-Bengbu/2023/259
分类学地位：Bamfordvirae; Preplasmiviricota; Tectiliviricetes; Rowavirales; Adenoviridae; *Mastadenovirus*
生物危害程度：第三类
分离时间：2023-08-01
分离地址：中国安徽省蚌埠市
分离基物：患者咽拭子
致病名称：流行性感冒、支气管炎
致病对象：人
来源历史：←中国疾病预防控制中心病原微生物菌（毒）种保藏中心病毒病所分中心←中国疾病预防控制中心病毒病预防控制所病毒资源中心
用　　途：传染病病原监测和溯源
联系单位：中国疾病预防控制中心病毒病预防控制所
电子邮箱：chpc@ivdc.chinacdc.cn

167. 腺病毒

国家科技资源标识符：CSTR:16698.06.NPRC 2.3.419
平台资源号：NPRC 2.3.419
保藏编号：CHPC 2.8.2.GSWW/23/001.24
中文名称：腺病毒 3 型 / 甘肃武威 /2021/75
外文名称：*Adenovirus* 3/Gansu-Wuwei/2021/75
分类学地位：Bamfordvirae; Preplasmiviricota; Tectiliviricetes; Rowavirales; Adenoviridae; *Mastadenovirus*
生物危害程度：第三类
分离时间：2023-06-02
分离地址：中国甘肃省武威市
分离基物：患者咽拭子
致病名称：流行性感冒、支气管炎
致病对象：人
来源历史：←中国疾病预防控制中心病原微生物菌（毒）种保藏中心病毒病所分中心←中国疾病预防控制中心病毒病预防控制所病毒资源中心
用　　途：传染病病原监测和溯源
联系单位：中国疾病预防控制中心病毒病预防控制所
电子邮箱：chpc@ivdc.chinacdc.cn

168. 腺病毒

国家科技资源标识符：CSTR:16698.06.NPRC 2.3.420
平台资源号：NPRC 2.3.420
保藏编号：CHPC 2.8.2.GSWW/23/002.24
中文名称：腺病毒 3 型 / 甘肃武威 /2021/87
外文名称：*Adenovirus* 3/Gansu-Wuwei/2021/87
分类学地位：Bamfordvirae; Preplasmiviricota; Tectiliviricetes; Rowavirales; Adenoviridae; *Mastadenovirus*
生物危害程度：第三类
分离时间：2023-06-02
分离地址：中国甘肃省武威市
分离基物：患者咽拭子
致病名称：流行性感冒、支气管炎
致病对象：人
来源历史：←中国疾病预防控制中心病原微生物菌（毒）种保藏中心病毒病所分中心←中国疾病预防控制中心病毒病预防控制所病毒资源中心
用　　途：传染病病原监测和溯源
联系单位：中国疾病预防控制中心病毒病预防控制所
电子邮箱：chpc@ivdc.chinacdc.cn

169. 腺病毒

国家科技资源标识符：CSTR:16698.06.NPRC 2.3.421
平台资源号：NPRC 2.3.421
保藏编号：CHPC 2.8.2.GSWW/23/003.24
中文名称：腺病毒 3 型 / 甘肃武威 /2021/56
外文名称：*Adenovirus* 3/Gansu-Wuwei/2021/56
分类学地位：Bamfordvirae; Preplasmiviricota; Tectiliviricetes; Rowavirales; Adenoviridae; *Mastadenovirus*
生物危害程度：第三类
分离时间：2023-06-02
分离地址：中国甘肃省武威市
分离基物：患者咽拭子
致病名称：流行性感冒、支气管炎
致病对象：人
来源历史：←中国疾病预防控制中心病原微生物菌（毒）种保藏中心病毒病所分中心←中国疾病预防控制中心病毒病预防控制所病毒资源中心
用　　途：传染病病原监测和溯源
联系单位：中国疾病预防控制中心病毒病预防控制所
电子邮箱：chpc@ivdc.chinacdc.cn

170. 腺病毒

国家科技资源标识符：CSTR:16698.06.NPRC 2.3.422
平台资源号：NPRC 2.3.422
保藏编号：CHPC 2.8.2.GSWW/23/004.24
中文名称：腺病毒 3 型 / 甘肃武威 /2021/437
外文名称：*Adenovirus* 3/Gansu-Wuwei/2021/437
分类学地位：Bamfordvirae; Preplasmiviricota; Tectiliviricetes; Rowavirales; Adenoviridae; *Mastadenovirus*
生物危害程度：第三类
分离时间：2023-06-02
分离地址：中国甘肃省武威市
分离基物：患者咽拭子
致病名称：流行性感冒、支气管炎
致病对象：人
来源历史：←中国疾病预防控制中心病原微生物菌（毒）种保藏中心病毒病所分中心←中国疾病预防控制中心病毒病预防控制所病毒资源中心
用　　途：传染病病原监测和溯源
联系单位：中国疾病预防控制中心病毒病预防控制所
电子邮箱：chpc@ivdc.chinacdc.cn

171. 腺病毒

国家科技资源标识符：CSTR:16698.06.NPRC 2.3.423
平台资源号：NPRC 2.3.423
保藏编号：CHPC 2.8.3.GSWW/23/001.24
中文名称：腺病毒 2 型 / 甘肃武威 /2021/41
外文名称：*Adenovirus* 2/Gansu-Wuwei/2021/41
分类学地位：Bamfordvirae; Preplasmiviricota; Tectiliviricetes; Rowavirales; Adenoviridae; *Mastadenovirus*
生物危害程度：第三类
分离时间：2023-06-02
分离地址：中国甘肃省武威市
分离基物：患者咽拭子
致病名称：流行性感冒、支气管炎
致病对象：人
来源历史：←中国疾病预防控制中心病原微生物菌（毒）种保藏中心病毒病所分中心←中国疾病预防控制中心病毒病预防控制所病毒资源中心
用　　途：传染病病原监测和溯源
联系单位：中国疾病预防控制中心病毒病预防控制所
电子邮箱：chpc@ivdc.chinacdc.cn

172. 腺病毒

国家科技资源标识符：CSTR:16698.06.NPRC 2.3.424
平台资源号：NPRC 2.3.424
保藏编号：CHPC 2.8.3.GSWW/23/002.24
中文名称：腺病毒 2 型 / 甘肃武威 /2021/198
外文名称：*Adenovirus* 2/Gansu-Wuwei/2021/198
分类学地位：Bamfordvirae; Preplasmiviricota; Tectiliviricetes; Rowavirales; Adenoviridae; *Mastadenovirus*
生物危害程度：第三类
分离时间：2023-06-02
分离地址：中国甘肃省武威市
分离基物：患者咽拭子
致病名称：流行性感冒、支气管炎
致病对象：人
来源历史：←中国疾病预防控制中心病原微生物菌（毒）种保藏中心病毒病所分中心←中国疾病预防控制中心病毒病预防控制所病毒资源中心
用　　途：传染病病原监测和溯源
联系单位：中国疾病预防控制中心病毒病预防控制所
电子邮箱：chpc@ivdc.chinacdc.cn

173. 腺病毒

国家科技资源标识符：CSTR:16698.06.NPRC 2.3.425
平台资源号：NPRC 2.3.425
保藏编号：CHPC 2.8.3.GSWW/23/003.24
中文名称：腺病毒 2 型 / 甘肃武威 /2021/277
外文名称：*Adenovirus* 2/Gansu-Wuwei/2021/277
分类学地位：Bamfordvirae; Preplasmiviricota; Tectiliviricetes; Rowavirales; Adenoviridae; *Mastadenovirus*
生物危害程度：第三类
分离时间：2023-06-02
分离地址：中国甘肃省武威市
分离基物：患者咽拭子
致病名称：流行性感冒、支气管炎
致病对象：人
来源历史：←中国疾病预防控制中心病原微生物菌（毒）种保藏中心病毒病所分中心←中国疾病预防控制中心病毒病预防控制所病毒资源中心
用　　途：传染病病原监测和溯源
联系单位：中国疾病预防控制中心病毒病预防控制所
电子邮箱：chpc@ivdc.chinacdc.cn

174. 腺病毒

国家科技资源标识符：CSTR:16698.06.NPRC 2.3.426
平台资源号：NPRC 2.3.426
保藏编号：CHPC 2.8.3.GSWW/23/004.24
中文名称：腺病毒 2 型 / 甘肃武威 /2021/487
外文名称：*Adenovirus* 2/Gansu-Wuwei/2021/487
分类学地位：Bamfordvirae; Preplasmiviricota; Tectiliviricetes; Rowavirales; Adenoviridae; *Mastadenovirus*
生物危害程度：第三类
分离时间：2023-06-02
分离地址：中国甘肃省武威市
分离基物：患者咽拭子
致病名称：流行性感冒、支气管炎
致病对象：人
来源历史：←中国疾病预防控制中心病原微生物菌（毒）种保藏中心病毒病所分中心←中国疾病预防控制中心病毒病预防控制所病毒资源中心
用　　途：传染病病原监测和溯源
联系单位：中国疾病预防控制中心病毒病预防控制所
电子邮箱：chpc@ivdc.chinacdc.cn

175. 腺病毒

国家科技资源标识符：CSTR:16698.06.NPRC 2.3.427

平台资源号：NPRC 2.3.427

保藏编号：CHPC 2.8.3.GSWW/23/005.24

中文名称：腺病毒 2 型 / 甘肃武威 /2021/562

外文名称：*Adenovirus* 2/Gansu-Wuwei/2021/562

分类学地位：Bamfordvirae; Preplasmiviricota; Tectiliviricetes; Rowavirales; Adenoviridae; *Mastadenovirus*

生物危害程度：第三类

分离时间：2023-06-02

分离地址：中国甘肃省武威市

分离基物：患者咽拭子

致病名称：流行性感冒、支气管炎

致病对象：人

来源历史：←中国疾病预防控制中心病原微生物菌（毒）种保藏中心病毒病所分中心←中国疾病预防控制中心病毒病预防控制所病毒资源中心

用　　途：传染病病原监测和溯源

联系单位：中国疾病预防控制中心病毒病预防控制所

电子邮箱：chpc@ivdc.chinacdc.cn

176. 腺病毒

国家科技资源标识符：CSTR:16698.06.NPRC 2.3.428

平台资源号：NPRC 2.3.428

保藏编号：CHPC 2.8.3.GSWW/23/006.24

中文名称：腺病毒 2 型 / 甘肃武威 /2021/113

外文名称：*Adenovirus* 2/Gansu-Wuwei/2021/113

分类学地位：Bamfordvirae; Preplasmiviricota; Tectiliviricetes; Rowavirales; Adenoviridae; *Mastadenovirus*

生物危害程度：第三类

分离时间：2023-06-02

分离地址：中国甘肃省武威市

分离基物：患者咽拭子

致病名称：流行性感冒、支气管炎

致病对象：人

来源历史：←中国疾病预防控制中心病原微生物菌（毒）种保藏中心病毒病所分中心←中国疾病预防控制中心病毒病预防控制所病毒资源中心

用　　途：传染病病原监测和溯源

联系单位：中国疾病预防控制中心病毒病预防控制所

电子邮箱：chpc@ivdc.chinacdc.cn

177. 腺病毒

国家科技资源标识符：CSTR:16698.06.NPRC 2.3.429

平台资源号：NPRC 2.3.429

保藏编号：CHPC 2.8.3.GSWW/23/007.24

中文名称：腺病毒 2 型 / 甘肃武威 /2021/376

外文名称：*Adenovirus* 2/Gansu-Wuwei/2021/376

分类学地位：Bamfordvirae; Preplasmiviricota; Tectiliviricetes; Rowavirales; Adenoviridae; *Mastadenovirus*

生物危害程度：第三类

分离时间：2023-06-02

分离地址：中国甘肃省武威市

分离基物：患者咽拭子

致病名称：流行性感冒、支气管炎

致病对象：人

来源历史：←中国疾病预防控制中心病原微生物菌（毒）种保藏中心病毒病所分中心←中国疾病预防控制中心病毒病预防控制所病毒资源中心

用　　途：传染病病原监测和溯源

联系单位：中国疾病预防控制中心病毒病预防控制所

电子邮箱：chpc@ivdc.chinacdc.cn

178. 腺病毒

国家科技资源标识符：CSTR:16698.06.NPRC 2.3.430
平台资源号：NPRC 2.3.430
保藏编号：CHPC 2.8.3.GSWW/23/008.24
中文名称：腺病毒 1 型 / 甘肃武威 /2021/344
外文名称：*Adenovirus* 1/Gansu-Wuwei/2021/344
分类学地位：Bamfordvirae; Preplasmiviricota; Tectiliviricetes; Rowavirales; Adenoviridae; *Mastadenovirus*
生物危害程度：第三类
分离时间：2023-06-02
分离地址：中国甘肃省武威市
分离基物：患者咽拭子
致病名称：流行性感冒、支气管炎
致病对象：人
来源历史：←中国疾病预防控制中心病原微生物菌（毒）种保藏中心病毒病所分中心←中国疾病预防控制中心病毒病预防控制所病毒资源中心
用　　途：传染病病原监测和溯源
联系单位：中国疾病预防控制中心病毒病预防控制所
电子邮箱：chpc@ivdc.chinacdc.cn

179. 腺病毒

国家科技资源标识符：CSTR:16698.06.NPRC 2.3.431
平台资源号：NPRC 2.3.431
保藏编号：CHPC 2.8.3.GSWW/23/009.24
中文名称：腺病毒 1 型 / 甘肃武威 /2021/503
外文名称：*Adenovirus* 1/Gansu-Wuwei/2021/503
分类学地位：Bamfordvirae; Preplasmiviricota; Tectiliviricetes; Rowavirales; Adenoviridae; *Mastadenovirus*
生物危害程度：第三类
分离时间：2023-06-02
分离地址：中国甘肃省武威市
分离基物：患者咽拭子
致病名称：流行性感冒、支气管炎
致病对象：人
来源历史：←中国疾病预防控制中心病原微生物菌（毒）种保藏中心病毒病所分中心←中国疾病预防控制中心病毒病预防控制所病毒资源中心
用　　途：传染病病原监测和溯源
联系单位：中国疾病预防控制中心病毒病预防控制所
电子邮箱：chpc@ivdc.chinacdc.cn

180. 腺病毒

国家科技资源标识符：CSTR:16698.06.NPRC 2.3.432
平台资源号：NPRC 2.3.432
保藏编号：CHPC 2.8.3.GSWW/23/010.24
中文名称：腺病毒 1 型 / 甘肃武威 /2021/507
外文名称：*Adenovirus* 1/Gansu-Wuwei/2021/507
分类学地位：Bamfordvirae; Preplasmiviricota; Tectiliviricetes; Rowavirales; Adenoviridae; *Mastadenovirus*
生物危害程度：第三类
分离时间：2023-06-02
分离地址：中国甘肃省武威市
分离基物：患者咽拭子
致病名称：流行性感冒、支气管炎
致病对象：人
来源历史：←中国疾病预防控制中心病原微生物菌（毒）种保藏中心病毒病所分中心←中国疾病预防控制中心病毒病预防控制所病毒资源中心
用　　途：传染病病原监测和溯源
联系单位：中国疾病预防控制中心病毒病预防控制所
电子邮箱：chpc@ivdc.chinacdc.cn

181. 腺病毒

国家科技资源标识符：CSTR:16698.06.NPRC 2.3.433
平台资源号：NPRC 2.3.433
保藏编号：CHPC 2.8.3.GSWW/23/011.24
中文名称：腺病毒 1 型 / 甘肃武威 /2021/520
外文名称：*Adenovirus* 1/Gansu-Wuwei/2021/520
分类学地位：Bamfordvirae; Preplasmiviricota; Tectiliviricetes; Rowavirales; Adenoviridae; *Mastadenovirus*
生物危害程度：第三类
分离时间：2023-06-02
分离地址：中国甘肃省武威市
分离基物：患者咽拭子
致病名称：流行性感冒、支气管炎
致病对象：人
来源历史：←中国疾病预防控制中心病原微生物菌（毒）种保藏中心病毒病所分中心←中国疾病预防控制中心病毒病预防控制所病毒资源中心
用　　途：传染病病原监测和溯源
联系单位：中国疾病预防控制中心病毒病预防控制所
电子邮箱：chpc@ivdc.chinacdc.cn

182. 腺病毒

国家科技资源标识符：CSTR:16698.06.NPRC 2.3.434
平台资源号：NPRC 2.3.434
保藏编号：CHPC 2.8.3.GSWW/23/012.24
中文名称：腺病毒 1 型 / 甘肃武威 /2021/523
外文名称：*Adenovirus* 1/Gansu-Wuwei/2021/523
分类学地位：Bamfordvirae; Preplasmiviricota; Tectiliviricetes; Rowavirales; Adenoviridae; *Mastadenovirus*
生物危害程度：第三类
分离时间：2023-06-02
分离地址：中国甘肃省武威市
分离基物：患者咽拭子
致病名称：流行性感冒、支气管炎
致病对象：人
来源历史：←中国疾病预防控制中心病原微生物菌（毒）种保藏中心病毒病所分中心←中国疾病预防控制中心病毒病预防控制所病毒资源中心
用　　途：传染病病原监测和溯源
联系单位：中国疾病预防控制中心病毒病预防控制所
电子邮箱：chpc@ivdc.chinacdc.cn

183. 腺病毒

国家科技资源标识符：CSTR:16698.06.NPRC 2.3.435
平台资源号：NPRC 2.3.435
保藏编号：CHPC 2.8.3.GSWW/23/013.24
中文名称：腺病毒 1 型 / 甘肃武威 /2021/565
外文名称：*Adenovirus* 1/Gansu-Wuwei/2021/565
分类学地位：Bamfordvirae; Preplasmiviricota; Tectiliviricetes; Rowavirales; Adenoviridae; *Mastadenovirus*
生物危害程度：第三类
分离时间：2023-06-02
分离地址：中国甘肃省武威市
分离基物：患者咽拭子
致病名称：流行性感冒、支气管炎
致病对象：人
来源历史：←中国疾病预防控制中心病原微生物菌（毒）种保藏中心病毒病所分中心←中国疾病预防控制中心病毒病预防控制所病毒资源中心
用　　途：传染病病原监测和溯源
联系单位：中国疾病预防控制中心病毒病预防控制所
电子邮箱：chpc@ivdc.chinacdc.cn

184. 腺病毒

国家科技资源标识符：CSTR:16698.06.NPRC 2.3.436

平台资源号：NPRC 2.3.436

保藏编号：CHPC 2.8.3.GSWW/23/014.24

中文名称：腺病毒 1 型 / 甘肃武威 /2021/566

外文名称：*Adenovirus* 1/Gansu-Wuwei/2021/566

分类学地位：Bamfordvirae; Preplasmiviricota; Tectiliviricetes; Rowavirales; Adenoviridae; *Mastadenovirus*

生物危害程度：第三类

分离时间：2023-06-02

分离地址：中国甘肃省武威市

分离基物：患者咽拭子

致病名称：流行性感冒、支气管炎

致病对象：人

来源历史：←中国疾病预防控制中心病原微生物菌（毒）种保藏中心病毒病所分中心 ←中国疾病预防控制中心病毒病预防控制所病毒资源中心

用　　途：传染病病原监测和溯源

联系单位：中国疾病预防控制中心病毒病预防控制所

电子邮箱：chpc@ivdc.chinacdc.cn

185. 腺病毒

国家科技资源标识符：CSTR:16698.06.NPRC 2.3.437

平台资源号：NPRC 2.3.437

保藏编号：CHPC 2.8.3.GSWW/23/015.24

中文名称：腺病毒 1 型 / 甘肃武威 /2021/91

外文名称：*Adenovirus* 1/Gansu-Wuwei/2021/91

分类学地位：Bamfordvirae; Preplasmiviricota; Tectiliviricetes; Rowavirales; Adenoviridae; *Mastadenovirus*

生物危害程度：第三类

分离时间：2023-06-02

分离地址：中国甘肃省武威市

分离基物：患者咽拭子

致病名称：流行性感冒、支气管炎

致病对象：人

来源历史：←中国疾病预防控制中心病原微生物菌（毒）种保藏中心病毒病所分中心 ←中国疾病预防控制中心病毒病预防控制所病毒资源中心

用　　途：传染病病原监测和溯源

联系单位：中国疾病预防控制中心病毒病预防控制所

电子邮箱：chpc@ivdc.chinacdc.cn

186. 腺病毒

国家科技资源标识符：CSTR:16698.06.NPRC 2.3.438

平台资源号：NPRC 2.3.438

保藏编号：CHPC 2.8.3.GSWW/23/016.24

中文名称：腺病毒 5 型 / 甘肃武威 /2021/199

外文名称：*Adenovirus* 5/Gansu-Wuwei/2021/199

分类学地位：Bamfordvirae; Preplasmiviricota; Tectiliviricetes; Rowavirales; Adenoviridae; *Mastadenovirus*

生物危害程度：第三类

分离时间：2023-06-02

分离地址：中国甘肃省武威市

分离基物：患者咽拭子

致病名称：流行性感冒、支气管炎

致病对象：人

来源历史：←中国疾病预防控制中心病原微生物菌（毒）种保藏中心病毒病所分中心 ←中国疾病预防控制中心病毒病预防控制所病毒资源中心

用　　途：传染病病原监测和溯源

联系单位：中国疾病预防控制中心病毒病预防控制所

电子邮箱：chpc@ivdc.chinacdc.cn

187. 腺病毒

国家科技资源标识符：CSTR:16698.06.NPRC 2.3.439
平台资源号：NPRC 2.3.439
保藏编号：CHPC 2.8.3.GSWW/23/017.24
中文名称：腺病毒 5 型 / 甘肃武威 /2021/242
外文名称：*Adenovirus* 5/Gansu-Wuwei/2021/242
分类学地位：Bamfordvirae; Preplasmiviricota; Tectiliviricetes; Rowavirales; Adenoviridae; *Mastadenovirus*
生物危害程度：第三类
分离时间：2023-06-02
分离地址：中国甘肃省武威市
分离基物：患者咽拭子
致病名称：流行性感冒、支气管炎
致病对象：人
来源历史：←中国疾病预防控制中心病原微生物菌（毒）种保藏中心病毒病所分中心←中国疾病预防控制中心病毒病预防控制所病毒资源中心
用　　途：传染病病原监测和溯源
联系单位：中国疾病预防控制中心病毒病预防控制所
电子邮箱：chpc@ivdc.chinacdc.cn

188. 腺病毒

国家科技资源标识符：CSTR:16698.06.NPRC 2.3.440
平台资源号：NPRC 2.3.440
保藏编号：CHPC 2.8.3.GSWW/23/018.24
中文名称：腺病毒 5 型 / 甘肃武威 /2021/276
外文名称：*Adenovirus* 5/Gansu-Wuwei/2021/276
分类学地位：Bamfordvirae; Preplasmiviricota; Tectiliviricetes; Rowavirales; Adenoviridae; *Mastadenovirus*
生物危害程度：第三类
分离时间：2023-06-02
分离地址：中国甘肃省武威市
分离基物：患者咽拭子
致病名称：流行性感冒、支气管炎
致病对象：人
来源历史：←中国疾病预防控制中心病原微生物菌（毒）种保藏中心病毒病所分中心←中国疾病预防控制中心病毒病预防控制所病毒资源中心
用　　途：传染病病原监测和溯源
联系单位：中国疾病预防控制中心病毒病预防控制所
电子邮箱：chpc@ivdc.chinacdc.cn

189. 腺病毒

国家科技资源标识符：CSTR:16698.06.NPRC 2.3.441
平台资源号：NPRC 2.3.441
保藏编号：CHPC 2.8.3.GSWW/23/019.24
中文名称：腺病毒 5 型 / 甘肃武威 /2021/278
外文名称：*Adenovirus* 5/Gansu-Wuwei/2021/278
分类学地位：Bamfordvirae; Preplasmiviricota; Tectiliviricetes; Rowavirales; Adenoviridae; *Mastadenovirus*
生物危害程度：第三类
分离时间：2023-06-02
分离地址：中国甘肃省武威市
分离基物：患者咽拭子
致病名称：流行性感冒、支气管炎
致病对象：人
来源历史：←中国疾病预防控制中心病原微生物菌（毒）种保藏中心病毒病所分中心←中国疾病预防控制中心病毒病预防控制所病毒资源中心
用　　途：传染病病原监测和溯源
联系单位：中国疾病预防控制中心病毒病预防控制所
电子邮箱：chpc@ivdc.chinacdc.cn

190. 腺病毒

国家科技资源标识符：CSTR:16698.06.NPRC 2.3.442
平台资源号：NPRC 2.3.442
保藏编号：CHPC 2.8.3.GSWW/23/020.24
中文名称：腺病毒 5 型 / 甘肃武威 /2021/310
外文名称：*Adenovirus* 5/Gansu-Wuwei/2021/310
分类学地位：Bamfordvirae; Preplasmiviricota; Tectiliviricetes; Rowavirales; Adenoviridae; *Mastadenovirus*
生物危害程度：第三类
分离时间：2023-06-02
分离地址：中国甘肃省武威市
分离基物：患者咽拭子
致病名称：流行性感冒、支气管炎
致病对象：人
来源历史：←中国疾病预防控制中心病原微生物菌（毒）种保藏中心病毒病所分中心←中国疾病预防控制中心病毒病预防控制所病毒资源中心
用　　途：传染病病原监测和溯源
联系单位：中国疾病预防控制中心病毒病预防控制所
电子邮箱：chpc@ivdc.chinacdc.cn

191. 腺病毒

国家科技资源标识符：CSTR:16698.06.NPRC 2.3.443
平台资源号：NPRC 2.3.443
保藏编号：CHPC 2.8.3.GSWW/23/021.24
中文名称：腺病毒 5 型 / 甘肃武威 /2021/453
外文名称：*Adenovirus* 5/Gansu-Wuwei/2021/453
分类学地位：Bamfordvirae; Preplasmiviricota; Tectiliviricetes; Rowavirales; Adenoviridae; *Mastadenovirus*
生物危害程度：第三类
分离时间：2023-06-02
分离地址：中国甘肃省武威市
分离基物：患者咽拭子
致病名称：流行性感冒、支气管炎
致病对象：人
来源历史：←中国疾病预防控制中心病原微生物菌（毒）种保藏中心病毒病所分中心←中国疾病预防控制中心病毒病预防控制所病毒资源中心
用　　途：传染病病原监测和溯源
联系单位：中国疾病预防控制中心病毒病预防控制所
电子邮箱：chpc@ivdc.chinacdc.cn

192. 腺病毒

国家科技资源标识符：CSTR:16698.06.NPRC 2.3.444
平台资源号：NPRC 2.3.444
保藏编号：CHPC 2.8.3.GSWW/23/022.24
中文名称：腺病毒 5 型 / 甘肃武威 /2021/456
外文名称：*Adenovirus* 5/Gansu-Wuwei/2021/456
分类学地位：Bamfordvirae; Preplasmiviricota; Tectiliviricetes; Rowavirales; Adenoviridae; *Mastadenovirus*
生物危害程度：第三类
分离时间：2023-06-02
分离地址：中国甘肃省武威市
分离基物：患者咽拭子
致病名称：流行性感冒、支气管炎
致病对象：人
来源历史：←中国疾病预防控制中心病原微生物菌（毒）种保藏中心病毒病所分中心←中国疾病预防控制中心病毒病预防控制所病毒资源中心
用　　途：传染病病原监测和溯源
联系单位：中国疾病预防控制中心病毒病预防控制所
电子邮箱：chpc@ivdc.chinacdc.cn

193. 腺病毒

国家科技资源标识符：CSTR:16698.06.NPRC 2.3.445
平台资源号：NPRC 2.3.445
保藏编号：CHPC 2.8.3.GSWW/23/023.24
中文名称：腺病毒 5 型 / 甘肃武威 /2021/48
外文名称：*Adenovirus* 5/Gansu-Wuwei/2021/48
分类学地位：Bamfordvirae; Preplasmiviricota; Tectiliviricetes; Rowavirales; Adenoviridae; *Mastadenovirus*
生物危害程度：第三类
分离时间：2023-06-02
分离地址：中国甘肃省武威市
分离基物：患者咽拭子
致病名称：流行性感冒、支气管炎
致病对象：人
来源历史：←中国疾病预防控制中心病原微生物菌（毒）种保藏中心病毒病所分中心←中国疾病预防控制中心病毒病预防控制所病毒资源中心
用　　途：传染病病原监测和溯源
联系单位：中国疾病预防控制中心病毒病预防控制所
电子邮箱：chpc@ivdc.chinacdc.cn

194. 腺病毒

国家科技资源标识符：CSTR:16698.06.NPRC 2.3.446
平台资源号：NPRC 2.3.446
保藏编号：CHPC 2.8.3.GSWW/23/024.24
中文名称：腺病毒 5 型 / 甘肃武威 /2021/518
外文名称：*Adenovirus* 5/Gansu-Wuwei/2021/518
分类学地位：Bamfordvirae; Preplasmiviricota; Tectiliviricetes; Rowavirales; Adenoviridae; *Mastadenovirus*
生物危害程度：第三类
分离时间：2023-06-02
分离地址：中国甘肃省武威市
分离基物：患者咽拭子
致病名称：流行性感冒、支气管炎
致病对象：人
来源历史：←中国疾病预防控制中心病原微生物菌（毒）种保藏中心病毒病所分中心←中国疾病预防控制中心病毒病预防控制所病毒资源中心
用　　途：传染病病原监测和溯源
联系单位：中国疾病预防控制中心病毒病预防控制所
电子邮箱：chpc@ivdc.chinacdc.cn

九、呼吸道合胞病毒

195. 呼吸道合胞病毒

国家科技资源标识符：CSTR:16698.06.NPRC 2.3.517
平台资源号：NPRC 2.3.517
保藏编号：CHPC 2.4.8.BJ/22/001.24
中文名称：呼吸道合胞病毒 / 原型株
外文名称：*Respiratory Syncytial Virus* Long strain
分类学地位：Orthornavirae; Negarnaviricota; Monjiviricetes; Mononegavirales; Pneumoviridae; *Orthopneumovirus*
生物危害程度：第三类
分离时间：2022-10-27
分离地址：中国北京市
分离基物：患者咽拭子
致病名称：呼吸道感染
致病对象：人
来源历史：←中国疾病预防控制中心病原微生物菌（毒）种保藏中心病毒病所分中心←中国疾病预防控制中心病毒病预防控制所麻疹室
用　　途：传染病病原监测和溯源
联系单位：中国疾病预防控制中心病毒病预防控

制所
电子邮箱：measleslab@ivdc.chinacdc.cn

196. 呼吸道合胞病毒

国家科技资源标识符：CSTR:16698.06.NPRC 2.3.518
平台资源号：NPRC 2.3.518
保藏编号：CHPC 2.4.8.BJ/22/002.24
中文名称：呼吸道合胞病毒 /9320 株
外文名称：*Respiratory Syncytial Virus* 9320 strain
分类学地位：Orthornavirae; Negarnaviricota; Monjiviricetes; Mononegavirales; Pneumoviridae; *Orthopneumovirus*
生物危害程度：第三类
分离时间：2022-11-01
分离地址：中国北京市
分离基物：患者咽拭子
致病名称：呼吸道感染
致病对象：人
来源历史：←中国疾病预防控制中心病原微生物菌（毒）种保藏中心病毒病所分中心←中国疾病预防控制中心病毒病预防控制所麻疹室
用　　途：传染病病原监测和溯源
联系单位：中国疾病预防控制中心病毒病预防控制所
电子邮箱：measleslab@ivdc.chinacdc.cn

十、冠状病毒（低致病性）

197. 冠状病毒（低致病性）

国家科技资源标识符：CSTR:16698.06.NPRC 2.7.35
平台资源号：NPRC 2.7.35
保藏编号：CCPM（A)-V-070201
中文名称：人类冠状病毒（低致病性）229E 汉防己甲素耐药株
外文名称：*Human Coronavirus* 229E tetrandrine resistant strain
分类学地位：Orthornavirae; Pisuviricota; Pisoniviricetes; Nidovirales; Coronaviridae; *Alphacoronavirus*
生物危害程度：第三类
分离时间：2022-06-01
分离地址：中国北京市
分离基物：细胞培养物
致病名称：上呼吸道感染
致病对象：人
来源历史：←中国医学科学院病原微生物菌（毒）种保藏中心药用微生物相关菌（毒）种保藏分中心←中国医学科学院医药生物技术研究所
用　　途：药物研发
联系单位：中国医学科学院医药生物技术研究所
电子邮箱：camskladr@imb.pumc.edu.cn

十一、副流感病毒

198. 副流感病毒

国家科技资源标识符：CSTR:16698.06.NPRC 2.7.38
平台资源号：NPRC 2.7.38
保藏编号：CCPM（A)-V-090101
中文名称：人类副流感病毒 3 型 C 243 株
外文名称：*Human parainfluenza virus* 3 strain C 243
分类学地位：Orthornavirae; Negarnaviricota; Monjiviricetes; Mononegavirales; Paramyxoviridae; *Respirovirus*
生物危害程度：第三类
分离时间：1957-01-01
分离地址：美国华盛顿
分离基物：细胞培养物

致病名称：上呼吸道感染

致病对象：人

来源历史：←中国医学科学院病原微生物菌(毒)种保藏中心药用微生物相关菌（毒）种保藏分中心←中国医学科学院医药生物技术研究所← ATCC

用　　途：药物研发

联系单位：中国医学科学院医药生物技术研究所

电子邮箱：camskladr@imb.pumc.edu.cn